全国临床药师规范化培训系列教材

总 主 编　阚全程　赵　杰　马金昌　文爱东
副总主编　童荣生　张　玉　张晓坚　张抒扬　张幸国　刘皋林

妇 产 专 业

全国临床药师规范化培训指导委员会　组织编写

主　编　文爱东　菅凌燕　奚苗苗

副主编　刘淑娟　宋微薇

编　委　文爱东　菅凌燕　奚苗苗　刘淑娟　宋微薇
　　　　王艳华　何晓静　郭　超　刘晓东　殷　英
　　　　段佳林　杜晓明　卫　国　朱　旭　姚敏娜
　　　　刘立民　牟　菲　孙　浩　孙静莉　王翠翠
　　　　刘娟娟　程　娟　李　飞　乔　逸　郭桂萍

人民卫生出版社

图书在版编目（CIP）数据

全国临床药师规范化培训系列教材. 妇产专业 / 阚全程等
主编. —北京：人民卫生出版社，2020
ISBN 978-7-117-28304-5

Ⅰ. ①全… Ⅱ. ①阚… Ⅲ. ①妇产科病 - 用药法 - 职业
培训 - 教材 Ⅳ. ①R452

中国版本图书馆 CIP 数据核字（2019）第 050020 号

人卫智网	www.ipmph.com	医学教育、学术、考试、健康，购书智慧智能综合服务平台
人卫官网	www.pmph.com	人卫官方资讯发布平台

全国临床药师规范化培训系列教材
妇 产 专 业

总 主 编： 阚全程　赵　杰　马金昌　文爱东
分册主编： 文爱东　菅凌燕　奚苗苗
出版发行： 人民卫生出版社（中继线 010-59780011）
地　　址： 北京市朝阳区潘家园南里 19 号
邮　　编： 100021
E - mail： pmph @ pmph.com
购书热线： 010-59787592　010-59787584　010-65264830
印　　刷： 三河市尚艺印装有限公司
经　　销： 新华书店
开　　本： 787 × 1092　1/16　印张：24
字　　数： 444 千字
版　　次： 2020 年 3 月第 1 版　2020 年 3 月第 1 版第 1 次印刷
标准书号： ISBN 978-7-117-28304-5
定　　价： 66.00 元

打击盗版举报电话：**010-59787491**　E-mail：**WQ @ pmph.com**
质量问题联系电话：**010-59787234**　E-mail：**zhiliang @ pmph.com**

序 一

纵观全球临床药师教育发展历程,在欧美发达国家,自20世纪50年代开设Pharm. D学位以来,临床药师职业培训教学体系已较为完善,临床药师作为一支具有专业药学知识的队伍,是临床医疗团队的重要组成部分,在患者临床药物治疗工作中发挥着重要作用,其工作价值是保障医疗质量和医疗水平。目前我国临床药师的培训与培养初显成效,但距国际标准还有较大距离,尤其是临床药师在实际工作中对临床药物治疗学水平与医疗质量的提高度上、对国家药事法律法规落实度上体现得还不够充分。

为进一步提高我国临床药师的综合素质与内涵,使其在临床实践工作中发挥更大的作用,在国家新医改政策中找准定位,我们参考了国际权威的临床药学培训教育模式及指南,充分结合中国临床药师的实际工作,建立了新型临床药师培训工作的理论体系和考核标准。由中华医学会临床药学分会组织撰写的《全国临床药师规范化培训系列教材》凝聚了全国知名医院临床药学专家及相关临床科室教授的集体智慧,旨在将一部精良的临床药师培训论著呈现给广大临床药学工作者,以满足我国临床药学事业发展的需要。

本套教材主要特点如下:

1. 建立临床需求为牵引的实践技能培训模式,注重理论与实践相结合

针对培养应用型临床药师的需求,克服传统教材重理论轻实践、重药学轻医学的不足,强调药学与医学知识的融会贯通,建立临床需求为牵引的实践技能培训模式,设计了多种临床培训量化表格,注重培养学员解决临床问题的能力。

2. 教材内容紧跟学科发展步伐,突显教材的先进性与权威性

教材内容及时吸收了行业新知识并参考国内外权威指南,建立了临床药师职业道德与药学伦理培养,临床药师科研思维与能力培养等新内容,能够与临床药师岗位的能力要求相对接,具有一定的先进性与权威性。

3. 构建"教考结合"的全过程考核评价体系,全面考核学员的综合能力

本套教材着眼于中国临床药师培养的实际问题,建立以患者药物治疗的安全、有效、经济程度为目标的考核,通过以考促学、以学促用,提高服务,发现、解决、预防潜在的或实际存在的用药问题的能力。提出了决定临床药师培训工作成

效的多项关键指标(药师建议在病案中的体现、患者满意度、药占比指标、不良反应防范、国家基本药物使用率、抗菌药物合理使用率、药学伦理充分体现、临床用药重大差错事件)。

我们希望《全国临床药师规范化培训系列教材》的出版在临床药师人才队伍建设,提升我国临床药物治疗学水平方面起到引领与帮助作用,进而极大地推进我国临床药师培训工作的科学化、规范化进程。由于时间紧迫,书中仍难免存在一些不足甚至谬误,恳请读者提出宝贵意见。

中华医学会临床药学分会主任委员

序 二

近年来,随着现代医药科技的迅猛发展,临床药物治疗的理念不断更新,药物的设计原理、作用机制和新的给药方式层出不穷,特别是精准医疗和精准用药理念的提出,对药物治疗提出了越来越高的要求。如何安全、有效、经济和适当地使用药物,是现代医学面临的挑战。

国内外大量研究表明临床药师参与药物治疗,可明显提高医疗质量,保障用药安全,控制治疗成本。临床药师作为医疗团队中的重要一员,通过药学专业知识和技能,参与临床药物治疗和药学监护等相关药学专业技术服务,有助于及时发现和解决临床实践中存在的各种用药问题,进而优化治疗方案,提高治疗效果和用药安全。

然而,目前国内妇产科专业临床药师规范化培训相关教材有限,尚不能满足临床药师学习和工作的实践需求。为规范和统一妇产科专业临床药师培训工作,指导临床安全规范用药,全国临床药师规范化培训指导委员会组织编写了这本《全国临床药师规范化培训系列教材——妇产专业》培训教材。本教材基础理论与药学知识兼蓄,贴近临床实际情况,有助于锻炼临床药师的临床思维,提高临床药师的理论水平和药学服务能力。

希望临床药师通过对本教材的学习,夯实理论基础,积极融入到患者的临床治疗中,将理论知识结合临床实践,在实践中进一步学习提高,不断为患者提供更好的服务。

中国工程院院士
中华医学会妇产科学分会第十届委员会主任委员

前　言

　　妇产科是临床医学四大主要学科之一，主要研究女性生殖器官疾病的病因、病理、诊断及防治，妊娠、分娩的生理和病理变化，高危妊娠及难产的预防和诊治，女性生殖内分泌，计划生育及妇女保健等。妇产科用药涉及孕妇、哺乳期妇女、胎儿、新生儿、婴儿、幼儿等特殊人群。妇产科临床药师应掌握上述人群的生理、病理特点，根据药物的危险性分类等级，协助医师实现临床合理用药目标。为此，编者以国内外权威指南为依据并参阅大量文献编写了本教材，用于妇产专业临床药师的培训。希望临床药师通过本教材的学习，能够掌握妇产科合理用药的标准，落实在行动上、体现在结果上，提升妇产科合理用药水平。

　　本书包含四部分，内容为培训计划、培训大纲、培训内容及考核与评价体系。第一部分培训计划指出本教材的培训目标、培训对象、培训时间、培训方式及培训内容与要求。第二部分培训大纲详细列出学员需掌握的理论知识、实践技能、学时安排及考核形式。第三部分培训内容共分为三章：第一章为理论知识，包括女性生殖系统解剖、女性生殖系统生理、妊娠生理、妇产科常见症状、妊娠与分娩。第二章为妇产科学诊疗临床技能，包括病史特点与采集、体格检查、辅助检查。第三章为妇产科学药物治疗实践技能，包括异常妊娠用药、妊娠合并症用药、分娩及产褥期用药、妇科常见疾病用药、辅助生殖用药、避孕及终止妊娠用药。第四部分考核与评价体系包括考核目的、考核办法及考核内容。

　　鉴于编者水平和能力有限，教材内容还存在不足，培训的方式、方法也还有需要改进的地方，因此本教材仅供妇产科专业临床药师学员培训带教参考。同时也希望每一位读者和同仁多提宝贵意见，让我们共同努力，为妇产科用药的安全性、有效性、经济性和适当性出一份力。

编　者

2018年12月

目　录

目　录

第一部分 培训计划

为规范和统一妇产科专业临床药师培训工作,提高培训质量,保障培训的科学性、合理性以及可操作性,根据全国临床药师规范化培训指导委员会专家委员会专家共识,特制订本培训计划。

一、培训目标

本教材用于妇产科专业临床药师培养,希望通过妇产科理论知识、基本技能和临床实践技能的培训,使学员掌握妇产科临床知识与技能、妇产科临床用药实践技能,从而提升妇产科临床药师药物治疗水平,增强医护人员合理使用妇产科药物的意识,保障患者用药的安全性、有效性、经济性。

二、培训对象

参加培训人员应同时具备以下四个条件:

1. 全日制高等医药院校药学或临床药学本科及以上学历,在二级以上医疗机构药学部门工作2年以上,取得药师职称的药学人员。

2. 身体健康,能坚持学习,顺利完成一年脱产培训。

3. 具有良好心理素质,与患者、医师、护士沟通能力较强,自愿从事临床药学工作。

4. 通过国家大学英语四级考试。

三、培训时间

全脱产培训一年。全年实际工作(学习)日不得少于50周,2 000学时,其中临床实践时间不得少于1 800学时,业务知识学习时间不得少于200学时。

四、培训方式

(一)理论授课

1. 理论讲授　理论授课需≥200学时,培训内容覆盖临床药师岗前培训(院内相关管理制度与法规)、诊断学基础、内科学、外科学、临床治疗学、医院药事管理、临床药学实践、临床药师基本技能及本教材内容。

2. 读书指导 由带教老师推荐本教材以外的理论知识、基本技能、实践技能等内容,提出相应学习要求,学员进行自学。

3. 自主学习 通过查阅文献的方式,学习白带异常、阴道出血、下腹痛、盆腔包块等内容,提出相应学习要求,学员进行自学。

(二)临床实践

1. 现场教学

(1)床旁教学:在药学带教老师的指导下,进行药学查房,详细采集既往用药史、药物过敏史、用药后疗效及不良反应;向患者进行用药教育及注意事项。

(2)病区用药安全评估:在药学带教老师的指导下,对所在病区实施妇产科疾病药物治疗的医嘱进行审核;检查护士药品摆放、存储及药品配置情况。

(3)药学信息咨询服务:在药学带教老师的指导下,对所在病区医、护、患提供合理用药咨询服务,定期进行用药宣讲。

2. 基于问题学习(problem-based learning,PBL)的实践讨论

(1)病例讨论:现场教学中发现的临床问题,由药学带教老师指导学员筛选病例,分析病情,针对病例提出具体问题,引导学员提前准备,由学员组织进行讨论。

(2)文献阅读报告:针对查房的药学问题,由药学带教老师凝练,并指导学员进行文献检索、文献阅读、文献整理及文献阅读报告。

(3)会诊讨论:在带教老师的指导下,积极参与临床会诊。具体要求:①带教老师鼓励学员积极参与会诊,参与会诊时学员应积极观察患者表现,听取患者、家属、医生的表述,应鼓励学员多发表自己的观点,避免学员一直处于被动旁听;②会诊后,药学带教老师将同一份临床资料再一次在学员中组织讨论,以增加学员发言机会和加深印象,并加强对患者的随访。

五、培训内容与要求

(一)理论知识培训要求

专业知识理论课≥200学时,参与学术讲座20次。专业知识理论课的具体课程要求见表1-1,理论学习内容及记录表见附表1,专业理论学习记录表见附表2,专题讲座、其他学术会议记录表见附表3,专题讲座(学术会议)学习内容记录表见附表4。

表1-1 专业理论知识培训课程安排表

课程名称	题目	学时	要求
临床药师岗前培训	规章制度相关培训	2学时	≥14学时
	医院医疗安全管理规定	2学时	
	医疗保险政策	2学时	
	避免医疗纠纷的策略	2学时	
	急救知识与心肺复苏	2学时	
	病案首页书写要求	2学时	
	病历书写规范及不良事件上报	2学时	
诊断学基础	体格检查	2学时	≥24学时
	病历书写	2学时	
	常见的临床症状	2学时	
	问诊的基本方法与技巧	2学时	
	临床血液学检测	2学时	
	尿液检测	2学时	
	其他体液检测	2学时	
	常用肾脏功能实验室检测	2学时	
	常用肝脏功能实验室检测	2学时	
	血药浓度检测	2学时	
	临床常用免疫学检测	2学时	
	感染性疾病检测	2学时	
妇产科疾病	妇产科学与诊断基础	50学时	≥90学时
	医学心理学	6学时	
	药物治疗学	30学时	
	临床病例分析	4学时	
医院药事管理	医院药学学科建设与人才培养	2学时	≥22学时
	医院药事管理体系建立及实施	2学时	
	信息化建设在临床药师实践中的作用	2学时	
	抗菌药物临床监管的措施与方法	2学时	
	抗菌药物合理使用	2学时	
	合理用药与医疗事故鉴定	2学时	
	门诊处方合理用药监管体系及实施	2学时	

续表

课程名称	题目	学时	要求
临床药学实践	麻精药品管理及疼痛合理用药	2学时	≥24学时
	药物不良反应监测与管理	2学时	
	治疗药物监测与个体化用药	2学时	
	特殊人群个体化用药	2学时	
	妇产科合理用药	3学时	
	异常妊娠治疗指南	3学时	
	妊娠合并症治疗指南	3学时	
	分娩及产褥期治疗指南	3学时	
	妇科常见疾病治疗指南	3学时	
	避孕及终止妊娠治疗指南	3学时	
	辅助生殖治疗指南	3学时	
	临床抗菌药物的合理使用	3学时	
临床药师基础培训	临床药师如何有效与医护患沟通	2学时	≥20学时
	临床药学查房要素与技巧	2学时	
	临床药学服务中的药学伦理	2学时	
	药学服务中的道德体现	2学时	
	文献检索与文献阅读报告	2学时	
	临床药师如何组织病例讨论	2学时	
	临床药师如何撰写病例分析报告	2学时	
	临床药师如何书写教学药历	2学时	
	临床药师如何参与临床会诊	2学时	
	临床药师如何准备案例考核	2学时	
教材内容培训	针对教材培训大纲授课内容	32学时	≥32学时
其他	参与学术会议或学术讲座	≥10次	≥20学时

（二）实践技能培训要求

1. 科室轮转 培训科室（药剂科、妇科、产科、新生儿监护室）不少于3个，每个科室培训不少于3个月，其中妇科、产科为必选科室。具体安排见表1-2。

表1-2　科室轮转安排

序号	轮转科室	时间(周)	内容
1	医院	1周	临床药师岗前培训(见培训课程安排表)
2	药剂科	2~4周	医院药事管理理论与实践(见培训课程安排表)
		5~9周	临床药师基础培训(见培训课程安排表)
3	妇科	10~21周	临床技能实践、临床药师基础培训实践
		22~33周	临床技能实践、临床药师基础培训实践
4	产科	34~45周	临床技能实践、临床药师基础培训实践
5	新生儿监护室	46~49周	临床技能实践、临床药师基础培训实践
6	药剂科	50~52周	结业考核准备

2. 基本技能　基本技能的培训项目与要求见表1-3。

表1-3　培训项目与要求

分类	内容	要求	备注
综合技能	沟通技能	理论结合实践	
	药学查房要素	理论结合实践	
	药学伦理学	理论结合实践	
临床药学基本技能	药历书写	20份,5种重点疾病各4份	见附表5
	文献阅读报告	10次,其中主讲5次,题目主要来源于实践工作中的问题	
	病例讨论	10次,其中主讲5次,要求掌握的5种重点疾病各1~2次	
	病例分析	10份,要求掌握的5种重点疾病各2份	
	参与会诊	10次	见附表6
	用药教育材料	10份,要求掌握的5种重点疾病各2份	见附表7
	不良反应报告	30份	见附表8
	用药咨询	20例	见附表9
	检验报告阅读	20例	

3. 实践技能　临床实践技能培训计划见表1-4。各培训基地可根据具体情况如轮转科室和要求掌握的疾病类型等适当调整计划。

表1-4 临床实践技能培训计划

时间	轮转科室	培训计划
1周	集中培训	临床药师岗前培训（见培训课程安排表）
2~4周	药剂科	医院药事管理理论与实践（见培训课程安排表） **第1次理论考试**
5~9周	药剂科	1.血药浓度监测 2.熟悉医院电子病历系统、药品不良反应上报系统、抗菌药物监测系统的使用 3.熟悉妇产科常用治疗药物 4.利用本单位网络查阅文献 5.学习书写药历、病例分析、文献阅读报告的要求 6.作业要求　文献阅读报告1/10；专业学术讲座（1~2）/20次
10~13周	妇科	1.了解异常子宫出血的临床表现和诊断标准 2.掌握异常子宫出血的用药原则和策略 3.掌握异常子宫出血的药物特点和监护要点 4.作业要求　文献阅读报告2/10；药历（1~2）/20；专业理论知识至少14学时；专业学术讲座（3~4）/20次；病例分析1/10；病例讨论记录1/10
14~17周	妇科	1.了解闭经的临床表现和诊断标准 2.掌握闭经的用药原则和策略 3.掌握闭经的药物特点和监护要点 4.作业要求　文献阅读报告3/10；药历（3~4）/20；专业理论知识至少44学时；专业学术讲座（5~6）/20次；病例分析2/10；病例讨论记录2/10 **第2次理论考试**
18~21周	妇科	1.了解绝经综合征的临床表现和诊断标准 2.掌握绝经综合征的用药原则和策略 3.掌握绝经综合征的药物特点和监护要点 4.作业要求　文献阅读报告4/10；药历（5~6）/20；专业理论知识至少44学时；专业学术讲座（7~8）/20次；病例分析3/10；病例讨论记录3/10
22~25周	妇科	1.掌握盆腔炎性疾病的用药原则和策略 2.熟悉盆腔炎性疾病的用药特点和宣教 3.作业要求　文献阅读报告5/10；药历（7~8）/15；药品不良反应报告（1~5）/30；专业学术讲座9/20次；参与会诊（3~4）/10；病例分析4/10；病例讨论记录4/10

时间	轮转科室	培训计划
26~29周	妇科	1. 掌握控制性超促排卵、诱导排卵及黄体支持的用药原则和策略 2. 熟悉控制性超促排卵过程中针对患者及其家属或针对护士宣教策略 3. 作业要求　文献阅读报告6/10；药历（9~10）/15；药品不良反应报告（1~5）/30；专业学术讲座10/20次；参与会诊（3~4）/10；用药咨询（1~4）/20；病例分析5/10；病例讨论记录5/10
30~33周	妇科	1. 掌握控制性超促排卵、诱导排卵及黄体支持的药物特点和监护要点 2. 熟悉控制性超促排卵、诱导排卵及黄体支持的一线用药及各药物特点 3. 作业要求　文献阅读报告7/10；药历（11~12）/20；药品不良反应报告（6~10）/30；专业学术讲座（11~12）/20次；参与会诊（5~6）/10；用药咨询（5~8）/20；病例分析6/10；病例讨论记录6/10
34~37周	产科	1. 了解异常妊娠的临床表现和诊断标准 2. 掌握异常妊娠的用药原则、用药策略和用药特点 3. 作业要求　药历（13~14）/20；药品不良反应报告（11~15）/30专业学术讲座（13~14）/20次；参与会诊（7~8）/10；用药咨询（9~12）/20；病例分析7/10；病例讨论记录7/10；药物治疗方案评价与监护计划1/5 **第3次理论考试**
38~41周	产科	1. 了解妊娠合并症的临床表现、诊断标准 2. 掌握妊娠合并症用药原则、用药策略和用药特点 3. 作业要求　药历（15~16）/20；文献阅读报告8/10；专业学术讲座（15~16）/20次；参与会诊（9~10）/10；用药咨询（13~16）/20；病例分析8/10；病例讨论记录8/10；药物治疗方案评价与监护计划2/5；药品不良反应报告（16~20）/30
42~45周	产科	1. 掌握分娩及产褥期的用药原则、用药策略和用药特点 2. 了解分娩及产褥期的药学监护与教育 3. 作业要求　药历（17~18）/20；文献阅读报告9/10；专业学术讲座（17~18）/20次；用药教育（1~5）/10；药物治疗方案评价与监护计划3/5；用药咨询（17~18）/20；病例分析9/10；病例讨论记录9/10；药品不良反应报告（21~25）/30

时间	轮转科室	培训计划
46~49周	新生儿 监护室	1. 了解新生儿的常见疾病及临床表现 2. 掌握新生儿监护室的药物治疗原则和策略 3. 掌握新生儿监护室的用药监护 4. 作业要求 药历(19~20)/20；文献阅读报告10/10；用药教育:(6~10)/10；专业学术讲座(19~20)/20次；药物治疗方案评价与监护计划(4~5)/5；用药咨询(19~20)/20；病例分析10/10；病例讨论记录10/10；药品不良反应报告(26~30)/30 **第4次理论考试**
50~52周	药剂科	结业考核准备

第二部分 培训大纲

为规范和统一妇产科专业临床药师培训内容,提高培训质量,保障培训的科学性、合理性以及可操作性,根据全国临床药师规范化培训指导委员会专家共识,特制定本培训大纲(表2-1),望各培训中心参照。

表2-1　培训大纲

章	节	学时设置	学习要求	培训方式	考核方式
第一章 妇产科学临床理论知识	第一节 女性生殖系统解剖	1学时	**掌握**女性骨盆的形态与结构、分型及与分娩有关的解剖特点 **熟悉**女性内生殖器的解剖及功能 **了解**女性生殖系统与邻近器官关系	多媒体讲授	理论+实践考核
	第二节 女性生殖系统生理	1学时	**掌握**月经、月经初潮、周期的定义及临床表现 **熟悉**子宫内膜的周期性变化 **了解**月经调节轴对月经周期的调节机制	多媒体讲授	理论+实践考核
	第三节 妊娠生理	1学时	**掌握**卵子受精及受精卵发育、输送、着床的过程;掌握胚胎、胎儿发育特征及胎儿生理特点 **熟悉**胎儿附属物及其生理特点、功能 **了解**妊娠期母体生殖系统、血液、心血管系统的变化特点	多媒体讲授	理论+实践考核
	第四节 妇产科常见症状	1学时	**掌握**白带异常相关疾病 **熟悉**阴道出血原因及临床表现 **了解**下腹痛的性质、特点及相关临床疾病;盆腔包块的鉴别诊断	多媒体讲授+现场参观教学	理论+实践考核

章	节	学时设置	学习要求	培训方式	考核方式
	第五节 妊娠与分娩	1学时	**掌握**流产、输卵管妊娠及早产的临床表现 **熟悉**妊娠剧吐、妊娠期高血压诊断及药物治疗 **了解**心脏病孕妇心功能分级；妊娠期糖尿病及贫血的治疗原则	多媒体讲授	理论+实践考核
第二章 妇产科学诊疗临床技能	第一节 病史特点与采集	1学时	**掌握**病史采集的内容 **了解**病史采集的注意事项	多媒体讲授	理论+实践考核
	第二节 体格检查	2学时	**熟悉**妇科和产科检查内容 **了解**全身检查的内容	多媒体讲授	理论+实践考核
	第三节 辅助检查	2学时	**掌握**相关实验室检查内容 **熟悉**妇产科常用特殊检查内容 **了解**妇产科常用内镜检查内容	多媒体讲授	理论+实践考核
第三章 妇产科药物治疗实践技能	第一节 异常妊娠用药	2学时	**掌握**早期妊娠保胎药物的用药原则；妊娠剧吐止吐药物的药物特点及用药监护要点；妊娠期高血压的用药原则、药物选择及注意事项；促宫颈成熟治疗的药物选择和药物特点；引产的常用药物选择和药物特点 **熟悉**甲氨蝶呤治疗异位妊娠的常用治疗方案、不良反应以及用药监护	多媒体讲授	理论+实践考核
	第二节 妊娠合并症用药	2学时	**掌握**妊娠合并心脏病的常用药物及注意事项；孕期HBV感染的用药策略；妊娠合并糖尿病的治疗策略；常用的口服补铁剂、静脉补铁剂的药物特点；口服补铁剂与静脉补铁剂的药学监护点及用药注意事项	多媒体讲授	理论+实践考核

章	节	学时设置	学习要求	培训方式	考核方式
	第三节分娩及产褥期用药	2学时	**掌握**阴式分娩、剖宫产和术后出血的用药原则和用药策略；抗感染药物、镇痛药和术后出血药的用药时机；产褥感染的用药原则、首选药物及各药物不良反应、注意事项及药物相互作用；回奶的用药原则及用药策略；回奶药物的不良反应、注意事项及药物相互作用 **熟悉**产妇的分娩过程，分娩疼痛的分级情况和发生机制；血栓静脉炎用药策略；产褥感染治疗中的大环内酯类药物、喹诺酮或氨基糖苷类药物特点 **了解**抗生素、镇痛药和止血药的药物特点和监护要点；产褥感染和回奶用药宣教	多媒体讲授	理论+实践考核
	第四节妇科常见疾病用药	2学时	**掌握**异常子宫出血（AUB）的分类以及排卵障碍导致的异常子宫出血（AUB-O）的用药原则；闭经、绝经综合征、盆腔炎性疾病的用药原则及用药策略 **熟悉**AUB-O、闭经、绝经综合征以及盆腔炎性疾病的用药特点 **了解**AUB-O、闭经以及绝经综合征的药物治疗策略；盆腔炎性疾病用药宣教	多媒体讲授	理论+实践考核
	第五节辅助生殖用药	2学时	**掌握**控制性超促排卵、诱导排卵以及黄体支持的用药原则及用药策略；控制性超促排卵、诱导排卵以及黄体支持用药的疗效和不良反应监测及评价办法	多媒体讲授	理论+实践考核

续表

章	节	学时设置	学习要求	培训方式	考核方式
			熟悉控制性超促排卵、诱导排卵以及黄体支持的一线用药及各药物特点 **了解**控制性超促排卵、诱导排卵以及黄体支持过程中针对患者及其家属或针对护士宣教策略		
	第六节 避孕及终止妊娠用药	2学时	**掌握**避孕及终止妊娠用药的用药原则及用药策略;避孕及终止妊娠用药的药物特点 **熟悉**避孕及终止妊娠用药的用药宣教 **了解**避孕及终止妊娠用药的用药监护	多媒体讲授	理论+实践考核

第三部分 培训内容

第一章

理 论 知 识

第一节　女性生殖系统解剖

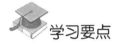学习要点

1. 掌握女性骨盆的形态与结构、分型及与分娩有关的解剖特点。
2. 熟悉女性内生殖器的解剖及功能。
3. 了解女性生殖系统与邻近器官关系。

一、骨盆

(一)骨盆的概念

1. 女性骨盆是躯干和下肢之间的骨性连接,是支持躯干和保护盆腔脏器的重要器官,同时又是胎儿娩出时必经的骨性产道,其大小、形状直接影响分娩过程。通常女性骨盆宽而浅,有利于胎儿娩出(图3-1-1)。

2. 骨盆以耻骨联合上缘、髂耻缘及骶岬上缘的连线为界,将骨盆分为假骨盆和真骨盆两部分。假骨盆又称为大骨盆,位于骨盆分界线之上,为腹腔的一部分,其前方为腹壁下部、两侧为髂骨翼,其后方为第5腰椎。假骨盆与产道并无直接关系,但假骨盆某些径线的长短可作为了解真骨盆大小的参考。真骨盆又称小骨盆,是胎儿娩出的骨产道。真骨盆有上、下两口,上口为骨盆入口,下口为骨盆出口,两口之间为骨盆腔。骨盆腔后壁是骶骨和尾骨,两侧为坐骨、坐骨棘和骶棘韧带,前壁为耻骨联合和耻骨支。坐骨棘位于真骨盆中部,肛诊和阴道诊均可触及。两坐骨棘连线的长度是衡量中骨盆横径的重要径线,同时坐骨棘又是

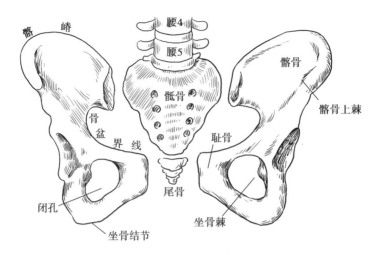

图3-1-1 骨盆

分娩过程中衡量胎先露下降程度的重要标志。耻骨两降支的前部相连构成耻骨弓。骨盆腔呈前浅后深的形态,其中轴为骨盆轴,分娩时胎儿沿此轴娩出。

（二）骨盆的结构

1. 骨盆的骨骼　骨盆由骶骨、尾骨及左右两块髋骨组成。每块髋骨又由髂骨、坐骨和耻骨融合而成;骶骨由5~6块骶椎融合而成,呈楔形,其上缘明显向前突出,称为骶岬,是妇科腹腔镜手术的重要标志之一,也是骨盆内测量对角径的重要据点。尾骨由4~5块尾椎合成。

2. 骨盆的关节　包括耻骨联合、骶髂关节和骶尾关节。在骨盆的前方两耻骨由纤维软骨连接,称为耻骨联合,妊娠期受性激素影响变松动,分娩过程中可出现轻微分离,有利于胎儿娩出。在骨盆后方,两髂骨与骶骨相接,形成骶髂关节。骶尾关节有一定活动度,分娩时尾骨后移可加大出口前后径。

3. 骨盆的韧带　连接骨盆各部之间的韧带中,有两对重要的韧带,一对是骶、尾骨与坐骨结节之间的骶结节韧带,另一对是骶、尾骨与坐骨棘之间的骶棘韧带,骶棘韧带宽度即坐骨切迹宽度,是判断中骨盆是否狭窄的重要指标。妊娠期受雌激素影响,韧带松弛,有利于分娩。

二、内外生殖器

女性内生殖器位于真骨盆内,包括阴道、子宫、输卵管和卵巢(图3-1-2)。

（一）阴道

阴道是性交器官,也是月经血排出及胎儿娩出的通道。

1. 位置和形态　位于真骨盆下部中央,为一上宽下窄的管道,前壁长7~9cm,与膀胱和尿道相邻;后壁长10~12cm,与直肠贴近。上端包绕子宫颈阴道部,下端开口于阴道前庭后部。子宫颈与阴道间的圆周状隐窝,称为阴道穹隆(vaginal fornix)。按其位置分为前、后、左、右4部分,其中后穹隆最深,与盆腔最低的直肠子宫陷凹紧密相邻,临床上可经此穿刺或引流。

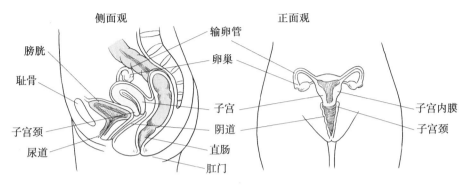

图3-1-2 女性内生殖器解剖

2.组织结构 阴道壁自内向外由黏膜、肌层和纤维组织膜构成。黏膜层由非角化复层鳞状上皮覆盖,无腺体,淡红色,有很多横行皱襞,有较大伸展性,受性激素影响有周期性变化。肌层由内环和外纵两层平滑肌构成,纤维组织膜与肌层紧密粘贴。阴道壁有丰富的静脉丛,损伤后易出血或形成血肿。

(二)子宫

子宫是孕育胚胎、胎儿和产生月经的器官。

1.形态 子宫是有腔、壁厚的肌性器官,呈前后略扁的倒置梨形,重50~70g,长7~8cm,宽4~5cm,厚2~3cm,容量约5ml。子宫上部较宽,称为子宫体,子宫体顶部称为子宫底。宫底两侧称为子宫角。子宫下部较窄、呈圆柱状,称为子宫颈,习称宫颈。子宫颈与子宫体的比例因年龄和卵巢功能而异,青春期前为1:2,绝经后为1:1。

子宫腔为上宽下窄的三角形,两侧通输卵管,尖端朝下接子宫颈管。子宫体与子宫颈之间形成最狭窄的部分,称为子宫峡部,在非孕期长约1cm,其上端因解剖上狭窄,称为解剖学内口;其下端因在此处子宫内膜转为子宫颈黏膜,称为组织学内口。妊娠期子宫峡部逐渐伸展变长,妊娠末期可达7~10cm,形成子宫下段,成为软产道的一部分。子宫颈内腔呈梭形,称为子宫颈管,成年妇女2.5~3.0cm,其下端称为子宫颈外口,通向阴道。子宫颈以阴道为界,分为上、下两部,上部占子宫颈的2/3,两侧与子宫主韧带相连,称为子宫颈阴道上部;下部占子宫颈的1/3,伸入阴道内,称为子宫颈阴道部。未产妇的子宫颈外口呈圆形;经产妇受分娩影响形成横裂,将子宫颈分为前唇和后唇。

2.组织结构

(1)子宫体:宫体壁由3层组织构成,由内向外分为子宫内膜层、肌层和浆膜层。

(2)子宫内膜层:衬于宫腔表面,无内膜下组织。子宫内膜分为3层:致密层、海绵层和基底层。内膜表面2/3为致密层和海绵层,统称为功能层,受卵巢性激素影响,发生周期变化而脱落。基底层为靠近子宫肌层的1/3内膜,不受卵巢性激素影响,不发生周期变化。

（3）子宫肌层:较厚,非孕时厚约0.8cm,由大量平滑肌组织、少量弹力纤维与胶原纤维组成,分为3层:内层肌纤维环行排列,痉挛性收缩可形成子宫收缩环;中层肌纤维交叉排列,在血管周围形成"8"字形围绕血管,收缩时可压缩血管,有效地制止子宫出血;外层肌纤维纵行排列,极薄,是子宫收缩的起始点。

（4）子宫浆膜层:为覆盖宫底部及其前后面的脏腹膜。在子宫前面,近子宫峡部处的腹膜向前反折覆盖膀胱,形成膀胱子宫陷凹。在子宫后面,腹膜沿子宫壁向下,至子宫颈后方及阴道后穹隆再折向直肠,形成直肠子宫陷凹,也称道格拉斯陷凹。

（5）子宫颈:主要由结缔组织构成,含少量平滑肌纤维、血管及弹力纤维。子宫颈管黏膜为单层高柱状上皮,黏膜内腺体分泌碱性黏液,形成黏液栓堵塞子宫颈管。黏液栓成分及性状受性激素影响,发生周期性变化。子宫颈阴道部由复层鳞状上皮覆盖,表面光滑。子宫颈外口柱状上皮与鳞状上皮交接处是子宫颈癌的好发部分。

3. 位置 子宫位于盆腔中央,前为膀胱,后为直肠,下端接阴道,两侧有输卵管和卵巢。子宫底位于骨盆入口平面以下,子宫颈外口位于坐骨棘水平稍上方。当膀胱空虚时,成人子宫的正常位置呈轻度前倾前屈位。子宫的正常位置主要依靠子宫韧带及骨盆底肌和筋膜的支托,任何原因引起的盆底组织结构破坏或障碍均可导致子宫脱垂。

4. 子宫韧带 共有4对。

（1）圆韧带:呈圆索状而得名,由平滑肌和结缔组织构成,全长10~12cm。起自宫角的前面,输卵管近端的前下方,在阔韧带的覆盖下向前外侧走行,到达两侧骨盆侧壁后,经腹股沟管止于大阴唇前端。有维持子宫前倾位的作用。

（2）阔韧带:位于子宫两侧呈翼状的双层腹膜皱襞,由覆盖子宫前后壁的腹膜自子宫侧缘向两侧延伸达盆壁而成,能够限制子宫向两侧倾斜。阔韧带有前后叶,其上缘游离,内2/3部包绕输卵管(伞部无腹膜覆盖),外1/3部包绕卵巢动静脉,形成骨盆漏斗韧带,又称卵巢悬韧带,内含卵巢动静脉。卵巢内侧与宫角之间的阔韧带稍增厚,称为卵巢固有韧带或卵巢韧带。卵巢与阔韧带后叶相接处称为卵巢系膜。输卵管以下,卵巢附着处以上的阔韧带称为输卵管系膜,内含中肾管遗迹。在宫体两侧的阔韧带中有丰富的血管、神经、淋巴管及大量疏松结缔组织,称为宫旁组织。子宫动静脉和输尿管均从阔韧带基底部穿过。

（3）主韧带:又称子宫颈横韧带。在阔韧带的下部,横行于子宫颈两侧与骨盆侧壁之间。为一对坚韧的平滑肌和结缔组织纤维束,是固定子宫颈位置,防止子宫下垂的主要结构。

（4）宫骶韧带:起自子宫体和子宫颈交界处后面的上侧方,向两侧绕过直肠到达第2/3骶椎前面的筋膜。韧带外覆腹膜,内含平滑肌、结缔组织和支配膀胱的神经,广泛性子宫切除术时,可因切断韧带和损失神经引起尿潴留。宫骶韧带短厚有力,向上牵引子宫颈,维持子宫前倾位置。

（三）输卵管

输卵管为一对细长而弯曲的肌性管道,为卵子和精子结合场所及运送受精卵的通道。位于阔韧带上缘内,内侧与子宫角相连通,外端游离呈散状,与卵巢相近,全长8~14cm。根据输卵管的形态,由内向外分为4部分①间质部:潜行于子宫壁内的部分,长约1cm,管腔最窄;②峡部:在间质部外侧,细而较直,管腔较窄,长2~3cm;③壶腹部:在峡部外侧,壁薄,管腔宽大且弯曲,长5~8cm,内含丰富皱襞,受精常发生在此;④伞部:在输卵管最外侧端,长1~1.5cm,开口于腹腔,管口处有许多指状突起,有拾卵作用。

输卵管由3层构成:外层为浆膜层,为腹膜的一部分;中层为平滑肌层,该层肌肉的收缩有协助拾卵、运送受精卵及一定程度阻止经血逆流和宫腔内感染向腹腔内扩散的作用;内层为黏膜层,由单层高柱状上皮覆盖。上皮细胞分为纤毛细胞、无纤毛细胞、楔状细胞和未分化细胞4种。纤毛细胞的纤毛摆动,能协助运送受精卵;无纤毛细胞有分泌作用,又称分泌细胞;楔形细胞可能是无纤毛细胞的前身;未分化细胞又称游走细胞,是上皮的储备细胞。输卵管肌肉的收缩和黏膜上皮细胞的形态、分泌及纤毛摆动,均受性激素的影响而有周期性变化。

（四）卵巢

卵巢为一对扁椭圆形的性腺,是产生与排出卵子并分泌甾体激素的性器官。由外侧的骨盆漏斗韧带(卵巢悬韧带)和内侧的卵巢固有韧带悬于盆壁和子宫之间,借卵巢系膜与阔韧带相连。卵巢前缘中部有卵巢门,神经血管通过骨盆漏斗韧带经卵巢系膜在此出入卵巢;卵巢后缘游离。卵巢的大小、形状随年龄大小而异。青春期前卵巢表面光滑;青春期开始排卵后,表面逐渐凹凸不平。育龄期妇女卵巢大小约4cm×3cm×1cm,重5~6g,灰白色;绝经后卵巢逐渐变小变硬,盆腔检查时不易触到。

卵巢表面无腹膜,由单层立方上皮覆盖,称为生发上皮。上皮的深面有一层致密纤维组织,称为卵巢白膜。再往内为卵巢实质,又分为外层的皮质和内层的髓质。皮质是卵巢的主体,由大小不等的各级发育卵泡、黄体和它们退化形成的残余结构及间质组织组成;髓质与卵巢门相连,由疏松结缔组织及丰富的血管、神经、淋巴管以及少量与卵巢韧带相延续的平滑肌纤维构成。

三、邻近器官

女性生殖器官与尿道、膀胱、输尿管、直肠及阑尾相邻。当女性生殖器官出现病变时，常会累及邻近器官，增加诊断与治疗的难度，反之亦然。女性生殖器官的发生与泌尿系统同源，故女性生殖器官发育异常时，也可能伴有泌尿系统的异常。

（一）尿道

一肌性管道，始于膀胱三角尖端，穿过泌尿生殖隔，终于阴道前庭部的尿道外口，长4~5cm，直径约0.6cm。由两层组织构成，即内面的黏膜和外面的肌层。黏膜衬于腔面，与膀胱黏膜相延续。肌层又分为两层，内层为纵行平滑肌，排尿时可缩短和扩大尿道管腔；外层为横纹肌，称尿道括约肌，由"慢缩型"肌细胞构成，可持久收缩保证尿道长时间闭合，但尿道快速闭合需借助尿道周围的肛提肌收缩。肛提肌及盆筋膜对尿道有支持作用，在腹压增加时提供抵抗而使尿道闭合，如发生损伤可出现张力性尿失禁。由于女性尿道短而直，与阴道邻近，容易引起泌尿系统的感染。

（二）膀胱

一囊状肌性器官。排空的膀胱位于耻骨联合和子宫之间，膀胱充盈时可凸向盆腔甚至腹腔。膀胱分为顶、底、体和颈4部分。前腹壁下部腹膜覆盖膀胱顶，向后移行达子宫前壁，两者之间形成膀胱子宫陷凹。膀胱底部内面有一三角区称为膀胱三角，三角的尖向下为尿道内口，三角底的两侧为输尿管口，膀胱收缩时该三角形为等边三角形，每边长约2.5cm。膀胱底部与子宫颈、阴道前壁相连，其间组织疏松，盆底肌肉及其筋膜受损时，膀胱与尿道可随子宫颈和阴道一起脱出。

（三）输尿管

一对圆索状肌性管道，管壁厚1mm，由黏膜、肌层、外膜构成。全长约30cm，粗细不一，内径最细3~4mm，最粗7~8mm。起自肾盂，在腹膜后沿腰大肌前面偏中线侧下行（腰段）；在骶髂关节处跨髂外动脉起点的前方进入骨盆腔（盆段），并继续在腹膜后沿髂内动脉下行，到达阔韧带基底部向前内方行，在子宫颈部外侧约2.0cm，于子宫动脉下方穿过，位于子宫颈阴道上部的外侧1.5~2.0cm处，斜向前内穿越输尿管隧道进入膀胱。在施行高位结扎卵巢血管、结扎子宫动脉及打开输尿管隧道时，应避免损伤输尿管。输尿管行程和数量可有变异，且可随子宫发育异常连同该侧肾脏一并缺如。在输尿管走行过程中，支配肾、卵巢、子宫及膀胱的血管在其周围分支并相互吻合，形成丰富的血管丛营养输尿管，在盆腔手术时应注意保护输尿管血供，避免因缺血形成输尿管瘘。

（四）直肠

于盆腔后部，上接乙状结肠，下接肛管，前为子宫及阴道，后为骶骨，全长

15~20cm,直肠前面与阴道后壁相连,盆底肌肉与筋膜受损伤,常与阴道后壁一起脱出。肛管长2~3cm,借会阴体与阴道下段分开,阴道分娩时应保护会阴,避免损伤肛管。

(五)阑尾

为连于盲肠内侧壁的盲端细管,形似蚯蚓,其位置、长短、粗细变异很大,常位于右髂窝内,下端有时可达右侧输卵管及卵巢位置,因此,妇女患阑尾炎时有可能累及右侧附件及子宫,应注意鉴别诊断,并且如果发生在妊娠期,增大的子宫将阑尾推向外上侧,容易延误诊断。阑尾也是黏液性肿瘤最常见的原发部位,故卵巢黏液性癌手术时应常规切除阑尾。

思考题

1. 简述骨盆的几个重要骨性标志。
2. 简述女性内生殖器的组成及其功能。
3. 简述女性生殖系统邻近器官有哪些。

推荐参阅指南/书籍

[1] 曹泽毅. 中华妇产科学. 3版. 北京: 人民卫生出版社,2014
[2] 谢幸,苟文丽. 妇产科学. 8版. 北京: 人民卫生出版社,2014
[3] 柏树令,应大君. 系统解剖学. 8版. 北京: 人民卫生出版社,2013

参 考 文 献

KANDIEL A, LASHNER B. Cytomegalovims colitis complicating inflammatory bowel disease. Am J Gastroenterol,2006,101(12): 2857-2865

第二节 女性生殖系统生理

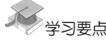 学习要点

1. 掌握月经、月经初潮、周期的定义及临床表现。
2. 熟悉子宫内膜的周期性变化。
3. 了解月经调节轴对月经周期的调节机制。

一、女性生命各期生理

（一）女性生命各期的生理特点

女性从胎儿形成到衰老是一个渐进的生理过程，也是下丘脑-垂体-卵巢轴（hypothalamic-pituitary-ovarian axis，HPO）功能发育、成熟和衰退的过程。妇女一生根据其生理特点可分为7个阶段，但并无截然界限，可因遗传、环境、营养等因素影响而有个体差异。

1. 胎儿期 受精卵是由父系和母系来源的23对（46条）染色体组成的新个体，其中1对染色体在性发育中起决定性作用，称性染色体。性染色体X与Y决定着胎儿的性别，即XX合子发育为女性，XY合子发育为男性。胚胎6周后，原始性腺开始分化。若胚胎细胞不含Y染色体即无H-Y抗原时，性腺分化缓慢，至胚胎8~10周性腺组织才出现卵巢的结构。原始生殖细胞分化为初级卵母细胞，性索皮质的扁平细胞围绕卵母细胞构成原始卵泡。卵巢形成后，因无雄激素，无副中肾管抑制因子，所以中肾管退化，两条副中肾管发育成为女性生殖道。

2. 新生儿期 出生后4周内称新生儿期。女性胎儿在母体内受到胎盘及母体卵巢所产生的女性激素影响，出生的新生儿外阴较丰满，乳房略隆起或少许泌乳。出生后脱离母体环境，血中女性激素水平迅速下降，可出现少量阴道流血。这些生理变化短期内均能自然消退。

3. 儿童期 从出生4周到12岁左右称儿童期。儿童早期（8岁之前）HPO的功能处于抑制状态，这与下丘脑、垂体对低水平雌激素（10pg/ml）的负反馈及中枢性抑制因素高度敏感有关。此期生殖器为幼稚型。阴道狭长，上皮薄，无皱襞，细胞内缺乏糖原，阴道酸度低，抗感染力弱，容易发生炎症；子宫小，宫颈较长，约占子宫全长的2/3，子宫肌层亦很薄；输卵管弯曲且很细；卵巢长而窄，卵泡虽能大量自主生长（非促性腺激素依赖性），但仅发育到窦前期即萎缩、退化。子宫、输卵管及卵巢位于腹腔内。在儿童后期（约8岁之后），下丘脑促性腺激素释放激素（gonadotropin-releasing hormone，GnRH）抑制状态解除，卵巢内的卵泡受垂体促性腺激素的影响有一定发育并分泌性激素，但仍达不到成熟阶段。卵巢形态逐步变为扁卵圆形。子宫、输卵管及卵巢逐渐向骨盆腔内下降。皮下脂肪在胸、髋、肩部及耻骨前面堆积，乳房亦开始发育，开始显现女性特征。

4. 青春期 是儿童到成人的转变期，是生殖器官、内分泌、体格逐渐发育至成熟的阶段。世界卫生组织（World Health Organization，WHO）规定青春期为10~19岁。

女性青春期第一性征的变化是在促性腺激素作用下，卵巢增大，卵泡开始发育和分泌雌激素，生殖器从幼稚型变为成人型。阴阜隆起，大、小阴唇变肥厚并有色素沉着；阴道长度及宽度增加，阴道黏膜变厚并出现皱襞；子宫增大，尤其宫体明显增大，子宫体与宫颈的比例为1∶1。输卵管变粗，弯曲度减小，黏膜出现许多皱襞与纤毛；卵巢增大，皮质内有不同发育阶段的卵泡，致使卵巢表面稍呈凹凸不平。此时虽已初步具有生育能力，但整个生殖系统的功能尚未完善。

除生殖器官以外，其他女性特有的性征即第二性征包括气调变高、乳房发育、阴毛及腋毛分布、骨盆横径发育大于前后径，以及胸、肩部皮下脂肪增多等，这些变化呈现女性特征。不同时期宫体与宫颈长度比例见图3-1-3。

5. 性成熟期　又称生育期，是卵巢生殖功能与内分泌功能最旺盛的时期。一般自18岁左右开始，历时约30年，此期妇女性功能旺盛，卵巢功能成熟并分泌性激素，已建立规律的周期性排卵。生殖器官各部及乳房在卵巢分泌的性激素作用下发生周期性变化。

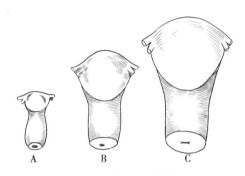

图3-1-3　宫体与宫颈长度比例
A. 婴儿期子宫约1∶2　B. 青春期子宫约1∶1　C. 成年期子宫约2∶1

6. 绝经过渡期　指从开始出现绝经趋势直至最后一次月经的时期。可始于40岁，历时短至1~2年，长至10~20年。此期卵巢功能逐渐衰退，卵泡数明显减少且易发生卵泡发育不全，因此月经不规律，常为无排卵性月经。最终由于卵巢内卵泡自然耗竭或剩余的卵泡对垂体促性腺激素丧失反应，导致卵巢功能衰竭。月经永久性停止，称绝经。我国妇女平均绝经年龄为45岁，80%在44~54岁。尽管人均寿命已明显延长，但绝经年龄却变化不大。

7. 绝经后期　指绝经后的生命时期。在早期阶段，虽然卵巢停止分泌雌激素，但卵巢间质仍能分泌少量雄激素，后者在外周转化为雌酮，是循环中的主要雌激素。一般60岁以后妇女机体逐渐老化进入老年期。此期卵巢功能已完全衰竭，雌激素水平低落，不足以维持女性第二性征，生殖器官进一步萎缩老化。骨代谢失常引起骨质疏松，易发生骨折。

（二）月经及月经期的临床表现

月经是生育期妇女重要的生理现象。

1. 月经　指伴随卵巢周期性变化而出现的子宫内膜周期性脱落及出血，规律月经的出现是生殖功能成熟的重要标志。月经第一次来潮称月经初潮。月经初潮年龄多在13~14岁，但可能早在11岁或迟至15岁。15岁以后月经尚未来潮者应当引起临床重视。月经初潮早晚主要受遗传因素控制，其他因素如营养、体重亦起着重要作用。近年来，月经初潮年龄有提前趋势。

2. 月经血的特征　月经血呈暗红色,除血液外,还有子宫内膜碎片、宫颈黏液及脱落的阴道上皮细胞。月经血中含有前列腺素(prostaglandins,PG)及来自子宫内膜的大量纤维蛋白溶酶。由于纤维蛋白溶酶对纤维蛋白的溶解作用,故月经血不凝,只有出血多的情况下出现血凝块。

3. 正常月经的临床表现　正常月经具有周期性。出血的第1日为月经周期的开始,两次月经第1日的间隔时间称一个月经周期。一般为21~35日,平均28日。每次月经持续时间称经期,一般为2~8日,平均4~6日。经量为一次月经的总失血量,正常月经量为20~60ml,超过80ml为月经过多。一般月经期无特殊症状,但经期由于盆腔充血以及PG的作用,有些妇女出现下腹及腰骶部下坠不适或子宫收缩痛,并可出现腹泻等胃肠功能紊乱症状。少数患者可有头痛及轻度神经系统不稳定症状。

二、子宫内膜的周期性变化

卵巢周期使女性生殖器发生一系列周期性变化,尤以子宫内膜的周期性变化最为显著。

子宫内膜从形态学上可分为功能层和基底层。子宫内膜功能层是胚胎植入的部位,受卵巢激素变化的调节,具有周期性增殖、分泌和脱落性变化;基底层在月经后再生并修复子宫内膜创面,重新形成子宫内膜功能层。据其组织学变化,将月经周期分为增殖期、分泌期、月经期3个阶段(以1个正常月经周期28日为例)。

(一)增殖期

月经周期第5~14日。与卵巢周期中的卵泡期相对应。在雌激素作用下,内膜表面上皮、腺体、间质、血管均呈增殖性变化,称增殖期。该期子宫内膜厚度自0.5mm增生至3~5mm。增殖期又可分为早、中、晚3期:

1. 增殖早期　月经周期第5~7日。此期内膜薄,仅1~2mm;腺体短、直、细且稀疏,腺上皮细胞呈立方形或低柱状;间质较密,间质细胞呈星形,间质中的小动脉较直、壁薄。

2. 增殖中期　月经周期第8~10日。此期内膜腺体数增多。伸长并稍有弯曲;腺上皮细胞增生活跃,细胞呈柱状,开始有分裂象;间质水肿在此期最为明显。

3. 增殖晚期　月经周期第11~14日。此期内膜进一步增厚,达3~5mm,表面高低不平,略呈波浪形;腺上皮变为高柱状,增殖为假复层上皮,核分裂象增多,腺体更长,形成弯曲状;间质细胞呈星状,并相互结合成网状;组织内水肿明显,小动脉增生,管腔增大,呈弯曲状。

增殖期腺体细胞的重要变化表现为纤毛细胞和微绒毛细胞的增加。纤毛细胞出现于月经周期第7~8日,主要围绕腺体开口分布,纤毛的摆动可促进子宫内膜分泌物的流动和分布。微绒毛可增加细胞表面积,从而增加腺细胞的排泄和吸收功能。增生的腺细胞和间质细胞内含有丰富的游离与结合的核糖体、线粒体、高尔基复合体及初级溶酶体。这些结构是蛋白质、能量及酶的合成和贮存场所。

(二)分泌期

月经周期第15~28日,与卵巢周期中的黄体期相对应。黄体分泌的孕激素、雌激素使增殖期内膜继续增厚,腺体更增长弯曲,出现分泌现象;血管迅速增加,更加弯曲;间质疏松并水肿。此时内膜厚且松软,含有丰富的营养物质,有利于受精卵着床发育。整个分泌期亦分3期:

1. 分泌早期 月经周期第15~19日。此期内膜腺体更长,弯曲更明显,腺上皮细胞开始出现含糖原的核下空泡,为该期的组织学特征;间质水肿,螺旋小动脉继续增生,弯曲。

2. 分泌中期 月经周期第20~23日。子宫内膜较前更厚并呈锯齿状。腺体内的分泌上皮细胞顶端胞膜破裂,细胞内的糖原溢入腺体,称为顶浆分泌。内膜的分泌还包括血浆渗出,血液中许多重要的免疫球蛋白与上皮细胞分泌的结合蛋白结合,进入子宫内膜腔。子宫内膜的分泌活动在月经中期黄体生成素(luteotropic hormone,LH)峰后第7日达到高峰,恰与囊胚植入同步。此期间质更加疏松、水肿,螺旋小动脉进一步增生并卷曲。

3. 分泌晚期 月经周期第24~28日。此期为月经来潮前期,相当于黄体退化阶段,该期子宫内膜呈海绵状,厚达10mm。内膜腺体开口面向宫腔,有糖原等分泌物溢出,间质更加疏松、水肿。表面上皮细胞下的间质分化为肥大的蜕膜样细胞和小圆形的有分叶核及玫瑰红颗粒的内膜颗粒细胞;螺旋小动脉迅速增长,超出内膜厚度,更加弯曲,血管管腔也扩张。

(三)月经期

月经周期第1~4日,为子宫内膜海绵状功能层从基底层崩解脱落期,这是孕酮和雌激素撤退的最终结果。经前24小时,内膜螺旋动脉节律性收缩及舒张,继而出现逐渐加强的血管痉挛性收缩,导致远端血管壁及组织缺血坏死、剥脱,脱落的内膜碎片及血液一起从阴道流出,即月经来潮。

三、月经周期调节

月经周期调节主要涉及下丘脑、垂体和卵巢。下丘脑分泌GnRH,通过调节垂体促性腺激素的分泌,调控卵巢功能。卵巢分泌的性激素对下丘脑-垂体又有反馈调节作用。下丘脑、垂体和卵巢之间相互调节、相互影响,形成一个完整而协调的神经内分泌系统,称为HPO。除下丘脑、垂体和卵巢激素之间的相互调节外,抑制素-激活素-卵泡刺激素系统也参与对月经周期的调节。HPO轴的神经内分泌活动受到大脑高级中枢的影响,其他内分泌腺与月经亦有关系。

(一)卵巢性激素的反馈作用

卵巢分泌的雌、孕激素对下丘脑和垂体具有反馈调节作用。

1. 雌激素　雌激素对下丘脑产生正反馈和负反馈两种作用。在卵泡期早期,一定水平的雌激素负反馈作用于下丘脑,抑制GnRH的释放,并降低垂体对GnRH的反应性,从而实现对垂体促性腺激素脉冲式分泌的抑制。在卵泡期晚期,随着卵泡的发育成熟,当雌激素的分泌达到阈值(≥200pg/ml)并维持48小时以上,雌激素即可发挥正反馈作用,刺激LH分泌高峰。在黄体期,协同孕激素对下丘脑有负反馈作用。

2. 孕激素　在排卵前,低水平的孕激素可增强雌激素对促性腺激素的正反馈作用。在黄体期,高水平的孕激素对促性腺激素的脉冲分泌产生负反馈抑制作用。

(二)月经周期的调节机制

1. 卵泡期　在一次月经周期的黄体萎缩后,雌、孕激素和抑制素A水平降至最低,对下丘脑和垂体的抑制解除,下丘脑又开始分泌GnRH,使垂体促卵泡素(follicle stimulating hormone,FSH)分泌增加,促进卵泡发育,分泌雌激素,子宫内膜发生增生期变化。随着雌激素逐渐增加,其对下丘脑的负反馈增强,抑制下丘脑GnRH的分泌,加之抑制素B的作用,使垂体FSH分泌减少。随着卵泡逐渐发育,接近成熟时卵泡分泌的雌激素达200pg/ml以上,并持续48小时,即对下丘脑和垂体产生正反馈作用,形成LH和FSH峰,两者协同作用,促使成熟卵泡排卵。

2. 黄体期　排卵后循环中的LH和FSH均急剧下降,在少量LH和FSH作用下,黄体形成并逐渐发育成熟。黄体主要分泌孕激素,也分泌雌二醇,使子宫内膜发生分泌期变化,排卵后第7~8日循环中孕激素达到高峰,雌激素亦达到又一高峰。由于大量孕激素和雌激素以及抑制素A的共同负反馈作用,又使垂体LH和FSH分泌相应减少,黄体开始萎缩,雌、孕激素分泌减少,子宫内膜失去雌激素支持,发生剥脱而月经来潮。雌、孕激素和抑制素A的减少解除了对下丘脑和垂体的负反馈抑制,FSH分泌增加,卵泡开始发育,下一个月经周期重新开始,如此周而复始。

月经周期主要受HPO轴的神经内分泌调控,同时也受抑制素-激活素-卵泡刺激素系统的调节,其他腺体内分泌激素对月经周期也有影响。HPO轴的生理活动受到大脑皮质中枢的影响,如外界环境、精神因素等均可影响月经周期。大脑皮质、下丘脑、垂体和卵巢任何一个环节发生障碍,都会引起卵巢功能紊乱,导致月经失调。

思考题

1. 简述月经的定义、月经初潮、月经周期的定义及临床表现。
2. 简述子宫内膜周期性变化分为哪几个阶段。
3. 简述HPO的定义。

推荐参阅指南/书籍

[1] 曹泽毅.中华妇产科学.3版.北京:人民卫生出版社,2014
[2] 谢幸,苟文丽.妇产科学.8版.北京:人民卫生出版社,2014
[3] CUNINGHAM F G.威廉姆斯产科学.郎景和,译.22版.北京:科学出版社,2010
[4] 丰有吉.现代妇产科学英语精要.北京:人民卫生出版社,2003

参 考 文 献

CUNNINGHAM F G, LEVENO K J, BLOOM S L, *et al*. Williams Obstetrics. 23rd ed. USA: Mc Graw-Hill Medical Publishing Division,2010

第三节 妊 娠 生 理

学习要点

1. 掌握卵子受精及受精卵发育、输送、着床的过程。
2. 掌握胚胎、胎儿发育特征及胎儿生理特点。
3. 熟悉胎儿附属物及其生理特点、功能。
4. 了解妊娠期母体生殖系统、血液、心血管系统的变化特点。

一、受精及胎儿发育

(一)受精及受精卵发育、输送与着床

获能的精子与次级卵母细胞相遇于输卵管,结合形成受精卵的过程称为受精。受精发生在排卵后12小时内,整个受精过程约需24小时。晚期囊胚种植于子宫内膜的过程称为受精卵着床。

1.受精卵形成　精液射入阴道内,精子离开精液并经宫颈管、子宫腔进入

输卵管腔。在此过程中,精子顶体表面的糖蛋白被生殖道分泌物中的β淀粉酶降解,同时顶体膜结构中胆固醇与磷脂比率和膜电位发生变化,降低顶体膜的稳定性,此过程称为精子获能,需7小时左右。卵子(次级卵母细胞)从卵巢排出,经输卵管伞部进入输卵管内,当停留在输卵管处等待的精子与卵子相遇,精子头部顶体外膜破裂,释放出顶体酶(含顶体素、玻璃酸酶、酯酶等),溶解卵子外围的放射冠和透明带,称为顶体反应。借助酶的作用,精子穿过放射冠和透明带。只有发生顶体反应的精子才能与次级卵母细胞融合。精子头部与卵子表面接触时,卵子细胞质内的皮质颗粒释放溶酶体酶,引起透明带结构改变,精子受体分子变性,阻止其他精子进入透明带。这一过程称为透明带反应。穿过透明带的精子外膜与卵子胞膜接触并融合,精子进入卵子内。随后,卵子迅即完成第二次减数分裂形成卵原核,卵原核与精原核融合,核膜消失,染色体相互融合,形成二倍体的受精卵,完成受精过程。

受精后30小时,受精卵借助输卵管蠕动和输卵管上皮纤毛推动向宫腔方向移动,同时开始进行有丝分裂,形成多个子细胞,称为分裂球。受透明带限制,子细胞虽然增多,并不增大,适应在狭窄的输卵管腔中移动。受精后50小时为8细胞阶段,至受精后72小时分裂为16个细胞的实心细胞团,称为桑椹胚,随后早期囊胚形成。受精后第4日早期囊胚进入宫腔。受精后第5~6日早期囊胚的透明带消失,总体积迅速增大,继续分裂发育,晚期囊胚形成。

2. 受精卵着床　受精卵着床经过定位、黏附和侵入3个过程(图3-1-4)。①定位:透明带消失,晚期囊胚以其内细胞团端接触子宫内膜;②黏附:晚期囊胚黏附在子宫内膜,囊胚表面滋养细胞分化为两层,外层为合体滋养细胞,内层为细胞滋养细胞;③侵入:滋养细胞穿透侵入子宫内膜、内1/3肌层及血管,囊胚完全埋入子宫内膜中且被内膜覆盖。

受精卵着床必备的条件有:①透明带消失;②囊胚细胞滋养细胞分化出合体滋养细胞;③囊胚和子宫内膜同步发育且功能协调;④孕妇体内分泌足够量的孕酮。子宫有一个极短的窗口期允许受精卵着床。

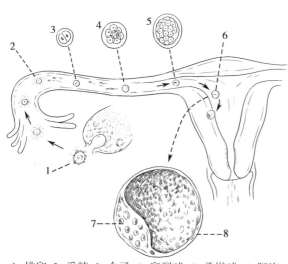

1. 排卵; 2. 受精; 3. 合子; 4. 卵裂球; 5. 桑椹球; 6. 胚泡;
7. 内细胞群; 8. 原始滋养层。

图3-1-4　卵子受精与着床(植入)示意图

（二）胚胎、胎儿发育特征

孕周从末次月经第1日开始计算,通常比排卵或受精时间提前2周,比着床提前3周;全过程约为280日,即40周。妊娠10周(受精后8周)内的人胚称为胚胎,是器官分化、形成的时期。自妊娠11周(受精第9周)起称为胎儿,是生长、成熟的时期。

以4周(1个妊娠月)为一孕龄单位,描述胚胎及胎儿发育的特征。

4周末:可辨别出胚盘和体蒂。

8周末:胚胎初具人形,头大,占整个胎体近一半。能分辨出眼、耳、鼻、口、手指及足趾,各器官正在分化发育,心脏已经形成。

12周末:胎儿身长约9cm,顶臀长6~7cm。外生殖器已可初辨性别。胎儿四肢可活动。

16周末:胎儿身长约为16cm,顶臀长12cm,体重约110g。从外生殖器可确认胎儿性别。头皮已长出毛发,胎儿已开始出现呼吸运动。皮肤菲薄呈深红色,无皮下脂肪。部分孕妇已能自觉胎动。

20周末:胎儿身长约25cm,顶臀长16cm,体重约320g。皮肤暗红,出现胎脂,全身覆盖毳毛。并可见少许头发。开始出现吞咽、排尿功能。自该孕周起,胎儿体重呈线性增长。胎儿运动明显增加,10%~13%时间胎动活跃。

24周末:胎儿身长约30cm,顶臀长21cm,体重约630g。各脏器均已发育,皮下脂肪开始沉积,因量不多皮肤呈皱缩状,出现眉毛和睫毛。细小支气管和肺泡已经发育。出生后可有呼吸,但生存力极差。

28周末:胎儿身长约35cm,顶臀长25cm,体重约1 000g,皮下脂肪不多。皮肤粉红,表面覆盖胎脂,瞳孔膜消失,眼睛半张开。四肢活动好,有呼吸运动。出生后可存活,但易患特发性呼吸窘迫综合征。

32周末:胎儿身长约40cm,顶臀长28cm,体重约1 700g。皮肤深红仍呈皱缩状。生活力尚可,出生后注意护理可能存活。

36周末:胎儿身长约45cm,顶臀长32cm,体重约2 500g。皮下脂肪较多,身体圆润,面部皱褶消失。指(趾)甲已达指(趾)端。出生后能啼哭及吸吮,生活力良好,基本能存活。

40周末:胎儿身长约50cm,顶臀长36cm,体重约3 400g。胎儿发育成熟,皮肤粉红色,皮下脂肪多,外观体型丰满。足底皮肤有纹理。男性睾丸已降至阴囊内,女性大、小阴唇发育良好。出生后哭声响亮,吸吮能力强,能很好存活。

二、胎儿附属物的形成及其功能

胎儿附属物包括胎盘、胎膜、脐带和羊水,它们对维持胎儿宫内的生命及生长发育起重要作用。

（一）胎盘

1. 胎盘的结构　胎盘由胎儿部分的羊膜和叶状绒毛膜以及母体部分的底蜕膜构成。

（1）羊膜：为附着在胎盘胎儿面的半透明薄膜。羊膜光滑，无血管、神经及淋巴。正常羊膜厚0.02~0.05mm，电镜见上皮细胞表面有微绒毛，使羊膜与羊水间进行交换。

（2）叶状绒毛膜：为胎盘的主要结构。晚期囊胚着床后，着床部位的滋养层细胞迅速分裂增殖，内层为细胞滋养细胞，是分裂生长的细胞，外层为合体滋养细胞，是执行功能的细胞，由细胞滋养细胞分化而来。滋养层内面有一层胚外中胚层，与滋养层共同组成绒毛膜。与底蜕膜相接触的绒毛营养丰富、发育良好，称为叶状绒毛膜。胎盘的主要结构叶状绒毛膜形成历经3个阶段①初级绒毛：绒毛膜表面长出呈放射状排列的合体滋养细胞小梁。绒毛膜深部增生活跃的细胞滋养细胞伸入其中，形成合体滋养细胞小梁的细胞中心索。②次级绒毛：初级绒毛继续增长，胚外中胚层长入细胞中心索，形成间质中心索。③三级绒毛：约在受精后第3周末，胚胎血管长入间质中心，绒毛内血管形成。一个初级绒毛干及其分支形成一个胎儿叶，一个次级绒毛干及其分支形成一个胎儿小叶。每个胎盘有60~80个胎儿叶、200个胎儿小叶。

每个绒毛干中均有脐动脉和脐静脉的分支，随着绒毛干一再分支，脐血管越来越细，最终形成胎儿毛细血管进入的三级绒毛，此时胎儿-胎盘循环建立。绒毛之间的间隙称为绒毛间隙。在滋养细胞侵入子宫壁的过程中，子宫螺旋血管破裂，直接开口于绒毛间隙，绒毛间隙充满母体血液，游离绒毛悬浮于其中，母儿间物质交换在悬浮于母血的绒毛处进行。

妊娠晚期母体子宫螺旋血液以每分钟约500ml流量进入绒毛间隙，胎儿血液同样以每分钟约500ml流量流经胎盘；妊娠足月胎盘的绒毛表面积达12~14m²，相当于成人肠道总面积。因此，母儿之间有一个巨大的交换面积。胎儿体内含氧量低，代谢废物浓度高的血液经脐动脉流至绒毛毛细血管，与绒毛间隙中的母血进行物质交换后，脐静脉将含氧量高、营养物质丰富的血液带回胎儿体内，以保证胎儿宫内生长发育。胎儿血与母血不直接相通，之间隔有绒毛毛细血管壁、绒毛间质及绒毛滋养细胞层，构成母胎界面，有胎盘屏障作用。

（3）底蜕膜：来自胎盘附着部位的子宫内膜，占胎盘很小部位。固定绒毛的滋养层细胞与底蜕膜共同形成绒毛间隙的底，称为蜕膜板。从此板向绒毛膜伸出蜕膜间隔，不超过胎盘厚度的2/3。将胎盘母体面分成肉眼可见的约20个母体叶。

妊娠足月胎盘呈盘状，多为圆形或椭圆形，重450~650g，直径16~20cm，厚

1~3cm,中央厚,边缘薄。胎盘分为胎儿面和母体面。胎儿面被覆羊膜,呈灰白色,光滑半透明,脐带动静脉从附着处分支向四周呈放射状分布直达胎盘边缘,其分支穿过绒毛膜板,进入绒毛干及其分支。母体面呈暗红色,蜕膜间隔形成若干浅沟分成母体叶。

2. 胎盘的功能 胎盘是胎儿与母体之间维持胎儿宫内生长发育的重要器官,具有物质交换、防御、合成以及免疫等功能。

（1）物质交换功能:包括气体交换、营养物质供应和排出胎儿代谢产物。物质交换及转运方式有①简单扩散:物质通过细胞质膜从高浓度区扩散至低浓度区,不消耗能量,如氧气、二氧化碳、水、钠钾电解质等;②易化扩散:物质通过细胞质膜从高浓度区向低浓度区扩散,不消耗能量,但需特异性载体转运,如葡萄糖的转运;③主动运输:物质通过细胞质膜从低浓度区逆方向扩散至高浓度区,需要消耗能量及特异性载体转运,如氨基酸、水溶性维生素及钙、铁等;④其他:较大物质可通过细胞质膜裂隙或通过细胞膜内陷吞噬后,继之膜融合,形成小泡向细胞内移动等方式转运,如大分子蛋白质、免疫球蛋白。

（2）防御功能:胎盘的屏障作用极为有限。各种病毒(如风疹病毒、巨细胞病毒等)及大部分药物均可通过胎盘,影响胎儿。细菌、弓形虫、衣原体、螺旋体不能通过胎盘屏障,但可在胎盘部位形成病灶,破坏绒毛结构后进入胎体感染胚胎及胎儿。母血中免疫抗体,如IgG能通过胎盘,使胎儿在生后短时间内获得被动免疫力。

（3）合成功能:胎盘合体滋养细胞能合成多种激素、酶和细胞因子,对维持正常妊娠起重要作用。激素有蛋白、多肽和甾体激素,如人绒毛膜促性腺激素(human chorionic gonadotropin, HCG)、人胎盘催乳素(human placental lactogen, HPL)、雌激素、孕激素等。酶有缩宫素酶、耐热性碱性磷酸酶等。还能合成PG、多种神经递质和多种细胞因子与生长因子。

（4）免疫功能:胎儿是同种半异体移植物。正常妊娠母体能容受、不排斥胎儿,其具体机制目前尚不清楚,可能与早期胚胎组织无抗原性、母胎界面的免疫耐受以及妊娠期母体免疫力低下有关。

（二）胎膜

胎膜是由外层的平滑绒毛膜和内层的羊膜组成。囊胚表面非着床部位的绒毛膜在发育过程中缺乏营养,逐渐退化萎缩成为平滑绒毛膜。羊膜为无血管膜,结实、坚韧而柔软,与覆盖胎盘、脐带的羊膜层相连。能转运溶质和水,参与以羊水平衡的维持;能合成血管活性肽、生长因子和细胞因子,参与血管张力的调节。至妊娠晚期平滑绒毛膜与羊膜轻轻贴附并能分开。胎膜的重要作用是维持羊膜腔的完整性,对胎儿起到保护作用。胎膜含大量花生四烯酸(PG前身物质)的磷脂,且含能催化磷脂生成游离花生四烯酸的溶酶体,在分娩发动上有一定作用。

(三)脐带

脐带是连接胎儿与胎盘的条索状组织,胎儿借助脐带悬浮于羊水中。足月妊娠的脐带长30~100cm,平均约55cm,直径0.8~2.0cm。脐带表面有羊膜覆盖呈灰白色,内有1条脐静脉,2条脐动脉,脐血管周围为含水量丰富的来自胚外中胚层的胶样组织,称为华通胶,有保护脐血管的作用。脐带是母体与胎儿气体交换、营养物质供应和代谢产物排出的重要通道。脐带受压使血流受阻时,可致胎儿缺氧,甚至危及胎儿生命。

(四)羊水

充满在羊膜腔内的液体,称为羊水。

1. 羊水的来源 ①妊娠早期的羊水主要来自母体血清经胎膜进入羊膜腔的透析液;②妊娠中期以后,胎儿尿液成为羊水的主要来源,使羊水的渗透压逐渐降低;③妊娠晚期胎儿肺参与羊水的生成,每日600~800ml液体从肺泡分泌至羊膜腔;④羊膜、脐带华通胶及胎儿皮肤渗出液体,但量少。

2. 羊水的吸收 ①约50%由胎膜完成;②胎儿吞咽羊水,足月妊娠胎儿每日可吞咽羊水500~700ml;③脐带每小时能吸收羊水40~50ml;④20孕周前,胎儿角化前皮肤有吸收羊水的功能,但量很少。

3. 母体、胎儿、羊水三者间的液体平衡 羊水在羊膜腔内不断进行液体交换,以保持羊水量相对恒定。母儿间的液体交换主要通过胎盘,每小时约3600ml。母体与羊水的交换主要通过胎膜,每小时约400ml。羊水与胎儿间主要通过胎儿消化管、呼吸道、泌尿道以及角化前的皮肤进行交换。

4. 羊水量、性状及成分 妊娠期羊水量逐渐增加,妊娠38周约1000ml,此后羊水量逐渐减少。妊娠40周羊水量约800ml。过期妊娠羊水量明显减少,可减少至300ml以下。妊娠早期羊水为无色澄清液体。妊娠足月羊水略混浊、不透明,可见羊水内悬有小片状物(胎脂、胎儿脱落上皮细胞、毳毛、毛发、少量白细胞、白蛋白、尿酸盐等)。羊水中含大量激素和酶。足月妊娠时羊水比重为1.007~1.025,pH约为7.20,内含水分98%~99%,1%为无机盐及有机物。

5. 羊水的功能

(1)保护胎儿:羊膜腔内恒温,适量的羊水对胎儿有缓冲作用,避免胎儿受到挤压,防止胎儿肢体粘连,避免子宫肌壁或胎儿对脐带直接压迫所致的胎儿窘迫;临产宫缩时,羊水能使宫缩压力均匀分布,避免胎儿局部受压所致的胎儿窘迫。胎儿吞咽或吸入羊水可促进胎儿消化道和肺的发育,孕期羊水过少可引起胎儿肺发育不良。

(2)保护母体:妊娠期减少胎动所致的不适感;临产后,前羊水囊借助楔形水压扩张宫口及阴道；破膜后羊水冲洗阴道，减少感染机会。

三、妊娠期母体的变化

在胎盘产生的激素参与和神经内分泌的影响下，孕妇体内各系统发生一系列生理变化以适应胎儿生长发育的需要，并为分娩做准备。

（一）生殖系统的变化

1. 子宫　妊娠期子宫的重要功能是孕育胚胎、胎儿，同时在分娩过程中起重要作用。子宫是妊娠期及分娩后变化最大的器官。

（1）子宫大小：随妊娠进展，胎儿、胎盘及羊水的形成与发育，子宫体逐渐增大变软。至妊娠足月时子宫体积达35cm×25cm×22cm；容量约5 000ml，增加约1 000倍；重量约1 100g，增加近20倍。妊娠早期子宫略呈球形且不对称，受精卵着床部位的子宫壁明显突出。妊娠12周后，增大子宫逐渐超出盆腔，在耻骨联合上方可触及。妊娠晚期的子宫轻度右旋，与乙状结肠占据在盆腔左侧有关。

子宫增大主要是由于肌细胞的肥大、延长，也有少量肌细胞数目的增加及结缔组织增生。子宫肌细胞由非孕时长20μm、宽2μm至妊娠足月时长500μm、宽10μm，细胞质内富含有收缩功能的肌动蛋白和肌球蛋白，为临产后子宫收缩提供物质基础。子宫肌壁厚度非孕时约1cm，至妊娠中期逐渐增厚达2.0~2.5cm，至妊娠末期又逐渐变薄为1.0~1.5cm或更薄。早期子宫的增大受内分泌激素（主要为雌激素）的影响，以后的子宫增大系因宫腔内压力增加所致。子宫各部增长速度：宫底于妊娠后期增长最快，宫体含肌纤维最多，子宫下段次之，宫颈最少，以适应临产后子宫收缩力由宫底向下递减，利于胎儿的娩出。自妊娠12~14周起，子宫可出现不规律无痛性收缩。特点为宫缩稀发、不规律和不对称，随妊娠进展而逐渐增加，宫缩时宫腔内压力通常为5~25mmHg，持续时间不足30秒，不伴宫颈的扩张，这种生理性无痛宫缩称为Braxton Hicks收缩。

（2）子宫血流量：妊娠期子宫血管扩张、增粗，子宫血流量增加，以适应胎儿-胎盘循环的需要。孕早期子宫血流量为50ml/min，主要供应子宫肌层和蜕膜。妊娠足月时子宫血流量为450~650ml/min，其中80%~85%供应胎盘。子宫螺旋血管走行于子宫肌纤维之间，子宫收缩时血管被紧压，子宫血流量明显减少。过强宫缩可导致胎儿宫内缺氧。另一方面，有效的子宫收缩也是产后能使子宫胎盘剥离面迅速止血的主要机制。

（3）子宫内膜：受精卵着床后，在孕激素、雌激素作用下子宫内膜腺体增大，腺上皮细胞内糖原增加，结缔组织细胞肥大，血管充血，此时的子宫内膜称为蜕膜。按蜕膜与囊胚的关系，将蜕膜分为3部分①底蜕膜：囊胚着床部位的子宫内膜，与叶状绒毛膜相贴，以后发育成为胎盘的母体部分；②包蜕膜：覆盖在囊胚表面的蜕膜，随囊胚发育逐渐突向宫腔；③真蜕膜：底蜕膜及包蜕膜以外覆盖子宫腔其他部分的蜕膜，妊娠14~16周羊膜腔明显增大，包蜕膜和真蜕膜相贴近，宫腔消失。

（4）子宫峡部：位于宫体与宫颈之间最狭窄的组织结构。非孕时长约1cm，妊娠后子宫峡部变软，逐渐伸展拉长变薄，扩展成宫腔一部分，临产后伸展至7~10cm，成为产道的一部分，称为子宫下段，是产科手术学的重要解剖结构。

（5）宫颈：在激素的作用下，宫颈充血、水肿，宫颈管内腺体增生、肥大，使宫颈自妊娠早期逐渐变软，呈紫蓝色。宫颈的主要成分为胶原丰富的结缔组织，不同时期这些结缔组织的重新分布，使妊娠期宫颈关闭维持至足月，分娩期宫颈扩张以及产褥期宫颈迅速复旧。妊娠期宫颈黏液增多，形成黏稠黏液栓，富含免疫球蛋白及细胞因子，有保护宫腔免受外来感染侵袭的作用。

2. 卵巢　妊娠期卵巢排卵和新卵泡发育均停止。于妊娠6~7周前产生大量雌激素及孕激素，以维持妊娠继续。妊娠10周后黄体功能由胎盘取代，黄体开始萎缩。

3. 输卵管　妊娠期输卵管伸长，但肌层并不增厚。黏膜层上皮细胞稍扁平，在基质中可见蜕膜细胞。有时黏膜呈蜕膜样改变。

4. 阴道　妊娠期阴道黏膜变软，水肿充血呈紫蓝色。阴道壁皱襞增多，周围结缔组织变疏松，肌肉细胞肥大，伸展性增加，有利于分娩时胎儿的通过。阴道脱落细胞及分泌物增多，呈白色糊状。阴道上皮细胞含糖原增加，乳酸含量增多，使阴道pH降低，不利于致病菌生长，有利于防止感染。

5. 外阴　妊娠期外阴部充血，皮肤增厚，大小阴唇色素沉着，大阴唇内血管增多及结缔组织松软，故伸展性增加，有利于分娩时胎儿的通过。妊娠时由于增大的子宫压迫，盆腔及下肢静脉血回流障碍，部分孕妇可有外阴或下肢静脉曲张，产后多自行消失。

（二）乳房的变化

妊娠期间胎盘分泌大量雌激素刺激乳腺腺管发育，分泌大量孕激素刺激乳腺腺泡发育。乳腺发育完善还需垂体催乳素、人胎盘催乳素以及胰岛素、皮质醇等的参与。乳房于妊娠早期开始增大，充血明显。孕妇自觉乳房发胀是早孕的常见表现。随着乳腺腺泡增生导致乳腺增大并出现结节。乳头增大变黑，易勃起。乳晕颜色加深，其外围的皮脂腺肥大形成散在的结节状隆起，称为蒙氏结节。妊娠末期，尤其在接近分娩期挤压乳房时，可有少量淡黄色稀薄液体溢出，称为初乳。妊娠期间乳腺充分发育，为泌乳做好准备，但并无乳汁分泌，与大量雌、孕激素抑制乳汁生成可能有关。产后胎盘娩出，雌、孕激素水平迅速下降，新生儿吸吮乳头，乳汁开始分泌。

（三）循环系统的变化

1. 心脏 妊娠期增大的子宫使膈肌升高,心脏向左、上、前方移位,心脏沿纵轴顺时针方向扭转,加之血流量增加及血流速度加快,心浊音界稍扩大,心尖搏动左移1~2cm。部分孕妇可闻及心尖区Ⅰ~Ⅱ级柔和吹风样收缩期杂音,第一心音分裂及第三心音,产后逐渐消失:心电图因心脏左移出现电轴左偏约15°。心脏容量至妊娠末期约增加10%,心率于妊娠晚期休息时每分钟增加10~15次。

2. 心排血量 伴随着外周血管阻力下降,心率增加以及血容量增加,心排血量自妊娠10周逐渐增加,至妊娠32~34周达高峰,持续至分娩,左侧卧位测量心排血量较未孕时约增加30%,每次心排血量平均约为80ml。心排血量增加为孕期循环系统最重要的改变,临产后在第二产程心排血量也显著增加。有基础心脏病的孕妇易在妊娠、分娩期发生心力衰竭。

3. 血压 妊娠早期及中期血压偏低,妊娠24~26周后血压轻度升高。一般收缩压无变化,舒张压因外周血管扩张、血液稀释及胎盘形成动静脉短路而轻度降低,使脉压稍增大。孕妇体位影响血压,妊娠晚期仰卧位时增大的子宫压迫下腔静脉,回心血量减少、心排血量减少使血压下降,形成仰卧位低血压综合征。侧卧位能解除子宫压迫,改善血液回流。因此,妊娠中晚期鼓励孕妇侧卧位休息。

（四）血液的改变

1. 血容量 妊娠期循环血容量增加以适应子宫胎盘及各组织器官增加的血流量,对维持胎儿生长发育极为重要。血容量于妊娠6~8周开始增加,至妊娠32~34周达高峰,增加40%~45%,平均约增加1 450ml,维持此水平直至分娩。其中血浆平均增加1 000ml,红细胞平均增加450ml,血浆量的增加多于红细胞的增加,出现生理性血液稀释。

2. 血液成分

（1）红细胞:妊娠期骨髓造血增加,网织红细胞轻度增多。由于血液稀释,红细胞计数约为$3.6 \times 10^{12}/L$(非孕妇女约为$4.2 \times 10^{12}/L$),血红蛋白值约为110g/L(非孕妇女约为130g/L),血细胞比容从未孕时的0.38~0.47降至0.31~0.34。

（2）白细胞:妊娠期白细胞计数轻度增加,一般(5~12)$\times 10^9/L$,有时可达$15 \times 10^9/L$。临产及产褥期白细胞计数也显著增加,一般(14~16)$\times 10^9/L$,有时可达$25 \times 10^9/L$。主要为中性粒细胞增多,淋巴细胞增加不明显,单核细胞及嗜酸性粒细胞几乎无改变。

（3）凝血因子:妊娠期血液处于高凝状态。凝血因子Ⅱ、Ⅴ、Ⅶ、Ⅷ、Ⅸ、Ⅹ增加,仅凝血因子Ⅺ、Ⅻ降低。妊娠期血小板计数轻度减少。妊娠晚期凝血酶原时间(prothrombin time, PT)及活化部分凝血活酶时间(activated partial thromboplastin time, APTT)轻度缩短,凝血时间无明显改变。血浆纤维蛋白原

（fibrinogen，FIB）含量比非孕妇女约增加50%，于妊娠末期平均达4.5g/L（非孕妇女平均为3g/L）。由于孕期血液处于高凝状态，产后胎盘剥离面血管内迅速形成血栓，是预防产后出血的另一重要机制。

（4）血浆蛋白：由于血液稀释，血浆蛋白自妊娠早期开始降低，至妊娠中期达60~65g/L，主要是白蛋白减少，约为35g/L，以后持续此水平直至分娩。

（五）泌尿系统的变化

妊娠期肾脏略增大。肾血浆流量（renal plasma flow，RPF）及肾小球滤过率（glomerular filtration rate，GFR）于妊娠早期均增加，整个妊娠期间维持高水平。与非孕时相比，RPF约增加35%，GFR约增加50%。由此导致代谢产物尿素、肌酐等排泄增多，其血清浓度低于非孕期。RPF与GFR均受体位影响，孕妇仰卧位时尿量增加，故夜尿量多于日尿量。妊娠期GFR增加，而肾小管对葡萄糖的重吸收能力未相应增加，约15%孕妇饭后出现妊娠期生理性糖尿，应注意与糖尿病鉴别。

妊娠期受孕激素影响，泌尿系统平滑肌张力降低。输尿管增粗及蠕动减弱，尿流缓慢，肾盂及输尿管自妊娠中期轻度扩张，且右侧输尿管常受右旋妊娠子宫的压迫，可致肾盂积水。孕妇易患急性肾盂肾炎，以右侧居多。孕早期膀胱受增大子宫的压迫，可出现尿频，子宫长出盆腔后症状往往缓解。妊娠晚期，胎头入盆后，膀胱受压，膀胱、尿道压力增加，部分孕妇可出现尿频及尿失禁。

思考题

1. 简述着床的条件。
2. 简述胎儿附属物及其功能。
3. 简述妊娠期妇女心脏负荷最重的是哪几个阶段。

推荐参阅指南/书籍

[1] 谢幸，苟文丽．妇产科学．8版．北京：人民卫生出版社，2014
[2] CUNINGHAM F G．威廉姆斯产科学．郎景和，译．22版．北京：科学出版社，2010
[3] 朱大年．生理学．8版．北京：人民卫生出版社，2013

参 考 文 献

丰有吉，沈铿．妇产科学．2版．北京：人民卫生出版社，2011

第四节 妇产科常见症状

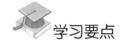
学习要点

1. 掌握白带异常相关疾病。
2. 熟悉阴道出血原因及临床表现。
3. 了解下腹痛的性质、特点及相关临床疾病。
4. 了解盆腔包块的鉴别诊断。

一、白带异常

(一)定义

白带是由阴道黏膜渗出液、宫颈管及子宫内膜腺体分泌液等混合而成,其形成与雌激素作用有关,正常白带呈白色稀糊状或蛋清状,黏稠、量少,无腥臭味,称为生理性白带。生殖道炎症如阴道炎和急性子宫颈炎或发生癌变时,白带量显著增多,且性状亦有改变,称为病理性白带。

(二)分类

1. 透明黏性白带 外观与正常白带相似,但数量显著增多,应考虑卵巢功能失调、阴道腺病或宫颈高分化腺癌等疾病的可能。

2. 灰黄色或黄白色泡沫状稀薄白带 为滴虫阴道炎的特征,可伴外阴瘙痒。

3. 凝乳块状或豆腐渣样白带 为假丝酵母菌阴道炎的特征,常伴严重外阴瘙痒或灼痛。

4. 灰白色均质鱼腥味白带 常见于细菌性阴道病伴外阴轻度瘙痒。

5. 脓性白带 色黄或黄绿,黏稠,多有臭味,为细菌感染所致。可见于淋病奈瑟菌阴道炎、急性子宫颈炎及子宫颈管炎。阴道癌或子宫颈癌并发感染、宫腔积脓或阴道内异物残留等也可导致脓性白带。

6. 血性白带 白带中混有血液,血量多少不一,应考虑子宫颈癌、子宫内膜癌、宫颈息肉、宫颈柱状上皮异位合并感染或子宫黏膜下肌瘤等。放置宫内节育器亦可引起血性白带。

7. 水样白带 持续流出淘米水样白带且具奇臭者,一般为晚期子宫颈癌、阴道癌或黏膜下肌瘤伴感染。间断性排出清澈、黄红色或红色水样白带,应考虑输卵管癌的可能。

二、阴道出血

为最常见的主诉之一,女性生殖道任何部位包括阴道、宫颈、宫体及输卵管均可发生出血。虽然绝大多数出血来自宫体,但不论其源自何处,除正常月经外,均称"阴道出血"。

（一）原因

1. 卵巢内分泌功能失调　可导致异常子宫出血。主要包括无排卵性功能失调性子宫出血和排卵性月经失调两类,另外,月经间期卵泡破裂,雌激素水平短暂下降,也可致子宫出血。

2. 与妊娠有关的子宫出血　常见的有流产、异位妊娠、葡萄胎、产后胎盘部分残留、胎盘息肉和子宫复旧不全等。

3. 生殖器炎症　如阴道炎、急性子宫颈炎、宫颈息肉和子宫内膜炎等。

4. 生殖器肿瘤　子宫肌瘤是引起阴道出血的常见良性肿瘤,分泌雌激素的卵巢肿瘤也可引起阴道出血。其他几乎均为恶性肿瘤,包括阴道癌、子宫颈癌、子宫内膜癌、子宫肉瘤、妊娠滋养细胞肿瘤、输卵管癌等。

5. 损伤、异物和外源性性激素　生殖道创伤如阴道骑跨伤、性交所致处女膜或阴道损伤,放置宫内节育器,幼女阴道内放入异物等均可引起出血。雌激素和孕激素(包括含性激素保健品)药物可引起"突破性出血"。

6. 与全身疾病有关的阴道出血　如血小板减少性紫癜、再生障碍性贫血、白血病、肝功能损害等,均可导致子宫出血。

（二）临床表现

1. 经量增多　月经量增多(>80ml)或经期延长,月经周期基本正常,为子宫肌瘤的典型症状,其他如子宫腺肌病、排卵性月经失调、放置宫内节育器均可有经量增多。

2. 周期不规则的阴道出血　多为无排卵性功能失调性子宫出血,但围绝经期妇女应注意排除早期子宫内膜癌,性激素和避孕药物引起"突破性出血"也表现为不规则阴道出血。

3. 无任何周期可变的长期持续阴道出血　多为生殖道恶性肿瘤所致,首先应考虑子宫颈癌和子宫内膜癌的可能。

4. 停经后阴道出血　发生于育龄期妇女,应首先考虑与妊娠有关的疾病,如流产、异位妊娠、葡萄胎等;发生于围绝经期妇女,多为无排卵性功能失调性子宫出血,但应排除生殖道恶性肿瘤。

5. 阴道流血伴白带增多　一般应考虑晚期子宫颈癌、子宫内膜癌和子宫黏膜下肌瘤伴感染。

6. 接触性出血　于性交后或阴道检查后立即有鲜血出现,应考虑急性子宫颈炎、子宫颈癌,宫颈息肉或宫颈黏膜下肌瘤的可能。

7. 经期出血　若发生在下次来潮前14~15日,历时3~4日,且血量少,偶可伴有下腹疼痛和不适,多为排卵期出血。

8. 经前或经后点滴出血　月经来潮前数日或来潮后数日持续及少量阴道褐红色分泌物,可见于排卵性月经失调或放置宫内节育器的不良反应。此外,子宫内膜异位症亦可能出现类似情况。

9. 绝经多年后阴道出血　若流血量极少,历时2~3日即净,多为绝经后子宫内膜脱落引起的出血或萎缩性阴道炎;若出血量较多、出血持续不净或反复阴道出血,应考虑子宫内膜癌的可能。

10. 间歇性阴道排出血性液体　应警惕有输卵管癌的可能。

11. 外伤后阴道出血　常见于骑跨伤后,流血量可多可少。

除上述各种不同形式的阴道出血外,年龄对诊断有重要价值。新生女婴出生后数个月,有少量阴道出血,系因离开母体后雌激素水平骤然下降,子宫内膜脱落所致。幼女出现阴道出血,应考虑有性早熟或生殖道恶性肿瘤的可能。青春期少女出现阴道出血多为无排卵性功能失调性子宫出血。育龄期妇女出现阴道出血,应考虑与妊娠相关的疾病。围绝经期妇女出现阴道出血,以无排卵性功能失调性子宫出血最多见,但应首先排除生殖道恶性肿瘤。

三、下腹痛

下腹痛为妇女常见症状,多为妇科疾病所引起。应根据下腹痛的性质和特点,考虑各种不同妇科情况。但下腹痛来自生殖器以外的疾病并不少见,应注意鉴别。

1. 起病缓急　起病缓慢而逐渐加剧者多为内生殖器炎症和恶性肿瘤所引起;急骤发病者应考虑卵巢囊肿蒂扭转或破裂,或子宫浆膜下肌瘤蒂扭转;反复隐痛后突然出现撕裂样剧痛者,应考虑到输卵管妊娠破裂型或流产型的可能。

2. 下腹痛部位　下腹正中出现疼痛,多为子宫病变引起,较少见;一侧下腹痛,应考虑为该侧附件病变,如卵巢囊肿蒂扭转、输卵管卵巢急性炎症、异位妊娠等;右侧下腹痛还应考虑急性阑尾炎;双侧下腹痛常见于盆腔炎性病变;卵巢囊肿破裂、输卵管妊娠破裂或盆腔腹膜炎时,可引起整个下腹痛甚至全腹疼痛。

3. 下腹痛性质　持续性钝痛多为炎症或腹腔内积液所致;顽固性疼痛难以忍受,常为晚期生殖器官癌肿所致;子宫和输卵管等空腔器官收缩表现为阵发性绞痛；输卵管妊娠或卵巢肿瘤破裂可引起撕裂样锐痛；宫腔内有积血或积脓不能排出常导致下腹坠痛。

4. 下腹痛时间　在月经周期中出现一侧下腹隐痛，应考虑为排卵性疼痛；经期出现腹痛或为原发性痛经，或有子宫内膜异位症的可能；周期性下腹痛但无月经来潮多为经血排出受阻所致；见于先天性生殖道畸形或术后宫腔、宫颈管粘连等。与月经周期无关的慢性下腹痛见于下腹部手术后组织粘连、子宫内膜异位症、盆腔炎症疾病后遗症、残余卵巢综合征、盆腔静脉淤血综合征及妇科肿瘤等。

5. 腹痛放射部位　腹痛放射至肩部，应考虑为腹腔内出血；放射至腰骶部，多为宫颈、子宫病变所致；放射至腹股沟及大腿内侧，多为该侧附件病变引起。

6. 腹痛伴随症状　腹痛同时有停经史，多为妊娠合并症；伴恶心、呕吐，应考虑有卵巢囊肿蒂扭转的可能；伴畏寒、发热，常为盆腔炎性疾病；伴休克症状，应考虑有腹腔内出血；出现肛门坠胀，常为直肠子宫陷凹积液所致；伴恶病质，常为生殖器晚期癌肿的表现。

四、盆腔包块

盆腔包块是妇科患者就诊时的常见主诉。肿块可能是患者本人或家属无意发现，或因其他症状（如下腹痛、阴道流血等）做妇科检查和超声检查时发现。根据肿块质地不同分为囊性和实性。囊性肿块多为良性病变，如卵巢囊肿、输卵管卵巢囊肿、输卵管积水等，或为充盈膀胱。实性肿块除妊娠子宫为生理情况，子宫肌瘤、卵巢纤维瘤、盆腔炎性包块等为良性病变外，其他实性肿块均应首先考虑恶性肿瘤。

盆腔肿块可以是子宫增大、附件肿块、肠道或肠系膜肿块、泌尿系肿块、腹腔肿块、腹壁或腹膜后肿块。

（一）子宫增大

位于下腹正中且与宫颈相连，可能的原因是：

1. 妊娠子宫　育龄期妇女有停经史，扪及正中下腹部包块，应首先考虑为妊娠子宫。停经后出现不规则阴道流血，且子宫增大超过停经数周者，可能为葡萄胎。妊娠早期，子宫峡部变软，宫体似与宫颈分离，此时应警惕将宫颈误认为宫体，将妊娠子宫误诊为卵巢肿瘤。

2. 子宫肌瘤　子宫均匀增大和表面有3个或多个球状隆起。子宫肌瘤典型症状为月经过多。带蒂的浆膜下肌瘤仅蒂与宫体相连，一般无症状，妇科检查时有可能将其误诊为卵巢实性肿瘤。

3. 子宫腺肌病　子宫均匀增大，通常不超过妊娠3个月大，质硬。患者多伴有逐年加剧的痛经、经量增多及经期延长。

4. 子宫恶性肿瘤 年老患者子宫增大且伴有不规则阴道流血,应考虑子宫内膜癌。子宫增长迅速伴有腹痛及不规则出血,可能为子宫肉瘤。有生育史或流产史,特别是有葡萄胎史者,子宫增大且外形不规则及子宫不规则出血时,应考虑到妊娠滋养细胞肿瘤的可能。

5. 子宫畸形 双子宫或残角子宫可扪及子宫另一侧有与其对称或不对称的包块,两者相连,硬度也相似。

6. 宫腔阴道积血或宫腔积脓 青春期无月经来潮,伴有周期性腹痛,并扪及正中下腹部肿块,应考虑处女膜闭锁或阴道无孔横膈。子宫增大也可见于子宫内膜癌合并宫腔积脓。

(二)附件肿块

附件包括输卵管和卵巢。输卵管和卵巢通常不能扪及,当附件出现肿块时多属病理现象。临床上常见的附件肿块有:

1. 输卵管妊娠 肿块位于子宫旁,大小、形状不一,有明显触痛。患者多有短期停经史,随后出现阴道持续少量流血及腹痛。

2. 附件炎性肿块 肿块多为双侧性,位于子宫两旁,与子宫有粘连,压痛明显。急性附件炎症患者有发热、腹痛。慢性附件炎症疾病患者多有不孕及下腹隐痛史,甚至出现反复急性盆腔炎症发作。

3. 卵巢子宫内膜异位囊肿 多为与子宫有粘连、活动受限、有压痛的囊性肿块,可有继发性痛经、性交痛、不孕等病史。

4. 卵巢非赘生性囊肿 多为单侧可活动的囊性包块,直径通常不超过8cm。黄体囊肿可出现于早期妊娠。葡萄胎常并发一侧或双侧卵巢黄素囊肿。输卵管卵巢囊肿,常有不孕或盆腔感染病史。附件区囊块肿物可有触痛,边界清或不清,活动受限。

5. 卵巢赘生性肿块 不论肿块大小,其表面光滑,囊性且可活动者,多为良性肿瘤。肿块为实性,表面不规则,活动受限,特别是盆腔内扪及其他结节或伴有胃肠道症状者多为卵巢恶性肿瘤。

(三)肠道及肠系膜肿块

1. 粪块嵌顿 块物位于左下腹,多呈圆锥状,直径4~6cm,质偏实,略能推动。排便后块物消失。

2. 阑尾脓肿 肿块位于右下腹,边界不清,距子宫较远且固定,有明显压痛伴发热、白细胞增多和红细胞沉降率加快。初期发病时先有脐周疼痛,随后疼痛逐渐转移并局限于右下腹。

3. 腹部手术或感染后继发的肠管、大网膜粘连 肿块边界不清,叩诊时部分区域呈鼓音。患者以往有手术史或盆腔感染史。

4. 肠系膜肿块　部位较高,肿块表面光滑,左右移动度大。上下移动受限制,易误诊为卵巢肿瘤。

5. 结肠癌　肿块位于一侧下腹部,呈条块状,略能推动,有轻压痛。患者多有下腹隐痛、便秘、腹泻或便秘腹泻交替以及粪便带血史,晚期出现贫血、恶病质。

(四)泌尿系肿块

1. 充盈膀胱　肿块位于下腹正中耻骨联合上方,呈囊性,表面光滑,不活动。导尿后囊性肿块消失。

2. 异位肾　先天异位肾多位于髂窝或盆腔内,形状类似正常肾,但略小。通常无自觉症状。静脉尿路造影可确诊。

(五)腹腔肿块

1. 腹腔积液　大量腹腔积液常与巨大卵巢囊肿相混淆。腹部两侧叩诊浊音,脐周鼓音为腹腔积液特征。腹腔积液合并卵巢肿瘤,腹部冲击触诊法可发现潜在肿块。

2. 盆腔包裹性积液　肿块为囊性,表面光滑,界限不清,固定不活动。囊肿可随患者病情加剧而增大或好转而缩小。

3. 直肠子宫陷凹脓肿　肿块呈囊性,向后穹隆突出,压痛明显,伴发热及急性盆腔腹膜炎体征。后穹隆穿刺抽出脓液可确诊。

(六)腹壁及腹膜后肿块

1. 腹壁血肿和脓肿　位于腹壁内,与子宫不相连,患者有腹部手术或外伤史。患者抬起头使腹肌紧张,若肿块更明显,多为腹壁肿块。

2. 腹膜后肿瘤或脓肿　肿块位于直肠和阴道后方,与后腹壁固定,不活动,多为实性,以肉瘤最常见;也可为囊性,如畸胎瘤、脓肿等。静脉尿路造影可见输尿管移位。

？思考题

1. 简述白带异常的分类。
2. 简述阴道出血原因及临床表现。
3. 简述不同妇科疾病引起下腹痛的性质和特点。
4. 简述盆腔包块的鉴别诊断。

推荐参阅指南/书籍

[1] 谢幸,荀文丽.妇产科学.8版.北京:人民卫生出版社,2014
[2] 曹泽毅.中华妇产科学.3版.北京:人民卫生出版社,2014

参 考 文 献

[1] BEREK J S. Berek &Novak's Gynecology. 15th ed. USA: Lippincott Williams &Wilkins,2011
[2] 樊尚荣,黎婷.2015年美国疾病控制中心阴道感染诊断和治疗指南.中国全科医生,
2015,18(25): 3046-3049.

第五节 妊娠与分娩

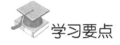学习要点

1.掌握流产、输卵管妊娠及早产的临床表现。

2.熟悉妊娠剧吐、妊娠期高血压诊断及药物治疗。

3.了解心脏病孕妇心功能分级。

4.了解妊娠期糖尿病及贫血的治疗原则。

一、异常妊娠

(一)流产

妊娠不足28周、胎儿体重不足1 000g而终止者,称为流产。发生在妊娠12周前者,称为早期流产,而发生在妊娠12周或之后者,称为晚期流产。流产分为自然流产和人工流产。胚胎着床后31%发生自然流产,其中80%为早期流产。在早期流产中,约2/3为隐性流产,即发生在月经期前的流产,也称生化妊娠。

【病因】包括胚胎因素、母体因素、父亲因素和环境因素。

1.胚胎因素 胚胎或胎儿染色体异常是早期流产最常见的原因,占50%~60%,而中期妊娠流产中约占1/3,晚期妊娠胎儿丢失中仅占5%。染色体异常包括数量异常和结构异常。

2.母体因素 全身性疾病、生殖器官异常、内分泌异常、强烈应激与不良习惯、免疫功能异常及不明原因流产。

3.父亲因素 有研究证实精子的染色体异常可以导致自然流产。但临床上精子畸形率异常增高者是否与自然流产有关,尚无明确的依据。

4.环境因素 过多接触放射线和砷、铅、甲醛、苯、氯丁二烯、氧化乙烯等化

学物质,均可能引起流产。

【临床表现】主要为停经后阴道流血和腹痛。

1.早期流产时,妊娠物排出前胚胎多已死亡。开始时绒毛与蜕膜剥离,血窦开放,出现阴道流血,剥离的胚胎和血液刺激子宫收缩,排出胚胎及其他妊娠物,产生阵发性下腹部疼痛。胚胎及其附属物完全排出后,子宫收缩,血窦闭合,出血停止。

2.晚期流产时,胚胎或胎儿排出前后往往还有生机,其原因多为子宫解剖异常,其临床过程与早产相似,胎儿娩出后胎盘娩出,出血不多;也有少数流产前胚胎或胎儿已死亡,其原因多非解剖因素所致,如严重胎儿发育异常、自身免疫异常、血栓前状态、宫内感染等。

早期流产的临床过程表现为先出现阴道流血,后出现腹痛。晚期流产的临床过程表现为先出现腹痛(阵发性子宫收缩),后出现阴道流血。

【临床类型】按自然流产发展的不同阶段,分为以下临床类型(图3-1-5)。

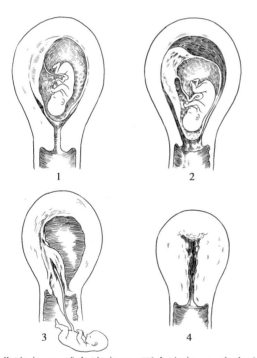

1.先兆流产;2.难免流产;3.不全流产;4.完全流产。

图3-1-5　流产各阶段示意图

1. 先兆流产　指妊娠28周前先出现少量阴道流血,常为暗红色或血性白带,无妊娠物排出,随后出现阵发性下腹痛或腰背痛。妇科检查宫颈口未开,胎膜未破,子宫大小与停经周数相符。经休息及治疗后症状消失,可继续妊娠;若阴道流血量增多或下腹痛加剧,可发展为难免流产。

2. 难免流产　指流产不可避免。在先兆流产的基础上,阴道流血量增多,阵发性下腹痛加剧,或出现阴道流液(胎膜破裂)。妇科检查宫颈口已扩张,有时可见胚胎组织或胎囊堵塞于宫颈口内,子宫大小与停经周数基本相符或略小。

3. 不全流产　难免流产继续发展,部分妊娠物排出宫腔,还有部分残留于宫腔内或嵌顿于宫颈口处,或胎儿排出后胎盘滞留宫腔或嵌顿于宫颈口,影响子宫收缩,导致大量出血,甚至发生休克。妇科检查见宫颈口已扩张,宫颈口有妊娠物堵塞及持续性血液流出,子宫小于停经周数。

4.完全流产 指妊娠物已全部排出,阴道流血逐渐停止,腹痛逐渐消失。妇科检查宫颈口已关闭,子宫接近正常大小。

5.稽留流产 又称过期流产。指胚胎或胎儿已死亡滞留宫腔内未能及时自然排出者。表现为早孕反应消失,有先兆流产症状或无任何症状,子宫不再增大反而缩小。若已到中期妊娠,孕妇腹部不见增大,胎动消失。妇科检查宫颈口未开,子宫较停经周数小,质地不软,未闻及胎心。

【诊断】诊断自然流产一般并不困难,根据病史及临床表现多能确诊,仅少数需行辅助检查。确诊自然流产后,还需确定其临床类型,决定相应的处理方法。

1.病史 应询问患者有无停经史和反复流产史,有无早孕反应、阴道流血,应询问阴道流血量及持续时间,有无阴道排液及妊娠物排出。询问有无腹痛,腹痛部位、性质、程度。了解有无发热、阴道分泌物性状及有无臭味可协助诊断流产合并感染。

2.体格检查 测量体温、脉搏、呼吸、血压。检查有无贫血及感染征象。消毒外阴后行妇科检查,注意宫颈口是否扩张,羊膜囊是否膨出,有无妊娠物堵塞于宫颈口内;子宫大小与停经周数是否相符,有无压痛;双侧附件有无压痛、增厚或包块。疑为先兆流产者,操作应轻柔。

3.辅助检查

(1)B型超声检查:对疑为先兆流产者,根据妊娠囊的形态,有无胎心搏动,确定胚胎或胎儿是否存活,以指导正确的治疗方法。若妊娠囊形态异常或位置下移,预后不良。不全流产及稽留流产均可借助B型超声检查协助确诊。

(2)妊娠试验:临床多采用尿早早孕诊断试纸条法,对诊断妊娠有价值,为进一步了解流产的预后,多选用各种敏感方法连续测定血HCG的水平,正常妊娠6~8周时,其值每日应以66%的速度增长,若48小时增长速度<66%,提示妊娠预后不良。

(3)孕激素测定:测定血孕酮水平,能协助判断先兆流产的预后。

【鉴别诊断】首先,应鉴别流产的类型,鉴别诊断要点见表3-1-1。早期自然流产应与异位妊娠、葡萄胎、功能失调性子宫出血及子宫肌瘤等相鉴别。

表3-1-1 各型流产的鉴别诊断

	病史			妇科检查	
	出血量	下腹痛	组织排出	宫颈口	子宫大小
先兆流产	少	无或轻	无	闭	与妊娠周数相符
难免流产	中-多	加剧	无	扩张	相符或略小
不全流产	少-多	减轻	部分排出	扩张或和组织物堵塞	小于妊娠周数
完全流产	少-无	无	全部排出	闭	正常或略大

【治疗】应根据自然流产的不同类型进行相应处理。

1. 先兆流产　卧床休息,禁性生活,必要时给予对胎儿危害小的镇静剂。黄体功能不全者可肌内注射黄体酮注射液10~20mg,每日或隔日1次,口服维生素E保胎治疗;甲状腺功能减退者可口服小剂量甲状腺片。经治疗2周,若阴道流血停止,B型超声检查提示胚胎存活,可继续妊娠。若临床症状加重,B型超声检查发现胚胎发育不良,HCG持续不升或下降,表明流产不可避免,应终止妊娠。此外,应重视心理治疗,使其情绪安定,增强信心。

2. 难免流产　一旦确诊,应尽早使胚胎及胎盘组织完全排出。早期流产应及时行清宫术,对妊娠物应仔细检查,并送病理检查;如有可能争取做绒毛染色体核型分析,对明确流产原因有帮助。晚期流产时,子宫较大,出血较多,可用缩宫素10~20U加于5%葡萄糖注射液500ml中静脉滴注,促进子宫收缩。当胎儿及胎盘排出后检查是否完全,必要时刮宫以清除宫腔内残留的妊娠物。应给予抗生素预防感染。

3. 不全流产　一经确诊,应尽快行刮宫术或钳刮术,清除宫腔内残留组织。阴道大量出血伴休克者,应同时输血输液,并给予抗生素预防感染。

4. 完全流产　流产症状消失,B型超声检查证实宫腔内无残留物,若无感染征象,不需特殊处理。

5. 稽留流产　处理较困难。胎盘组织机化,与子宫壁紧密粘连,致使刮宫困难。晚期流产稽留时间过长可能发生凝血功能障碍,导致弥散性血管内凝血(disseminated intravascular coagulation, DIC),造成严重出血。处理前应查血常规、血小板计数及凝血功能,并做好输血准备。若凝血功能正常,先口服炔雌醇1mg,每日2次,连用5日;或苯甲酸雌二醇2mg肌内注射,每日2次,连用3日,可提高子宫肌对缩宫素的敏感性。子宫<12孕周者,可行刮宫术,术中肌内注射缩宫素,手术应特别小心,避免子宫穿孔,一次不能刮净,于5~7日后再次刮宫。

子宫＞12孕周者,可使用米非司酮(RU486)加米索前列醇,或静脉滴注缩宫素,促使胎儿、胎盘排出。若出现凝血功能障碍,应尽早使用肝素、FIB及输新鲜血、新鲜冷冻血浆等,待凝血功能好转后,再行刮宫。

(二)异位妊娠

受精卵在子宫体腔以外着床称为异位妊娠,习称宫外孕。异位妊娠依受精卵在子宫体腔外种植部位不同而分为:输卵管妊娠、卵巢妊娠、腹腔妊娠、阔韧带妊娠、宫颈妊娠(图3-1-6)。此外,剖宫产瘢痕妊娠近年在国内明显增多;子宫残角妊娠因其临床表现与异位妊娠类似,故也附于本章内简述。

异位妊娠是妇产科常见的急腹症,发病率约2%,是孕产妇死亡原因之一。近年来,由于对异位妊娠的更早诊断和处理,使患者的存活率和生育保留能力明显提高。

1. 输卵管妊娠　输卵管妊娠(tubal pregnancy)占异位妊娠95%左右,其中壶腹部妊娠最多见,约占78%,其次为峡部、伞部,间质部妊娠较少见。另外,在偶然情况下,可见输卵管同侧或双侧多胎妊娠,或宫内与宫外同时妊娠,尤其多见于辅助生殖技术和促排卵受孕者。

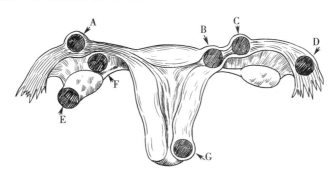

A.壶腹部; B.间质部; C.峡部; D.伞部; E.卵巢; F.阔韧带; G.宫颈。

图3-1-6　不同部位的异位妊娠示意图

【临床表现】输卵管妊娠的临床表现与受精卵着床部位、有无流产或破裂以及出血量多少和时间长短等有关。在输卵管妊娠早期,若尚未发生流产或破裂,常无特殊的临床表现,其过程与早孕或先兆流产相似。典型症状为停经后腹痛与阴道流血。

(1)停经:多有6~8周停经史,但输卵管间质部妊娠停经时间较长。还有患者无停经史,把异位妊娠的不规则阴道流血误认为月经,或由于月经过期仅数日而不认为是停经。

(2)腹痛:是输卵管妊娠患者的主要症状,占95%。输卵管妊娠发生流产或破裂之前,由于胚胎在输卵管内逐渐增大,常表现为一侧下腹部隐痛或酸胀感。当发生输卵管妊娠流产或破裂时,突感一侧下腹部撕裂样疼痛,常伴有恶心、呕吐。若血液局限于病变区,主要表现为下腹部疼痛,当血液积聚于直肠子宫陷凹时,可出现肛门坠胀感。随着血液由下腹部流向全腹,疼痛可由下腹部向全腹扩散,血液刺激膈肌,可引起肩胛部放射性疼痛及胸部疼痛。

(3)阴道流血:占60%~80%。胚胎死亡后,常有不规则阴道流血,色暗红或深褐,量少呈点滴状,一般不超过月经量,少数患者阴道流血量较多,类似月经。阴道流血时伴有蜕膜管型或蜕膜碎片排出,是子宫蜕膜剥离所致。阴道流血常常在病灶去除后方能停止。

(4)晕厥与休克:由于腹腔内出血及剧烈腹痛,轻者出现晕厥,严重者出现失血性休克。出血量越多越快,症状出现越迅速越严重,但与阴道流血量不成正比。

(5)腹部包块:输卵管妊娠流产或破裂时所形成的血肿时间较久者,由于血液凝固并与周围组织或器官(如子宫、输卵管、卵巢、肠管或大网膜等)发生粘连形成包块,包块较大或位置较高者,腹部可扪及。

【体征】

(1)一般情况:当腹腔出血不多时,血压可代偿性轻度升高;当腹腔出血较多时,可出现面色苍白、脉搏快而细弱、心率增快和血压下降等休克表现。通常体温正常,休克时体温略低,腹腔内血液吸收时体温略升高,但不超过38℃。

(2)腹部检查:下腹有明显压痛及反跳痛,尤以患侧为著,但腹肌紧张轻微。出血较多时,叩诊有移动性浊音。有些患者下腹可触及包块,若反复出血并积聚,包块可不断增大变硬。

(3)盆腔检查:阴道内常有来自宫腔的少许血液。输卵管妊娠未发生流产或破裂者,除子宫略大较软外,仔细检查可触及胀大的输卵管及轻度压痛。输卵管妊娠流产或破裂者,阴道后穹隆饱满,有触痛。将宫颈轻轻上抬或向左右摆动时引起剧烈疼痛,称为宫颈举痛或摇摆痛,此为输卵管妊娠的主要体征之一,是因加重对腹膜的刺激所致。内出血多时,检查子宫有漂浮感。子宫一侧或其后方可触及肿块,其大小、形状、质地常有变化,边界多不清楚,触痛明显。病变持续较久时,肿块机化变硬,边界亦渐清楚。输卵管间质部妊娠时,子宫大小与停经月份基本符合,但子宫不对称,一侧角部突出,破裂所致的征象与子宫破裂极相似。

【诊断】输卵管妊娠未发生流产或破裂时,临床表现不明显,诊断较困难,需采用辅助检查方能确诊。输卵管妊娠流产与输卵管妊娠破裂流产见图3-1-7与图3-1-8。

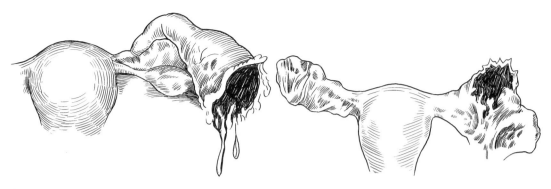

图3-1-7　输卵管妊娠流产　　　　　图3-1-8　输卵管妊娠破裂

　　输卵管妊娠流产或破裂后,诊断多无困难。如有困难应严密观察病情变化,若阴道流血淋漓不断,腹痛加剧,盆腔包块增大以及血红蛋白呈下降趋势等,有助于确诊。必要时可采用下列检查方法协助诊断。

　　(1)HCG测定:尿或血HCG测定对早期诊断异位妊娠至关重要。异位妊娠时,患者体内HCG水平较宫内妊娠低。连续测定血HCG,若倍增时间大于7日,异位妊娠可能性极大;倍增时间小于1.4日,异位妊娠可能性极小。

　　(2)孕酮测定:血清孕酮的测定对判断正常妊娠胚胎的发育情况有帮助。输卵管妊娠时,血清孕酮水平偏低,多数在10~25ng/ml。如果血清孕酮值>25ng/ml,异位妊娠概率在1%~5%之下;如果其值<5ng/ml,应考虑宫内妊娠流产或异位妊娠。

　　(3)B型超声诊断:B型超声检查对异位妊娠诊断必不可少,还有助于明确异位妊娠部位和大小。阴道超声检查较腹部超声检查准确性高。异位妊娠的声像特点:宫腔内未探及妊娠囊,若宫旁探及异常低回声区,且见胚芽及原始心管搏动,可确诊异位妊娠;若宫旁探及混合回声区,子宫直肠窝有游离暗区,虽未见胚芽及胎心搏动,也应高度怀疑异位妊娠。由于子宫内有时可见到假妊娠囊(蜕膜管型与血液形成),应注意鉴别,以免误诊为宫内妊娠。将血HCG测定与超声检查相配合,对异位妊娠的诊断帮助很大。当血HCG>2 000U/L、阴道超声未见宫内妊娠囊时,异位妊娠的诊断基本成立。

　　(4)腹腔镜检查:腹腔镜检查是异位妊娠诊断的"金标准",而且可以在确诊的同时行镜下手术治疗,但有3%~4%的患者因妊娠囊过小而被漏诊,也可能因输卵管扩张和颜色改变而误诊为异位妊娠,应予注意。

　　(5)阴道后穹隆穿刺:是一种简单、可靠的诊断方法,适用于疑有腹腔内出血的患者。腹腔内出血最易积聚于直肠子宫陷凹,即使血量不多,也能经阴道后穹隆穿刺抽出血液,抽出暗红色不凝血液,说明有血腹症存在(图3-1-9)。陈旧性异位妊娠时,可抽出小块或不凝固的陈旧血液。若穿刺针头误入静脉,则血

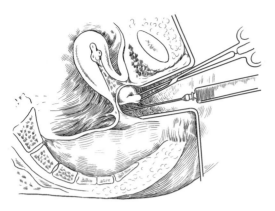

图3-1-9 阴道后穹隆穿刺

液较红,将标本放置10分钟左右即可凝结。当无内出血、内出血量很少、血肿位置较高或直肠子宫陷凹有粘连时,可能抽不出血液,因此阴道后穹隆穿刺阴性不能排除输卵管妊娠。

【治疗】异位妊娠的治疗包括药物治疗和手术治疗。

(1)药物治疗:采用化学药物治疗,主要适用于早期输卵管妊娠。要求保留生育能力的年轻患者符合下列条件可采用此法:①无药物治疗的禁忌证;②输卵管妊娠未发生破裂;③妊娠囊直径<4cm;④血HCG<2 000U/L;⑤无明显内出血。主要的禁忌证为:①生命体征不稳定;②异位妊娠破裂;③妊娠囊直径多≥4cm或≥3.5cm伴胎心搏动。化疗一般采用全身用药,亦可采用局部用药。全身用药常用甲氨蝶呤(methotrexate,MTX),治疗机制是抑制滋养细胞增生,破坏绒毛,使胚胎组织坏死、脱落、吸收。治疗方案很多,常用剂量为0.4mg/(kg·d),肌内注射,5日为一疗程;若单次剂量肌内注射常用50mg/m²,在治疗第4日和第7日测血清HCG,若治疗后4~7日血HCG下降<15%,应重复剂量治疗,然后每周重复测血清HCG,直至HCG降至5U/L,一般需3~4周。应用化学药物治疗,未必每例均获成功,故应在MTX治疗期间,应用B型超声和血HCG进行严密监护,并注意患者的病情变化及药物不良反应。若用药后14日血HCG下降并连续3次阴性,腹痛缓解或消失,阴道流血减少或停止者为显效。若病情无改善,甚至发生急性腹痛或输卵管破裂症状,则应立即进行手术治疗。局部用药可采用在超声引导下穿刺,或在腹腔镜下将MTX直接注入输卵管的妊娠囊内。

(2)手术治疗:分为保守手术和根治手术。保守手术为保留患侧输卵管,根治手术为切除患侧输卵管。手术治疗适用于:①生命体征不稳定或有腹腔内出血征象者;②诊断不明确者;③异位妊娠有进展者(如血HCG>3 000U/L或持续升高、有胎心搏动、附件区大包块等);④随诊不可靠者;⑤药物治疗禁忌证或无效者。

1)保守手术:适用于有生育要求的年轻妇女,特别是对侧输卵管已切除或有明显病变者。近年来异位妊娠早期诊断率明显提高,输卵管妊娠在流产或破裂前确诊者增多,采用保守手术明显增多。根据受精卵着床部位及输卵管病变情况选择术式,若为伞部妊娠可行挤压将妊娠产物挤出;壶腹部妊娠行输卵管切开术,取出胚胎再缝合;峡部妊娠行病变节段切除及断端吻合。手术若采用显微外科技术可提高以后的妊娠率。输卵管妊娠行保守手术后,残余滋养细胞有时能继续生长,再次发生出血,引起腹痛等,称为持续性异位妊娠。术后应密切监测血HCG水平,若术后血HCG升高、术后1日血HCG下降<50%、或术后12日血HCG未下降至术前值的10%以下,均可诊断为持续性异位妊娠,及时给予MTX治疗,必要时需再手术。

2)根治手术:适用于无生育要求的输卵管妊娠、内出血并发休克的急症患者。应在积极纠正休克的同时,迅速打开腹腔,提出病变输卵管,用卵圆钳钳夹出血部位,暂时控制出血,并加快输血、输液,待血压上升后继续手术切除输卵管,并酌情处理对侧输卵管。

2. 卵巢妊娠 卵巢妊娠指受精卵在卵巢着床和发育,发病率为1:7 000~1:50 000。卵巢妊娠的诊断标准为:①双侧输卵管正常;②胚泡位于卵巢组织内;③卵巢及胚泡以卵巢固有韧带与子宫相连;④胚泡壁上有卵巢组织。

卵巢妊娠的临床表现与输卵管妊娠极相似,主要症状为停经腹痛及阴道流血。卵巢妊娠绝大多数在早期破裂,有报道极少数可妊娠至足月,甚至胎儿存活。破裂后可引起腹腔内大量出血,甚至休克。因此,术前往往诊断为输卵管妊娠或误诊为卵巢黄体破裂。术中经仔细探查方能明确诊断,因此切除组织必须常规进行病理检查。

治疗方法为手术治疗,手术应根据病灶范围作卵巢部分切除、卵巢楔形切除、卵巢切除术或患侧附件切除术,手术亦可在腹腔镜下进行。

3. 腹腔妊娠 腹腔妊娠指胚胎或胎儿位于输卵管、卵巢及阔韧带以外的腹腔内,发病率约为1:15 000,母体死亡率约为5%,胎儿存活率仅为1%。

患者有停经及早孕反应,且病史中多有输卵管妊娠流产或破裂症状,或孕早期出现不明原因的短期贫血症状,伴有腹痛及阴道流血,以后逐渐缓解。随后阴道流血停止,腹部逐渐增大。胎动时,孕妇常感腹部疼痛,随着胎儿长大,症状逐渐加重。腹部检查发现子宫轮廓不清,但胎儿肢体极易触及,胎位异常,肩先露或臀先露,先露高浮,胎心异常清晰,胎盘杂音响亮。盆腔检查发现宫颈位置上移,子宫比妊娠月份小并偏于一侧,但有时不易触及,胎儿位于子宫另一侧。近预产期时可有阵缩样假分娩发动,但宫口不扩张,经宫颈不易触及胎先露部。若胎儿死亡,妊娠征象消失,月经恢复来潮,粘连的脏器和大网膜包裹死胎,胎儿逐渐缩小,日久者干尸化或成为石胎。若继发感染,形成脓肿,可向母体肠管、阴道、膀胱或腹壁穿通,排出胎儿骨骼。B型超声检查发现宫腔内空虚,胎儿与子宫分离;在胎儿与膀胱间未见子宫肌壁层;胎儿与子宫关系异常或胎位异常;子宫外可见胎盘组织。MRI、CT对诊断也有一定帮助。

腹腔妊娠确诊后,应即行剖腹取出胎儿。术前评估和准备非常重要,包括术前血管造影栓塞术、子宫动脉插管、输尿管插管、肠道准备、充分备血及多专科抢救团队等。胎盘的处理要特别慎重,任意剥离将引起大量出血。胎盘的处理应根据其附着部位、胎儿存活及死亡时间决定。胎盘附着于子宫、输卵管或阔韧带者,可将胎盘连同附着器官一并切除。胎盘附着于腹膜或肠系膜等处,胎儿存活或死亡不久(不足4周),则不能触动胎盘,在紧靠胎盘处结扎脐带,将胎盘留在腹腔内,约需半年逐渐吸收,若未吸收而发生感染者,应再度剖腹酌情切除或引流;若胎儿死亡已久,则可试行剥离胎盘,有困难时仍宜将胎盘留于腹腔内,一般不作胎盘部分切除。术后需用抗生素预防感染。将胎盘留于腹腔内者,应定期通过超声检查及血HCG测定了解胎盘退化吸收程度。

4.宫颈妊娠 受精卵着床和发育在宫颈管内者称为宫颈妊娠,极罕见。发病率约1∶18 000,近年辅助生殖技术的大量应用,宫颈妊娠的发病率有所增高。多见于经产妇,有停经及早孕反应,由于受精卵着床于以纤维组织为主的宫颈部,故妊娠一般很少维持至20周。主要症状为无痛性阴道流血或血性分泌物,流血量一般由少到多,也可为间歇性阴道大量流血。检查发现宫颈显著膨大呈桶状,变软变蓝,宫颈外口扩张边缘很薄,内口紧闭,子宫体大小正常或稍大。宫颈妊娠的诊断标准:①妇科检查发现在膨大的宫颈上方为正常大小的子宫;②妊娠产物完全在宫颈管内;③分段刮宫,宫腔内未发现任何妊娠产物。

本病易误诊为难免流产,若能提高警惕,发现宫颈特异改变,有可能明确诊断。B型超声检查对诊断有帮助,宫腔空虚,妊娠产物位于膨大的宫颈管内。彩色多普勒超声可明确胎盘种植范围。

确诊后可行搔刮宫颈管术或吸刮宫颈管术,术前应做好输血准备或于术前行子宫动脉栓塞术以减少术中出血;术后用纱布条填塞宫颈管创面,或应用小水囊压迫止血,若流血不止,可行双侧髂内动脉结扎,若效果不佳,应及时行全子宫切除术,以挽救生命。

为减少刮宫时出血并避免切除子宫,近年采用术前给予MTX治疗。MTX每日肌内注射20mg,共5日,或MTX单次肌内注射50mg/m^2,或将MTX 50mg直接注入妊娠囊内。如已有胎心搏动,也可先注入10%KCl 2ml到孕囊内。经MTX治疗后,胚胎死亡,其周围绒毛组织坏死,刮宫时出血量明显减少。

(三)早产

早产指妊娠满28周至不足37周(196~258日)间分娩者。此时娩出的新生儿称为早产儿,体重为1 000~2 499g。早产儿各器官发育尚不够健全,出生孕周越小,体重越轻,其预后越差。国内早产占分娩总数的5%~15%。出生1岁以内死亡的婴儿约2/3为早产儿:随着早产儿的治疗及监护手段不断进步,其生存率明显提高,伤残率下降,有些国家已将早产时间的下限定义为妊娠24周或20周等。

【分类及病因】早产按原因可分为3类：自发性早产、未足月胎膜早破早产和治疗性早产。

1. 自发性早产　最常见的类型，约占45%。发生的机制主要为：①孕酮撤退；②缩宫素作用；③蜕膜活化。

2. 未足月胎膜早破早产　病因及高危因素包括：PPROM史、体重指数（body mass index，BMI）$<19.8kg/m^2$、营养不良、吸烟、宫颈功能不全、子宫畸形（如中隔子宫、单角子宫、双角子宫等）、宫内感染、细菌性阴道病、子宫过度膨胀、辅助生殖技术受孕等。

3. 治疗性早产　由于母体或胎儿的健康原因不允许继续妊娠，在未足37周时采取引产或剖宫产终止妊娠，即为治疗性早产。终止妊娠的常见指征有：子痫前期、胎儿窘迫、胎儿生长受限、羊水过少或过多、胎盘早剥、妊娠合并症（如慢性高血压、糖尿病、心脏病、肝病、急性阑尾炎、肾脏疾病等）、前置胎盘出血、其他不明原因产前出血、血型不合溶血以及胎儿先天缺陷等。

【预测】早产的预测有重要意义：对有自发性早产高危因素的孕妇在24周以后定期预测，有助于评估早产的风险，及时处理；对20周以后宫缩异常频繁的孕妇，通过预测可以判断是否需要使用宫缩抑制剂，避免过度用药。

预测早产的方法有①阴道超声检查：宫颈长度$<25mm$，或宫颈内口漏斗形成伴有宫颈缩短，提示早产风险增大。②阴道后穹隆分泌物胎儿纤连蛋白（fetal fibronectin，fFN）检测：一般以fFN$>50ng/ml$为阳性，提示早产风险增加；若fFN阴性，则1周内不分娩的阴性预测值达97%，2周内不分娩的阴性预测值达95%。可以看出，fFN的意义在于其阴性预测价值。

【临床表现及诊断】早产的主要临床表现是子宫收缩，最初为不规则宫缩，常伴有少许阴道流血或血性分泌物，以后可发展为规则宫缩，其过程与足月临产相似，胎膜早破较足月临产多、宫颈管先逐渐消退，然后扩张。临床上，早产可分为先兆早产和早产临产两个阶段。先兆早产指有规则或不规则宫缩，伴有宫颈管的进行性缩短，但宫颈口尚未扩张。早产临产需符合下列条件：①出现规则宫缩（20分钟≥4次，或60分钟≥8次），伴有宫颈的进行性改变；②宫颈扩张1cm以上；③宫颈展平≥80%。早产一般并不困难，但应与妊娠晚期出现的生理性子宫收缩相区别，生理性子宫收缩一般不规则、无痛感，且不伴有宫颈管缩短和宫口扩张等改变。

【治疗】治疗原则：若胎膜完整，在母胎情况允许时尽量保胎至足月。

1. 卧床休息　宫缩较频繁，但宫颈无改变，阴道分泌物fFN阴性，不必卧床和住院，只需适当减少活动的强度和避免长时间站立即可；宫颈已有改变的先兆早产者，需住院并相对卧床休息；已早产临产，应绝对卧床休息。

2. 促胎肺成熟治疗　妊娠<34周,1周内有可能分娩的孕妇,应使用糖皮质激素促胎肺成熟。方法:地塞米松注射液6mg肌内注射,每12小时1次,共4次。妊娠32周后选用单疗程治疗。

3. 抑制宫缩治疗　先兆早产患者,通过适当控制宫缩,能明显延长孕周;早产临产患者,宫缩抑制剂虽不能阻止早产分娩,但可能延长孕龄3~7日,为促胎肺成熟治疗和宫内转运赢得时机。

（1）β肾上腺素受体激动剂:为子宫平滑肌细胞膜上的β$_2$受体兴奋剂,可激活细胞内腺苷酸环化酶,促使三磷腺苷合成环磷腺苷,降低细胞内的钙离子浓度,阻止子宫肌收缩蛋白活性,抑制子宫平滑肌收缩。此类药物抑制宫缩的效果肯定,但在兴奋β$_2$受体的同时也兴奋β$_1$受体,其不良反应较明确,主要有母胎心率增快、心肌耗氧量增加、血糖升高、水钠潴留、血钾降低等,严重时可出现肺水肿、心衰,危及母亲生命。故对合并心脏病、高血压、未控制的糖尿病和并发重度子痫前期、明显产前出血等孕妇慎用或禁用。用药期间需密切监测生命体征和血糖情况。常用药物有利托君,方法:100mg加于5%葡萄糖液500ml静脉滴注,初始剂设5滴/min,根据宫缩情况进行调节,每10分钟增加5滴,最大量至35滴/min,待宫缩抑制后持续滴注12小时,停止静脉滴注前30分钟改为口服10mg,每4~6小时1次。用药期间需密切观察孕妇主诉及心率、血压、宫缩变化,并限制静脉输液量(每日不超过2 000ml),以防肺水肿。如患者心率>120次/min,应减滴数;如心率>140次/min,应停药;如出现胸痛,应立即停药并行心电监护。长期用药者应监测血钾、血糖、肝功能和超声心动图。

（2）硫酸镁:高浓度的镁离子直接作用于子宫平滑肌细胞,拮抗钙离子对子宫收缩活性,有较好的抑制子宫收缩作用。常用方法为:25%硫酸镁16ml加于5%葡萄糖液100ml中,在30~60分钟内静脉滴注完,后以1~2g/h的剂量维持,每日总量不超过30g。用药过程中必须监测镁离子浓度。密切注意呼吸、膝反射及尿量。如呼吸<16次/min、尿量<17ml/h、膝反射消失,应立即停药,并给予钙剂拮抗。因抑制宫缩所需的血镁浓度与中毒浓度接近,肾功能不良、肌无力、心肌病患者禁用。有学者对硫酸镁的抗早产作用提出质疑,但发现早产临产前治疗至少12小时对胎儿脑神经损伤有保护作用,可减少早产儿脑瘫的发生率。

（3）阿托西班:是一种缩宫素类似物,通过竞争子宫平滑肌细胞膜上的缩宫素受体,抑制由缩宫素所诱发的子宫收缩,其抗早产的效果与利托君相似。但其不良反应少,在欧洲国家广泛使用。

（4）钙通道阻滞剂:是一类可选择性减少慢通道Ca^{2+}内流、干扰细胞内Ca^{2+}浓度、抑制子宫收缩的药物。常用药物为硝苯地平,其抗早产的作用比利托君更安全、更有效。用法:10mg口服,每6~8小时1次,应密切注意孕妇心率及血压变化。已用硫酸镁者慎用,以防血压急剧下降。

（5）PG合成酶抑制剂:能抑制PG合成酶,减少PG合成或抑制PG释放,从而抑制宫缩。因其可通过胎盘,大剂量长期使用可使胎儿动脉导管提前关闭,导致肺动脉高压;且有使肾血管收缩,抑制胎尿形成,使肾功能受损,羊水减少的严重不良反应,故此类药物仅在孕32周前短期(1周内)选用。常用药物为吲哚美辛,初始剂量50mg,每8小时口服1次,24小时后改为25mg,每6小时1次。用药过程中需密切监测羊水量及胎儿动脉导管血流。

4. 控制感染　感染是早产的重要原因之一,应对未足月胎膜早破、先兆早产和早产临产孕妇做阴道分泌物细菌学检查,尤其是B族链球菌的培养。有条件时,可做羊水感染指标相关检查,阳性者应根据药敏试验选用对胎儿安全的抗生素,对未足月胎膜早破者,必须预防性使用抗生素。

5. 终止早产的指征　下列情况下需终止早产治疗:①宫缩进行性增强,经过治疗无法控制者;②有宫内感染者;③衡量母胎利弊,继续妊娠对母胎的危害大于胎肺成熟对胎儿的好处;④孕周已达34周,如无母胎并发症,应停用抗早产药,顺其自然,不必干预,只需密切监测胎儿情况即可。

6. 分娩期处理　大部分早产儿可经阴道分娩,临产后慎用吗啡、哌替啶等抑制新生儿呼吸中枢的药物;产程中应给孕妇吸氧,密切观察胎心变化,可持续胎心监护;第二产程可做会阴后侧切开,预防早产儿颅内出血等。对于早产胎位异常者,在权衡新生儿存活利弊基础上可考虑剖宫产。

二、妊娠期特有疾病

（一）妊娠剧吐

孕妇妊娠5~10周频繁恶心呕吐,不能进食,排除其他疾病引发的呕吐,体重较妊娠前减轻≥5%、体液电解质失衡及新陈代谢障碍,需住院输液治疗者,称为妊娠剧吐,发生率0.5%~2%。

【病因】至今病因不明。鉴于早孕反应出现与消失的时间与孕妇血HCG值上升与下降的时间相一致,加之葡萄胎、多胎妊娠孕妇血HCG值明显升高,剧烈呕吐发生率也高,说明妊娠剧吐可能与HCG水平升高有关。雌激素也与妊娠剧吐密切相关,妊娠恶心和呕吐随雌二醇水平的增减而增减,服用雌激素的妇女比未服用者更易恶心和呕吐,证明了这种症状对雌激素的易感性。精神过度紧张、焦急、忧虑及生活环境和经济状况较差的孕妇易发生妊娠剧吐,提示此病可能与精神、社会因素有关。妊娠剧吐也可能与感染幽门螺杆菌有关。

【临床表现】停经40日左右出现早孕反应,逐渐加重直至频繁呕吐不能进食,呕吐物中有胆汁或咖啡样物质。严重呕吐引起失水及电解质紊乱,动用体内脂肪,其中间产物丙酮聚积,引起代谢性酸中毒。体重较妊娠前减轻≥5%,面色苍白,皮肤干燥,脉搏细数,尿量减少,严重时血压下降,引起肾前性急性肾衰竭。有些孕妇,会出现短暂的肝功能异常。近年研究发现妊娠剧吐患者常存在促甲状腺素的抑制状态,如无甲状腺本身疾病证据,不诊断为甲状腺功能亢进。

【诊断与鉴别诊断】根据病史、临床表现及妇科检查,不难确诊。其诊断至少应包括每日呕吐多于3次,尿酮体阳性,体重较妊娠前减轻≥5%。

妊娠剧吐主要应与葡萄胎及可能引起呕吐的疾病如肝炎、胃肠炎等相鉴别。

【并发症】Wernicke综合征,妊娠剧吐可致维生素缺乏,临床表现为眼球震颤、视力障碍、共济失调、急性期言语增多,以后逐渐精神迟钝、嗜睡,个别发生木僵或昏迷。若不及时治疗,死亡率达50%。

妊娠剧吐可致维生素B_1缺乏,并伴有血浆蛋白及FIB减少,孕妇出血倾向增加,可发生鼻出血、骨膜下出血,甚至视网膜出血。

【治疗】妊娠后服用多种维生素可减轻妊娠恶心、呕吐。对精神情绪不稳定的孕妇,给予心理治疗,解除其思想顾虑。

妊娠剧吐患者应住院治疗,禁食,根据化验结果,明确失水量及电解质紊乱情况,酌情补充水分和电解质,每日补液量不少于3 000ml,尿量维持在1 000ml以上。输液中应加入氯化钾、维生素C等,并给予维生素B族,肌内注射。

止吐剂一线用药为维生素B_6或维生素B_6-多西拉敏复合制剂。对合并有代谢性酸中毒者,可给碳酸氢钠或乳酸钠纠正。营养不良者,静脉补充必需氨基酸、脂肪乳。一般经上述治疗2~3日后,病情多可好转。若患者体重减轻大于5%~10%,不能进食,可选择鼻饲管或中心静脉全胃肠外营养。孕妇可在呕吐停止后试进少量流质饮食,可逐渐增加进食量,同时调整补液量。

经治疗后多数病情好转可继续妊娠,若出现下列情况危及孕妇生命时,需考虑终止妊娠:①持续黄疸;②持续蛋白尿;③体温升高,持续在38℃以上;④心动过速(>120次/min);⑤伴发Wernicke综合征等。

(二)妊娠期高血压

妊娠期高血压疾病是妊娠的一组疾病,发生率5%~10%。该组疾病严重影响母婴健康,是孕产妇和围生儿病死率升高的主要原因,包括妊娠期高血压、子痫前期、子痫以及慢性高血压并发子痫前期和慢性高血压合并妊娠。前3种疾病与后两种在发病机制及临床处理上略有不同。

【高危因素与病因】

1. 高危因素 流行病学调查发现孕妇年龄>40岁;子痫前期病史;抗磷脂抗体(anti-phospholipid antibody,APLA)阳性;高血压、慢性肾炎、糖尿病;初次产检时BMI≥35kg/m²；子痫前期家族史（母亲或姐妹）；多胎妊娠、首次怀孕、妊娠间隔时间≥10年以及孕早期收缩压≥130mmHg或舒张压≥80mmHg等，均与该病发生密切相关。

2. 病因　至今不明，因该病在胎盘娩出后常很快缓解或可自愈，有学者称之为"胎盘病"，但很多学者认为是母体、胎盘、胎儿等众多因素作用的结果。

【分类与临床表现】妊娠期高血压疾病为多因素发病，可存在各种母体基础病理状况，也受妊娠期环境因素的影响。妊娠期间病情缓急不同，可呈现进展性变化并可迅速恶化。

1. 妊娠期高血压妊娠　20周后首次出现高血压，收缩压≥140mmHg（1mmHg=0.133kPa）和/或舒张压≥90mmHg，于产后12周内恢复正常；尿蛋白检测阴性。收缩压≥160mmHg和/或舒张压≥110mmHg为重度妊娠期高血压。

2. 子痫前期—子痫

（1）子痫前期：妊娠20周后出现收缩压≥140mmHg和/或舒张压≥90mmHg，且伴有下列任一项：尿蛋白≥0.3g/24h，或尿蛋白/肌酐比值≥0.3，或随机尿蛋白≥（+）（无法进行尿蛋白定量时的检查方法）；无蛋白尿但伴有以下任何一种器官或系统受累：心、肺、肝、肾等重要器官，或血液系统、消化系统、神经系统的异常改变，胎盘-胎儿受到累及等。血压和/或尿蛋白水平持续升高，发生母体器官功能受损或胎盘-胎儿并发症是子痫前期病情向重度发展的表现。

子痫前期孕妇出现下述任一表现可诊断为重度子痫前期：①血压持续升高：收缩压≥160mmHg和/或舒张压≥110mmHg；②持续性头痛、视觉障碍或其他中枢神经系统异常表现；③持续性上腹部疼痛及肝包膜下血肿或肝破裂表现；④肝酶异常，丙氨酸转氨酶（ALT）或天冬氨酸转氨酶（AST）水平升高；⑤肾功能受损，尿蛋白>2.0g/24h；少尿（24h尿量<400ml或每小时尿量<17ml）或血肌酐>106μmol/L；⑥低蛋白血症伴腹水、胸腔积液或心包积液；⑦血液系统异常，血小板计数呈持续性下降并低于$100×10^9$/L；微血管内溶血[表现有贫血、黄疸或血乳酸脱氢酶（lactic dehydrogenase，LDH）水平升高]；⑧心力衰竭；⑨肺水肿；⑩胎儿生长受限或羊水过少、胎死宫内、胎盘早剥等。

（2）子痫：子痫前期基础上发生不能用其他原因解释的抽搐。

3. 妊娠合并慢性高血压　既往存在的高血压或在妊娠20周前发现收缩压≥140mmHg和/或舒张压≥90mmHg，妊娠期无明显加重；或妊娠20周后首次诊断高血压并持续到产后12周以后。

4. 慢性高血压并发子痫前期　慢性高血压孕妇，孕20周前无蛋白尿，孕20周后出现尿蛋白≥0.3g/24h；或孕20周前有蛋白尿，孕20周后尿蛋白定量明显增加；或出现血压进一步升高等上述重度子痫前期的任何一项表现。

【诊断】根据病史、临床表现、体征及辅助检查即可作出诊断,应注意有无并发症及凝血机制障碍。

1. 病史 有本病高危因素及上述临床表现,特别注意有无头痛、视力改变、上腹不适等。

2. 高血压 同一手臂至少2次测收缩压＞140mmHg和/或舒张压＞90mmHg定义为高血压。若血压较基础血压升高30/15mmHg,但低于140/90mmHg时,不作为诊断依据,但须严密观察。对首次发现血压升高者,应间隔4小时或以上复测血压。对严重高血压患者(收缩压≥160mmHg和/或舒张压≥110mmHg),为观察病情指导治疗,应密切观察血压。为确保测量准确性,应选择型号合适的袖带(袖带长度应该是上臂围的1.5倍)。

3. 尿蛋白 高危孕妇每次产检均应检测尿蛋白。尿蛋白检查应选中段尿。对可疑子痫前期孕妇应测24小时尿蛋白定量。尿蛋白＞0.3g/24h或随机尿蛋白＞3.0g/L或尿蛋白定性≥(+)定义为蛋白尿。避免阴道分泌物或羊水污染尿液。当泌尿系统感染、严重贫血、心力衰竭和难产时,可导致蛋白尿。

4. 辅助检查

(1)妊娠期高血压应进行以下常规检查:①血常规;②尿常规;③肝功能、血脂;④肾功能、尿酸;⑤凝血功能;⑥心电图;⑦胎心监测;⑧B型超声检查胎儿、胎盘、羊水。

(2)子痫前期、子痫视病情发展和诊治需要,应酌情增加以下有关检查项目:①眼底检查;②凝血功能系列[血浆PT、凝血酶时间(thrombin time, TT)、部分活化凝血活酶时间、血浆FIB、凝血酶原国际标准化比率、纤维蛋白(原)降解产物、D-二聚体、3P试验、AT-Ⅲ];③B型超声等影像学检查肝、胆、胰、脾、肾等脏器;④电解质;⑤动脉血气分析;⑥心脏彩超及心功能测定;⑦脐动脉血流指数、子宫动脉等血流变化、头颅CT或MRI检查。

【鉴别诊断】子痫前期应与慢性肾炎合并妊娠相鉴别,子痫应与癫痫、脑炎、脑膜炎、脑肿瘤、脑血管畸形破裂出血、糖尿病高渗性昏迷、低血糖昏迷相鉴别。

【预防】对低危人群目前尚无有效的预防方法。对高危人群可能有效的预防措施:

1. 适度锻炼 妊娠期应适度锻炼、合理安排休息,以保持妊娠期身体健康。

2. 合理饮食 妊娠期不推荐严格限制盐的摄入,也不推荐肥胖孕妇限制热量摄入。

3. 补钙 低钙饮食(摄入量＜600mg/d)的孕妇建议补钙。口服至少1g/d。

4. 阿司匹林抗凝治疗 高凝倾向孕妇孕前或孕后每日睡前口服低剂量阿

司匹林(25~75mg/d)直至分娩。

【治疗】妊娠期高血压疾病治疗的目的是控制病情、延长孕周、确保母儿安全。治疗基本原则是休息、镇静、解痉,有指征地降压、利尿,密切监测母胎情况,适时终止妊娠。应根据病情轻重分类,进行个体化治疗。妊娠期高血压应休息、镇静、监测母胎情况,酌情降压治疗;子痫前期应镇静、解痉,有指征地降压、利尿,密切监测母胎情况,适时终止妊娠;子痫应控制抽搐,病情稳定后终止妊娠。

1. 评估和监测 妊娠期高血压疾病病情复杂、变化快,分娩和产后生理变化及各种不良刺激均可能导致病情加重。因此,对产前、产时和产后的病情进行密切监测十分重要,以便了解病情轻重和进展情况,及时合理干预,早防早治,避免不良临床结局发生。

（1）基本检查:了解有无头痛、胸闷、眼花、上腹部疼痛等自觉症状。检查血压、血尿常规。注意BMI、尿量、胎动、胎心监护。

（2）孕妇特殊检查:包括眼底检查,凝血指标,心、肝、肾功能,血脂,血尿酸及电解质等检查。

（3）胎儿特殊检查:包括胎儿发育情况、B型超声和胎心监护监测胎儿状况和脐动脉血流等。

根据病情决定检查频度和内容,以掌握病情变化。

2. 一般治疗

（1）妊娠期高血压患者可在家或住院治疗,轻度子痫前期应住院评估决定是否院内治疗,重度子痫前期及子痫患者应住院治疗。

（2）应注意休息并取侧卧位,但子痫前期患者住院期间不建议绝对卧床休息。保证充足的蛋白质和热量。不建议限制食盐摄入。

（3）保证充足睡眠,必要时可睡前口服地西泮2.5~5mg。

3. 降压治疗

（1）治疗目的:预防子痫、心脑血管意外和胎盘早剥等严重母胎并发症。收缩压≥160mmHg和/或舒张压≥110mmHg的高血压孕妇必须降压治疗,收缩压≥140mmHg和/或舒张压≥90mmHg的高血压孕妇可以使用降压治疗;妊娠前已用降压药治疗的孕妇应继续降压治疗。

（2）目标血压:孕妇无并发脏器功能损伤,收缩压应控制在130~155mmHg,舒张压应控制在80~105mmHg;孕妇并发脏器功能损伤,则收缩压应控制在130~139mmHg,舒张压应控制在80~89mmHg。降压过程力求下降平稳,不可波动过大。为保证子宫胎盘血流灌注,血压不可低于130/80mmHg。

常用口服降压药物有:拉贝洛尔、硝苯地平短效或缓释片、肼屈嗪。如口服药物血压控制不理想,可使用静脉用药:拉贝洛尔、尼卡地平、酚妥拉明、肼屈嗪。为防止血液浓缩、有效循环血量减少和高凝倾向,妊娠期一般不使用利尿药降压。不推荐使用阿替洛尔和哌唑嗪。禁止使用血管紧张素转换酶抑制剂(angiotensin converting enzyme inhibitors,ACEI)和血管紧张素Ⅱ受体拮抗剂(angiotensin Ⅱ receptor blocker,ARB)。

4. 硫酸镁防治子痫 硫酸镁是子痫治疗的一线药物,也是重度子痫前期预防子痫发作的预防用药。硫酸镁控制子痫再次发作的效果优于地西泮、苯巴比妥和冬眠合剂等镇静药物。除非存在硫酸镁应用禁忌或硫酸镁治疗效果不佳,否则不推荐使用苯二氮䓬类(如地西泮)和苯妥英钠用于子痫的预防或治疗。对于轻度子痫前期患者也可考虑应用硫酸镁。

(1)作用机制:①镁离子抑制运动神经末梢释放乙酰胆碱,阻断神经肌肉接头间的信息传导,使骨骼肌松;②镁离子刺激血管内皮细胞合成前列环素,抑制内皮素合成,降低机体对血管紧张素Ⅱ的反应,从而缓解血管痉挛状态;③镁离子通过阻滞谷氨酸通道阻止钙离子内流,解除血管痉挛、减少血管内皮损伤;④镁离子可提高孕妇和胎儿血红蛋白的亲和力,改善氧代谢。

(2)用药指征:①控制子痫抽搐及防止再抽搐;②预防重度子痫前期发展成为子痫;③子痫前期临产前用药预防抽搐。

(3)用药方案:①控制子痫。静脉用药,负荷剂量硫酸镁2.5~5g,溶于10%葡萄糖20ml静推(15~20分钟),或者5%葡萄糖100ml快速静滴,继而1~2g/h静滴维持。或者夜间睡前停用静脉给药,改为肌内注射,用法为25%硫酸镁20ml+2%利多卡因2ml深部臀肌内注射。24小时硫酸镁总量25~30g,疗程24~48小时。②预防子痫发作。负荷和维持剂量同控制子痫处理。用药时间长短依病情而定,一般每日静滴6~12小时,24小时总量不超过25g,用药期间每日评估病情变化,决定是否继续用药。

(4)注意事项:血清镁离子有效治疗浓度为1.8~3.0mmol/L,超过3.5mmol/L即可出现中毒症状。使用硫酸镁必备条件:①膝腱反射存在;②呼吸≥16次/min;③尿量≥17ml/h或≥400ml/24h;④备有10%葡萄糖酸钙。镁离子中毒时停用硫酸镁并静脉缓慢推注10分钟10%葡萄糖酸钙10ml,如患者同时合并肾功能不全、心肌病、重症肌无力等,则硫酸镁应慎用或减量使用。条件许可,用药期间可监测血清镁离子浓度。

5. 镇静药物的应用 镇静药物可缓解孕产妇精神紧张、焦虑症状,改善睡眠,当应用硫酸镁无效或有禁忌时可用于预防并控制子痫。

(1)地西泮(diazepam):具有较强的镇静、抗惊厥、肌肉松弛作用,对胎儿及新生儿的影响较小。用法:2.5~5mg口服,3次/d或睡前服用;10mg肌内注射或静脉缓慢推入（＞2分钟）可用于预防子痫发作。1小时内用药超过30mg可能发生呼吸抑制，24小时总量不超过100mg。

（2）冬眠药物：可广泛抑制神经系统，有助于解痉降压，控制子痫抽搐。冬眠合剂由哌替啶100mg、氯丙嗪50mg、异丙嗪50mg组成，通常以1/3或1/2量肌内注射，或加入5%葡萄糖250ml内静脉滴注。由于氯丙嗪可使血压急剧下降，导致肾及子宫胎盘血供减少，造成胎儿缺氧，且对母儿肝脏有一定的损害，现仅用于硫酸镁治疗效果不佳者。

（3）苯巴比妥钠：具有较好的镇静、抗惊厥、控制抽搐作用，用于子痫发作时0.1g肌内注射，预防子痫发作时30mg口服，3次/d。由于该药可致胎儿呼吸抑制，分娩前6小时宜慎用。

6. 有指征者利尿治疗 子痫前期患者不主张常规应用利尿药，仅当患者出现全身性水肿、肺水肿、脑水肿、肾功能不全、急性心力衰竭时，可酌情使用呋塞米等快速利尿药。

甘露醇主要用于脑水肿，该药属高渗性利尿药，患者心衰或潜在心衰时禁用。甘油果糖适用于肾功能有损伤的患者。严重低蛋白血症有腹腔积液者应补充白蛋白后再应用利尿药，效果较好。

7. 促胎肺成熟 孕周＜34周的子痫前期患者，预计1周内可能分娩者均应接受糖皮质激素促胎肺成熟治疗。

8. 分娩时机和方式 子痫前期患者经积极治疗母胎状况无改善或者病情持续进展时，终止妊娠是唯一有效的治疗措施。

终止妊娠时机①妊娠期高血压、轻度子痫前期的孕妇可期待至足月。②重度子痫前期患者：妊娠＜26周，经治疗病情不稳定者建议终止妊娠；妊娠26~28周，根据母胎情况及当地母儿诊治能力决定是否期待治疗；妊娠28~34周，如病情不稳定，经积极治疗24~48小时病情仍加重，促胎肺成熟后终止妊娠；如病情稳定，可考虑待治疗，并建议转至具备早产儿救治能力的医疗机构；妊娠≥34周患者，胎儿成熟后可考虑终止妊娠；妊娠37周后的重度子痫前期应终止妊娠。③子痫：控制2小时后可考虑终止妊娠。

9. 子痫处理 子痫是妊娠期高血压疾病最严重的阶段，是妊娠期高血压疾病所致母儿死亡的最主要原因，应积极处理。处理原则为控制抽搐，纠正缺氧和酸中毒，控制血压，抽搐控制后终止妊娠。

（1）一般急诊处理：①子痫发作时需保持气道通畅，维持呼吸、循环功能稳定，密切观察生命体征、尿量（应留置导尿管监测）等。避免声、光等刺激。预防坠地外伤、唇舌咬伤。②控制抽搐：硫酸镁是治疗子痫及预防复发的首选药物。当患者存在硫酸镁应用禁忌或硫酸镁治疗无效时，可考虑应用地西泮、苯妥英钠或冬眠合剂控制抽搐。子痫患者产后需继续应用硫酸镁24~48小时,至少住院密切观察4日。

（2）用药方案:①25%硫酸镁20ml加于25%葡萄糖液20ml静脉推注（>5分钟）,继之以2~3g/h静脉滴注,维持血药浓度,同时应用有效镇静药物,控制抽搐;②20%甘露醇250ml快速静脉滴注降低颅内压。

（3）控制血压:脑血管意外是子痫患者死亡的最常见原因。当收缩压持续≥160mmHg,舒张压≥110mmHg时要积极降压以预防心、脑血管并发症。

（4）纠正缺氧和酸中毒:面罩和气囊吸氧,根据二氧化碳结合力及尿素氮值,给予适量4%碳酸氢钠纠正酸中毒。

（5）适时终止妊娠:一般抽搐控制后2小时可考虑终止妊娠。对于早发型子痫前期治疗效果较好者,可适当延长孕周,但须严密监护孕妇和胎儿。

10. 产后处理(产后6周内) 重度子痫前期患者产后应继续使用硫酸镁24~48小时预防产后子痫。子痫前期患者产后3~6日是产褥期血压高峰期,高血压、蛋白尿等症状仍可能反复出现甚至加剧,因此这期间仍应每日监测血压及尿蛋白。如血压≥160/110mmHg应继续给予降压治疗。哺乳期可继续应用产前使用的降压药物,禁用ACEI和ARB类（卡托普利、依那普利除外）。注意监测及记录产后出血量,患者应在重要器官功能恢复正常后方可出院。

三、妊娠合并内科疾病

（一）心脏病

妊娠期、分娩期及产褥期均可能使心脏病患者的心脏负担加重而诱发心力衰竭,是孕产妇死亡的重要原因之一。妊娠合并心脏病在我国孕产妇死因顺位中高居第2位,位居非直接产科死因的首位。我国发病率约为1%。

【诊断】由于正常妊娠的生理性变化,可以表现一些酷似心脏病的症状和体征,如心悸、气短、踝部水肿、乏力、心动过速等。心脏检查可以有轻度扩大、心脏杂音。妊娠还可使原有心脏病的某些体征发生变化,增加心脏病诊断难度。诊断时应注意以下有意义的诊断依据:

1. 妊娠前有心悸、气短、心力衰竭史,或曾有风湿热病史,体检、X线、心电图检查曾被诊断有器质性心脏病。

2. 有劳力性呼吸困难,经常性夜间端坐呼吸、咯血,经常性胸闷胸痛等临床症状。

3. 有发绀、杵状指、持续性颈静脉怒张。心脏听诊有舒张期2级以上或粗糙的全收缩期3级以上杂音。有心包摩擦音、舒张期奔马律和交替脉等。

4. 心电图有严重心律失常,如心房颤动（atrial fibrillation, AF）、心房扑动、三度房室传导阻滞、ST段及T波异常改变等。

5. X线检查显示心脏显著扩大,尤其个别心腔扩大。B型超声心动图检查示心肌肥厚、瓣膜运动异常、心内结构畸形。

【心脏病孕妇心功能分级】纽约心脏病协会(New York Heart Association,NYHA)依据患者生活能力状况,将心脏病孕妇心功能分为4级:

Ⅰ级:一般体力活动不受限制。

Ⅱ级:一般体力活动轻度受限制,活动后心悸、轻度气短,休息时无症状。

Ⅲ级:一般体力活动明显受限制,休息时无不适,轻微日常工作即感不适、心悸、呼吸困难,或既往有心力衰竭史者。

Ⅳ级:一般体力活动严重受限制,不能进行任何体力活动,休息时有心悸、呼吸困难等心力衰竭表现。

这种心功能分级的优点是简便易行,不依赖任何器械检查,多年一直用于临床。其不足之处是主观症状和客观检查不一定一致,有时甚至差距很大。体力活动的能力受平时训练、体力强弱、感觉敏锐性的影响,个体差异很大。因此,NYHA对心脏病心功能分级进行多次修订,1994年采用并行的两种分级方案,即第一种是上述患者主观功能量,第二种是根据客观检查手段(心电图、负荷试验、X线、B型超声心动图等)来评估心脏病严重程度,后者将心脏病分为4级:

A级:有心血管病的客观依据。

B级:客观检查表明属于轻度心血管病患者。

C级:客观检查表明属于中度心血管病患者。

D级:客观检查表明属于重度心血管病患者。

其中轻、中、重度没有做出明确规定,由医师根据检查进行判断,将患者的两种分级并列如心功能Ⅱ级C、Ⅰ级B等。

【常见并发症】

1. 心力衰竭　妊娠期血流动力学变化加重心脏负担,如果心脏病患者原来心功能良好,多数可以渡过妊娠期。若原有心功能受损,妊娠期可加重心功能不全,出现心房颤动、心动过速、急性肺水肿、心力衰竭。心力衰竭最容易发生在妊娠32~34周、分娩期及产褥早期。若出现下述症状与体征,应考虑为早期心力衰竭:①轻微活动后即出现胸闷、心悸、气短;②休息时心率超过110次/min,呼吸超过20次/min;③夜间常因胸闷而坐起呼吸,或到窗口呼吸新鲜空气;④肺底部出现少量持续性湿啰音,咳嗽后不消失。

2. 亚急性感染性心内膜炎　妊娠期、分娩期及产褥期易发生菌血症,如泌尿生殖道感染,已有缺损或病变的心脏易发生感染性心内膜炎。若不及时控制,可诱发心力衰竭。

3.缺氧和发绀 妊娠时外周血管阻力降低,使发绀型先天性心脏病的发绀加重;非发绀型左至右分流的先天性心脏病,可因肺动脉高压及分娩失血,发生暂时性右至左分流引起缺氧和发绀。

4.静脉栓塞和肺栓塞 妊娠时血液呈高凝状态,若合并心脏病伴静脉压增高及静脉淤滞者,有时可发生深部静脉血栓,虽不常见,一旦栓子脱落可诱发肺栓塞,是孕产妇的重要死亡原因之一。

【防治】心脏病孕、产妇的主要死亡原因是心力衰竭。对于有心脏病的育龄期妇女,要求做到孕前咨询,以明确心脏病的类型、程度、心功能状态,并确定能否妊娠。妊娠者应从妊娠早期开始定期进行产前检查。是否进行系统产前检查的心脏病孕妇,心力衰竭发生率和孕产妇死亡率可相差10倍。

1.妊娠期

(1)决定能否继续妊娠:凡不宜妊娠的心脏病孕妇,应在妊娠12周前行治疗性人工流产。妊娠超过12周时,终止妊娠必须行比较复杂的手术,其危险性不亚于继续妊娠和分娩。因此应密切监护,积极防治心力衰竭,使之度过妊娠与分娩期。对顽固性心力衰竭的病例,为减轻心脏负荷,应与内科医师配合,在严密监护下行剖宫取胎术。

(2)定期产前检查:能及早发现心衰的早期征象。在妊娠20周前,应每2周行产前检查1次。在妊娠20周后,尤其是32周后,发生心力衰竭的概率增加,产前检查应每周1次。发现早期心力衰竭征象,应立即住院。孕期经过顺利者,亦应在36~38周提前住院待产。

(3)防治心力衰竭

1)休息:保证充分休息,每日至少10小时睡眠。避免过劳及情绪激动。

2)饮食:要限制过度加强营养而导致体重过度增长。以体重每个月增长不超过0.5kg,整个妊娠期不超过12kg为宜。保证合理的高蛋白、高维生素和铁剂的补充,20周以后预防性应用铁剂防止贫血。适当限制食盐量,一般食盐量不超过4~5g/d。

3)预防和治疗引起心力衰竭的诱因:预防上呼吸道感染,纠正贫血,治疗心律失常。孕妇心律失常发生率较高,对频繁的室性期前收缩或快速型室性心律,必须用药物治疗。防治妊娠期高血压疾病和其他合并症与并发症。

4)动态观察心脏功能:定期进行B型超声心动图检查,测定心脏射血分数、每分钟心排出量、心脏排血指数及室壁运动状态,判断随妊娠进展的心功能变化。

5)心力衰竭的治疗:与未妊娠者基本相同,但应用强心药时应注意,孕妇血液稀释、血容量增加及肾小球滤过率增强,同样剂量药物在孕妇血中浓度相对偏低。同时孕妇对洋地黄类药物耐受性较差,需注意其毒性反应。不主张预防性应用洋地黄,早期心力衰竭者,可给予作用和排泄较快的制剂,以防止药物在体内蓄积。在产褥期随着组织内水分一同进入循环引起毒性反应。如地高辛0.25mg,每日2次口服,2~3日后可根据临床效果改为每日1次,不主张用饱和量,以备随着孕周增加、心力衰竭加重时抢救用药,病情好转即停药。妊娠晚期发生心力衰竭,原则是待心力衰竭控制后再行产科处理,应放宽剖宫产手术指征。若为严重心力衰竭,经内科各种治疗措施均未能奏效,继续发展必将导致母、儿的死亡时,也可一边控制心力衰竭一边紧急剖宫产,取出胎儿,减轻心脏负担,以挽救孕妇生命。

2. **分娩期** 于妊娠晚期,应提前选择好适宜的分娩方式。

(1)经阴道分娩及分娩期处理:心功能Ⅰ~Ⅱ级、胎儿不大、胎位正常、宫颈条件良好者,可考虑在严密监护条件下经阴道分娩。

(2)剖宫产:对有产科指征及心功能量Ⅲ~Ⅳ级者,均应择期剖宫产。主张对心脏病产妇放宽剖宫产术指征,减少产妇因长时间宫缩所引起的血流动力学改变,减轻心脏负担。可选择连续硬膜外阻滞麻醉,麻醉剂中不应加用肾上腺素,麻醉平面不宜过高。术中、术后应严格限制输液量。不宜再妊娠者,可同时行输卵管结扎术。

3. **产褥期** 产后3日内,尤其产后24小时内仍是发生心力衰竭的危险时期,产妇须充分休息并密切监护产后出血、感染和血栓栓塞是严重的并发症,极易诱发心力衰竭,应重点预防。心功能Ⅲ级及以上者,不宜哺乳、不宜再妊娠者,可在产后1周行绝育术。

4. **心脏手术指征** 妊娠期血流动力学改变使心脏储备能力下降,影响心脏手术后的恢复,加之术中用药及体外循环对胎儿的影响,一般不主张在妊娠期手术,尽可能在幼年、妊娠前或延至分娩后再行心脏手术。若妊娠早期出现循环障碍症状,心脏瓣膜病孕妇不愿做人工流产,内科治疗效果不佳,可在妊娠期行瓣膜置换术和瓣膜切开术。人工瓣膜置换术后需长期应用抗凝剂,在妊娠早期最好选用肝素而不用华法林,因华法林能通过胎盘并进入母乳,有引起胎儿畸形及胎儿、新生儿出血的危险。

(二)病毒性肝炎

病毒性肝炎是由肝炎病毒引起、以肝细胞变性坏死为主要病变的传染性疾病。根据病毒类型分为甲型、乙型、丙型、丁型、戊型等,其中以乙型最为常见,我国约8%的人群是慢性乙型肝炎病毒携带者。

甲型肝炎病毒(HAV)主要经消化道传播,感染后可获得持久免疫力,不造成慢性携带状态,母婴传播罕见。甲型病毒性肝炎临床症状较轻,肝衰竭发生率低。乙型肝炎病毒(HBV)主要经血液传播,但母婴传播是其重要的途径,我国高达50%的慢性HBV感染者是经母婴传播造成的。HBV感染时年龄越小，成为慢性携带者的概率越高，发展为肝纤维化、肝硬化、肝癌的可能性越大，因此母婴传播阻断对慢性乙型病毒性肝炎的控制有重要意义。乙型病毒性肝炎在妊娠期更容易进展为重型肝炎。丙型肝炎病毒（HCV）主要通过输血、血制品、母婴传播等途径传播，重型肝炎少见，易转为慢性肝炎，进展为肝硬化、肝癌。丁型肝炎病毒（HDV）需伴随HBV而存在。戊型肝炎病毒（HEV）主要经消化道传播，极少发展为慢性肝炎；但妊娠期感染HEV，尤其是乙型重叠戊型，易发生重型肝炎。妊娠合并重型肝炎是我国孕产妇死亡的主要原因之一。

【病毒性肝炎对母儿的影响】

1. 对孕产妇的影响

（1）妊娠期并发症增多：妊娠期高血压疾病的发生率增加，可能与肝脏对醛固酮的灭活能力下降有关。产后出血发生率增加，是由于肝功能损害使凝血因子产生减少致凝血功能障碍，尤其是重型肝炎常并发DIC。

（2）孕产妇病死率升高：与非妊娠期相比，妊娠合并肝炎易发展为重型肝炎，以乙型、戊型多见。妊娠合并重型肝炎病死率可高达60%。

2. 对胎儿、新生儿的影响　妊娠早期合并急性肝炎易发生流产；妊娠晚期合并肝炎易出现胎儿窘迫、早产、死胎。新生儿死亡率增高。

【临床表现】可表现为身体不适、全身酸痛、畏寒、发热等流感样症状；乏力、食欲缺乏、尿色深黄、恶心、呕吐、腹部不适、右上腹疼痛、腹胀、腹泻等消化系统症状。皮肤和巩膜黄染、肝区叩痛。肝脾大，因妊娠期受子宫增大的影响，常难以被触及：甲型、乙型、丁型病毒性肝炎黄疸前期的症状较为明显，而丙型、戊型病毒性肝炎的症状相对较轻。

【诊断】结合病史、临床表现和实验室检查进行诊断。妊娠期诊断病毒性肝炎与非妊娠期相同，但比非妊娠期困难。许多患者并无病毒性肝炎密切接触史，无明显体征，症状也无特异性，仅在产前检查时发现实验室检查结果异常而得以诊断。

1. 病史　有与病毒性肝炎患者密切接触史，半年内曾接受输血、注射血制品史等。潜伏期甲型病毒性肝炎平均约为30日，乙型病毒性肝炎90日，输血所致的丙型病毒性肝炎50日，戊型病毒性肝炎40日。

2. 实验室检查

（1）血清病原学检测：①甲型病毒性肝炎，检测血清HAV抗体及血清HAV RNA。HAV-IgM阳性代表近期感染，HAV-IgG在急性期后期和恢复期出现，属保护性抗体。②乙型病毒性肝炎，检查血清中HBV标志物，主要是"乙肝两对半"和HBV-DNA。

（2）肝功能检查：主要包括ALT、AST等，其中ALT是反映肝细胞损伤程度最常用的敏感指标。1%的肝细胞发生坏死时,血清ALT水平即可升高1倍。总胆红素升高在预后评估上较ALT及AST更有价值。

（3）影像学检查:主要是B型超声检查,必要时可行磁共振成像（MRI）检查,主要观察肝脾大小,有无肝硬化存在,有无腹腔积液,有无肝脏脂肪变性等。

【临床分型】

1. 急性肝炎　病程在24周内,分为急性无黄疸型和急性黄疸型。急性黄疸型起病急,常在出现消化道症状后约1周皮肤黏膜出现黄染、瘙痒,大便颜色变浅,小便呈茶水样。无黄疸型起病相对较慢,因无黄疸,易被忽视。

2. 慢性肝炎　病程在24周以上,乙型病毒性肝炎根据HBeAg是否阳性可分为HBeAg阳性或HBeAg阴性慢性乙肝。此外,慢性肝炎还可根据病情分为轻度、中度和重度（表3-1-2）。

表3-1-2　慢性肝炎分度标准

	轻度	中度	重度
转氨酶/（U/L）	<正常3倍	>正常3倍	>正常3倍
总胆红素/（μmol/L）	<正常2倍	正常2~5倍	>正常5倍
血清白蛋白/（g/L）	>35	31~35	<31
A/G比值	>1.5	1.1~1.5	<1.1
PTA/%	>70	60~70	<60
胆碱酯酶/（U/L）	>5 400	4 500~5 400	<4 500

注: PTA, prothrombin time activity,凝血酶原活动。

3. 重型肝炎的诊断　出现以下情况时考虑重型肝炎: ①消化道症状严重;②血清总胆红素>171μmol/L,或黄疸迅速加深,每日上升>17.1μmol/L;③凝血功能障碍,全身出血倾向, PTA<40%; ④肝脏缩小,出现肝臭气味,肝功能明显异常; ⑤肝性脑病; ⑥肝肾综合征。

妊娠合并病毒性肝炎以乙型、乙型重叠丁型或戊型易发生重型肝炎。妊娠合并重型肝炎患者的早期主要症状有乏力、食欲缺乏、尿黄、身目黄染、恶心呕吐、腹胀等。一旦出现以上情况,临床医生务必引起高度重视,意识到妊娠合并重型肝炎的可能,及时行肝功能、凝血功能和肝脏B型超声检查。若出现以下3点即可临床诊断为重型肝炎:出现乏力、食欲缺乏、恶心呕吐等症状; PTA<40%;血清总胆红素>171μmol/L。

【治疗】

1. 妊娠前　咨询育龄女性,应常规检测HBV标志物,若无抗体者应进行常规乙型肝炎疫苗接种,以预防妊娠期感染HBV。

感染HBV的育龄女性在妊娠前应行肝功能、血清HBV-DNA检测以及肝脏B型超声检查。最佳的受孕时机是肝功能正常、血清HBV-DNA低水平、肝脏B型超声无特殊改变。

孕前若有抗病毒指征,药物首选干扰素(interferon, IFN)。因为IFN的治疗疗程相对较短,一般在48周内,停药半年后可以考虑妊娠。口服抗病毒药物需要长期治疗,最好采用替比夫定、替诺福韦,该类药物可延续至妊娠期使用,且具有较强的抗耐药性。

2. 妊娠期

(1)非重型肝炎:主要采用护肝、对症、支持疗法。常用护肝药物有葡醛内酯、多烯磷脂酰胆碱、腺苷蛋氨酸、还原型谷胱甘肽注射液、复方甘草皂苷、丹参注射液、门冬氨酸钾镁等。主要作用在于减轻免疫反应损伤,协助转化有害代谢产物,改善肝脏循环,有助于肝功能恢复。必要时补充白蛋白、新鲜冷冻血浆、冷沉淀等血制品。

治疗期间严密监测肝功能、凝血功能等指标。患者经治疗后病情好转,可继续妊娠。治疗效果不好、肝功能及凝血功能指标继续恶化的孕妇,应考虑终止妊娠。分娩方式以产科指征为主,但对于病情较严重者或血清胆汁酸明显升高的患者,可考虑剖宫产。

(2)重型肝炎

1)护肝治疗:人血白蛋白可促进肝细胞再生,改善低蛋白血症;肝细胞生长因子、胰高血糖素加胰岛素疗法可促进肝细胞再生;选用葡醛内酯、多烯磷脂酰胆碱、腺苷蛋氨酸为主的两种以上护肝药物。

2)对症支持治疗:可采用新鲜冷冻血浆与冷沉淀改善凝血功能,注意维持水和电解质平衡。必要时可以考虑短期使用肾上腺皮质激素。酸化肠道,减少氨的吸收。肝肾综合征、肝性脑病、高钾血症、肺水肿时可考虑血液透析。

3)防治并发症:妊娠合并重型肝炎患者病程中常常会出现多种并发症,主要有凝血功能障碍、肝性脑病、肝肾综合征、感染等。在临床救治中常需多学科协作,如内科治疗无效,有条件和适应证者可考虑人工肝支持系统,或及时行肝脏移植手术。

4)防治感染:重型肝炎患者易发生胆道、腹腔、肺部等部位的细菌感染。注意无菌操作、口腔护理、会阴擦洗等护理,预防感染;有计划地逐步升级使用强有力的广谱抗生素,最初可选用第二、三代头孢类抗生素;使用广谱抗生素2周以上后可经验性使用抗真菌药物;使用丙种球蛋白增强机体抵抗力。

5)严密监测病情变化:包括肝功能、凝血功能、生化、血常规等指标,尤其是注意PT百分活度、总胆红素、转氨酶、白蛋白、纤维蛋白原、肌酐等指标。监测中心静脉压、每小时尿量、24小时出入水量、水及电解质变化、酸碱平衡、胎儿宫内情况。根据实验室指标与患者病情变化,及时调整血制品与药品的使用顺序及剂量。

【乙型肝炎病毒母婴传播阻断】

1. HBV母婴传播途径　包括宫内感染、产时感染和产后感染。

(1)宫内感染:是产后免疫接种失败的主要原因。有关HBV发生宫内感染的机制尚不明确,主要有以下几种假说①胎盘渗漏学说:胎盘屏障受损或通透性改变,母体血液中的HBV通过胎盘渗漏造成胎儿宫内感染。②细胞源性胎盘感染学说:HBV可通过感染胎盘各层细胞,通过"细胞传递"方式导致胎儿感染。③外周血单个核细胞(PBMC)感染学说:妊娠期和分娩期绒毛断裂都可使少量母体白细胞通过胎盘屏障到达胎儿体内,PBMC中的HBV可直接进入胎儿血液循环,引起胎儿宫内感染。④经受精卵传播:即父婴垂直传播,HBV通过精子细胞将病毒传播给子代。⑤阴道上行感染:HBV可能经阴道上行感染胎膜、羊水、胎儿。

(2)产时感染:是母婴传播的主要途径。分娩时新生儿经过产道,接触含有HBV的母血、阴道分泌物、羊水等,或在分娩中子宫收缩使胎盘绒毛血管破裂,少量母血渗漏入胎儿循环,导致新生儿感染。一般认为,母血清HBV-DNA含量越高,产程越长,感染率越高。目前还没有足够证据证明剖宫产可降低母婴传播风险。

(3)产后感染:可能与新生儿密切接触母亲的唾液和乳汁有关。关于母乳喂养问题,多年来一直争议较多。近年来一般认为,新生儿经主、被动免疫后,母乳喂养是安全的,但HBsAg与HBeAg同时阳性的母亲进行母乳喂养是否安全,目前尚缺乏充分证据。

2. HBV母婴传播阻断　我国《慢性乙型病毒性肝炎防治指南》指出,在所有治疗中,抗病毒治疗是关键。如有适应证且条件允许,应进行规范的抗病毒治疗,有利于病情稳定和减少母婴传播。当血清HBV-DNA超过10^6copies/ml时容易出现宫内感染,导致产后的免疫阻断失败。对单纯高病毒血症而肝功能正常的孕妇,可考虑在妊娠晚期行抗病毒治疗,以减少HBV母婴传播,但仍有争议。治疗药物以核苷类似物为主,如替比夫定、替诺福韦、拉米夫定等,临床应用中对胎儿未见明显近期影响,但远期影响仍需进一步积累资料。HBV感染孕妇妊娠晚期注射乙型肝炎免疫球蛋白(hepatitis immunoglobulin, HBIG)能否有效预防宫内感染,目前尚有争议。

产后新生儿联合使用乙型肝炎疫苗和HBIG,可以有效阻断HBV母婴传播。对HBsAg阳性母亲的新生儿,在出生后24小时内尽早(最好在出生后12小时内)

注射HBIG，剂量100~200U，同时在不同部位接种10μg重组酵母或20μg中国仓鼠卵母细胞乙型肝炎疫苗；在1个月和6个月时分别再次接种第2针和第3针乙型肝炎疫苗（0、1、6方案），可显著提高阻断母婴传播的效果，HBsAg阳性母亲分娩的新生儿经主、被动联合免疫后，可以接受母乳喂养。HBsAg阳性孕妇所生婴儿应在疫苗接种完成后6个月检测HBV标志物，以判断免疫接种是否成功。在12月龄后，如果HBsAg阳性，通常提示存在感染。

（三）糖尿病

妊娠合并糖尿病有两种情况，一种为原有糖尿病的基础上合并妊娠，又称糖尿病合并妊娠；另一种为妊娠前糖代谢正常，妊娠期才出现的糖尿病，称为妊娠期糖尿病（gestational diabetes mellitus，GDM）。糖尿病孕妇中90%以上为GDM，糖尿病合并妊娠者不足10%。GDM发生率世界各国报道为1%~14%。我国GDM发生率1%~5%，近年来有明显增高趋势。GDM患者糖代谢多数于产后能恢复正常，但将来患2型糖尿病机会增加。糖尿病孕妇的临床经过复杂，对母儿均有较大危害，必须引起重视。

【临床表现】妊娠期有三多症状（多饮、多食、多尿），或外阴阴道假丝酵母菌感染反复发作，孕妇体重＞90kg，本次妊娠并发羊水过多或巨大胎儿者，应警惕合并糖尿病的可能。但大多数GDM患者无明显临床表现。

【诊断】

1. 糖尿病合并妊娠的诊断

（1）妊娠前已确诊为糖尿病患者。

（2）妊娠前未进行过血糖检查但存在糖尿病高危因素者，如肥胖（尤其重度肥胖）、一级亲属患2型糖尿病、GDM史或大于胎龄儿分娩史、多囊卵巢综合征患者及妊娠早期空腹尿糖反复阳性，首次产前检查时应明确是否存在妊娠前糖尿病，达到以下任何一项标准应诊断为糖尿病合并妊娠。

1）空腹血糖（fasting blood glucose，FBG）≥7.0mmol/L。

2）糖化血红蛋白（glycosylated hemoglobin，HbA1c）＞6.5%（采用NGSP/DCCT标化的方法）。

3）伴有典型的高血糖或高血糖危象症状，同时任意血糖≥11.1mmol/L。

如果没有明确的高血糖症状，任意血糖≥11.1mmol/L需要次日复测上述1）或者2）确诊。不建议孕早期口服葡萄糖耐量试验（oral glucose tolerance test，OGTT）检查。

2. GDM的诊断　GDM诊断标准和方法如下：

（1）有条件的医疗机构，在妊娠24~28周及以后，应对所有尚未被诊断为糖尿病的孕妇，进行75g OGTT。

OGTT的方法：OGTT前1日晚餐后禁食至少8小时至次日晨（最迟不超过上

午9时），OGTT试验前连续3日正常体力活动、正常饮食，即每日进食糖类不少于150g，检查期间静坐、禁烟，检查时，5分钟内口服含75g葡萄糖的液体300ml，分别抽取服糖前、服糖后1小时、2小时的静脉血（从开始饮用葡萄糖水计算时间），放入含有氯化钠的试管中并采用葡萄糖氧化酶法测定血浆葡萄糖水平。

75g OGTT的诊断标准：空腹及服糖后1、2小时的血糖值分别为5.1mmol/L、10.0mmol/L、8.5mmol/L。任何一点血糖值达到或超过上述标准即诊断为GDM。

（2）医疗资源缺乏地区，建议妊娠24~28周首先检查FPG。FPG≥5.1mmol/L，可以直接诊断为GDM，不必再做75g OGTT；而4.4mmol/L≤FPG<5.1mmol/L者，应尽早做75g OGTT；FPG<4.4mmol/L，可暂不行75g OGTT。

（3）孕妇具有GDM高危因素，首次OGTT正常者，必要时在妊娠晚期重复OGTT。

未定期孕期检查者，如果首次就诊时间在妊娠28周以后，建议初次就诊时进行75g OGTT或FPG检查。

GDM的高危因素①孕妇因素：年龄≥35岁、妊娠前超重或肥胖、糖耐量异常史、多囊卵巢综合征；②家族史：糖尿病家族史；③妊娠分娩史：不明原因的死胎、死产、流产史、巨大儿分娩史、胎儿畸形和羊水过多史、GDM史；④本次妊娠因素：妊娠期发现胎儿大于孕周、羊水过多，反复外阴阴道假丝酵母菌病者。

【治疗】

1. 糖尿病孕妇的管理

（1）妊娠期血糖控制满意标准：孕妇无明显饥饿感，FBG控制在3.3~5.3mmol/L；餐前30分钟：3.3~5.3mmol/L；餐后2小时：4.4~6.7mmol/L；夜间：4.4~6.7mmol/L。

（2）医学营养治疗：饮食控制很重要。理想的饮食控制目标为既能保证和提供妊娠期间热量和营养需要，又能避免餐后高血糖或饥饿性酮症出现，保证胎儿正常生长发育。多数GDM患者经合理饮食控制和适当运动治疗，均能控制血糖在满意范围。妊娠早期糖尿病孕妇需要热量与孕前相同；妊娠中期以后，每日热量增加200kcal。其中糖类占50%~60%，蛋白质占20%~25%，脂肪占25%~30%。但要注意避免过分控制饮食，否则会导致孕妇饥饿性酮症及胎儿生长受限。

（3）药物治疗：大多数GDM孕妇通过生活方式的干预即可使血糖达标，不能达标的GDM患者首先推荐应用胰岛素控制血糖。目前，口服降糖药物二甲双胍和格列苯脲在GDM患者中应用的安全性和有效性不断得到证实，但我国尚缺乏相关研究，且这两种口服降糖药均未在我国获得妊娠期治疗GDM的注册适应证。因此，对于胰岛素用量较大或拒绝应用胰岛素的孕妇，应用上述口服降糖药物的潜在风险远小于未控制孕妇高血糖本身对胎儿的危害，在患者知情同意的基础上，可谨慎用于部分GDM患者。

胰岛素用量个体差异较大,尚无统一标准。一般从小剂量开始,并根据病情、孕期进展及血糖值加以调整,力求控制血糖在正常水平。妊娠不同时期机体对胰岛素需求不同:①妊娠前应用胰岛素控制血糖的患者,妊娠早期因早孕反应进食量减少,需要根据血糖监测情况,必要时减少胰岛素用量。②随着妊娠进展,抗胰岛素激素分泌逐渐增多,妊娠中、晚期的胰岛素需要量常有不同程度增加。③妊娠32~36周胰岛素用量达最高峰,妊娠36周后胰岛素用量稍下降,特别在夜间。妊娠晚期胰岛素需要量减少,不一定是胎盘功能减退,可能与胎儿对血葡萄糖利用增加有关,可在加强胎儿监护的情况下继续妊娠。

(4)GDM酮症酸中毒的处理:在监测血气、血糖、电解质并给予相应治疗的同时,主张应用小剂量胰岛素[0.1U/(kg·h)]静滴。每1~2小时监测血糖1次。血糖>13.9mmol/L,应将胰岛素加入0.9%氯化钠注射液静滴;血糖≤13.9mmol/L,开始将胰岛素加入5%葡萄糖氯化钠注射液中静滴,酮体转阴后可改为皮下注射。

2. 孕期母儿监护　妊娠早期的妊娠反应可能给血糖控制带来困难,应密切监测血糖变化,及时调整胰岛素用量以防发生低血糖。孕前患糖尿病者需每周检查一次直至妊娠第10周。妊娠中期应每2周检查一次,一般妊娠20周时胰岛素需要量开始增加,需及时进行调整。每1~2个月测定肾功能及糖化血红蛋白含量,同时进行眼底检查。妊娠32周以后应每周产前检查一次。注意孕妇血压、水肿、尿蛋白情况。注意对胎儿发育、胎儿成熟度、胎儿状况和胎盘功能等监测,必要时及早住院。GDM患者主要需定期监测其血糖、胎儿发育等。

3. 分娩时机

(1)不需要胰岛素治疗的GDM孕妇,无母儿并发症的情况下,严密监测到预产期,未自然临产者采取措施终止妊娠。

(2)妊娠前糖尿病及需胰岛素治疗的GDM者,如血糖控制良好,严密监测下,妊娠38~39周终止妊娠;血糖控制不满意者及时收入院。

(3)有母儿合并症者,血糖控制不满意、伴血管病变、合并重度子痫前期、严重感染、胎儿生长受限、胎儿窘迫,严密监护下,适时终止妊娠,必要时抽取羊水,了解胎肺成熟情况,完成促胎肺成熟。

4. 分娩方式　糖尿病不是剖宫产的指征,决定阴道分娩者应制订产程中分娩计划,产程中密切监测孕妇血糖、宫缩、胎心变化,避免产程过长。

选择性剖宫产手术指征:糖尿病伴微血管病变及其他产科指征,如怀疑巨大胎儿、胎盘功能不良、胎位异常等产科指征者。妊娠期血糖控制不好,胎儿偏大或者既往有死胎、死产史者,应适当放宽剖宫产手术指征。

5. 分娩期处理

(1)一般处理:注意休息、镇静,给予适当饮食,严密观察血糖、尿糖及酮体变化,及时调整胰岛素用量,加强胎儿监护。

（2）阴道分娩:临产时情绪紧张及疼痛可使血糖波动,胰岛素用量不易掌握,严格控制产时血糖水平对母儿均十分重要。临产后仍采用糖尿病饮食,产程中一般应停用皮下注射胰岛素,孕前患糖尿病者静脉输注0.9%氯化钠注射液加胰岛素,根据产程中测得的血糖值调整静脉输液速度。血糖5.6~7.8mmol/L,静滴胰岛素1.0U/h;血糖7.8~10.0mmol/L,静滴胰岛素1.5U/h;血糖＞10.0mmol/L,静滴胰岛素2U/h。同时复查血糖,根据血糖异常继续调整。产程不宜过长,否则增加酮症酸中毒、胎儿缺氧和感染危险。

（3）剖宫产:在手术前1日停止应用晚餐前精蛋白锌胰岛素,手术日停止皮下注射所有胰岛素,一般在早晨监测血糖及尿酮体。根据其FBG水平及每日胰岛素用量,改为小剂量胰岛素持续静脉滴注。一般按3~4g葡萄糖加1U胰岛素比例配制葡萄糖注射液,并按每小时静脉输入2~3U胰岛素的速度持续静脉滴注,每1~2小时测血糖1次,尽量使术中血糖控制在6.67~10.0mmol/L。术后每2~4小时测1次血糖,直到饮食恢复。

（4）产后处理:产褥期胎盘排出后,体内抗胰岛素物质迅速减少,大部分GDM患者在分娩后即不再需要使用胰岛素,仅少数患者仍需胰岛素治疗。胰岛素用量应减少至分娩前的1/3~1/2,并根据产后FBG值调整用量。多数在产后1~2周胰岛素用量逐渐恢复至孕前水平。于产后6~12周行OGTT检查,若仍异常,可能为产前漏诊的糖尿病患者。

（5）新生儿出生时处理:新生儿出生时应留脐血,进行血糖、胰岛素、胆红素、血细胞比容、血红蛋白、钙、磷、镁的测定。无论出生时状况如何,均应视为高危新生儿,尤其是妊娠期血糖控制不满意者,需给予监护,注意保暖和吸氧,重点防止新生儿低血糖,应在开奶的同时定期滴服葡萄糖液。

（四）贫血

贫血是妊娠期较常见的合并症,属高危妊娠范畴。由于妊娠期血容量增加,且血浆增加多于红细胞增加,血液呈稀释状态,又称"生理性贫血"。贫血在妊娠各期对母儿均可造成一定危害,在某些贫血较严重的国家和地区,是孕产妇死亡的重要原因之一。在妊娠期各种类型贫血中,缺铁性贫血最常见。

缺铁性贫血是妊娠期最常见的贫血,占妊娠期贫血的95%。由于胎儿生长发育及妊娠期血容量增加,对铁的需要量增加,尤其在妊娠中晚期,孕妇对铁摄取不足或吸收不良,均可引起贫血。

【病因】妊娠期铁的需要量增加是孕妇缺铁的主要原因。以每毫升血液含铁0.5mg计算,妊娠期血容量增加需铁650~750mg。胎儿生长发育需铁250~350mg,故妊娠期需铁约1 000mg。孕妇每日需铁至少4mg。每日饮食中含铁10~15mg,吸收利用率仅为10%,即1~1.5mg,妊娠中晚期铁的最大吸收率可达40%,仍不能满足需求,若不给予铁剂治疗,容易耗尽体内储存铁而造成贫血。

【诊断】

1. 病史 既往有月经过多等慢性失血性疾病史;有长期偏食、妊娠早期呕吐、胃肠功能紊乱导致的营养不良病史等。

2. 临床表现 轻者无明显症状,或只有皮肤、口唇黏膜和睑结膜稍苍白;重者可有乏力、头晕、心悸、气短、食欲缺乏、腹胀、腹泻、皮肤黏膜苍白、皮肤毛发干燥、指甲脆薄以及口腔炎、舌炎等。

3. 实验室检查

(1)血象:外周血涂片为小红细胞低血红蛋白性贫血。血红蛋白<110g/L,红细胞<3.5×10^{12}/L,血细胞比容<0.30,红细胞平均体积(mean corpuscular volume, MCV)<80fl,红细胞平均血红蛋白浓度(MCHC)<32%,而白细胞计数及血小板计数均在正常范围。

(2)血清铁浓度:能灵敏地反映缺铁状况,正常成年妇女血清铁为7~27pmol/L。若孕妇血清铁<6.5pmol/L,可以诊断为缺铁性贫血。

(3)骨髓象:红系造血呈轻度或中度增生活跃,以中、晚幼红细胞增生为主,骨髓铁染色可见细胞内外铁均减少,尤以细胞外铁减少明显。

【预防】妊娠前积极治疗失血性疾病如月经过多等,以增加铁的贮备,孕期加强营养,鼓励进食含铁丰富的食物,如猪肝、鸡血、豆类等。在产前检查时,孕妇必须定期检测血常规,尤其在妊娠晚期应重复检查。

【治疗】治疗原则是补充铁剂和祛除导致缺铁性贫血的原因。一般性治疗包括增加营养和食用含铁丰富的饮食,对胃肠道功能紊乱和消化不良给予对症处理等。

1. 补充铁剂 以口服给药为主。硫酸亚铁0.3g或琥珀酸亚铁0.1g,每日3次,同时服维生素C 0.1~0.3g促进铁的吸收。也可选用10%枸橼酸铁铵10~20ml,每日3次口服。多糖铁复合物的不良反应较少,每次150mg,每日1~2次。对妊娠后期重度缺铁性贫血或因严重胃肠道反应不能口服铁剂者,可用右旋糖酐铁或山梨醇铁。两种制剂分别含铁25mg/ml和50mg/ml。给药途径为深部肌内注射,首次给药应从小剂量开始,第1日50mg,若无不良反应,第2日可增至100mg,每日1次。目前临床上蔗糖铁的应用也较多。

2. 输血 多数缺铁性贫血孕妇经补充铁剂后血象很快改善,不需输血。当血红蛋白≤60g/L、接近预产期或短期内需行剖宫产术者,应少量、多次输红细胞悬液或全血,避免加重心脏负担而诱发急性左心衰竭。

3. 产时及产后的处理 重度贫血产妇于临产后应配血备用。严密监护产程,防止产程过长,可阴道助产缩短第二产程,但应避免发生产伤。积极预防产后出血,当胎儿前肩娩出后,肌内注射或静脉注射缩宫素10~20U。如无禁忌证,胎盘娩出后可应用PG类制剂,同时,应用缩宫素20U加于5%葡萄糖注射液中静脉滴注,持续至少2小时。出血多时应及时输血。产程中严格无菌操作,产时及产后应用广谱抗生素预防感染。

四、分娩及产褥相关问题

(一)产褥感染

产褥感染指分娩及产褥期生殖道受病原体侵袭,引起局部或全身感染,其发病率为6%。产褥病率指分娩24小时以后的10日内,每日测体温4次,间隔时间4小时,有2次体温≥38℃。产褥病率常由产褥感染引起,但也可由生殖道以外感染如急性乳腺炎、上呼吸道感染、泌尿系统感染、血栓静脉炎等原因所致。产褥感染、产后出血、妊娠合并心脏病及严重的妊娠期高血压疾病,是导致孕产妇死亡的四大原因。

【诱因】正常女性阴道对外界致病因子侵入有一定的防御能力。其对入侵病原体的反应与病原体的种类、数量、毒力和机体免疫力有关。妇女的阴道有自净作用,羊水中含有抗菌物质。妊娠和正常分娩通常不会给产妇增加感染的机会。只有在机体免疫力、细菌毒力、细菌数量三者之间的平衡失调时,才会增加感染的机会,导致感染发生。如产妇体质虚弱、营养不良、孕期贫血、孕期卫生不良、胎膜早破、羊膜腔感染、慢性疾病、产科手术、产程延长、产前产后出血过多、多次宫颈检查等,均可成为产褥感染的诱因。

【病原体种类】正常女性阴道寄生大量微生物,包括需氧菌、厌氧菌、真菌、衣原体和支原体,可分为致病微生物和非致病微生物。有些非致病微生物在一定条件下可以致病,称为条件病原体,但即使致病微生物也需要达到一定数量或机体免疫力下降时才会致病。

【感染途径】

1.外源性感染　指外界病原体进入产道所致的感染。可通过医务人员消毒不严或被污染衣物、用具、各种手术器械及产妇临产前性生活等途径侵入机体。

2.内源性感染　寄生于正常孕妇生殖道的微生物,多数并不致病,当抵抗力降低和/或病原体数量、毒力增加等感染诱因出现时,由非致病微生物转化为致病微生物而引起感染。近年研究表明,内源性感染更重要,因孕妇生殖道病原体不仅可导致产褥感染,而且还能通过胎盘、胎膜、羊水间接感染胎儿,导致流产、早产、胎儿生长受限、胎膜早破、死胎等。

【临床表现】发热、疼痛、异常恶露为产褥感染三大主要症状。产褥早期发热的最常见原因是脱水,但在2~3日低热后突然出现高热,应考虑感染的可能。由于感染部位、程度、扩散范围不同,其临床表现也不同。依感染发生部位,分为会阴、阴道、宫颈、腹部伤口、子宫切口局部感染,急性子宫内膜炎,急性盆腔结缔组织炎、腹膜炎,血栓静脉炎,脓毒血症及败血症等。

1. 急性外阴、阴道、宫颈炎 分娩时会阴部损伤或手术产导致感染,以葡萄球菌和大肠埃希氏菌感染为主。会阴裂伤或会阴后侧切开伤口感染,表现为会阴部疼痛,坐位困难,可有低热。局部伤口红肿、发硬、伤口裂开,压痛明显,脓性分泌物流出,较重时可出现低热。阴道裂伤及挫伤感染表现为黏膜充血、水肿、溃疡、脓性分泌物增多。感染部位较深时,可引起阴道旁结缔组织炎。宫颈裂伤感染向深部蔓延,可达宫旁组织,引起盆腔结缔组织炎。

2. 子宫感染 包括急性子宫内膜炎、子宫肌炎。病原体经胎盘剥离面侵入,扩散至子宫蜕膜层称为子宫内膜炎,侵入子宫肌层称为子宫肌炎,两者常伴发。若为子宫内膜炎,子宫内膜充血、坏死,阴道内有大量脓性分泌物且有臭味。若为子宫肌炎,腹痛,恶露增多呈脓性,子宫压痛明显,子宫复旧不良,可伴发高热、寒战、头痛,白细胞计数明显增高等全身感染症状。

3. 急性盆腔结缔组织炎和急性输卵管炎 病原体沿宫旁淋巴和血行达宫旁组织,出现急性炎性反应而形成炎性包块,同时波及输卵管,形成急性输卵管炎。临床表现为下腹痛伴肛门坠胀,可伴寒战、高热、脉速、头痛等全身症状。体征为下腹明显压痛、反跳痛、肌紧张;宫旁一侧或两侧结缔组织增厚、压痛和/或触及炎性包块,严重者整个盆腔形成"冰冻骨盆"。淋病奈瑟菌沿生殖道黏膜上行感染,达输卵管与盆、腹腔,形成脓肿后高热不退。患者白细胞计数持续增高,中性粒细胞明显增多,核左移。

4. 急性盆腔腹膜炎及弥漫性腹膜炎 炎症继续发展,扩散至子宫浆膜,形成盆腔腹膜炎。继而发展成弥漫性腹膜炎,全身中毒症状明显,高热、恶心、呕吐、腹胀,检查时下腹部明显压痛、反跳痛。腹膜面分泌大量渗出液,纤维蛋白覆盖引起肠粘连,也可在直肠子宫陷凹形成局限性脓肿,若脓肿波及肠管与膀胱可出现腹泻、里急后重与排尿困难。急性期治疗不彻底可发展成盆腔炎性疾病后遗症而导致不孕。

5. 血栓静脉炎 盆腔内血栓静脉炎常侵及子宫静脉、卵巢静脉、髂内静脉、髂总静脉及阴道静脉,厌氧菌为常见病原体。病变单侧居多,产后1~2周多见,表现为寒战、高热,症状可持续数周或反复发作。局部检查不易与盆腔结缔组织炎鉴别。下肢血栓静脉炎,病变多在股静脉、腘静脉及大隐静脉,多继发于盆腔静脉炎,表现为弛张热、下肢持续性疼痛、局部静脉压痛或触及硬索状,使血液回流受阻,引起下肢水肿,皮肤发白,习称"股白肿"。病变轻时无明显阳性体征,彩色多普勒超声检查可协助诊断。

6.脓毒血症及败血症感染 血栓脱落进入血液循环可引起脓毒血症,随后可并发感染性休克和迁徙性脓肿(肺脓肿、左肾脓肿)。若病原体大量进入血液循环并繁殖形成败血症,表现为持续高热、寒战、全身明显中毒症状,可危及生命。

【诊断】

1.病史 详细询问病史及分娩全过程,对产后发热者,首先考虑为产褥感染,再排除引起产褥病率的其他疾病。

2.全身及局部检查 仔细检查腹部、盆腔及会阴伤口,确定感染部位和严重程度。

3.辅助检查 B型超声、彩色多普勒超声、CT、磁共振成像等检测手段,能够对感染形成的炎性包块、脓肿做出定位及定性诊断。检测血清C-反应蛋白＞8mg/L,有助于早期诊断感染。

4.确定病原体 通过宫腔分泌物、脓肿穿刺物、后穹隆穿刺物作细菌培养和药物敏感试验,必要时需作血培养和厌氧菌培养。病原体抗原和特异抗体检测可以作为快速确定病原体的方法。

【鉴别诊断】主要与上呼吸道感染、急性乳腺炎、泌尿系统感染相鉴别。

【治疗】

1.支持疗法 加强营养并补充足够维生素,增强全身抵抗力,纠正水、电解质失衡。病情严重或贫血者,多次少量输新鲜血或血浆,以增加抵抗力。取半卧位,利于恶露引流或使炎症局限于盆腔。

2.切开引流 会阴伤口或腹部切口感染,及时行切开引流术;疑盆腔脓肿可经腹或后穹隆切开引流。

3.胎盘胎膜残留处理 经有效抗感染的同时,清除宫腔内残留物。患者急性感染伴发高热,应有效控制感染和待体温下降后再彻底刮宫,避免因刮宫引起感染扩散和子宫穿孔。

4.应用抗生素 未能确定病原体时,应根据临床表现及临床经验,选用广谱、高效抗生素。然后依据细菌培养和药敏试验结果,调整抗生素种类和剂量,保持有效血药浓度。当中毒症状严重者,短期加用肾上腺皮质激素,提高机体的应激能力。

5.肝素治疗 血栓静脉炎时,在应用大量抗生素的同时可加用肝素钠,即150U/(mg·d)肝素加入5%葡萄糖液500ml静脉滴注,每6小时1次,体温下降后改为每日2次,连用4~7日;尿激酶40万U加入0.9%氯化钠注射液或5%葡萄糖注射液500ml,静脉滴注10日。用药期间监测凝血功能。口服双香豆素、阿司匹林等,也可用活血化瘀中药治疗。

6. 手术治疗 子宫严重感染,经积极治疗无效,炎症继续扩展,出现不能控制的出血、败血症或脓毒血症时,应及时行子宫切除术,清除感染源,抢救患者生命。

【预防】加强孕期卫生宣传,临产前2个月避免性生活及盆浴,加强营养,增强体质。及时治疗外阴阴道炎及宫颈炎症等慢性疾病和并发症。避免胎膜早破、滞产、产道损伤与产后出血。消毒产妇用物,接产严格无菌操作,正确掌握手术指征,保持外阴清洁。必要时给予广谱抗生素预防感染。

(二)产后出血

产后出血指胎儿娩出后24小时内失血量超过500ml,剖宫产时超过1 000ml,是分娩期的严重并发症,居我国产妇死亡原因首位。

【病因】子宫收缩乏力、胎盘因素、软产道裂伤及凝血功能障碍是产后出血的主要原因。这些原因可共存、相互影响或互为因果。

1. 子宫收缩乏力 是产后出血最常见的原因。妊娠足月时,血液以平均600ml/min的速度通过胎盘,胎儿娩出后,子宫肌纤维收缩和缩复使胎盘剥离面迅速缩小;同时,其周围的螺旋动脉得到生理性结扎,血窦关闭,出血控制。所以,任何影响子宫肌收缩和缩复功能的因素,均可引起子宫收缩乏力性出血,常见因素有:

(1)全身因素:产妇精神过度紧张,对分娩恐惧;体质虚弱或合并慢性全身性疾病等。

(2)产程因素:产程延长使体力消耗过多;前置胎盘、胎盘早剥、妊娠期高血压疾病、宫腔感染等,可使子宫肌水肿或渗血,影响收缩。

(3)子宫因素:①子宫肌纤维过分伸展(如多胎妊娠、羊水过多、巨大胎儿);②子宫肌壁损伤(剖宫产史、肌瘤剔除术后、产次过多等);③子宫病变(子宫肌瘤、子宫畸形、子宫肌纤维变性等)。

(4)药物因素:临产后过多使用镇静剂、麻醉剂或子宫收缩抑制剂。

2. 胎盘因素

(1)胎盘滞留:胎盘多在胎儿娩出后15分钟内娩出,若30分钟后胎盘仍不排出,将导致出血。常见原因有①膀胱充盈:使已剥离胎盘滞留宫腔;②胎盘嵌顿:子宫收缩药物应用不当,宫颈内口附近子宫肌出现环形收缩,使已剥离的胎盘嵌顿于宫腔;③胎盘剥离不全:第三产程过早牵拉脐带或按压子宫,影响胎盘正常剥离,胎盘已剥离部位血窦开放而出血。

(2)胎盘植入:指胎盘绒毛在其附着部位与子宫肌层紧密连接。

根据胎盘绒毛侵入子宫肌层的深度,分为胎盘粘连、胎盘植入、穿透性胎盘植入。胎盘绒毛黏附下子宫肌层表面为胎盘粘连；绒毛深入子宫肌壁间为胎盘植入；穿过子宫肌层到达或超过子宫浆膜面为穿透性胎盘植入。胎盘植入主要引起产时出血、产后出血、子宫破裂和感染等并发症，穿透性胎盘植入也可导致膀胱或直肠损伤。

根据胎盘植入的面积分为部分性或完全性。部分性胎盘粘连或植入表现为胎盘部分剥离，部分未剥离，导致子宫收缩不良，已剥离面血窦开放发生致命性出血。完全性胎盘粘连与植入因胎盘未剥离而出血不多。胎盘植入常见原因有①子宫内膜损伤：如多次人工流产、宫腔感染等；②胎盘附着部位异常：如附着于子宫下段、宫颈部或子宫角部，因此处内膜菲薄，使得绒毛易侵入宫壁肌层；③子宫手术史：如剖宫产术、子宫肌瘤剔除术、子宫整形后，尤其是多次剖宫产者，发生前置胎盘并发胎盘植入的概率增加，是导致凶险性产后出血的主要原因；④经产妇子宫内膜损伤及发生炎症的机会较多，易引起蜕膜发育不良而发生植入。

胎盘部分残留：指部分胎盘小叶、副胎盘或部分胎膜残留于宫腔，影响子宫收缩而出血。

（3）软产道裂伤：软产道裂伤后，尤其未及时发现，可导致产后出血。常见原因有阴道手术助产（如产钳助产、臀牵引术等）、巨大胎儿分娩、急产、软产道静脉曲张、外阴水肿、软产道组织弹性差而产力过强等。

（4）凝血功能障碍：任何原发或继发的凝血功能异常，均能造成产后出血。原发性血小板减少、再生障碍性贫血、肝脏疾病等，因凝血功能障碍，可引起手术创伤处及子宫剥离面出血。胎盘早剥、死胎、羊水栓塞、重度子痫前期等产科并发症可引起DIC，从而导致子宫大量出血。

【临床表现】胎儿娩出后阴道流血及出现失血性休克、严重贫血等相应症状，是产后出血的主要临床表现。

1. 阴道流血　胎儿娩出后立即发生阴道流血，色鲜红，应考虑软产道裂伤；胎儿娩出后数分钟出现阴道流血，色暗红，应考虑胎盘因素；胎盘娩出后阴道流血较多，应考虑子宫收缩乏力或胎盘、胎膜残留；胎儿娩出后阴道持续流血，且血液不凝，应考虑凝血功能障碍；失血表现明显，伴阴道疼痛而阴道流血不多，应考虑隐匿性软产道损伤，如阴道血肿。剖宫产时主要表现为胎儿胎盘娩出后胎盘剥离面的广泛出血，宫腔不断被血充满或切口裂伤处持续出血。

2. 低血压症状　患者头晕、面色苍白，出现烦躁、皮肤湿冷、脉搏细速、脉压缩小时，产妇已处于休克早期。

【诊断】主要根据临床表现，估计出血量，明确原因，及早处理。但需要注意的是估测的出血量往往低于实际失血量。估测失血量有以下几种方法：

1. 称重法　失血量（ml）=[胎儿娩出后接血敷料湿重（g）-接血前敷料干重（g）]/1.05（血液比重g/ml）。

2. 容积法　用产后接血容器收集血液后，放入量杯测量失血量。

3. 面积法　可按接血纱布血湿面积粗略估计失血量。

4. 休克指数法（shock index，SI）　休克指数=脉率/收缩压（mmHg），SI=0.5为正常；SI=1时则为轻度休克，失血量小于全身失血量的20%；SI=1.0~1.5时，失血量为全身血容量的20%~30%；SI=1.5~2.0时，为30%~50%；若SI为2.0以上，约为50%以上，重度休克。

【治疗】处理原则：针对出血原因，迅速止血；补充血容量，纠正失血性休克；防止感染。

1. 子宫因素　子宫收缩乏力，加强宫缩能迅速止血。导尿排空膀胱后可采用以下方法：

（1）按摩子宫①腹壁按摩宫底：胎盘娩出后，术者一手的拇指在前、其余四指在后，在下腹部按摩并压迫宫底，挤出宫腔内积血，按摩子宫应均匀而有节律。若效果不佳，可选用腹部-阴道双手压迫子宫法。②腹部-阴道双手压迫子宫法：一手戴无菌手套伸入阴道，握拳置于阴道前穹窿，顶住子宫前壁，另一手在腹部按压子宫后壁，使宫体前屈，两手相对紧压并均匀有节律地按摩子宫。剖宫产时用腹壁按摩宫底的手法直接按摩子宫。注意：按摩子宫一定要有效，评价有效的标准是子宫轮廓清楚、收缩有节律、阴道或子宫切口出血减少。按压时间以子宫恢复正常收缩并能保持收缩状态为止，有时可长达数小时，按摩时配合使用宫缩剂。

（2）应用宫缩剂：缩宫素、PG药物。

（3）宫腔纱条填充：助手在腹部固定子宫，术者用卵圆钳将不脱脂棉纱布条自宫底由内向外有序地填紧宫腔，压迫止血。

（4）子宫压缩缝合术：常用B-Lynch缝合法，适用于子宫乏力性产后出血，在剖宫产时使用更方便。首先将子宫从腹壁切口托出，用两手托住并挤压子宫体，观察出血情况，判断缝合成功的概率。加压后出血明显减少或停止，成功可能性大。可按照步骤进行缝合。

（5）结扎盆腔血管：经上述处理无效，出血不止，为抢救产妇生命，先经阴道结扎子宫动脉上行支；如无效应迅速开腹结扎。经上述处理无效，可分离出髂内动脉起始点，以7号丝线结扎髂内动脉。

（6）髂内动脉或子宫动脉栓塞：行股动脉穿刺插入导管至髂内动脉或子宫动脉，注入明胶海绵颗粒栓塞动脉。栓塞剂可于2~3周后吸收，血管复通。适用于产妇生命体征稳定时进行。

（7）切除子宫：经积极抢救无效、危及产妇生命时，应行子宫次全切除或子宫全切除术，以挽救产妇生命。

2. 胎盘因素 胎儿娩出后，疑有胎盘滞留时立即作宫腔检查。若胎盘已剥离则应立即取出胎盘；若胎盘粘连，可试行徒手剥离胎盘后取出。若剥离困难、疑有胎盘植入，应停止剥离，根据患者出血情况及胎盘剥离面积行保守治疗或子宫切除术。

（1）保守治疗：适应于孕产妇一般情况良好，无活动性出血；胎盘植入面积小、子宫壁厚、子宫收缩好、出血量少者。可采用局部切除、髂内动脉栓塞术、甲氨蝶呤（MTX）等治疗。保守治疗过程中应用彩色多普勒超声密切监测胎盘大小及周围血流变化、观察阴道出血情况以及是否有感染，如出血增多或感染，应用抗生素的同时行清宫或子宫切除术。

（2）切除子宫：如有活动性出血、病情加重或恶化、穿透性胎盘植入时应切除子宫。需要注意的是，胎盘全部植入可无活动性出血或出血较少，此时切忌强行剥离胎盘而造成大量出血，最安全的处理方法是切除子宫。

特别强调的是，瘢痕子宫合并前置胎盘，尤其胎盘附着于子宫瘢痕处（凶险性前置胎盘）时，处理较为棘手，采用彩色多普勒超声结合MRI检查，初步判断有无胎盘植入。及时转诊至有条件的医院。

软产道损伤，应彻底止血，按解剖层次逐层缝合裂伤。宫颈裂伤<1cm且无活动性出血不需缝合；若裂伤>1cm且有活动性出血应缝合。缝合第一针应超过裂口顶端0.5cm，常用间断缝合；若裂伤累及子宫下段，缝合时应避免损伤膀胱和输尿管，必要时可经腹修补，修补阴道和会阴裂伤时，需按解剖层次缝合各层，缝合第二针应超过裂伤顶端，不留无效腔，避免缝线穿透直肠黏膜。软产道血肿应切开血肿、清除积血、彻底止血、缝合，必要时可置橡皮引流。

凝血功能障碍，首先应排除子宫收缩乏力、胎盘因素、软产道损伤等原因引起的出血，尽快输血、血浆、补充血小板、FIB或凝血酶原复合物、凝血因子等。

【预防】

1. 产后应仔细检查胎盘、胎膜，注意是否完整，若有残缺应及时取出。在不能排除胎盘残留时应行宫腔探查。

2. 剖宫产时合理选择切口位置；避免子宫下段横切口两侧角部撕裂并合理缝合。

3. 严格无菌操作，术后应用抗生素预防感染。

思考题

1. 简述流产及输卵管妊娠的分类及临床表现。
2. 简述妊娠期高血压的治疗原则。
3. 简述GDM及贫血的药物治疗。

推荐参阅指南/书籍

[1] 谢幸,苟文丽. 妇产科学. 8版. 北京: 人民卫生出版社,2014
[2] 加拿大妇产科学会. 妊娠合并糖尿病临床指南(2016)
[3] 中华医学会妇产科学分会妊娠期高血压疾病学组. 妊娠期高血压疾病诊治指南(2015). 中华妇产科杂志,2015,50(10): 721-728
[4] 美国妇产科医师学会. 产后出血预防与处理指南(2014)

参 考 文 献

[1] 丰有吉,沈铿. 妇产科学. 2版. 北京: 人民卫生出版社,2011
[2] CUNNINGHAM F G, LEVENO K J, BLOOM S L, *et al*. Williams Obstetrics. 23rd ed. USA: McGraw-hill Medical Publishing Division,2010
[3] BEREK J S. Berek & Novak's Gynecology. 15th ed. USA: Lippincott Williams & Wilkins, 2011

第二章

妇产科学诊疗临床技能

第一节 病史特点与采集

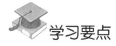
学习要点

1. 掌握病史采集的内容。
2. 了解病史采集的注意事项。

一、病史采集方法和内容

病史主要来源于患者或知情者或病情资料(病历和病情介绍)。病史采集是疾病诊治的重要步骤,不仅要做到准确、完整,更要重视沟通技巧,并尊重患者隐私。

(一)病史采集方法

采集病史要态度和蔼,语言亲切,耐心细致,有目的性,避免遗漏,注意方法,可采用启发式提问,但应避免暗示和主观臆测,必要时亲人回避。通过观察、会谈、对患者进行身体检查、心理测试等方法获取妇女生理、心理、社会、精神、文化等方面的信息,并加以整理、综合、判断收集到有关患者的全面资料。

(二)病史采集内容

1. 一般项目　病史中首先记录的内容,包括患者姓名、性别、年龄、婚姻状况、籍贯(出生地)、职业、民族、文化程度、宗教信仰、家庭住址(工作单位)等;并记录入院日期(急重症患者应注明时刻),观察患者入院的方式;若非患者陈述,应注明陈述者及其与患者的关系。

2. 主诉　患者就诊时的主要症状或体征及发病时间、持续时间和严重程度,也就是本次就诊最主要的原因。要通过主诉初步估计疾病大致范围,力求简明扼要,通常不超过20字。妇科临床常见症状有阴道流血、外阴瘙痒、白带异常、下腹痛、腹部包块、闭经、不孕等。产科临床常见症状有呕吐、阴道流血、腹痛等。应注意白带生成量、颜色、性状、气味,与月经的关系,有无外阴瘙痒等。了解腹痛发作时间、部位、程度,疼痛的性质,腹痛与月经的关系等。此外,还应了解患者的睡眠、饮食、活动能力及心理反应等情况。如患者有停经、阴道流血及腹痛3种主要症状,应按其发生时间的顺序,将主诉书写为:停经40日,阴道流血2日,持续腹痛5小时。

3. 现病史　包括从发病开始至就诊时疾病的发生、发展和诊治的全过程。主要有①起病情况与患病时间:要问清起病时间、地点、环境、起病缓急、发病的可能情况或诱因。②主要症状特点:a. 部位,如腹痛,要问清腹痛在哪个位置;b. 性质,如疼痛有钝痛、锐痛等;c. 程度,指患者的主观感受,如疼痛有轻度或剧烈,能否忍受;d. 持续时间。③病因与诱因。④病情的发展与演变。⑤伴随症状。⑥诊治情况。⑦一般情况:精神状态、饮食、睡眠、体重、体力、大小便等。

4. 既往史　指患者过去的身体健康情况,内容包括以往健康状况、疾病史、传染病史、手术外伤史、输血史、药物过敏史。为避免遗漏,可按全身各系统依次询问,若患过某种疾病,应记录疾病名称、患病时间及诊疗转归。

5. 月经史　询问初潮年龄、月经周期、经期持续时间、经量及颜色、有无血块与痛经。产科一般还应先交代月经规律与否、停经多少天出现早孕反应、停经多少天感到胎动。常规询问末次月经日期(为行经的第1天)或绝经年龄。如经量异常,还应问清前次月经日期,绝经年龄及绝经后情况。例如,初潮12岁,月经周期28~30日,经期持续3~5日,末次月经2011年3月10日,可记录为:

$$12 \ \frac{3\text{~}5}{28\text{~}30} \ 2011.3.10$$

6. 婚姻生育史　婚次及每次结婚年龄,是否近亲结婚(直系血亲及三代旁系血亲),男方健康状况等。生育史包括胎次、产次、自然或人工流产次数与时间。每次妊娠与分娩的情况,婴儿出生状况,末次分娩或流产日期,现存子女数。产后或流产后有无出血、感染或其他并发症。采用何种避孕或绝育方法及时间。足月产、早产、流产及现存子女数(可用数字简写表达,依次为:足—早—流—存或孕×产×),如足月产1次,无早产,流产2次,现存子女1人,可简写为"1-0-2-1",或仅用孕3产1(G3P1)表示。

7. 个人史　生活和居住情况,出生地和曾居住地区,有无烟、酒嗜好,有无毒品使用史。

8. 家族史　应了解父母、兄弟姐妹及子女等健康情况。注意家族成员中有无遗传性疾病如血友病、白化病等,可能与遗传有关的疾病如糖尿病、高血压、癌症及传染病如结核等。

二、病史采集注意事项

1. 病史采集尽量客观、全面和准确。

2. 采集病史应注意询问的顺序。

3. 记录时用医学术语。

4. 记录病史应如实描述,再进行整理加工使其条例清楚,简明扼要。

5. 采集病史时,要考虑患者的隐私,遇到有不愿说出真情者,不宜反复追问,可先行体格检查和辅助检查,待明确病情后再予补充。

思考题

1. 病史采集应包括哪些内容?

2. 病史采集应注意的事项有哪些?

推荐参阅指南/书籍

谢幸,苟文丽. 妇产科学. 8版. 北京: 人民卫生出版社,2014

第二节　体 格 检 查

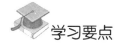

学习要点

1. 熟悉妇科和产科检查内容。

2. 了解全身检查的内容。

一、全身检查

(一)常规检查

常规检查包括测量患者体温、脉搏、呼吸及血压,必要时测量身高和体重。

(二)其他检查

其他检查包括观察患者神志、精神状态、面容、体态、全身发育及毛发分布情况,观察患者皮肤、浅表淋巴结(特别是左锁骨上淋巴结和腹股沟淋巴结)、头部器官、颈、乳房(注意其发育、皮肤有无凹陷、有无包块、分泌乳汁或液体)、心、肺、肝、脊柱、四肢及神经系统。

二、妇科检查

(一)妇科常规检查

1. 妇科一般检查　妇科医生进行阴道检查、双合诊,可以对患者的妇科情况做一个全面的评估。

2. 白带常规检查　检测pH值、清洁度及各种病原微生物导致的阴道炎,如霉菌、滴虫、衣原体等。

3. 生殖道脱落细胞学检查　临床上常通过检查生殖道脱落上皮细胞反映其生理及病理变化,其不仅可反映体内性激素水平,更是防癌普查的主要方法,对诊断宫颈癌前病变、早期宫颈癌有重要价值。

4. 盆腔和阴道B超检查　可早期发现子宫肌瘤、卵巢囊肿等病变。

5. 电子阴道镜检查　将外阴、阴道、子宫颈等放大4~50倍,可发现某些肉眼不能发现的微小病变,直接观察这些部位的血管形态和上皮结构,以发现与癌变有关的异型上皮、异型血管,对可疑部位定位活检,对宫颈癌前病变的早期发现和诊断有重要价值。

6. 宫腔镜、腹腔镜检查　对病因不明确或是需要进一步确诊的妇科症状,检查能及早明确指导治疗。可对病变组织直观准确取材并送病理检查;同时也可直接在镜下手术治疗。

7. 外阴检查　主要检查外阴的皮肤是否光滑,颜色是否正常,有没有溃疡、皮炎、赘生物及色素减退等现象。

8. 阴道检查　主要检查阴道黏膜表面是否光滑,质地是否正常,有无出血点,阴道分泌物的性状及气味是否正常。

9. 宫颈检查　观察宫颈上有没有肿物、溃疡、糜烂、息肉,宫颈大小是否正常,表面是否光滑,质地是否过硬,有无子宫脱垂。

10. 子宫及附件检查　了解子宫底的位置,是否活动、质地如何,如果子宫增大、过硬、表面不光滑都属于不正常现象,需要做进一步的检查。

11. 阴道镜检查　阴道镜不能直接确诊是否患有癌症,但可协助活检进行宫颈癌的检查。据统计,在阴道镜协助下取活检,早期宫颈癌诊断率高达98%左右。

12. 剖腹探查　目前临床上不多用,对于腹部包块,长期不明原因的症状需剖腹探查明确。

(二)妇科其他检查

1. 检查输卵管　如果前面的妇科检查正常,则需在月经干净后3~5天做输卵管通液检查,如有输卵管堵塞则需治疗使之通畅。

2. 检查生殖激素水平　各类激素在中枢神经系统的影响及各器官间的相

互协调作用下,发挥正常的生理功能。其包括雌激素、孕激素、雄激素、促卵泡生成素、促黄体生成素、催乳素、睾酮、人绒毛膜促性腺素等。需要在月经的第2~5天内抽血检查。

三、产科检查

1. 外阴部检查　正常外阴,阴毛呈尖端向下,三角形分布,大阴唇色素沉着,小阴唇微红,会阴部位无溃疡、皮炎、赘生物及色素减退,阴蒂长度<2.5cm,尿道口周围黏膜淡粉色,无赘生物。已婚妇女处女膜有陈旧性裂痕,产妇处女膜及会阴处均有陈旧性裂痕或会阴部可有倒切伤痕。必要时有时医生会嘱患者向下屏气,观察有无阴道前后壁膨出、子宫脱垂或尿失禁等。如有病变,医生在描述时多为"已婚式"或"已产式",如有异常详细记录。

2. 阴道检查　阴道壁黏膜色泽淡粉,有皱襞,无溃疡、赘生物、囊肿、阴道隔及双阴道等先天畸形。正常阴道分泌物呈蛋清样或白色糊状,无腥臭味,量少,而排卵期及妊娠期增多。如有异常,患者会出现相应临床症状,即局部瘙痒、烧灼感等,需详细记录,并予以化验。

3. 宫颈检查　正常宫颈周边隆起,中间有孔。未产妇呈圆形,已产妇呈"一"字形,质韧,肉红色,表面光滑。如检查时正常,则指的是光、质中,无痒痛等。如发现异常,则详细描述糜烂的分度(轻、中、无),宫颈肥大的程度,以及赘生物的大小、位置等。

4. 子宫及附件检查　正常子宫呈倒梨形,长7~8cm,宽4~5cm,厚2~3cm,多数呈前倾前屈位,质地中等硬度,活动度好。卵巢及输卵管合称"附件"。正常卵巢偶可扪及,约3cm×2cm×1cm大小,可活动,触之略有酸胀感。正常输卵管不能触及。若为"中位"或"后位"子宫,如临床无明显症状,亦无大碍。

思考题

简述宫腔镜和腹腔镜的检查与治疗。

推荐参阅指南/书籍

谢幸,苟文丽. 妇产科学. 8版. 北京:人民卫生出版社,2014

参 考 文 献

[1] 叶应妩,王毓三. 全国临床检验操作规程. 2版. 南京:东南大学出版社,1997
[2] 黄玮,程海灵. 图说妇科常规检查. 医药世界,2007(09):47-50

第三节 辅助检查

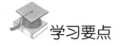

学习要点

1. 掌握相关实验室检查内容。
2. 熟悉妇产科常用特殊检查内容。
3. 了解妇产科常用内镜检查内容。

一、实验室检查

（一）血液检查

1. 一般检查　包括检测红细胞计数、血红蛋白、网织红细胞计数、红细胞沉降率、血细胞比容、白细胞计数、白细胞分类、血小板计数。

2. 凝血功能和纤溶检测　包括检测APTT、PT、TT、FIB、纤维蛋白降解产物（fibrin degradation products，FDP）、D-二聚体。

3. 电解质及其他无机物检查　包括检测钾、钠、氯、总钙、离子钙、无机磷、镁、铁、总铁结合力。

4. 有机化合物（代谢物）检查　包括检测胆红素总量、直接胆红素、总胆汁酸、肝胆酸、蛋白总量、白蛋白、球蛋白、白蛋白/球蛋白比值、C-反应蛋白、叶酸、维生素B_{12}（VB_{12}）、甘油三酯、总胆固醇、铁蛋白、肌酐、尿酸、尿素、胱抑素C、葡萄糖（空腹）、口服葡萄糖耐量试验（OGTT）、胰岛素释放试验、C-肽、糖化血红蛋白、糖化白蛋白、高密度脂蛋白胆固醇（high density lipoprotein cholesterol，HDL-C）、低密度脂蛋白胆固醇（low density lipoprotein cholesterol，LDL-C）。

5. 血液气体、酸碱分析及临床酶学检验　包括检测血浆碳酸氢根、二氧化碳分压、丙氨酸转氨酶、碱性磷酸酶、谷氨酰转肽酶、酸碱度（pH）、氧分压、天冬氨酸转氨酶、乳酸脱氢酶、肌酸激酶。

6. 血临床免疫学检查　包括检测绒毛膜促性腺激素、癌胚抗原（carcinoembryonic antigen，CEA）、甲胎蛋白、癌抗原125、癌抗原153、糖链抗原19-9、SCCA、肿瘤坏死因子。

（二）尿液检查

1. 尿液物理性状及一般检查　包括检测尿液比重、尿量、pH、尿糖定量、尿蛋白定量、尿胆原定量、尿沉渣检查。

2. 尿液生化检查　包括检测尿中24小时的钙、钾、钠、氯化物、酮体定性、肌酸、尿素氮、尿素、尿酸、肌酐。

（三）内分泌功能测定

1. 下丘脑-垂体检查　包括检测促甲状腺激素（thyroid stimulating hormone，TSH）、促甲状腺激素释放激素（thyrotropin-releasing hormone，TRH）、促肾上腺皮质激素（adrendcorticotrophic hormone，ACTH）、催乳素、缩宫素、FSH、LH、生长激素（growth hormone，GH）。

2. 甲状腺检查　包括检测总三碘甲状腺原氨酸（total triiodothyronine，TT_3）、游离三碘甲状腺原氨酸（free triiodothyronine，FT_3）、总甲状腺素（total thyroxine，TT_4）、游离甲状腺素（free thyroxine，FT_4）。

3. 肾上腺相关激素检查　包括检测17-羟皮质类固醇、17-酮类固醇总量、总皮质酮（血清）、游离皮质醇（24小时尿）。

4. 性激素检查　包括检测血清中雌二醇、雌三醇、孕酮、睾酮。

5. 胎盘激素检查　包括检测血清中HCG、人胎盘催乳素。

（四）精液检测

包括检测精液量、pH、每次射精精子数、精子浓度、前向运动精子率、精子总活力、正常形态精子率。

（五）羊水检查

包括检测羊水量、雌三醇、卵磷脂/鞘磷脂比值、胆红素。

（六）其他检查

包括检测静脉压、中心静脉压、血压。

二、特殊检查

（一）产前筛查和产前诊断常用的检查方法

1. 产前筛查技术

（1）非整倍体染色体异常的产前血清学检查：目的是通过化验孕妇的血液，来判断胎儿患病的危险程度，如果结果显示高风险，就应进行确诊性的检查。筛查指标包括母体血清中妊娠相关血浆蛋白A（pregnancy-associated plasma protein A，PAPP-A）、游离β-HCG（早期两项）、甲胎蛋白（fetal protein A，AFP）、绒毛膜促性腺激素（HCG）和游离雌三醇（ultra estriol，uE_3）（中期三项）。

（2）胎儿畸形超声筛查：目的是排除大部分胎儿畸形。检查项目包括头部（颅骨、脑中线、侧脑室、丘脑）、颜面部（上唇）、心脏（四腔心切面、左心室流出道及主动脉长轴切面、右心室流出道及肺动脉长轴切面）、脊柱（颈、胸、腰、骶尾段）、腹部（肝、胃、双肾、膀胱）、四肢（肱骨、尺桡骨、股骨、胫腓骨、测量股骨长）、胎儿辅助结构（脐带、胎盘、羊水）等。

（3）无创产前检查技术：首先抽取孕妇的外周血，提取游离DNA，采用高通量DNA测序技术，诊断染色体倍数异常和基因突变。

2. 染色体病的产前诊断常用技术

（1）羊膜腔穿刺术。

（2）绒毛穿刺取样。

（3）经皮脐血穿刺技术。

（4）胎儿组织活检。

（5）胚胎植入前诊断。

（二）羊水检查

1. 羊水检查是经羊膜腔穿刺取羊水进行羊水成分分析的一种出生前的诊断方法。应用羊水细胞可以进行判断胎儿性别、羊水细胞培养染色体核型分析、酶的分析、宫内感染病原体检测胎儿血型判断等。

2. 功能作用

（1）判断胎儿肺成熟度。

（2）孕妇与妊娠早期感染某些病原体，如风疹病毒、巨细胞病毒或弓形虫感染。

（3）细胞遗传学检查（染色体核型分析）及先天性代谢异常的产前诊断。

3. 临床应用

（1）胎儿肺成熟度检查：①卵磷脂与鞘磷脂比值（L/S）测定；②磷脂酰甘油测定。

（2）细胞遗传学及先天性代谢异常的检查：①染色体异常；②先天性代谢异常；③基因病。

（3）检测宫内感染。

（4）协助诊断胎膜早破。

（三）生殖道脱落细胞学检查

1. 生殖道脱落上皮细胞　包括阴道上段、宫颈阴道部、子宫、输卵管及腹腔的上皮细胞，其中以阴道上段、宫颈阴道部的上皮细胞为主。生殖道上皮细胞受卵巢激素的影响出现周期性变化，妊娠期亦有变化。因此，检查生殖道脱落细胞既可反映体内性激素水平，又可协助诊断生殖道不同部位的恶性肿瘤及观察其治疗效果，是一种简便、经济、实用的辅助诊断方法。

2. 生殖道细胞学检查的涂片种类及标本采集　分为阴道涂片、宫颈刮片、宫颈管涂片、宫腔吸片。染色方法常用巴氏染色法，该法既可用于检查雌激素水平，也可用于筛查癌细胞。

3. 辅助诊断技术　可采用免疫细胞化学、原位杂交技术、影像分析、流式细胞仪测量及自动筛选或人工智能系统协助诊断。

4. 生殖道脱落细胞在内分泌检查方面的应用　临床常用成熟指数（mature index，MI）、致密核细胞指数（karyopyknotic index，KI）、嗜伊红细胞指数（eosinophilic index，EI）、角化指数（cornification index，CI）这4种指数代表体内雌激素水平。

5. 生殖道脱落细胞涂片用于妇产疾病诊断

（1）闭经。

（2）功能失调性子宫出血：①无排卵性功能失调性子宫出血；②排卵性月经失调。

（3）流产：①先兆性流产；②稽留流产。

（4）生殖道感染性炎症：①细菌性阴道病；②衣原体性子宫颈炎；③病毒感染。

6. 生殖道脱落细胞用于妇产肿瘤诊断

（1）癌细胞特征：①细胞核改变；②细胞形态改变；③细胞间关系改变。

（2）阴道细胞TBS分类：①未见上皮内病变细胞和恶性细胞；②上皮细胞异常。

（四）宫颈脱落细胞HPV-DNA检测

1. 流行病学和分子生物学资料表明，人乳头瘤病毒（HPV）感染能够引起子宫颈上皮内瘤变（cervical intraepithelial neoplasia，CIN）及子宫颈癌的发生，并且不同HPV型别的致病能力也存在差异，高危型别HPV的持续感染是促使子宫颈癌发生的最主要因素。因此，准确分型和病毒定量对于子宫颈癌防治具有重要意义，将HPV感染检测作为子宫颈癌及其癌前病变的常规筛查手段已逐渐在临床推广。

2. HPV检测方法

（1）传统检测方法：主要通过形态学和免疫学方法对HPV进行检测。

（2）PCR检测HPV-DNA。

（3）杂交捕获HPV-DNA分析：①核酸印迹原位杂交；②斑点印迹；③原位杂交；④杂交捕获法。

（4）病理组织学检查。

3. HPV检测的临床价值

（1）与细胞学检查联合或单独使用进行子宫颈癌的初筛，有效减少细胞学检查的假阴性结果。

（2）可依据HPV感染基因型预测受检者患子宫颈癌的风险。

（3）对未明确诊断意义的不典型鳞状上皮细胞或腺上皮细胞，应用HPV检测可进行有效分流。

（4）对宫颈高度病变手术治疗后的患者，HPV检测可作为其疗效判断和随访监测的手段,预测其病变恶化或术后复发的风险。

(五)妇科肿瘤标志物检查

1. 癌抗原125

(1)检测方法及正常值:癌抗原125(CA125)检测方法多选用放射免疫测定方法(radio immunoassay, RIA)和酶联免疫吸收分析(enzyme-linked immunosorbent assay, ELISA),可使用标准试剂盒。常用血清检测阈值为35U/ml。

(2)临床意义:CA125是目前世界上应用最广泛的卵巢上皮性肿瘤标志物,在临床上广泛用于鉴别诊断盆腔肿块,检测治疗后病情进展以及判断预后。另外对子宫颈癌及子宫内膜癌的诊断也具有一定敏感性。

2. NB/70K

(1)检测方法及正常值:NB/70K测定多选用单克隆抗体RIA法,正常血清检测阈值为50AU/ml。

(2)临床意义:NB/70K是用人卵巢癌相关抗原制备出的单克隆抗体,对卵巢上皮性肿瘤敏感性达70%,早期卵巢癌患者50%血中可检出阳性。

3. 糖链抗原19-9

(1)检测方法及正常值:糖链抗原19-9(CA19-9)测定方法有单抗或双抗RIA法,血清正常值为37U/ml。

(2)临床意义:CA19-9是由直肠癌细胞系相关抗原制备的单克隆抗体,除对消化道肿瘤如胰腺癌、结直肠癌、胃癌及肝癌有标记作用外,对卵巢上皮性肿瘤也有约50%的阳性表达,卵巢黏液性腺癌阳性表达率可达76%,而浆液性肿瘤则为27%。子宫内膜癌及子宫颈管腺癌也可呈阳性。

4. 甲胎蛋白

(1)检测方法及正常值:甲胎蛋白(AFP)是由胚胎肝细胞及卵黄素产生的一种糖蛋白,通常应用RIA或ELISA检测,血清正常值<20μg/L。

(2)临床意义:AFP对卵巢恶性生殖细胞肿瘤尤其是内胚窦瘤的诊断及监视有较高价值。

5. 癌胚抗原

(1)检测方法及正常值:癌胚抗原(CEA)检测方法多采用RIA和ELISA。血浆正常阈值因测定方法不同而有出入,一般不超过2.5μg/L。在测定时应设定正常曲线,一般认为,当CEA>5μg/L时可视为异常。

(2)临床意义:CEA对多种妇科恶性肿瘤如子宫颈癌、子宫内膜癌、卵巢上皮性癌、阴道癌及外阴癌均可表达阳性,因此CEA对肿瘤类别无异性标记功能。而借助CEA测定手段,动态监测跟踪各种妇科肿瘤的病情变化和观察治疗效果有较高的临床价值。

6. 鳞状细胞癌抗原

（1）检测方法和正常值：鳞状细胞癌抗原（squamous cell carcinoma antigen，SCCA）通用的检测方法为RIA和ELISA，也可采用化学发光法，敏感度明显提高。血浆SCCA正常阈值为1.5μg/L。

（2）临床意义：SCCA对绝大多数鳞状上皮细胞癌有较高特异性，也可作为子宫颈癌患者疗效评价的治疗指标之一。

7. 人睾丸分泌蛋白4

（1）检测方法和正常值：人睾丸分泌蛋白4（HE4）可使用标准试剂盒。常用血清检测阈值为150pmol/L。

（2）临床意义：HE4是继CA125之后被高度认可的上皮性卵巢癌肿瘤标志物。研究表明HE4联合CA125在上皮性卵巢癌的早期诊断、病情监测和术后复发监测中及与良性肿瘤的鉴别诊断中显示出优越的临床价值。

8. ER和PR

（1）检测方法和正常值：雌激素受体（estrogen receptor，ER）与孕激素受体（progesterone receptor，PR）多采用单克隆抗体组织化学染色定性测定，若从细胞或组织匀浆进行测定，则定量参考阈值ER为20pmol/ml，PR为50pmol/ml。

（2）临床意义：ER和PR主要分布在子宫、子宫颈、阴道及乳腺等靶器官，在大量激素作用下可影响妇科肿瘤的发生和发展。

（六）女性生殖器官活组织检查

1. 活组织检查

（1）外阴活组织检查。

（2）阴道活组织检查。

（3）宫颈活组织检查。

（4）子宫内膜活组织检查。

2. 诊断性宫颈锥切术

（1）适应证：①宫颈刮片细胞学检查多次找到恶性细胞，而宫颈多处活检及分段诊刮病理检查均未发现癌灶者；②宫颈活检为CIN Ⅲ需要确诊，或可疑为早期浸润癌。

（2）禁忌证：①阴道、宫颈、子宫及盆腔有急性或亚急性炎症；②有血液病等出血倾向。

3. 诊断性刮宫

（1）适应证：①子宫异常出血或阴道排液需证实或排除子宫内膜癌、子宫颈管癌或其他病变如流产、子宫内膜结核；②无排卵性功能失调性子宫出血或怀疑子宫性闭经，在月经周期后半期确切了解子宫内膜改变和子宫内膜结核；

③不孕症行诊断性刮宫有助于了解有无排卵,并能发现子宫内膜病变;④宫腔内有组织残留或功能失调性子宫出血长期多量出血时,彻底刮宫有助于诊断,并有迅即止血效果。

（2）禁忌证:滴虫、假丝酵母菌感染或细菌感染所致急性阴道炎、急性子宫颈炎,急性或亚急性盆腔炎性疾病。

（七）女性内分泌激素测定

1. 下丘脑GnRH测定

（1）GnRH试验刺激: 也称垂体兴奋试验,可了解垂体功能。

（2）氯米芬试验: 评估闭经患者HPO的功能,鉴别下丘脑和垂体病变。

2. 垂体促性腺激素测定

（1）生理作用:垂体促性腺激素（LH）主要是促进卵巢排卵和黄体生成,以促使黄体分泌孕激素和雌激素。

（2）临床应用:①鉴别闭经原因; ②排卵监测; ③协助诊断多囊卵巢综合征;④诊断性早熟。

3. 垂体催乳素测定

（1）生理作用: 催乳素（PRL）主要功能是促进乳房发育及泌乳,以及与卵巢类固醇激素共同作用,促进分娩前乳房导管及腺体发育。PRL还参与机体的多种功能,特别是对生殖功能的调节。

（2）临床应用:①闭经、不孕及月经失调者; ②垂体肿瘤患者PRL异常增高时,应考虑有垂体催乳素瘤。

4. 雌激素测定

（1）生理作用: 雌激素（E）分为雌酮（E_1）、雌二醇（E_2）及雌三醇（E_3）,用于维持女性生殖功能及第二性征。

（2）临床应用:①监测卵巢功能; ②监测胎儿-胎盘单位功能。

5. 孕激素测定

（1）生理作用: 孕激素通常在雌激素的作用基础上发挥作用,主要是使子宫内膜转化为分泌期,利于胚胎着床;并防止子宫收缩,使子宫在分娩前处于静止状态。同时孕酮还能促进乳腺腺泡发育,为泌乳做准备。

（2）临床应用:①排卵监测; ②评价黄体功能; ③辅助诊断异位妊娠; ④辅助诊断先兆流产; ⑤观察胎盘功能; ⑥孕酮代替疗法的监测。

6. 雄激素测定

（1）生理变化: 雄激素分为睾酮及雄烯二酮。睾酮主要由卵巢和肾上腺分泌的雄烯二酮转化而来;雄烯二酮50%来自卵巢,50%来自肾上腺皮质,其生物活性介于活性很强的睾酮和活性很弱的脱氢表雄酮之间。血清中的脱氢表雄酮主要由肾上腺皮质产生。绝经前,血清睾酮是卵巢雄激素来源的标志,绝经后肾上腺皮质是产生雄激素的主要部位。

（2）临床应用：①卵巢男性化肿瘤；②多囊卵巢综合征；③肾上腺皮质增生或肿瘤；④两性畸形；⑤女性多毛症；⑥应用雄激素制剂或具有雄激素作用的内分泌药物；⑦高催乳素血症。

7. HCG测定

（1）来源：HCG是一种糖蛋白激素,由β和β亚单位组成,主要由妊娠滋养细胞产生,妊娠滋养细胞疾病、生殖细胞肿瘤及其他恶性肿瘤如肺、肾上腺及肝脏肿瘤也可产生HCG。

（2）临床应用：①妊娠诊断；②异位妊娠；③妊娠滋养细胞疾病的诊断和监测；④性早熟和肿瘤。

8. 人胎盘催乳素测定

（1）来源：人胎盘催乳素（hPL）是由胎盘合体滋养细胞产生、贮存及释放的单链多肽激素。其生理作用主要为促进胎儿生长及母体乳腺腺泡发育等。

（2）临床应用：①监测胎盘功能；②糖尿病合并妊娠。

9. 口服葡萄糖耐量试验（OGTT）-胰岛素释放试验

（1）原理：胰岛素的分泌形式有两种,在无外来因素干扰的情况下,空腹状态时的胰岛素分泌称为基础分泌,各种刺激诱发的胰岛素分泌称为刺激后分泌。葡萄糖是最强的胰岛素分泌刺激物。在OGTT同时测定血浆胰岛素,能了解胰岛B细胞功能及有无胰岛素抵抗。

（2）临床意义：①糖尿病分型；②协助诊断某些妇科疾病。

（八）输卵管通畅检查

输卵管通畅检查目的是了解宫腔及输卵管腔的形态和输卵管阻塞的部位。方法包括输卵管通液术、子宫输卵管造影和妇科内镜输卵管通畅检测等。

（九）常用穿刺检查

妇科病变多位于盆腔及下腹部,故可通过穿刺明确盆、腹腔积液性质或查找肿瘤细胞。穿刺抽出的液体,除观察其一般性状以外,还要根据病史决定送检项目,包括常规化验检查、细胞学检查、细菌培养、药敏试验等。

（十）影像检查

现代科技的飞速发展给传统的影像学注入巨大活力,超声检查以其对人体损伤小,可重复性,实时,诊断准确而广泛应用于妇产科领域。其他如X线,计算机体层成像（CT）,磁共振成像（MRI）,正电子发射体层显像（PET）及放射免疫定位也是妇产科领域的重要影像学检查方法。

三、内镜检查

内镜检查(endoscopy)是用冷光源探视镜头经人体自然孔道或人造孔道探视人体管、腔或脏器内部的窥视系统。妇产科内镜检查包括胎儿镜(fetoscope)、阴道镜(colposcope)、宫腔镜(hysteroscope)、腹腔镜(laparoscope)和输卵管镜(felloposcope)等。

(一)胎儿镜检查

1. 胎儿镜检查　是用直径0.5~2mm的光纤内镜,以套管针从孕妇腹壁穿刺,经子宫壁进入羊膜腔,观察胎儿形体、采集脐血或胎儿组织行活组织检查,以及对胎儿进行宫内治疗的方法,为有创检查。

2. 检查时间　根据羊水量、胎儿大小、脐带粗细和检查目的而定。

3. 适应证

(1)疑胎儿体表畸形。

(2)抽取脐血协助诊断胎儿有无遗传性疾病。

(3)胎儿组织活检有无遗传性皮肤病。

4. 常见并发症　感染、出血、流产、早产或胎儿死亡、羊水渗漏、周围脏器损伤等。

(二)阴道镜检查

1. 阴道镜检查　是将充分暴露的阴道和宫颈光学放大10~40倍,直接观察这些部位的血管形态和上皮结构,以发现与癌变相关的异型上皮、异型血管,对可疑部位行定位活检,以提高宫颈疾病确诊率。

2. 适应证

(1)宫颈细胞学检查LISL及以上、ASCUS伴高危型HPV-DNA阳性或AGS者。

(2)HPV-DNA检测16或18型阳性者。

(3)宫颈锥切术前确定切除范围。

(4)可疑外阴、阴道上皮内瘤样病变、阴道腺病、阴道恶性肿瘤。

(5)宫颈、阴道及外阴病变治疗后复查和评估。

(三)宫腔镜检查

1. 宫腔镜检查　是应用膨宫介质扩张宫腔,通过插入宫腔的光导玻璃纤维窥镜直视观察宫颈管、宫颈内口、宫内膜及输卵管开口的生理与病理变化,以便针对病变组织直观、准确地取材并送病理检查;同时也可直接在宫腔镜下手术治疗。

2. 适应证

(1)异常子宫出血。

(2)疑宫腔粘连及畸形。

（3）超声检查有异常宫腔回声及占位病变。

（4）节育器定位。

（5）原因不明的不孕症。

（6）子宫造影异常。

（7）复发性流产。

3. 禁忌证

（1）绝对禁忌证：①急性、亚急性生殖道感染；②心、肝、肾衰竭急性期及其他不能耐受手术者；③近期（3个月内）有子宫穿孔史或子宫手术史者。

（2）相对禁忌证：①宫颈瘢痕，不能充分扩张者；②宫颈裂伤或松弛，灌流液大量外漏者。

4. 常见并发症　子宫穿孔、泌尿系及肠管损伤、出血、过度水化综合征、盆腔感染、心脑综合征和术后宫腔粘连等。

（四）腹腔镜检查

1. 腹腔镜检查　是指将接有冷光源照明的腹腔镜经腹壁插入腹腔，连接摄像系统，将盆、腹腔内脏器显示于监视屏幕上。20世纪80年代后期，由于腹腔镜设备、器械不断更新，腹腔镜手术范围逐渐扩大，国际妇产科联盟（International Federation of Gynecology and Obstetrics，FIGO）提出在21世纪应有60%以上妇科手术在内镜下完成。

2. 适应证

（1）诊断腹腔镜：①子宫内膜异位症；②明确腹、盆腔肿块性质；③确定不明原因急、慢性腹痛和盆腔痛的原因；④明确或排除引起不孕的盆腔疾病；⑤计划生育并发症的诊断。

（2）手术腹腔镜：①有适应证实施经腹手术的各种妇科良性疾病；②早期子宫内膜癌根治手术和早期子宫颈癌根治术；③早晚期子宫颈癌化放疗前后腹膜淋巴结取样；④计划生育节育手术。

3. 禁忌证

（1）绝对禁忌证：①严重心肺功能不全；②凝血功能障碍；③绞窄性肠梗阻；④大的腹壁疝或膈疝；⑤腹腔内广泛粘连；⑥弥漫性腹膜炎；⑦腹腔内大出血。

（2）相对禁忌证：①盆腔肿块过大，超过脐水平；②妊娠＞16周；③晚期卵巢癌。

4. 常见并发症　出血性损伤、脏器损伤、与气腹相关的并发症等。

思考题 ....

简述妇产科常用特殊检查。

推荐参阅指南/书籍

谢幸,苟文丽.妇产科学.8版.北京:人民卫生出版社,2014

参 考 文 献

夏恩兰.宫腔镜临床应用进展.中国实用妇产科与产科杂志,2006(01):18-23

第三章

妇产科学药物治疗实践技能

第一节 异常妊娠用药

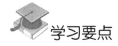 学习要点

1. 掌握早期妊娠保胎药物的用药原则。
2. 掌握妊娠剧吐止吐药物的药物特点及用药监护要点。
3. 掌握妊娠期高血压的用药原则、药物选择及注意事项。
4. 掌握促宫颈成熟治疗的药物选择和药物特点。
5. 掌握引产的常用药物选择和药物特点。
6. 熟悉甲氨蝶呤治疗异位妊娠的常用治疗方案、不良反应以及用药监护。

一、流产保胎用药

妊娠不足28周、胎儿体重不足1 000g而终止妊娠者,称为流产(abortion)。在妊娠12周前终止者称早期流产,而在妊娠12周至不足28周终止者称晚期流产。流产分为自然流产和人工流产。本节重点讲解自然流产的治疗与用药。按照自然流产疾病的发展阶段,可分为先兆流产、难免流产、不全流产、完全流产、稽留流产、复发性流产、流产合并感染等临床类型。先兆流产主要表现为少量的阴道出血、阵发性下腹痛或腰痛,如果经过治疗和休息后症状消失,可继续妊娠;若阴道出血量增多或下腹痛加剧,可发展为难免流产。复发性流产指同一性伴侣连续发生2次或2次以上的自然流产。对于出现先兆流产和复发性流产再次妊娠的患者,应在分析病因后进行早期的保胎治疗,有助于继续维持妊娠。流产合并感染的患者应给予抗感染治疗。其他临床类型的流产由于胎儿不能继续正常发育,不需要进行保胎治疗。临床广泛应用的妊娠早期保胎药有黄体酮制剂、维生素类、抗凝/抗血小板药、糖皮质激素等。

（一）用药原则

1. 流产保胎治疗基本原则

（1）对于自然流产，孕妇出现流产症状后，应由专科医生确诊后，根据不同的临床类型，决定相应的治疗措施。

（2）对于先兆流产和复发性流产，应根据患者具体情况，分析病因后，在孕前或孕中期进行必要的干预和治疗，对症使用保胎药。

（3）保胎治疗期间，孕妇应注意休息、避免劳累，均衡营养，禁止性生活，尽量避免接触有毒有害的物理化学物质，酌情取臀高位，保持大便通畅。

（4）治疗期间需重视孕妇心理状态，稳定患者情绪，适时与其沟通保胎进展，提高治疗信心。

（5）一旦评估保胎治疗无效，胚胎无法继续发育，应停药并终止妊娠。

2. 保胎药的用药原则

（1）孕妇如因病情需要使用保胎药时，须有针对性地用药，注意应符合用药指征。

（2）应注意保胎药物的用药时机和正确的使用方法。

（3）保胎治疗期间须密切观察患者流产症状变化、定期复查相关检验检查、药物不良反应等，以判断药物疗效以及用药疗程。

（4）应用保胎药时应向患者及其家属告知保胎药的作用、药物的用法用量、注意事项、不良反应等。

（二）用药策略

自然流产多为早期流产，胚胎染色体异常是导致流产的主要原因，占50%~60%；其次是母体因素，包括生殖系统异常、内分泌异常（黄体功能不足、甲状腺功能减退、未控制的糖尿病等）、免疫功能异常等。不同流产类型的病因基本相同，但各种原因引发的比例可能有所不同。临床上，需根据流产的原因选择不同的药物进行治疗。下面对临床上常见病因的用药治疗策略进行详细介绍：

1. 黄体功能不足的药物治疗　对于黄体功能不足的患者，主要的治疗药物有孕激素（地屈孕酮、黄体酮制剂）、HCG。

（1）孕激素：在使用时应考虑是否符合孕激素的适应证，防止出现滥用情况。孕激素用于妊娠早期保胎使用的主要适应证为先兆流产和复发性流产患者再次妊娠。孕激素的使用以最低有效剂量为原则。常用孕激素制剂的给药途径可分为口服给药、肌内注射、阴道用药等，口服给药为首选途径，可酌情合并用药。

孕激素并不需要全孕期使用，根据先兆流产发生的孕周并结合患者流产症状变化情况确定停药时间。①孕12周前的先兆流产：用药后，临床症状改善直至消失，B超检查提示胚胎存活可继续妊娠，继续使用1~2周后可以停药；或者持续用药至孕8~10周。若治疗过程中,临床症状加重、血清β-HCG水平持续不升或者下降、B超检查提示难免流产,应停药并终止妊娠。②孕13~28周的先兆流产:a. 流产症状体征消失后1~2周; b. 晚期复发性流产史的孕妇应用至妊娠28周; c. 有早产高危因素患者可参考早产指南使用; d. 宫颈环扎术后、侵入性产前诊断或停用宫缩抑制剂后3天。根据临床症状,可酌情增加药物使用天数。

复发性流产再次妊娠患者使用孕激素治疗的停药时间: 使用至孕12~16周,或前次流产孕周后1~2周,若无先兆流产表现,超声检查宫内妊娠正常,可以停药。

（2）HCG: 由合体滋养细胞产生,能促进和维持黄体功能,使黄体合成孕激素。HCG制剂适应证为黄体功能不全、先兆流产、复发性流产。一般隔天肌内注射1 000~2 000U/d,至孕7~10周。

2. 甲状腺功能异常的药物治疗　甲状腺激素在调节人体生理功能和胎儿发育等方面起到重要作用。妊娠期,孕妇体内激素水平改变,母胎对碘需求量增加等使妊娠期甲状腺功能异常的发生率增加。备孕或妊娠期妇女如出现甲状腺功能异常,应该在孕前及孕期积极监测及治疗。

（1）甲状腺功能亢进（甲亢）: 妊娠期甲亢需要根据不同类型选择治疗方式。对于妊娠期一过性甲亢,如与妊娠剧吐相关、非病理性甲亢,常采用支持疗法,一般不需药物治疗。而毒性弥漫性甲状腺肿,由于症状严重,对母儿的危害大,需要给予药物治疗。妊娠期甲亢的首选治疗方式是抗甲状腺激素药物治疗。用药原则是应力争在尽可能短的时间内恢复正常的甲状腺功能,并用有效而最低的剂量维持。考虑安全性和有效性,妊娠早期（1~12周）治疗甲亢的首选药物是丙硫氧嘧啶,指南推荐起始剂量为50~300mg/d,每天分次口服;妊娠中晚期（13~40周）,首选药物为甲巯咪唑,起始剂量为5~15mg/d。

（2）甲状腺功能减退症（甲减）和亚临床甲状腺功能减退症（亚临床甲减）:妊娠期甲减能够损害胎儿的神经系统发育,同时还能够增加流产、早产、死胎、低出生体重儿、妊娠期高血压等妊娠期并发症的发生风险。因此,确诊为妊娠期甲减的患者,必须及时给予规范化治疗。妊娠期甲减的治疗目的是通过及时足量补充外源性甲状腺激素,纠正母体甲状腺激素不足,保证妊娠过程中母体对胎儿甲状腺激素的供应,改善围生结局。推荐治疗药物为左甲状腺素片,起始剂量为50~100μg/d,2周后复查TSH,治疗目标是TSH维持T_1期0.1~2.5mU/L, T_2期0.2~3.0mU/L, T_3期0.3~3.0mU/L,甲减严重者,可数天内予以2倍代替剂量,注意心功能评估。不建议使用三碘甲状腺原氨酸和甲状腺素片治疗。

亚临床甲减的患者,应酌情补充甲状腺激素治疗,使TSH控制在正常水平。对于甲状腺过氧化物酶抗体阳性患者推荐使用左甲状腺素片,TPOAb阴性的亚临床甲减给予药物治疗的证据有限,目前的专家共识为不主张、不推荐。

3. 糖尿病的药物治疗 参见"第三章 第二节 三、妊娠合并糖尿病用药"。

4. 血栓前状态的药物治疗 妊娠期高凝状态使子宫胎盘部位血流状态改变,易形成局部微血栓甚至引起胎盘梗死,使胎盘组织的血液供应下降,胚胎或胎儿缺血缺氧,最终导致胚胎或胎儿的发育不良而流产。对于因血栓前状态导致复发性流产的患者,应给予抗凝治疗。临床上常见血栓前状态疾病有先天性血栓前状态、抗磷脂抗体综合征(antiphospholipid syndrome,APS)、获得性高同型半胱氨酸血症以及其他各种引起血液高凝状态的疾病。具体抗凝方案需要结合患者凝血指标和血小板聚集试验等制订。目前,临床常用的抗凝药物为低分子量肝素和阿司匹林。

5. 免疫功能异常的药物治疗 半数以上的复发性流产与免疫功能紊乱有关。根据导致流产的不同免疫病理变化因素,可将免疫性流产分为自身免疫型复发性流产及同种免疫型复发性流产。

自身免疫型复发性流产主要指抗磷脂抗体所致的流产,属于APS。APS是一种非炎症性自身免疫性疾病,以体内产生大量的抗磷脂抗体为主要特征,临床表现包括动静脉血栓形成、病理妊娠、血小板计数减少等,是复发性流产最为重要且可以治疗的病因之一。自身免疫型复发性流产的治疗宜采用小剂量、短疗程、个体化免疫抑制治疗和抗凝疗法。常用药物为小剂量泼尼松、小剂量阿司匹林和低分子量肝素。临床上需根据抗磷脂抗体、血小板聚集程度以及凝血状态制订具体药物治疗方案:抗磷脂抗体呈频繁阳性或持续阳性时需应用泼尼松;血小板聚集性增高时需应用阿司匹林;存在高凝状态时需应用低分子量肝素。根据患者具体情况,可采用联合给药方案。

同种免疫型复发性流产是指排除染色体、解剖、内分泌、感染以及自身免疫等方面的病因,未能发现其他导致流产的原因,也称为原因不明复发性流产。目前,淋巴细胞免疫治疗及静脉注射丙种球蛋白治疗同种免疫型复发性流产上存在争议,但仍有临床实践证明,免疫治疗对防治早期复发性流产有一定疗效。尤其是封闭抗体阴性及自然杀伤(NK)细胞数量及活性升高者,给予小剂量淋巴细胞主动免疫治疗或静脉注射用人免疫球蛋白(intravenous immunoglobulin,IVIG)仍可作为一种治疗手段。同种免疫型患者还应考虑是否存在血小板激活状态及高凝状态,如果存在应同时给予抗凝疗法。对于血小板聚集性增高的患者需合用阿司匹林;存在高凝状态时需合用低分子量肝素。

6. 其他药物治疗

(1)维生素E:又名生育酚,是一种抗氧化剂,能促进排卵和黄体生成,使黄体分泌孕酮增加。临床上常用于先兆流产和复发性流产的辅助治疗。常用剂量为每天口服100mg,可维持至整个孕期。

（2）叶酸:是一种水溶性B族维生素,在体内参与氨基酸和核酸的代谢,对细胞增殖、组织生长分化和机体发育起着重要作用。孕期叶酸缺乏可引起死胎、流产、神经管发育畸形、妊娠期高血压、胎儿生长受限、早产等。备孕的女性,可在怀孕前开始每天服用叶酸0.4mg,直至妊娠3个月,以减少胎儿神经管发育缺陷。

（三）药物特点

1. 孕激素类药物　孕激素主要由卵巢的黄体细胞分泌,以孕酮(黄体酮)为主。孕激素是维持妊娠所必需的,能抑制子宫收缩,并降低子宫对催产素的敏感性,使胎儿安全生长。临床应用的孕激素类药物是人工合成品及其衍生物。常用的药物有地屈孕酮片、黄体酮软胶囊、黄体酮注射液、黄体酮阴道缓释凝胶。临床常用推荐用药、使用方法以及注意事项详见表3-3-1。

表3-3-1　孕激素药物治疗自然流产的使用方法、药动学特点及注意事项

给药途径	常用药物	使用方法	药动学特点	注意事项
口服*	地屈孕酮片	先兆流产:起始剂量40mg,随后每8小时10mg。复发性流产:每日口服地屈孕酮2次,每次10mg	口服迅速吸收,t_{max}:0.5h,$t_{1/2}$:5~7h	妊娠剧吐患者应谨慎使用
	黄体酮软胶囊	一般200~300mg/d,根据患者反映情况进行调整	t_{max}:1~3h 个体差异大	
肌内注射	黄体酮注射液	先兆流产:一般10~20mg,用至腹痛及出血停止;复发性流产:自妊娠开始,一次10~20mg,每周2~3次	注射后迅速吸收,t_{max}:6~8h	注意患者局部皮肤、肌肉的不良反应
阴道给药	黄体酮软胶囊	一般200~300mg/d,根据患者反映情况进行调整	t_{max}:2~6h	阴道出血的患者应谨慎使用
	黄体酮阴道缓释凝胶	90mg/d	吸收时间延长,t_{max}:(6.8±3.3)h,$t_{1/2}$:(34.8±11.3)h	

注:*首选给药途径。

2. HCG制剂　HCG是由胎盘的合体滋养细胞分泌的一种糖蛋白,具有促进及支持黄体功能的作用。其分子中含负电荷,能覆盖在滋养细胞表面,防止母体

免疫细胞的攻击。用于流产治疗时，HCG制剂的使用剂量需要根据患者反应情况进行调整。

3. 丙硫氧嘧啶　是一种抗甲状腺药物,通过甲状腺内过氧化物酶,阻止甲状腺内酪氨酸碘化及碘化酪氨酸的缩合,从而抑制甲状腺素的合成。同时,在外周组织中抑制甲状腺素(T_4)转变为三碘甲状腺原氨酸(T_3),使血清中活性较强的T_3含量较快降低。因此药物可透过胎盘,引起胎儿甲状腺功能减退及甲状腺肿大,治疗期间应根据患者甲亢症状及甲状腺功能改善情况调整用量,直至以最低剂量维持甲状腺功能至正常水平。

4. 左甲状腺素　与人体甲状腺分泌的激素作用一致,在肝脏和肾脏内转化为三碘甲状腺原氨酸(T_3),进入细胞后发挥作用,参与机体的生长、发育和代谢调节。左甲状腺素空腹口服后,主要在小肠吸收,血浆蛋白结合率达99%以上,t_{max}为6小时,主要在肝脏、肾脏、脑和肌肉代谢清除。该药通常在服药后3~5天发挥药理作用。

5. 低分子量肝素　是普通肝素通过酶或化学解聚过程产生的小分子片段产物。其分子质量相当于普通肝素的1/3。低分子量肝素与抗凝血酶Ⅲ形成复合物后,选择性抑制Ⅹa活性强,而对Ⅱa及其他凝血因子作用较弱,对抗凝血酶的作用较小。与普通肝素相比,其具有半衰期长、生物利用率高,对血小板功能、脂质代谢影响少,极少增加出血倾向等优点。低分子量肝素适用于处于高凝状态的复发性流产患者的抗凝治疗。根据近期有无血管栓塞表现或相关病史以及D-二聚体水平制订不同的治疗方案,一般使用剂量为5 000U,1~2次/d,皮下注射。用药时间可从孕早期开始,一般在检测血清β-HCG诊断妊娠即开始用药,治疗过程需要监测胎儿发育情况和凝血指标。如果胎儿生长发育良好,与孕周相符,凝血纤溶指标检测项目恢复正常,即可停药。停药后必须每个月复查凝血纤溶指标,有异常时重新用药。必要时治疗可维持整个孕期,一般在终止妊娠前24小时停止使用。

6. 阿司匹林　小剂量阿司匹林能使血小板的环氧合酶乙酰化,从而减少血栓素A_2(thromboxane A_2, TXA_2)的生成,抑制血小板的黏附和聚集。适用于存在血小板激活状态的复发性流产者的治疗。阿司匹林口服后主要在小肠上部吸收,t_{max}为3.5小时左右,吸收后迅速被水解为水杨酸,$t_{1/2}$为0.38小时。水解后以水杨酸盐的形式迅速分布至全身组织,并可通过胎盘。常用口服剂量为50~75mg/d。用药过程中需监测凝血功能的变化。一般于终止妊娠前7~14天停药,具体停药时机根据产科情况及并发症而定。

7. 泼尼松　属于糖皮质激素,是免疫机制异常所致复发性流产的常用治疗药物。推荐治疗药物剂量为5mg/d,用药时间自确定妊娠开始,用药疗程长短根据抗磷脂抗体水平确定：频繁出现阳性或持续阳性者用药至妊娠结束；用药期间抗体水平转阴1~2个月可考虑停药。合并系统性红斑狼疮（SLE）者，泼尼松用药剂量及用法参照SLE治疗方案。

8. IVIG　由人血浆中分离纯化制得来的一种IgG制剂，能调节白细胞和上皮细胞的Fc受体表达及功能；干扰补体活化剂细胞因子的生成。静脉注射后，血浆IgG水平在15分钟左右达峰，$t_{1/2}$为3~4周。近年已用于同种免疫异常型复发性流产的被动免疫治疗。常用剂量为400~500mg/（kg·d），连续1~3天，每周1次，持续至孕12~14周。

（四）用药监护或用药宣教

妊娠期患者在给予保胎药物治疗前，应详细了解患者的孕周、孕产史、个人疾病史、用药史、药物不良反应史以及导致流产的病因、症状等，重点关注相关检验检查指标，有助于制订个体化治疗方案，及时评估保胎疗效并确定用药疗程。用药期间应密切监护药物不良反应，一旦发生及时对症处理，以减少围生期不良事件的发生。流产患者常伴有焦虑和紧张心情，应注意患者心理状态，舒缓紧张情绪。先兆流产患者保胎期间应遵医嘱服药，注意休息，避免过度劳累，禁止性生活，规律生活、均衡营养等。

1. 激素类药物的用药监护　孕激素类药物在治疗黄体功能不足引发的自然流产时，应注意禁忌证和慎用情况，如兼具雄激素或抗雄激素作用的孕激素禁用于妊娠期妇女，因此在选择孕激素保胎时建议选用推荐用药；不明原因阴道出血、严重肝功能不全者禁用；大量孕激素长期使用可能导致或加重抑郁症的发生，临床应慎用于有抑郁症病史者，包括产后抑郁者。口服黄体酮制剂最好远隔进餐时间给药，建议晚上睡觉前服用。

血清中孕酮水平波动很大，瞬时的孕酮值并不完全反映血中的孕酮总量。因此，在使用孕激素保胎时并不建议把血孕激素监测作为常规监测指标；推荐早孕期以血清β-HCG测定评估妊娠状态，继而根据B超检测宫内孕囊和胎心，进一步调整保胎治疗方案。

药物不良反应监护如下：

（1）长期连续使用黄体酮制剂可出现月经减少或闭经、肝功能异常、水肿、体重增加等。用药期间应观察患者是否出现瘙痒、黄疸或肝功能异常，如有上述不良反应，则立即停止用药并进行相应治疗。

（2）地屈孕酮常见不良反应有子宫出血、乳房敏感/疼痛、偏头痛/头痛等。治疗过程中如果出现特别严重的头痛、偏头痛、血压显著上升、静脉血栓栓塞时，或在使用过程中恶化，必须考虑停止治疗。妊娠期间使用可能发生或加重胆汁淤积性黄疸、妊娠期疱疹、严重瘙痒症、耳硬化症和卟啉症等疾病。

2. 甲状腺功能异常治疗药物的用药监护

（1）甲亢治疗的用药监护：应用丙硫氧嘧啶治疗妊娠期甲亢期间，应每隔2~3周复查甲状腺功能，根据患者甲亢症状（脉搏减缓、体重增加等）改善情况，调整用药剂量直至最小维持剂量。用药期间还应定期检查血象及肝功能，严重肝功能不全者禁用。该药与口服抗凝药合用可致后者疗效增加。高碘食物或药物的摄入可使甲亢病情加重，使抗甲状腺药需要量增加或用药时间延长，故在服用本品前应避免服用碘食物或药物。

（2）甲减治疗的用药监护：应用左甲状腺素治疗妊娠期甲减期间，应定期监测血清TSH水平，每4周复查1次甲状腺功能，根据结果调整用药剂量。妊娠期甲减患者更应强化补碘，推荐碘摄入量为200μg/d，鼓励孕妇进食碘化盐和含碘高的食物如紫菜、海带等海产品，必要时给予药物补碘。

个别患者在开始使用左甲状腺素治疗时，由于剂量增加太快，可能出现药物不耐受或药物过量现象，主要表现为典型的甲亢症状，如震颤、失眠、心悸、多汗、体重减少、腹泻等。如出现上述症状，应及时就诊，在医生指导下减少药物剂量或者停药数天。一旦症状消失，可重新开始治疗。

（3）左甲状腺素是一种胰岛素拮抗剂，可减少胰岛素和口服降糖药的降糖效果。因此，糖尿病患者在应用该药治疗期间，特别是初始治疗阶段，需定期监测血糖，及时调整降糖药治疗方案。左甲状腺素血浆蛋白结合率高，可与香豆素类抗凝药竞争血浆白蛋白，使抗凝药作用增强。两药合用时，需定期检查凝血指标，必要时减少抗凝剂用量。与苯巴比妥等肝药酶诱导剂合用时，能增加左甲状腺素的清除。

3. 抗凝疗法的用药监护　应用阿司匹林和低分子量肝素治疗血栓前状态疾病时，需要定期复查凝血指标及检测胎儿发育情况。如果胎儿发育良好，与孕周相符，凝血指标正常，说明治疗有效，可停止用药，停药后应每个月复查凝血指标，出现异常时需重新用药。

低分子量肝素偶见皮肤黏膜出血、牙龈出血、皮疹及皮肤瘙痒等轻度过敏反应。还可导致血小板进行性下降，因此用药期间需要监测血小板计数，当血小板计数下降低于原值的30%~50%时应停药。

阿司匹林常见不良反应为胃肠道不适，如胃灼热、恶心、呕吐、腹痛和腹泻等。由于阿司匹林对血小板的抑制作用，与低分子量肝素合用时出血风险增加；与糖皮质激素合用也能增加胃肠道出血风险。用药期间应密切关注患者是否出现黏膜出血、呕血、便血、瘀斑等症状，及时对症处理。

4. 免疫治疗的用药监护

（1）泼尼松：从确定妊娠即可用药。糖皮质激素可以出现血压升高、血糖升高、胃黏膜出血、骨质疏松、诱发感染等不良反应。用药期间应注意监测患者血压、血糖波动情况,是否出现骨折骨痛等症状。该药禁用于有严重的精神病史、活动性胃及十二指肠溃疡、明显糖尿病、严重高血压等患者。建议每日早晨7~8时服药,有助于减少服药后造成的不良反应和对肾上腺功能的抑制作用。与降糖药合用时可能需要调整降糖药的剂量。

（2）IVIG:该药静注时不得与其他药物混合输注,且静注速度不宜过快。个别患者可能由于个体差异或者输注过快,出现一过性头痛、恶心、寒战、心慌、低热等不良反应。上述反应大多轻微且常发生在输液开始1小时内,因此建议在用药过程定期观察患者的一般情况和生命体征,必要时减慢或暂停输注。一般无须特殊处理即可自行恢复。由于IVIG中含有少量IgA,IgA缺乏症患者输入IVIG后可产生过敏反应,少数可发生溶血。因此,IVIG禁用于IgA缺乏症患者。

5.维生素类药物的用药监护

（1）维生素E的不良反应主要是长期（6个月以上）大剂量（>400mg/d）服用时出现。长期大剂量应用维生素E,易引起血小板聚集和血栓形成。大剂量维生素E对维生素K有拮抗作用,降低凝血酶原水平,增加香豆素类抗凝药的出血风险。维生素K缺乏引起的低凝血酶原血症患者、缺铁性贫血患者应慎用。

（2）小剂量叶酸不良反应较少,罕见过敏反应。长期用药可出现畏食、恶心、腹胀等胃肠道症状。

案例分析

患者王某,女,30岁,以"停经40天,少量阴道流血3天,下腹疼痛1天"为主诉入院。入院后查体:T 36.5℃,P 80次/min,R 18次/min,BP 115/75mmHg。辅助检查:血常规,白细胞$4.5×10^9$/L,中性粒细胞70%,血红蛋白120g/L,血小板计数$250×10^9$/L;尿妊娠HCG试验,阳性;孕酮,10nmol/L。B超:宫腔内见孕囊,如孕44天,见胚芽,见胎心;孕囊周围见小的液性暗区,子宫附件无明显异常。诊断:宫内早孕,先兆流产。现给予保胎治疗,如何使用保胎药物?

分析:

（1）患者诊断为先兆流产,孕酮水平低,提示患者黄体功能不足,应给予补充孕激素治疗。首选口服制剂,地屈孕酮片,首次40mg,之后10mg,每8小时1次;或者黄体酮软胶囊早晨空腹口服100mg,晚上睡前口服200mg。同时可口服维生素E胶囊50mg,每天2次。

（2）嘱患者卧床休息,避免劳累,禁止性生活、规律生活、均衡营养、放松紧张情绪、保持良好的心态等。

（3）定期复查:保胎药物治疗2周后,临床症状改善直至消失,B超检查提示胚胎存活,可继续妊娠,继续使用1~2周后可以停药;或者持续用药至孕8~10周。

如果阴道流血增多,且复查B超若显示宫内液性暗区增大,胎心消失,则提示妊娠可能不能维持,流产难免,予以及时终止妊娠。

二、异位妊娠用药

受精卵在子宫体腔外着床发育的异常妊娠过程,称为异位妊娠(ectopic pregnancy),也称"宫外孕"。异位妊娠是妇产科常见的急腹症,发生率为2%,也是孕妇死亡原因之一。根据受精卵在子宫体腔外种植部位不同而分为输卵管妊娠、卵巢妊娠、宫颈妊娠、腹腔妊娠、阔韧带妊娠和剖宫产瘢痕妊娠等类型,其中以输卵管妊娠最常见,占异位妊娠的95%以上。输卵管妊娠主要包括手术治疗和药物治疗,由于医疗技术水平的提高和医学知识的普及,越来越多的异位妊娠患者可在疾病早期得以诊断,从而获得药物保守治疗的机会。本章主要介绍异位妊娠的药物治疗。

(一)用药原则

1. 异位妊娠的治疗原则 异位妊娠需要根据患者年龄、生育要求、异位妊娠的部位和类型、检验检查指标(血清β-HCG、孕酮、B超等)、腹腔内出血量、生命体征等指标,以制订个体化治疗方案。

2. 异位妊娠药物保守治疗的用药原则

(1)药物治疗:该方法主要适用于早期输卵管妊娠、要求保存生育能力的年轻患者。近年来保守治疗逐渐用于治疗某些宫颈妊娠及卵巢妊娠。

(2)用药前必须严格选择病例,符合以下条件方可进行:①血流动力学稳定;②低血清β-HCG水平,理想者低于1 500U/L,最高可至5 000U/L;③超声未见胎心搏动;④确定没有宫内妊娠;⑤愿意随访;⑥无MTX过敏史。药物治疗的禁忌证为:①生命体征不稳定;②异位妊娠破裂;③妊娠囊直径≥4cm或≥3.5cm伴胎心搏动。

(3)用药前,使患者了解药物治疗方案、治疗风险、药物不良反应,可能出现的不良后果等。强调随访复查的重要性,以提高患者的用药依从性。

(4)治疗期间嘱患者卧床休息,密切监测患者临床症状和生命体征以及药物不良反应,并动态监测血清β-HCG水平及B超,及时评估疗效。

(5)如评估药物治疗失败,应及时给予手术治疗。

(二)用药策略

1. MTX MTX是目前被公认的治疗异位妊娠的首选治疗药物,应用MTX治疗异位妊娠的总的成功率为71.2%~94.2%。MTX的治疗成功率依赖于治疗的剂量、孕周和血清β-HCG水平。MTX也用于异位妊娠手术后持续异位妊娠的治疗。目前,临床上常用的MTX用药方案包括以下几种:

（1）单次给药治疗：MTX 50mg/m^2，单次肌内注射。治疗第4天和第7天测定血清β-HCG值，如β-HCG在4~7天降低15%，则每周复查血清β-HCG直至降至非孕期水平；如果β-HCG值下降＜15%或继续升高，重复给药一次。单次给药方案与多次给药方案同样有效，而且不用亚叶酸钙（calcium folinate，CF）解毒，不良反应较少，方法简便，临床应用广泛。

（2）多次给药方案：①MTX-CF方案，MTX 1mg/kg肌内注射（第1、3、5天和第7天给药），每隔1天使用CF 0.1mg/kg肌内注射（第2、4、6天和第8天给药）；每次给药后测定血清β-HCG浓度，如48小时下降＞15%则停药，否则继续给药至疗程结束。若治疗后出现持续性异位妊娠，可重复给药方案治疗。②小剂量分次肌内注射方案，MTX 0.4mg/（kg·d）肌内注射，连用5天为1个疗程。若血清β-HCG无明显下降，间隔1周可予第2个疗程。

（3）局部注射：MTX 20mg经阴道超声监控下或腹腔镜下进行局部注射。局部将MTX直接注射到病变部位，局部药物浓度增加，提高疗效，减少用量，不良反应较轻，但对技术要求高。

（4）口服给药：MTX 0.4mg/（kg·d）口服，5天为1个疗程，仅用于保守性手术治疗输卵管妊娠失败后的持续性输卵管妊娠的辅助用药。

2．米非司酮　是孕激素拮抗剂，在孕早期作为宫内孕流产的有效率较高，在治疗异位妊娠方面，该药仅用于MTX联合治疗或用于血清β-HCG轻微升高者。米非司酮常用剂量为100~150mg/d，口服，3天为一疗程。

3．氟尿嘧啶（5-FU）　是一种抗代谢类抗肿瘤药，具有杀胚作用，但对输卵管组织无破坏作用，病灶吸收后，输卵管能保持通畅。常用给药方案：①静脉滴注，按1g/d加入10%葡萄糖500ml内静脉缓慢滴注，6~8小时滴完，连续6~8天为1个疗程。②局部注射，在超声引导下局部注射氟尿嘧啶，单次剂量250~300mg，每周2次，500~600mg为1个疗程。

4．中药治疗　适用于病情缓和，特别是流产型腹腔内出血少者。其含有杀胚作用的中药成分，如天花粉、蜈蚣等，并配以活血化瘀、止血等药物。疗程长，起效慢。目前多与MTX或米非司酮等联合治疗。

5．其他药物　氯化钾、高渗葡萄糖等均具有杀胚作用，可通过腹腔镜手术或B超引导下穿刺，于输卵管妊娠部位局部用药。20%氯化钾注射液病灶内注射，主要作用于胎儿心脏引起心脏收缩不全与胎儿死亡，对胚胎有很大毒性，对有胎心搏动更有效；50%高渗葡萄糖病灶内注射引起局部组织脱水及滋养细胞坏死，使异位妊娠物吸收，达到治疗目的。

（三）药物特点

1．MTX　MTX是一种叶酸拮抗剂，可以抑制双氢叶酸还原酶，阻止嘌呤和嘧啶的合成,从而干扰DNA的合成和细胞增殖,用于杀灭异位妊娠中的滋养细胞,是治疗异位妊娠的首选药物。MTX一般剂量吸收良好,血浆蛋白结合率为50%,1~4小时达到C_{max},在血浆中的消除曲线呈三相型,$t_{1/2}$分别为0.75小时、3.5小时及7.5小时。在对用MTX治疗异位妊娠的患者长期随访中表明,生殖道畸形、自然流产或化疗后继发肿瘤并无增加。单个疗程患者中毒性作用发生率为20%~30%,但是在多个疗程的患者中毒性作用较常见。随机试验表示全身使用MTX和腹腔镜下保留输卵管手术在输卵管保留、输卵管通畅、重复性异位妊娠和未来妊娠方面无明显差异。

2. 米非司酮　米非司酮为炔诺酮衍生物,是化学合成的甾体化合物,孕激素拮抗剂,主要作用于子宫内膜,通过竞争性与PR结合,阻断孕酮的生理活性,引起蜕膜和绒毛组织变性、坏死,导致LH水平下降,从而继发卵巢黄体溶解,导致依赖于孕酮发育的胚囊坏死。米非司酮还能促使内源性PG合成增加,引起子宫收缩,促进妊娠物的排出。该药口服吸收迅速,生物利用度为69%,t_{max}为90分钟,血浆蛋白结合率高(98%),$t_{1/2}$为18小时。米非司酮配伍米索前列醇是药物流产的经典治疗方案。在治疗异位妊娠时,需要与MTX联合使用。

3. 5-FU　5-FU属于细胞周期特异性抗代谢类药物,主要抑制S期细胞。在体内先转变为5-氟-2-脱氧尿嘧啶核苷酸,后者抑制胸腺嘧啶核苷酸合成酶,阻断脱氧尿嘧啶核苷酸转变为脱氧胸腺嘧啶核苷酸,从而抑制DNA的生物合成。妊娠时滋养细胞处于增殖状态,对5-FU更加敏感,是治疗滋养细胞肿瘤的特效药物,也可以用于异位妊娠的治疗。5-FU主要经肝脏代谢,分解为二氧化碳经呼吸道排出体外,约15%的药物在给药1小时内经肾以原形药排出体外。$t_{1/2\alpha}$为10~20分钟,$t_{1/2\beta}$为20小时。

(四)用药监护或用药宣教

1. 用药监护

(1)MTX治疗方案的用药监护

1)疗效监护:给予药物治疗后,需严密随访血清β-HCG以确定绒毛活性消失和防止发生MTX治疗后持续异位妊娠。血清β-HCG若下降≤15%,表示治疗失败,此时需重复MTX治疗或建议手术。治疗期间严密观察血压、脉搏、腹痛、阴道出血等情况,若出现急性腹痛或血流动力学不稳定建议手术治疗。

2)不良反应监护:MTX引起的不良反应与剂量和治疗时间相关。①胃肠道反应如恶心、呕吐和口腔炎最常见。因此,接受MTX治疗的妇女建议不要使用酒精和非甾体抗炎药,减少胃肠道反应的发生。②多次给药方案时可出现肝酶升高,停止使用MTX或者增加CF解毒剂量会好转。③MTX治疗异位妊娠时,约2/3的患者会在初始治疗2~3天后出现腹痛加剧,这可能是由于药物对滋养层组织的毒副作用,导致妊娠物从种植部位分离所致流产。这种疼痛不同于输卵管破裂,属于中度、局限性疼痛(持续24~48小时),并且与急性腹痛或血流不稳定性的体征无关。在缺乏明确的输卵管破裂或腹腔内出血的症状和体征时,可监测血红蛋白水平有无降低和阴道超声检测盆腔内积液量。

(2)米非司酮的不良反应监护:米非司酮联合MTX治疗过程中,患者发生阴道流血,量虽不多但不易止血,这除与异位妊娠所致宫内膜变化有关以外,还与米非司酮促使内源性PG合成增加,引起子宫收缩导致阴道出血有关。米非司酮的不良反应还有抗糖皮质激素作用;胃肠道反应、其他如皮疹、发热、潮红、过敏反应极少出现。

(3)5-FU的不良反应监护:5-FU可引起食欲缺乏、恶心、呕吐、口腔炎、腹痛腹泻等胃肠道反应;还可引起骨髓抑制,用药期间应密切监测血常规。局部注射部位可出现静脉炎。在用药时切忌滴速过快,因滴速过快可导致严重的不良反应。

2. 患者用药宣教

(1)选用药物治疗异位妊娠前,必须详细告知患者药物治疗的优缺点、风险以及失败的可能性,异位妊娠破裂需要手术的可能性等。

(2)患者应了解有关异位妊娠破裂的症状和体征,有明显腹痛或触痛,多量阴道流血、头晕、心动过速、心悸或晕厥应即刻与医生联系。

(3)强调定期随访监测血清β-HCG的重要性,用药期间应注意可能发生的药物不良反应。

(4)建议患者在MTX治疗过程中避免使用叶酸增补剂、非甾体抗炎药、酒精,避免阳光照射,限制性生活和剧烈运动。

案例分析

患者罗某,女,29岁,孕1产0,以"停经46天,间断性阴道流血7天,下腹疼痛2天"为主诉入院。入院后查体:T 36.9℃,P 84次/min,R 19次/min,BP 125/70mmHg。妇科检查:阴道通畅,少量暗红色血迹,宫颈举痛、摇摆痛(-);子宫前位,略大,质软,轻压痛,双侧附件区增厚,轻压痛,未触及明确包块。余查体未见明显异常。辅助检查:血清β-HCG 2 000U/ml;B超提示:右侧附件混合性包块(异位妊娠?大小23mm×22mm)。主要诊断:异位妊娠(输卵管妊娠可能性大)。患者要求保守治疗,治疗方案应如何选择?

分析:患者为年轻女性,诊断为输卵管异位妊娠,有保留生育能力需求,要求进行药物保守治疗。首选治疗药物为MTX,可以在以下治疗方案中进行选择:

(1)单次给药治疗:MTX 50mg/m^2,单次肌内注射,无须CF解毒,必要时可重复给药1次。

（2）MTX-CF方案：MTX 1mg/kg肌内注射（第1、3、5天和第7天给药），每隔1天使用CF 0.1mg/kg肌内注射（第2、4、6天和第8天给药）。

（3）小剂量分次肌注方案：MTX 0.4mg/（kg·d）肌内注射，连用5天为1疗程。

用药后定期监测血清β-HCG值，根据选择的治疗方案确定监测时机，如果血清β-HCG值下降＜15%或继续升高，提示可能存在持续异位妊娠，需重复给药或者手术治疗。治疗期间嘱患者注意休息，避免使用叶酸增补剂、非甾体抗炎药、酒精等，禁止性生活和剧烈运动。应用MTX治疗后可能出现腹痛加剧，疼痛可持续24~48小时，注意观察出血状况，如疼痛剧烈应及时联系医生。

三、早产用药

早产（premature birth）指妊娠满28周至不足37周（196~258天）间分娩者，占所有分娩的7%~10%，新生儿发病和死亡的概率在85%以上。

（一）用药目的

为防止早产，应给予促胎肺成熟治疗，为保证孕妇转运到具备抢救早产儿条件的医院进行分娩赢得时间。

（二）用药策略

1. 卧床休息 当宫缩较频繁，但宫颈无改变，阴道分泌物胎儿纤连蛋白（fFN）阴性，不必卧床和住院，只需适当减少活动强度和避免长时间站立即可；先兆早产伴宫颈已有改变的孕妇，需住院观察并相对卧床休息；已早产伴临产的孕妇，应绝对卧床休息。

2. 促胎肺成熟治疗 近期的专家共识表明，妊娠＜37周建议使用糖皮质激素促胎儿肺成熟治疗；临床实际工作中，＜28周（24~27[+6]周）亦予治疗。美国妇产科协会（American College of Obstetricians and Gynecologists，ACOG）推荐倍他米松和地塞米松作为妊娠24~34周所有的早产孕妇，两药效果相当。常用的1个疗程的糖皮质激素方案如下：倍他米松12mg肌内注射，每天1次给药，共计2次；地塞米松6mg肌内注射，12小时1次，共计4次。若早产临产，来不及完成1个疗程的孕妇，也需给药。美国国立卫生组织（National Institutes of Health，NIH）认为妊娠32周以前的胎膜早破，只要没有绒毛膜羊膜炎即可给予糖皮质激素。妊娠＞32周的妇女应检查羊水，当磷脂酰甘油和/或卵磷脂/鞘磷脂（L/S）＞2时，两者作为胎肺成熟的标志。妊娠34周以上的孕妇不建议使用糖皮质激素，除非有证明表明胎肺不成熟。

3. 抑制宫缩的治疗 可以通过宫缩抑制剂来暂时延长孕周，使用后75%~80%的孕妇能延长妊娠至少48~72小时，为妊娠24~34周的孕妇接受糖皮质激素治疗赢得时间，从而促进胎儿肺表面活性物质的产生，为使用抗菌药物预防感染赢得时间,为将孕妇转移至具有良好新生儿护理条件的医疗机构赢得时间。影响使用宫缩抑制剂治疗早产的因素很多,应评估宫缩抑制剂是否可以延长孕周及对母儿是否真正获益。胎死宫内、严重胎儿畸形、胎儿呼吸窘迫、子痫、绒毛膜羊膜炎等情况不应使用宫缩抑制剂。对宫颈扩张3cm以上孕妇的治疗作用较小,对产程已进展达宫颈扩张5cm以上的早产没有作用。因此,在有监测条件的医疗机构,对有规律宫缩的孕妇可根据宫颈长度确定是否应用宫缩抑制剂,宫颈长度(CL)<20mm时,选用宫缩抑制剂。

（1）宫缩抑制剂种类

1）钙通道阻滞剂:目前用于抑制宫缩的钙通道阻滞剂是硝苯地平。研究表明,硝苯地平可以使7天内早产发生率下降24%、孕34周前早产发生率下降17%;胎儿呼吸窘迫综合征发生率下降37%、坏死性小肠炎发生率下降79%、脑室周围出血发生率下降41%。硝苯地平作为宫缩抑制剂的用法:口服,但对使用剂量尚无一致看法。英国皇家妇产科协会(ROCG)指南推荐硝苯地平起始剂量为20mg口服,然后每次10~20mg,每天3~4次,根据宫缩情况调整,可持续48小时。尼莫地平可能成为短期使用宫缩抑制剂的替代品。常规的用药方案:首次口服10mg,随后每15~20分钟口服10mg,直到第1小时剂量达到40mg。随后根据抑制宫缩的效果,采用维持剂量,每4~6小时口服10~20mg,连续用药到妊娠34周。

2）前列腺素合成酶抑制剂:临床目前常用于抑制子宫收缩的PG合成酶抑制剂是吲哚美辛。研究表明,吲哚美辛可以降低48小时与7天内发生的早产发生率。常规的用药方案:直肠或口服50~100mg的负荷剂量,维持剂量为25~50mg,每4~8小时一次,连续用药24~48小时,用于妊娠周数小于32周的早产。

3）β_2肾上腺素受体激动剂:用于抑制宫缩的β_2肾上腺素受体激动剂主要是利托君。研究显示,利托君可使48小时内早产发生率降低37%、7天内早产发生率降低33%。常规的用药方案:利托君起始剂量50~100μg/min静脉滴注,每10分钟可增加剂量50μg/min,至宫缩停止,最大剂量不超过350μg/min,共48小时。

2012年ACOG早产处理指南推荐上述3种药物为抑制早产宫缩发生的一线用药。

4）缩宫素受体拮抗剂:主要是阿托西班,是一种选择性缩宫素受体拮抗剂。常规的用药方案:起始剂量为6.75mg,静脉滴注1分钟,然后18mg/h维持3小时,再以6mg/h持续45小时,治疗时间不应超过48小时。一个疗程剂量不超过330mg。

5）硫酸镁:硫酸镁能舒缓子宫肌肉,减少宫缩。抑制60%~80%没有胎膜早破而有早产倾向的宫缩达48~72小时。ACOG及其母胎医学协会最近发表的共识推荐,对产前子痫和子痫患者、小于32孕周的早产应用硫酸镁。硫酸镁使用时机和使用剂量尚无一致意见,加拿大妇产科协会(Society of Obstetricians and Gynae, SOGC)指南推荐孕32周前的早产临产,宫口扩张后用药,负荷剂量4.0g静脉滴注,30分钟滴完,然后以1g/h维持至分娩(Ⅱ级B)。ACOG指南也无明确剂量推荐,但建议应用硫酸镁时间不超过48小时。一般情况下,在成功抑制子宫收缩后硫酸镁还要维持12~24小时。一旦成功抑制了急性子宫收缩,应逐渐减少硫酸镁的用量。可以按照每4小时1g的速度减少,或是按照每小时1g的速度减少直到2g/h为止。

(2)宫缩抑制剂给药疗程:宫缩抑制剂应用应在48小时以内(Ⅰ级A),因超过48小时的维持用药不能明显降低早产率,但明显增加药物不良反应,故不推荐48小时后的持续宫缩抑制剂治疗。

4. 控制感染　感染是早产的重要原因之一,常见的为细菌性阴道炎(bacterial vaginitis, BV)、胎膜早破的显性或隐性羊膜腔内感染,以及新生儿B族链球菌感染。应尽早对未足月胎膜早破、先兆早产和早产临产孕妇做阴道分泌物细菌学检查,尤其是下生殖道B族溶血性链球菌(group B streptococcus, GBS)的培养。有条件时,可做羊水感染指标相关检查。阳性者应根据药敏试验选用对胎儿安全的抗菌药物。产时使用抗菌药物预防B族链球菌的推荐方案见表3-3-2。

表3-3-2　产时使用抗菌药物预防B族链球菌疾病的推荐方案[a]

推荐方案:首次青霉素G 500万U,静脉滴注,然后q4h 250万U直至分娩
其他方案:首次氨苄西林2g,静脉滴注,然后q4h 1g直至分娩
青霉素过敏者[b]
非高危过敏反应者:首次头孢唑林2g,静脉滴注,然后q8h 1g直至分娩
高危过敏患者[c]:
GBS对克林霉素和红霉素敏感者[d]:克林霉素900mg q8h静脉注射一次直至分娩;红霉素500mg q6h静脉注射一次直至分娩
GBS对克林霉素和红霉素耐药或敏感性不详:万古霉素[e]1g q12h静脉注射一次直至分娩

注:[a]需要使用广谱药物,包括对GBS敏感药物,治疗绒毛膜羊膜炎。

[b]对青霉素过敏史应当评价是否存在过敏反应的高危因素。青霉素过敏的高危患者是指曾经对青霉素有即刻超敏反应的患者,以及患有哮喘或正在服用β肾上腺素受体拮抗剂等情况会使过敏反应更加危险、难以治疗的患者。

[c]如果实验室条件允许,对青霉素过敏高危妇女分离出的GBS应该检测其对克林霉素和红霉素的敏感性。

[d]对红霉素耐药几乎总是同时对克林霉素耐药。如果细胞株对红霉素耐药而对克林霉素敏感,它也很可能被诱导为对克林霉素耐药。

[e]对于虽有青霉素过敏史但不是即刻超敏反应的妇女,头孢唑林优于万古霉素,而且药理学资料表明它在羊膜腔内可以达到有效浓度。万古霉素应该限用于青霉素过敏高危的妇女。

所有妊娠妇女都应筛查、治疗传播性疾病和菌尿症,对存在早产风险的妇女还应排查和治疗细菌性阴道炎(BV)。BV主要是多种厌氧菌的过度生长,是一种妊娠时最常见的生殖道感染,可增加早产的风险。预防早产妇女的BV治疗常为单独口服甲硝唑或与红霉素合用以减少早产的发生。然而对于无BV症状的一般产科人群的治疗并不能减少早产、羊膜腔感染或产后感染、新生儿脓血症的发生。因此没有BV感染,不必使用甲硝唑治疗。

5. 预防性宫颈环扎　仅适用于子宫颈内口松弛者。

6. 产时处理与分娩方式　大部分早产儿可经阴道分娩,临床后慎用吗啡、哌替啶等抑制新生儿呼吸中枢的药物;产程中应给孕妇吸氧,密切观察胎心变化,可持续胎心监护;第二产程可做会阴后侧切开,预防早产儿颅内出血等。对于早产胎位异常者,在权衡新生儿存活利弊基础上,可考虑剖宫产。

(三)药物特点

1. 促胎肺成熟药物　糖皮质激素可以增加胎儿肺表面活性剂的生成以及促肺成熟,同时也能促进肝、心脏、肠、肾、肾上腺、皮肤等器官的成熟。出生前给激素还能降低心室内出血、坏死性小肠结肠炎和新生儿死亡的发生率。第一次给激素后如果早产能够延迟1~7天,那么激素的作用就发挥得最充分。主要药物倍他米松和地塞米松的药学参数见表3-3-3。

表3-3-3　地塞米松与倍他米松药物比较

分类	代表药物（妊娠安全分级）	对糖皮质激素受体的亲和力	等效剂量/mg	血浆半衰期/min	作用持续时间/h
糖皮质激素	地塞米松(dexamethasone)(C/D级)	7.10	0.75	100~300	36~54
	倍他米松(betamethasone)(C/D级)	5.40	0.60	100~300	36~54

2. 抑制宫缩药物　抑制宫缩的常用药物的作用机制如下,其药动学参数见表3-3-4。

(1)钙通道阻滞剂:硝苯地平可以抑制钙离子通过平滑肌细胞膜上的钙通道重吸收,选择性减少细胞膜上慢通道Ca^{2+}内流,从而抑制子宫平滑肌兴奋性收缩。

(2)前列腺素合成酶抑制剂:前列腺素$F_{2\alpha}$和E_2是子宫收缩与子宫成熟的重要调节因子。PG合成酶抑制剂能减少PG的合成,减弱宫缩和抑制宫颈扩张。吲哚美辛是一种非选择性环氧合酶抑制剂,可以通过抑制环氧合酶,减少花生四烯酸转化为PG,从而抑制子宫收缩。

（3）β_2肾上腺素受体激动剂:利托君可以与子宫平滑肌细胞膜上的β_2肾上腺素受体结合,使细胞内环磷酸腺苷(adenosine cyclophosphate , c-AMP)水平升高,抑制肌球蛋白轻链激酶活化,从而抑制平滑肌收缩。

（4）缩宫素受体拮抗剂:阿托西班是一种选择性缩宫素受体拮抗剂,可以与子宫平滑肌及蜕膜的缩宫素受体竞争性结合,从而降低缩宫素兴奋子宫平滑肌的作用。

（5）硫酸镁:高浓度镁离子直接作用于子宫平滑肌细胞,拮抗钙离子对子宫的收缩活性,有较好抑制子宫收缩的作用。另外,妊娠32周前早产者常规应用硫酸镁作为胎儿中枢神经系统保护剂治疗。

表3-3-4 抑制宫缩药物的药动学参数

分类	代表药物（妊娠安全分级）	药动学参数			
		生物利用度	达峰时间	半衰期	血浆蛋白结合率
硫酸镁	硫酸镁（B级）	–	–	43.2h	–
β_2肾上腺素受体激动剂	利托君（B级）	30%	30~60min	1.7~2.6h	–
前列腺素合成酶抑制剂	吲哚美辛（B/D级）	90%	1~4h	4~10h	99%
钙离子通道阻滞剂	硝苯地平（C级）	65%	1h	4~6h	90%
缩宫素受体拮抗剂	阿托西班	–	1h	1.4~2h	46%

（四）用药监护或用药宣教

1. 促胎肺成熟药物

（1）倍他米松:易引起红斑、灼热、丘疹、痂皮等。长期用药可出现皮肤萎缩,毛细血管扩张,多毛,毛囊炎等。

（2）地塞米松:易引起糖尿病、骨质疏松、消化道溃疡和类库欣综合征症状,对下丘脑-垂体-肾上腺轴抑制作用较强。高血压、血栓症、胃与十二指肠溃疡、精神病、电解质代谢异常、心肌梗死、内脏手术、青光眼等患者一般不宜使用。

2. 抑制宫缩药物

（1）硫酸镁：使用负荷剂量的镁最常见的不良反应有短暂的肌张力过低、潮红、发热、头痛、头晕、嗜睡、眼球震颤、口发干、低血钙、手足抽搐。严重的有肠梗阻、肺水肿报道。因镁离子是通过肾排泄，可以每隔1小时检测深部腱反射和呼吸频率，每2~4小时查一次尿量。密切监测体液平衡可以防止肺水肿的发生。镁离子浓度在9~10mg/dl时膝反射消失，应每6~12小时检查一次血清镁离子浓度以减少不良反应。如果腱反射存在，可以不检查镁离子浓度。胎儿的血清镁浓度与母亲相似，新生儿最常见的不良反应为张力减退和嗜睡。由于新生儿肾脏清除镁的能力低，所以张力减退要持续3~4天。很少出现因神经肌肉传导阻滞导致呼吸抑制而需采取机械通气的情况发生。

孕妇患肌无力、肾衰竭时禁用。推荐硫酸镁应用前及使用过程中应监测呼吸、膝反射、尿量（同妊娠期高血压疾病），24小时总量不超过30g。长期应用硫酸镁可引起胎儿骨骼脱钙，造成新生儿骨折，2016年美国FDA将硫酸镁从妊娠期用药安全性分类的A类降为D类。

（2）利托君：常见的不良反应为在母体方面主要有心动过速、胸痛、气短、头痛、鼻塞、低血钾、恶心、高血糖、肺水肿，偶有心肌缺血等；胎儿及新生儿方面主要有心动过速、低血压、低血糖、低血钾、高胆红素，偶有脑室周围出血等。用药禁忌证有心脏病、心律不齐、糖尿病控制不满意、甲状腺功能亢进。口服给药超过30mg/d可能增加不良反应，应加强监护。静脉滴注时应保持左侧姿势，以减少低血压危险；同时滴注时宜用输液泵控制滴速，以防增加不良反应。用本品时母体、胎儿心率及母体血压等变化十分常见，亦可见血糖升高、血钾降低，罕见乳酸性酸中毒。还可见高淀粉酶血症、肺水肿、肺水肿合并心功能不全、呼吸困难，肌肉骨骼系统可见横纹肌溶解症。使用过程中，如果出现心率加快或心动过速，应进行减量等适当处置。如出现胸痛或胸闷，应立即停药并做心电图检查；如出现持续性心动过速或舒张压降低，则需停药。

（3）吲哚美辛：常见不良反应为在母体方面主要为恶心、胃炎、胃酸反流等，口服制剂宜餐后服用或与食物或制酸药同服，以减少对胃肠道的刺激。在胎儿方面，妊娠32周前使用或使用时间不超过48小时，则不良反应较小；否则可引起胎儿动脉导管提前关闭，也可因减少胎儿肾血流量而使羊水量减少，因此，妊娠32周后用药，需要监测羊水量及胎儿动脉导管宽度。当发现胎儿动脉导管狭窄时立即停药。本品在上市应用过程中出现过低血压、心动过速、充血性心力衰竭、心律失常、心悸、血栓性静脉炎、体重增加、体液潴留、高血糖症、糖尿、高钾血症、乳房改变（包括乳房膨胀、乳房触痛、男子乳腺发育）、鼻出血、肌无力、暴发性坏死性筋膜炎、肾病综合征、间质性肾炎、血尿、肾功能不全、血肌酐升高、血尿素氮升高、阴道出血、蛋白尿、尿频等一系列报道。所以用药前和用药期间应监测血压、血常规、肝功能、肾功能。禁忌证：孕妇血小板功能不良、出血性疾病、肝功能不良、胃溃疡、有对阿司匹林过敏的哮喘病史者。

（4）阿托西班：不良反应一般都较轻。常见有恶心、头晕、头痛、呕吐、全身潮热、心动过速、低血压等。偶有失眠症及皮肤瘙痒，皮疹。有子宫出血和子宫张力缺乏的意外病例报道。治疗期间应监测子宫收缩和胎儿心率。作为催产素的拮抗剂，阿托西班理论上可以促进子宫的松弛，因此可能出现产后子宫收缩不良并引起产后出血，所以应该监测产后失血量。阿托西班只有在妊娠满24~33足周诊断为早产时才能使用，妊娠30周以上胎膜早破时不使用。

（5）硝苯地平：偶有脉搏加快（心动过速）、心悸及因血管扩张引起的下肢水肿、头晕及疲劳、低血压。个别出现肌肉疼痛、手指震颤以及轻微的一过性视力改变。硝苯地平在肝功能不全患者代谢减慢，因此应严密监控用药过程。在接受治疗的第1周，尿量会较前有所增加，属正常现象，无须停药。

案例分析

案例：早产药物的使用

孕妇王某，33岁，G3P1，既往有"妊娠期高血压"病史，产后血压恢复正常。此次因"停经7个月余，头痛3天，发现血压高2天"入院。孕期产检血压为（120~130）/（80~90）mmHg。3天前出现头痛头晕、恶心，伴夜间睡眠欠安，稍有胸闷，侧卧位可好转，无视物模糊，无呼吸困难，无双下肢水肿。查体：BP 160/115mmHg，P 90次/min，律齐，双肺呼吸音清，未闻及干湿啰音，未闻及杂音，腹膨隆，双下肢无水肿。胎心140次/min，可扪及宫缩。消毒内诊：宫口开大9cm，胎头S+1。辅助检查：超声测量值双顶径约7.6cm，头尾约27.8cm，腹围约26.9cm，股骨约6.3cm。胎盘厚度约4.3cm。羊水深度约6.8cm，羊水指数16。CST示宫缩规律，间隔4~5分钟，持续20秒，强度中。入院诊断：G3P1孕31W+3D先兆早产，妊娠期高血压。

分析：患者诊断为G3P1孕31W+3D，先兆早产，妊娠期高血压。而宫缩是各种原因早产的最终环节，所以给予宫缩抑制剂硫酸镁静脉滴注抑制宫缩。因患者孕期未满34周，给予地塞米松磷酸钠注射液促胚胎成熟。其次患者高血压，给予硝苯地平片降压治疗。硝苯地平作为钙离子通道阻滞剂，同时有抑制宫缩的作用。具体用法用量为冲击量：10%葡萄糖注射液100ml+硫酸镁20ml，20~30分钟滴完；维持量：10%葡萄糖注射液1 000ml+硫酸镁60ml，10~12小时滴完，地塞米松磷酸钠注射液6mg/12h肌内注射，连续4次，监测空腹及3餐后2小时血糖，硝苯地平片10mg，每8小时1次或每6小时1次，口服。

四、妊娠剧吐用药

妊娠剧吐（hyperemesis gravidarum）是指妊娠早期孕妇反应严重，恶心呕吐频繁，不能进食，以致影响身体健康，甚至威胁生命的一种病理状态，发病率为0.5%~2%，常持续至妊娠20周之后，导致机体营养状况紊乱。主要临床表现为电解质平衡失调、体重减轻超过5%、酮症以及尿酮体阳性，严重时出现肝、肾损害及视网膜出血，维生素B₁缺乏可诱发妊娠期Wernicke脑病，出现神经精神症状，病情危重时出现意识模糊、谵妄或昏迷、眼肌麻痹等。妊娠剧吐的患者，若不及时治疗，纠正体内代谢紊乱和水电解质失衡，就无法摄取足够的营养，不仅影响孕妇身体健康，甚至造成胎儿生长发育不良。

妊娠剧吐与早孕反应是两个截然不同的概念，后者指一般的早期妊娠反应，除头晕、倦怠、择食、食欲缺乏之外，出现轻度恶心、呕吐，多发生于清晨空腹时，称为晨吐。一般不影响日常生活与工作，常在妊娠12周前后自然消失。

（一）用药原则

1. 妊娠剧吐患者诊断明确后，一般情况下可在门诊治疗随访，当出现下列情况时要住院治疗：①有酮症酸中毒存在；②有碱中毒存在；③电解质紊乱，包括低钾、低钠、低氯血症等；④严重的脱水，孕妇体重下降超过5%者；⑤有肝功能损害或有出血倾向者；⑥并发Wernicke脑病者。

2. 首选采取非药物措施治疗妊娠剧吐，如果非药物措施不能奏效，则采取药物治疗。

3. 妊娠剧吐患者，失液过多可引起水、电解质紊乱，能量摄入不足导致机体代谢紊乱，治疗的关键是迅速纠正代谢紊乱、改善营养状态。药物治疗包括：静脉输液、止吐药、必要营养支持等。

4. 保证患者足够的液体摄入，防止脱水。不耐受口服液体的患者，必须进行静脉输液，纠正水、电解质紊乱，维持水、电解质平衡，最初2~3天禁食，静脉输液补充热量。

5. 为患者提供必要的精神和心理的支持，充分沟通交流，树立其信心。

6. 防止妊娠相关并发症产生，如酮症酸中毒，Wernicke脑病等。

7. 严重妊娠剧吐，必要时需要终止妊娠：持续黄疸或蛋白尿；持续发热，体温达38℃以上；卧床休息时心率＞120次/min；有颅内或眼底出血经治疗不好转者；出现Wernicke脑病。

（二）用药策略

妊娠剧吐孕妇需要住院治疗，包括静脉补液、补充多种维生素、纠正脱水及电解质紊乱、合理使用止吐药物、防治并发症等。

1. 静脉补液

（1）纠正脱水：需要每日对患者脱水的严重程度进行评估后决定具体输液总量，应静脉滴注葡萄糖液、葡萄糖盐水、生理盐水、林格平衡液，一般为每日2 500~3 000ml，维持每日尿量≥1 000ml。

补液量应根据脱水的严重程度给予。①轻度脱水者：稍感口渴，皮肤弹性略差，尿量正常，体液丢失占体重的2%~3%，补液量约30ml/（kg·d）。②中度脱水者：口渴明显，皮肤弹性差，尿量减少，体液丢失占体重的4%~8%，补液量约60ml/（kg·d）。③重度脱水者：患者可神志不清、嗜睡、昏迷、血压下降，尿量极少甚至无尿，体液丢失占体重的10%~13%或以上，补液量约80ml/（kg·d）。失水纠正良好者，24小时尿量不少于600ml，尿比重不低于1.018。

（2）纠正电解质紊乱：缺钠者适当补钠。补液同时应补钾，一般每日3~4g，严重低钾血症时，予补钾6~8g，在代谢性酸中毒和代谢性碱中毒同时存在的情况下，尿钾的排出明显增加。

补钠量（mmol/L）=体重（kg）×0.6×（140−测定的血钠浓度mmol/L）

补钾量（mmol/L）=体重（kg）×0.4×（正常血清钾−测定的血清钾）

（3）纠正代谢性酸中毒：应根据血二氧化碳值，适当补充碳酸氢钠或乳酸钠溶液，常用量为125~250ml。严重病例应按下列公式补碱，一般初次剂量为需补总量的1/3，待复查二氧化碳结合力后再决定是否应继续补充。

需补5%碳酸氢钠（ml）=（23−实测二氧化碳结合力值mmol/L）×体重（kg）×0.5

需补1/6乳酸钠（ml）=（23−实测二氧化碳结合力值mmol/L）×体重（kg）×1.8

（4）补充多种维生素

1）维生素B_1缺乏：妊娠剧吐久治不愈，一旦出现神经、精神症状，要考虑Wernicke脑病和Korsakoff精神病等并发症，主要表现为眼球震颤、视力障碍、步态和站立姿势受影响；遗忘性精神症状，急性期语言增多，以后逐渐减少，精神迟钝或嗜睡等。对诊断为并发Wernicke脑病的孕妇，立即静脉滴注维生素$B_1$100mg，同时肌内注射维生素$B_1$100mg，以后每日肌内注射维生素$B_1$100mg，至患者能够正常进食后减为口服维生素$B_1$10mg，每日3次，同时补充多种维生素。注意大剂量肌内注射时可引起过敏反应，表现为吞咽困难、皮肤瘙痒、面部水肿、喘鸣、皮疹。偶见过敏性休克。

2）维生素K缺乏：妊娠剧吐可致维生素K缺乏，并伴有血浆蛋白及FIB减少，孕妇出血倾向增加，可发生鼻出血、骨膜下出血，甚至视网膜出血。对疑有维生素K缺乏所致凝血病者应及时补充维生素K。

此外，对妊娠剧吐孕妇补充锌、胞磷胆碱等微量元素，也可起到一定的治疗辅助作用。

2. 止吐治疗　妊娠剧吐的治疗中,止吐治疗一直存在争议,由于妊娠剧吐好发于妊娠早期,该时期是胎儿组织器官形成和发育的重要时期,应用镇吐药物的安全性特别受到重视。常用止吐药物的用药方案见表3-3-5,妊娠剧吐的用药流程如图3-3-1所示。

表3-3-5　妊娠剧吐孕妇常用的止吐药物

药物类别	孕期应用安全性	不良反应	备注
维生素B$_6$	整个孕期可安全使用	–	–
维生素B$_6$+多西拉敏缓释剂	整个孕期可安全使用	–	2013年通过FDA认证,推荐作为一线用药
抗组胺药		镇静	
多西拉敏	整个孕期可安全使用	–	我国目前尚无此药
苯海拉明	孕期使用安全;可能轻微增加腭裂风险;在早产分娩前2周使用可能对早产儿有毒性作用	–	–
茶苯海明	在早产分娩前使用可能增加早产儿视网膜病变风险	–	–
吩噻嗪药物		锥体外系体征,镇静	
异丙嗪	对胚胎可能有轻微的影响,但证据不充分	–	口服,也可直肠内给药,或肌内注射效果更佳;静脉应用可能会造成严重软组织损伤
多巴胺拮抗剂		镇静,抗胆碱能作用	
甲氧氯普胺	整个孕期均可使用,没有证据显示对胚胎、胎儿和新生儿有不良影响	迟发性运动功能障碍	连续用药超过12周可能增加迟发性运动功能障碍风险
5-羟色胺3型受体拮抗剂		便秘,腹泻,头痛,疲倦	

续表

药物类别	孕期应用安全性	不良反应	备注
昂丹司琼	胎儿安全性证据有限,对孕妇有潜在的严重心律失常风险	轻度镇静,头痛	单次剂量不超过16mg
糖皮质激素	胎儿唇裂风险	–	常规止吐方案无效时方可考虑应用,并避免孕10周前应用

注: –无此项。

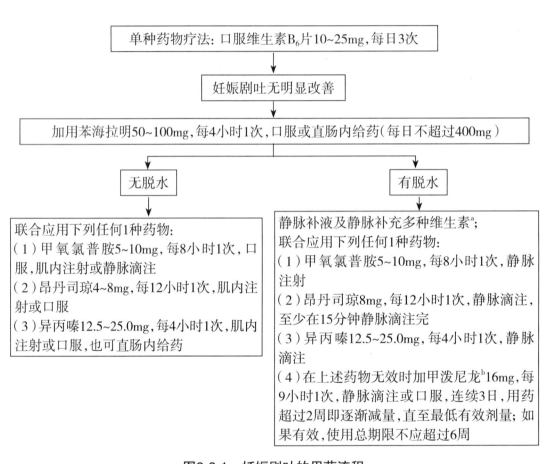

图3-3-1 妊娠剧吐的用药流程

注: ①应用该流程时必须排除其他原因引起的呕吐;②在任何步骤,如果有指征都应考虑肠内营养。
[a]建议任何需要水化和呕吐超过3周的患者每日补充维生素B_1 100mg,连续2~3日,其次,补充多种维生素;[b]在孕10周前使用糖皮质激素可能会增加胎儿唇裂风险。

3.营养支持 妊娠剧吐者因频繁恶心、呕吐,不能进食,以致发生体液失衡及新陈代谢障碍,危及母胎营养,严重者危及生命。

首先禁食2~3日,由静脉滴注必要的营养物质。呕吐停止后,从第3~4日可进食少量刺激性小的可口食物,少食多餐。2~3小时一次,随病情的好转而逐渐增加进食量,7~8日患者可逐渐恢复正常,吃正常量食物。必要时可以加用肠外营养制剂或营养均衡型肠内营养制剂。

4. 并发症的防治

(1)暂时性甲亢:妊娠剧吐并发暂时性甲亢一般不需抗甲状腺药治疗,高甲状腺素血症及TSH可自行下降至正常水平。对个别妊娠剧吐、甲亢反复发作者,为防止甲亢危象导致流产甚至引起孕妇死亡,可给予短期抗甲状腺药物治疗。卡比马唑(甲亢平)片5mg口服,每日3次,一般用药后2周即可纠正高甲状腺素血症。此药对孕妇及新生儿均无不良影响。对β受体拮抗剂普萘洛尔则应慎用,因其有可能导致小胎盘,胎儿宫内发育迟缓,低血糖和新生儿窒息等不良反应。

(2)酮症酸中毒:如尿酮高[>(++)],在输入液体量相同情况下,可输入10%葡萄糖液,较5%葡萄糖液含糖量高1倍,糖代谢正常时多输入葡萄糖能减少体内脂肪动员,酮体产生少,故给予10%的葡萄糖液后酮体降低较快,酸中毒纠正快,且从源头上纠正酸中毒,效果较好。

5. 中医治疗　中医疗法包括中药、针灸疗法、火罐等治疗方法。中医对孕妇呕吐严重,甚至不能进食者称为"妊娠呕吐"或"妊娠恶阻",认为怀孕后阴血聚以养胎,冲脉之气上逆,胃气下降,升降失调所致。治法以调气和胃,降逆止呕为主,佐以安胎和血。中医治疗处方:陈皮、竹茹各9g,枳壳6g,麦冬9g,川贝、生姜各3g(调气和胃,降逆止呕),砂仁、厚朴各9g,白术15g,杜仲12g(理气健脾安胎),柴胡3g,黄芩6g(清解少阳),当归3g,川芎9g(养血和血)。水煎服,少量多次。

(三)药物特点

1. 止吐药　止吐药物种类繁多,应用的历史来源已久,但由于对这些药物潜在致畸作用的研究证据不足而限制了其在妊娠期间的应用。20世纪60年代的沙利度胺(反应停)事件造成的惨痛教训以及当今社会因素如医疗诉讼案例的增加,使得限制妊娠早期用药为医师和患者所接受,但是慎重地选择药物进行治疗可显著改善该病的影响。多年的研究表明止吐药物能够减轻妊娠早期的呕吐症状,并有研究该类药物不良反应的文献报道,但对于胎儿结局影响的报道却很少。

2. 维生素类药　维生素B$_6$包括吡哆醇、吡哆醛、吡哆胺,磷酸吡哆醛是氨基酸代谢中的转氨酶,能促进谷氨酸脱羧,增进γ-氨基丁酸的生成,可起到止吐作用。单独或联合其他药物用于妊娠恶心、呕吐的治疗已有多年,是目前治疗早孕反应的一线用药。尽管尚未明确维生素B$_6$与妊娠恶心、呕吐之间的关系,但1991年Sahakian将74例妊娠恶心、呕吐患者随机分为药物组和对照组,药物组给予维生素B_6 25mg，每8小时1次，连续3日，对照组给予安慰剂，试验结果提示维生素B_6可改善重度的妊娠恶心、呕吐。1995年Vutyavanich等所做的双盲试验中，342例不足孕17周患有恶心症状（伴或不伴呕吐）的患者随机进入维生素B_6组或对照组，药物组每日给予维生素B_6 30mg，分3次口服，连续治疗5日；对照组给予安慰剂。结果发现与对照组相比，药物组恶心的发生率明显下降；治疗5日后两组呕吐次数均有下降，药物组更明显，但与对照组相比无统计学差异；维生素B_6治疗组在治疗的最初3日呕吐次数显著减少，但这一作用似乎随试验的进行逐渐减弱。鲜有证据支持妊娠期上述试验剂量的维生素B_6具有致畸性。采取间歇给药的方法代替每8小时1次的规律给药能更有效减少妊娠期恶心、呕吐的发生，并消除对致畸风险的顾虑。

维生素B_6的治疗量一般为30~75mg/d，最高可达200mg/d。短期应用不会过量，更不会引起不良反应。待症状减轻后可由静脉改为口服。

维生素B_1并不具有止吐的特性，但是对于呕吐达3周的孕妇，应补充维生素B_1。《孕期与哺乳期用药指南》推荐维生素B_1作为治疗长期妊娠剧吐的辅助性疗法。

3. 多巴胺受体拮抗剂　甲氧氯普胺（metoclopramide）通过中枢和外周途径发挥治疗恶心、呕吐的作用。Matok等通过回顾分析1998—2007年出生的81 703例新生儿的出生情况，其中3 458例（4.2%）孕妇在妊娠早期曾使用过甲氧氯普胺，通过严格的配对使用甲氧氯普胺和未使用甲氧氯普胺的孕妇的一些重要特征，如孕妇的年龄、遗传背景、有无GDM和是否吸烟等，比较显示在妊娠前3个月使用甲氧氯普胺组新生儿的主要先天发育畸形率、出生体重、早产率、围生儿死亡率等差异无统计学意义，这一大样本研究发表在《新英格兰杂志》上，为甲氧氯普胺在妊娠剧吐中的应用提供了重要依据。FDA分级为妊娠期B类药物，病例对照研究中未发现其对胎儿的毒性作用。

甲氧氯普胺是治疗妊娠剧吐安全、有效的药物。在过去的30年里，欧洲人应用人类最大剂量的12~250倍于动物实验均无明显致畸作用，有关人类应用亦无致畸作用的临床报道。多中心前瞻性研究显示，早孕期应用甲氧氯普胺并未增加胎儿畸形、自然流产的发生风险，新生儿出生体重与正常对照组相比没有显著差异。

用法：①口服，每次5~10mg，3次/d，饭前服。②肌内注射，10~20mg，每日剂量一般不超过0.5mg/kg。

不良反应及注意事项：①过量出现便秘、腹泻、皮疹、溢乳、眩晕、乏力及锥体外系反应，如突然斜颈、面部肌肉抽动、发音困难、共济失调等。②禁与抗胆碱类药物合用，以免药效减弱。③遇光变黄时毒性增大，不可使用。④注射后偶可引起直立性低血压。⑤禁与吩噻嗪类药物如盐酸氯丙嗪等药物合用。

4. 5-羟色胺受体激动剂　昂丹司琼属5-羟色胺受体激动剂,与胃肠道内层上迷走神经的5-羟色胺受体结合,阻断其向位于大脑的呕吐中心发出信号,起到防止恶心和呕吐的作用。美国FDA将其定为妊娠期B类药物。昂丹司琼仅有有限的人类试验证据,动物实验提示妊娠期使用昂丹司琼存在低风险。1996年Sulivan等报道其研究提示昂丹司琼似乎并不比异丙嗪更加有效,另有研究报道昂丹司琼不增加严重畸形的发生风险。但鉴于目前相关安全性研究数据缺乏,仅在其他止吐剂无效时使用。迄今为止,多拉司琼和格拉司琼尚没有人类试验证实其有效性与安全性。

5. 抗组胺类药　一般认为,本类药物并不增加胎儿畸形率,可用于产科治疗妊娠呕吐。

（1）苯海拉明（diphenhydramine）

1）用法:①口服,每次25~50mg,2~3次/d。②肌内注射,每次20mg,1~2次/d。

2）注意事项:①有头晕、头痛、嗜睡、口干、倦乏等反应,停药或减量后消失。②驾驶员在工作时不宜使用。③偶可引起皮疹、粒细胞减少,长期应用6个月以上可导致贫血。④孕妇应用本品对胎儿尚属安全。

（2）异丙嗪（promethazine）:止吐疗效与甲氧氯普胺基本相似,但不良反应发生率较高。

1）用法:①口服,每次12.5~25mg,2~3次/d。②肌内注射或静脉滴注,每次25~50mg,每日最大剂量可达6.5mg/kg。

2）注意事项:①困倦、嗜睡、口干等不良反应,偶有胃肠刺激症状及皮炎。②不宜与氨茶碱混合注射。③肝功能减退者慎用。

6. 糖皮质激素　对常规治疗效果不佳的顽固性妊娠剧吐,可选用皮质类固醇激素作为一种补充治疗手段。据研究报道,甲泼尼龙可缓解妊娠剧吐的症状,但鉴于早孕期应用与胎儿唇裂相关,ACOG建议应避免在孕10周前作为一线用药,且仅作为顽固性妊娠剧吐患者的最后止吐方案。

重症患者症状无明显改善时可应用糖皮质激素。可选用氢化可的松200~300mg静脉滴注3日后,剂量每隔2~3日减半至停药。也可选用泼尼松、泼尼松龙,方案:①泼尼松龙口服,每次5~10mg,一日3次;或每次20mg,一日2次,均在3日后逐渐减量至停药;②泼尼松龙口服,每次16mg,一日3次,连续3日后每隔3日剂量减半,持续2周左右停药。

注意事项:①由于肾上腺皮质激素可能存在对胎儿的不良作用,临床应用要慎重。②长期应用不能马上停药,要逐渐减量。③有抑制炎症的作用,可能发生细菌感染的患者加用抗生素。④有胰岛素抵抗作用,糖尿病合并妊娠患者慎用。⑤严重真菌感染、心力衰竭、肾功能不全者慎用。

（四）用药监护或用药宣教

1. 改变饮食习惯　从食谱中剔除易引起恶心、呕吐的食物，多食易消化吸收、高糖、清淡的食物，少吃油腻食物，尽可能地减少各种诱发呕吐的不良刺激。将一日三餐的饮食习惯改为少量多餐（约2小时进餐一次）。

2. 精神心理治疗　注意患者的精神状态和心理失衡情况，倾听患者主诉，解释治疗的理由，让患者保持良好的心态。鼓励家庭应给予患者心理支持和精神安慰，减少不良的精神心理刺激。

3. 疗效监护

（1）一般经治疗1~2日后，患者呕吐次数减少，病情能有好转，有满意效果。

（2）输液治疗效果的重要指标是体重不再降低并逐渐升高。

4. 药学监护

（1）严格计算液体出入量，监测血酸碱度、电解质。

（2）治疗期间，每日尿量至少应有1 000ml。

（3）肠外营养支持治疗中，保持血糖浓度控制在3.89~6.66mmol/L；注意预防导管相关性血栓栓塞症、导管闭塞、气栓及感染等TPN并发症的发生。

（4）加强胎儿的监护：超声检查胎儿宫内生长发育的情况，若胎儿发育受阻，要考虑营养不良的可能；预防胎儿窘迫的发生，孕晚期监护胎心。

（5）避免维生素B_6大剂量长期应用，以防孕妇可引发严重的周围神经炎，新生儿产生维生素B_6依赖综合征，造成小儿出生后易出现兴奋、哭闹不安、易惊、眼球震颤、反复惊厥。

（6）止吐剂选择应考虑妊娠期用药的安全性。

（7）补钾：①补钾的前提条件是肾功能正常，尿量正常。②还要掌握补钾的浓度与速度，原则上静脉补钾的浓度不超过0.3%。③预防性补给钙剂。④因血钾达到正常水平（3.5mmol/L）时仍表示体内缺钾达10%左右，因此停止补钾24小时后，血钾大致正常，仍要进行口服补钾。⑤需注意观察尿量多少，监测血清钾和心电图变化，随时调整剂量。

案例分析

患者，女，26岁，因"妊娠2个月，呕吐1个月，头晕伴视物跳跃感1周"为主诉入院。

患者入院前2个月停经，尿妊娠试验阳性，1个月前出现恶心、剧吐、不能进食，持续约3周，体重下降约5kg。至当地医院予以补液（具体药物不详）治疗，仍有恶心、呕吐。于入院前1周自觉头晕，无明显视物旋转，伴有耳鸣、视物跳跃感及复视，并间断出现熟人认识不能，精神不振，神志恍惚，无发热、头痛、肢体抽搐,无吞咽困难、饮水呛咳及二便障碍。遂至医院就诊。入院体格检查:生命体征正常。神志清楚,言语流利,记忆力减退,计算力减退,理解力及定向力尚可。双瞳孔等大等圆,直径约3mm,光反应(+),可见自发垂直眼震,双眼右视时可见水平眼震。面部感觉对称存在,双侧额纹对称,闭目有力,示齿口角不偏,伸舌居中。咽反射(+)。颈软。四肢肌力5级,肌张力低,左下肢膝反射(+++),余肢腱反射(++),双侧巴氏征未引出。感觉检查基本对称。左上肢指鼻试验欠稳准。简易智能状态检查评分26/30。辅助检查: WBC 9.0×10^9/L,中性粒细胞57.3%,淋巴细胞36.4%, RBC 9.0×10^{12}/L, Hb 111g/L, PLT 227×10^9/L,脑电图检查可见少量散发尖波活动。总蛋白、白蛋白、球蛋白、ALT、AST、肌酐、尿素氮均正常,血Na^+ 133.5mmol/L,血K^+ 3.6mmol/L,血Cl^- 110.3mmol/L。头MRI平扫+DWI示双侧丘脑片状长T_1长T_2信号,DWI呈高信号。入院后诊断为Wernicke脑病。

给予维生素B_1 100mg肌内注射, 2 次/d。治疗2周后,患者症状好转出院。继续口服维生素B_1治疗。1年后复诊,患者高级神经活动恢复正常,眼征消失。复查头MRI,原双侧丘脑片状长T_1长T_2信号基本消失,DWI未见异常信号。随访未见复发。

分析:

(1)Wernicke脑病是维生素B_1缺乏引起的神经系统综合征。孕妇对维生素B_1的需求量增加,妊娠剧吐使维生素B_1吸收减少。维生素B_1是能量代谢过程中多种关键酶的辅酶,包括转酮酶、α-酮戊二酸脱氢酶和丙戊酸脱氢酶等,在脑部能量代谢中起重要作用。机体对维生素B_1的需要量随代谢率的增加而增加,缺乏可致脑能量代谢障碍,造成广泛性神经系统损伤,包括血脑屏障受损、N-甲基-D-天冬氨酸受体介导的神经毒性和活性氧增加等,是导致Wernicke脑病的主要原因。

(2)用药分析与监护要点

1)当可疑该疾病时,应及早开始治疗,尽早肠外途径补充维生素B_1。

2)目前,对于维生素B_1的适宜用量、频次、用药途径、持续时间等尚未形成统一意见。因为部分患者补充小剂量维生素B_1治疗失败,导致症状加重,故有学者推荐大剂量补充,用法为500mg静脉滴注或肌内注射,每天3次,共2天;随后500mg静脉滴注或肌内注射,每天1次,共5天。

3)目前尚无随机对照试验证实上述大剂量补充方案的疗效优越性。此外,口服补充维生素B_1疗效不确切,初始治疗不建议采用口服途径。患者症状消失后,建议每天口服维生素B_1 100mg,每天2次,至少维持3个月。

4)用药指导:补充葡萄糖之前补充维生素B_1。静脉途径补充维生素B_1的不良反应少见,包括全身皮肤瘙痒、局部皮肤刺激等,罕见过敏反应,需加强监护。

五、妊娠期高血压疾病用药

妊娠期高血压疾病(hypertensive disorders of pregnancy)是一种特殊类型的高血压,是妊娠期所见的一组高血压疾病,包括妊娠期高血压、妊娠合并慢性高血压、子痫前期-子痫、慢性高血压并发子痫前期,是全球范围内孕产妇及围生儿、新生儿死亡的主要原因之一。妇女在准备妊娠前应全面对母体进行风险评估,确定有无高血压及高血压的危险因素,妊娠后要定期孕检、监测血压,以便早发现、早干预、早治疗。

(一)用药原则

1. 对于高危人群采取可能有效的预防措施,适度锻炼、充分休息、合理饮食(不严格限盐摄入)、大剂量补钙(至少补钙1g/d)、高凝倾向孕妇口服小剂量阿司匹林。

2. 对于妊娠前患有高血压,同时使用多种降压药物的患者,原则上尽可能使用较少的药物种类和剂量,根据血压水平调整药物剂量,同时充分告知患者用药可能对胎儿重要脏器发育产生影响。

3. 解痉药物治疗首选硫酸镁,依据病情需要确定用药时机,评估病情决定用药时限,原则与个体化相结合,更有利于疾病的治疗,预防严重并发症的发生。《妊娠期高血压疾病诊治指南(2015)》推荐硫酸镁主要用于重度子痫前期孕妇惊厥的预防和子痫惊厥及复发的控制;产后新发现的高血压合并头痛或视物模糊者,建议启用硫酸镁。

4. 妊娠期高血压疾病治疗的目的是预防重度子痫前期及子痫的发生,降低母儿围生期病发率及死亡率。

5. 选择药物的原则是在有效控制血压的同时,应充分考虑药物对母婴的安全,如有明确致畸不良反应,禁用于妊娠高血压患者,如ACEI或ARB类药物。

(二)用药策略

非药物治疗措施包括:限盐摄入、富钾饮食、适当运动、情绪放松等,应做为药物治疗的基础。孕妇未并发脏器功能损伤,血压应控制在(130~155)/(80~105)mmHg;孕妇并发脏器功能损伤,则血压应控制在(130~139)/(80~89)mmHg,降压过程力求下降平稳,不可波动过大,且血压不可低于130/80mmHg,以保证子宫胎盘血供;严重高血压或器官功能损害,紧急降压幅度不能太大,以平均动脉压的10%~25%为宜,24~48小时达稳定。

根据妊娠阶段的不同,降压药物的选择也有差异。如有妊娠计划的慢性高血压患者,如患者在实施非药物治疗情况下血压≥150/100mmHg,或合并靶器官损害,需进行降压药物治疗。如患者使用ACEI或ARB类药物,一般在妊娠计划6个月前停用,可考虑换用拉贝洛尔和硝苯地平等CCB类。血压＞

170mmHg/110mmHg时应急诊处理或住院治疗,选用何种降压药物取决于何时分娩。静脉滴注拉贝洛尔,或口服甲基多巴和硝苯地平都可以作为急诊治疗的起始药物。目前不建议静脉应用肼屈嗪,因为比其他药物更易引起围生期不良反应。高血压危象时可以静脉滴注硝普钠,但持续使用会引起胎儿氰化物中毒。先兆子痫伴有肺水肿时首选静脉滴注硝酸甘油。

由于降压药物对胎儿的安全性均缺乏足够的临床证据,而在动物实验中发现一些药物具有致畸作用,因此,药物选择和应用受到限制。常用降压药物分级及不良反应见表3-3-6。

表3-3-6　常用降压药物分级及不良反应

药物	FDA分级	是否通过胎盘	是否乳汁分泌	不良反应
ACEI	D	是	是	输尿管发育不良,羊水过少,胎儿肺发育不良,胎死宫内
ARB	D	未知	未知	同上
阿替洛尔	D	是	是	妊娠前期胎儿尿道下裂,中后期致胎儿出生缺氧,低体重,心动过缓,低血糖
比索洛尔	C	是	是	胎儿心动过缓和低血糖
美托洛尔	C	是	是	胎儿心动过缓和低血糖
普萘洛尔	C	是	是	胎儿心动过缓和低血糖
拉贝洛尔	C	是	是	妊娠中晚期使用致胎儿宫内发育迟缓,分娩前使用致新生儿心动过缓和低血压
甲基多巴	B	是	是	新生儿轻微低血压
硝苯地平	C	是	是	抑制分娩,与硫酸镁合用易致孕妇低血压,胎儿缺氧
维拉帕米	C	是	是	口服可耐受(经验有限),静脉致孕妇低血压,胎儿低灌注
地尔硫䓬	C	无	是	胎儿心动过缓和低血压
氢氯噻嗪	C	是	是(婴儿可耐受)	羊水过少
硝酸甘油、消心痛	B	未知	未知	心动过缓,延缓产程

注:妊娠安全分级A.在有对照组的早期妊娠妇女中未显示对胎儿有危险,可能对胎儿的伤害极小;B.在动物生殖试验中并未显示对胎儿的危险,但无孕妇的对照组,或对动物生殖试验显示有不良反应,但在早孕妇女的对照组中并不能肯定其不良反应;C.在动物的研究中证实对胎儿有不良反应,但在妇女中无对照组或在妇女和动物研究中无可以利用的资料,药物仅在权衡对胎儿的利大于弊时给予。

（三）药物特点

对于妊娠期高血压的紧急处理,最常用的方法:口服或胃肠外应用拉贝洛尔、口服硝苯地平、静脉应用肼屈嗪、静脉持续滴注硝普钠。拉贝洛尔、硝苯地平、甲基多巴均可用于妊娠期高血压的维持治疗。利尿药只应用于有液体潴留情况,地尔硫䓬可用于肾功能不全的患者。常用妊娠合并高血压的治疗药物特点见表3-3-7。

1. 拉贝洛尔 拉贝洛尔兼有α、β受体拮抗作用,是临床上最常用于妊娠期的降压药物,既可以口服给药,也可以胃肠外途径给药。用法:50~150mg口服,3~4次/d。静脉注射:初始剂量20mg,10分钟后如未有效降压则剂量加倍,最大单次剂量80mg,直至血压被控制,每日最大总剂量220mg。静脉滴注:50~100mg加入5%葡萄糖溶液250~500ml,根据血压调整滴速,血压稳定后改口服。拉贝洛尔可能导致头皮麻木感、针刺感、震颤、头痛。

2. 硝苯地平 硝苯地平在妊娠期应用有很好的安全性,临床上广泛应用于妊娠期高血压的控制以及早产的治疗。口服硝苯地平既可以单独使用,也可以与其他降压药物联合使用,以作为妊娠高血压的维持治疗,对于重度高血压的治疗同样有效。用法:5~10mg口服,3~4次/d,24小时总量不超过60mg。紧急时舌下含服10mg,起效快,但不推荐常规使用。缓释片30mg口服,1~2次/d。硫酸镁和硝苯地平具有协同作用,合用时可能会导致严重低血压。硝苯地平的不良反应包括头痛,颜面潮红,心动过速和疲乏等。

3. 甲基多巴 甲基多巴是中枢性降压药,激动中枢α受体,从而抑制对心、肾和周围血管的交感冲动输出,降低周围血管阻力,起到降压作用,主要用于中至重度妊娠高血压综合征治疗。目前由于其较好的安全性,仍是妊娠高血压最为常用的降压药物,是唯一长期随访至儿童期(7.5年)并证明是安全的药物。主要不良反应为镇静、抑郁,少数人长期用药会出现肝功能异常,故肝功能不良、嗜铬细胞瘤者禁用。口服每次0.25~0.5g,每日3次;或者0.25~0.5g加入10%葡萄糖液中静脉滴注,每日1次。

表3-3-7 常用妊娠合并高血压的治疗药物特点

药物	剂量	不良反应
甲基多巴	0.5~3g/d,分2~4次服用	外周水肿、抑郁、焦虑、过度镇静、噩梦、嗜睡、口干、直立性低血压、孕妇肝损伤,对胎儿无严重不良影响
拉贝洛尔	50~100mg, tid~qid, 最大剂量2 400mg/d	持续的胎儿心动过缓,低血压,新生儿低血糖;孕妇皮肤瘙痒

药物	剂量	不良反应
美托洛尔	25~100mg, q12h	胎儿心动过缓;胎盘阻力增高
硝苯地平	30~60mg/d, bid~tid	低血压,抑制分娩(尤其与硫酸镁联用时)
肼屈嗪	50~300mg/d, bid~qid	低血压、新生儿血小板减少
氢氯噻嗪*	12.5~25mg/d, qd	大剂量影响胎盘血流、胎儿畸形、电解质紊乱、血容量不足
硫酸镁**	5g稀释至20ml,静脉慢推5分钟,维持:1~2g/h。或5g稀释至20ml,深部肌内注射,每4小时重复。总量:25~30g/d	低血压、肌无力、胎儿缺氧

注: * 在胎盘循环已经降低的患者(先兆子痫或胎儿发育迟缓),应避免应用利尿药;

** 尿量<600ml/24h;呼吸<16次/min;腱反射消失,需及时停药。

4. 尼卡地平　为二氢吡啶类钙离子通道阻滞剂。用法:口服初始剂量20~40mg,3次/d。静脉滴注:每小时1mg为起始剂量,根据血压变化每10分钟调整用量。重度妊娠合并高血压,尼卡地平0.5~10g/(kg·min),5~10分钟起效。

5. 酚妥拉明　酚妥拉明FDA分类C级,为短效α肾上腺素能受体拮抗剂。可舒张小动脉,降低心脏后负荷,并可改善肺动脉高压,心脏供氧,增强心肌收缩力,增加心排出量。本品适于妊娠期高血压疾病患者出现血压重度升高或合并左心衰竭的治疗,但曾有孕妇做嗜铬细胞瘤降压试验时致死的个案报道,因此必须在补足血容量的基础上使用本品,且静滴本品时,应根据患者的反应调整浓度和滴注速度。用法:10~20mg溶于5%葡萄糖溶液100~200ml,以10μg/min的速度开始静脉滴注,应根据降压效果调整滴注剂量。

6. 硝酸甘油　硝酸甘油FDA分类C级,是一种显效快、作用时间短的扩血管药。主要通过释放一氧化氮刺激鸟苷酸环化酶,使环磷酸鸟苷增加而使血管扩张。主要松弛静脉,但也可松弛动脉及血管平滑肌,低剂量降低前负荷,大剂量降低后负荷。硝酸甘油能很快通过胎盘,国外研究表明本品可引起胎心率下降或心动过缓等,但也有文献报道以0.25μg/(kg·min)静滴硝酸甘油,除可有效地降低重度妊娠期高血压疾病患者的血压外,还可降低脐-胎盘血管阻力,主要用于合并急性心力衰竭和急性冠状动脉综合征时高血压急症的降压治疗。起始剂量5~10μg/min静脉滴注,每5~10分钟增加滴速至维持剂量20~50μg/min,最大剂量100μg/min。本品常见的不良反应有直立性低血压、脸面潮红及恶心等。

7. 硝普钠　硝普钠FDA分类C级,为强效血管扩张剂。该药对阻力和容量血管都有直接舒张作用,降低心脏的前、后负荷,故除用于高血压危象外,还可用于治疗急性左心衰竭和急性肺水肿。对临产的产妇应用常规治疗量硝普钠,不会引起子宫收缩乏力性产程延长或子宫乏力性产后出血,但由于此药能迅速透过胎盘进入胎儿体内,并可保持较高浓度,可增加胎儿氰化物中毒风险,因此不建议使用。硝普钠在妊娠状态仅限用于对更安全药物无反应的急性高血压危象。用法:50mg加入5%葡萄糖溶液500ml,按0.5~0.8μg/(kg·min)缓慢静脉滴注。孕期仅适用于其他降压药物无效的高血压危象孕妇。产前应用时间不宜超过4小时。本品对光敏感,溶液稳定性较差,在滴注过程中需避光操作,溶液的保存与应用不应超过24小时。本品常见的不良反应有低血压、头痛及恶心,用药期间应严密监测血压及心率。由于硝普钠属于超短时作用的药物,静滴本品后在体内迅速代谢为氰化物和硫氰化物,易引起毒性反应。

8. 利尿药 由于利尿药能导致孕妇血液浓缩,血容量减少,使胎盘血流量减少、微循环灌注不良和胎儿缺氧加重,因此利尿药已不常规应用,只用于全身水肿、急性心力衰竭、脑水肿、肺水肿等,患者应谨慎地小剂量使用。而先兆子痫妇女血容量减少,除非存在少尿情况,否则不宜使用利尿药。

9. 硫酸镁 硫酸镁是预防和治疗子痫发作的基础治疗,重度子痫前期患者预防性使用硫酸镁能显著降低子痫发生率。但硫酸镁不能降低孕产妇死亡率,不影响围生儿死亡率、新生儿窒息率、新生儿呼吸窘迫综合征发生率等严重情况发生。先兆子痫或子痫时用量:首次负荷量硫酸镁4~6g,维持量1~2g。对于重度子痫前期没有改善或HELLP综合征(hemolysis, elevated liver enzymes, and low platelets syndrome, HELLP)持续恶化患者,硫酸镁具体使用方法应依据病情确定用药时机及用药时限。

(四)用药监护或用药宣教

目前,没有任何一种降压药物对妊娠高血压患者是绝对安全的。只有个别药物,如甲基多巴和氢氯噻嗪在安全分级中属于B级外,多数降压药物仍属于C级。因此,妊娠高血压患者选择降压药物时,不仅需要权衡利弊,还需对患者进行充分说明。

1. 硝苯地平 对于肝功能损害患者,用药须严格监测,病情严重时应减少剂量;控释片有不可吸收的外壳,这样可使药品缓慢释放进入人体内吸收,空药片可在粪便中发现;控释片不能咀嚼或掰断后服用。长期给药不宜骤停,以避免发生停药综合征而出现反跳现象。

2. ACEI 虽然降压效果良好,但可能降低胎盘灌注量,也可能引起羊水过少、新生儿严重肾功能不全,亦可能引起胎儿畸形,因此ACEI类药物在妊娠期通常是禁忌的。一旦怀疑或诊断妊娠,ACEI类药物往往需停止应用。

3. 血管紧张素受体拮抗药　同ACEI类药物一样直接作用于肾素-血管紧张素系统,也可引起胎儿和新生儿肾衰竭、胎儿头颅发育不良和死亡,故在妊娠早期不宜使用;妊娠中、晚期应禁用此药。如果用药期间被诊断为妊娠,应尽早停药。

4. 利尿药　噻嗪类利尿药的不良反应是低血钾和高尿酸。常用较小剂量,必要时应适当补充钾剂,还可多进食香蕉、柑橘、绿叶蔬菜等含钾较丰富的食物。应定期复查血钾、肌酐、尿酸。利尿药能导致孕妇血液浓缩,血容量减少,使胎盘血流量减少、微循环灌注不良和胎儿缺氧加重,因此利尿药已不常规应用。

5. β受体拮抗剂　要注意出现心动过缓不能突然停药,停药后会出现心率明显增快的"反跳"现象。本品可通过胎盘进入胎儿体内,有报道妊娠期高血压疾病患者使用后可致宫内胎儿发育迟缓,分娩时无力造成难产,新生儿可出现低血压、低血糖、呼吸抑制及心率缓慢等不良反应。阿替洛尔、普萘洛尔均可使新生儿出现心动过缓、低血糖、呼吸困难等。

案例分析

患者,女,27岁。因"停经9个月余,胎动4个月余,周身水肿2天,视物模糊1天"为主诉入院,2天前自觉周身水肿,未做任何处理,于昨晚出现视物模糊,晨起头痛,无胸闷、心慌等不适,在诊所测血压175/95mmHg,具体处置不详,无腹痛及腹部紧缩感,无阴道流血流液,胎动如常。为求进一步诊断来医院就诊。既往史:否认药物及食物过敏史,否认肝炎、结核等传染病史,否认高血压、心脏病、孕前糖尿病病史,否认甲亢、甲减病史,孕2产0,人工流产1次。入院检查: T 36.5℃, P 90次/min, BP 173/93mmHg, R 18次/min。神清语明,无贫血貌。心肺听诊未闻及异常,腹膨隆,软,无压痛,未及宫缩。双下肢轻度水肿,尿量正常,四肢活动自如。产科检查:呈纵产式腹型,宫高45cm,腹围110cm。辅助检查:入院NST有反应型。彩超:宫腔内可见两个胎儿影像。左侧胎儿超声测量值:双顶径约9.0cm,头围约32.5cm,腹围约29.9cm,股骨长约6.6cm;胎儿心率约141次/min;胎儿体重2 425g,羊水深度约5.1cm。右侧胎儿超声测量值:双顶径约8.6cm,头围约31.7cm,腹围约28.2cm,股骨长约6.3cm;胎儿心率约140次/min;胎儿体重2 102g,胎盘厚度约3.2cm;成熟度2级;羊水深度约4.2cm;胎儿脐带绕颈1周。血、尿常规,肝、肾功能检查结果正常。入院诊断:孕2产0妊娠37周$^{+6}$;妊娠期高血压;一胎儿脐带绕颈。

诊治经过:入院后进行常规检查,密切监测胎儿宫内情况。患者自述头痛,测量血压(150~160)/(100~110)mmHg,立即给予解痉、降压、利尿、吸氧等处理后,无明显变化,测血压159/108mmHg,考虑妊娠高血压疾病重度子痫前期,立即行子宫下段剖宫产术,终止妊娠。手术顺利,于CSEA下行子宫下段剖宫产术,于09∶42剖娩一大活婴,Apgar评分1分钟10分,5分钟10分;于09∶43剖娩一小活婴,Apgar评分1分钟9分,5分钟9分。术中患者双侧球结膜明显水肿,血压最高达175/105mmHg,心率79~83次/min。术后转ICU监护治疗,给予解痉、镇静、降压、预防感染、止痛、预防电解质紊乱等对症治疗。该患者予泵入硝普钠控制血压;泵入硫酸镁解痉;呋塞米利尿;补充白蛋白等处理,术后给予依达拉奉注射液预防脑水肿、清除氧自由基;美托洛尔片改善心率、控制血压,改善心室重构等治疗。经治疗后,患者病情相对稳定,血压控制理想,于术后第3天,转入妇产一科,继续给予降压、促进宫缩等对症治疗。

分析:妊娠高血压综合征作为妊娠期的特有疾病,其病理生理学改变是全身小血管痉挛,由于小动脉痉挛引起心、脑、肾、肝等各脏器供血不足,每个患者所受累的器官和程度都不同,如果肾脏受累严重,可能要表现为尿蛋白;如果脑血管受累严重,则表现为头痛或者视物模糊。患者在进行治疗时,首先应当使用解痉药物,并使用降压药物控制血压。对于症状较为严重的患者,可能出现抽搐、昏迷、肺水肿,甚至合并心、肺衰竭,需要待患者病情平稳后立即终止妊娠。

(1)解痉治疗:对于妊娠期高血压患者控制症状的选择,首选硫酸镁解痉。Mg^{2+}能够有效抑制运动神经末梢对乙酰胆碱的释放,阻断神经-肌肉传导,松弛骨骼肌,同时促进PG合成,抑制内皮素生成,降低机体对血管紧张素Ⅱ的反应,从而缓解血管痉挛;Mg^{2+}可提高孕妇及胎儿血红蛋白的亲和力,改善氧代谢;另外,Mg^{2+}可以减少血管内皮损伤;可以降低平滑肌细胞内Ca^{2+}水平,使血管痉挛得到缓解。硫酸镁的治疗浓度与中毒剂量比较接近,故治疗过程应严密观察,以防止过量中毒;出现呼吸抑制,心律紊乱等中毒症状时,应立即停用硫酸镁,同时缓慢(5~10分钟)静脉推注10%葡萄糖酸钙10ml解毒,并且维持正常的呼吸功能,一直到血浆中的Mg^{2+}水平下降到正常范围内;胎儿娩出后肌注催产素,预防产后出血。硫酸镁不可以用于对肠道出血、急腹症、经期妇女、妊娠期妇女以及哺乳期妇女的导泻。

(2)降压治疗:在妊娠期高血压疾病的治疗过程中,适当控制血压是首要条件,其次还要对高血压所导致的靶器官损害做到缓解和预防,同时还需要考虑孕妇、产妇以及胎儿的安全,所以对妊娠期高血压的管理增加了难度。《妊娠期高血压疾病诊治指南(2015)》中指出,硝普钠仅适用于孕期对其他降压药物无效的高血压危象孕妇。硝普钠能使母婴在不产生不良影响的情况下取得最好的治疗效果。用药过程中要密切监测患者血压、心率、胎心状况等,并控制用药速度,确保母婴安全。硝普钠为速效、短时的血管扩张药,可以直接扩张动脉和静脉平滑肌,通过扩张血管减低周围血管阻力,从而发挥降压效果;另外硝普钠可以减少心脏前、后负荷,改善心排血量。硝普钠可以通过胎盘迅速进入胎儿体内,保持高浓度,其代谢产物为氰化物,可以使胎儿中氰化物水平升高,因此,当血压过高或者是在分娩期,以及当其他药物效果不佳时,方可考虑使用。

美托洛尔为选择性β_1肾上腺素受体拮抗药,在妊娠期高血压患者的治疗方面,可通过拮抗心脏β受体而降低心排血量,抑制肾素释放而降低肾素血浓度,阻断中枢和外周肾上腺素能神经元,减少去甲肾上腺素释放来起到降压作用。同时还通过拮抗β受体,使心肌收缩力下降、心率减慢,从而降低心肌氧耗。另外,美托洛尔可阻断交感神经活性增加、降低起搏细胞的自律性、延长室上性传导时间,从而改善妊娠高血压患者的心率。长期服用可以降低心肌梗死的发生率,在控制血压的同时还可提高生活质量。

六、过期妊娠用药

过期妊娠(postterm pregnancy)指平时月经周期规则(以28天左右1个周期计算),妊娠达到或超过42周尚未分娩者,发生率为妊娠总数的5%~12%。正常妊娠情况下,胎盘功能在38周左右由旺盛期开始逐渐衰退。随着孕周的增加,胎盘功能逐渐降低。当孕周≥42周时,20%~40%有胎盘“钙化”改变,过期妊娠的胎儿围生病率和死亡率增高,孕43周时围生儿死亡率为正常妊娠的3倍,孕44周时为正常妊娠的5倍。目前研究并未显示过期妊娠的明确病因,其可能因素包括雌激素水平低、胎盘硫酸酯酶缺乏、无脑儿畸形、头盆不称及遗传等。

(一)用药原则

1. 临床中尽量避免过期妊娠的发生,配合产妇足月时分娩。

2. 对于已经确诊为过期妊娠的患者,应当综合分析,充分考虑胎盘功能、胎儿大小、宫颈成熟度等多种因素,恰当地选择分娩方式(引产或剖宫产)。如无引产禁忌证且Bishop评分<7分,引产前应给予引产前促宫颈成熟治疗;如Bishop评分≥7分,宫颈成熟,胎头已衔接者,通常采用人工破膜加缩宫素静脉滴注的方法进行引产。

3. 建议孕周≥41周仍未临产者应加强母儿监护,同时行引产术。

(二)用药策略

对于已确诊为过期妊娠的患者,评估宫颈成熟程度以及胎盘功能,母儿情况等综合分析,选择适当的终止妊娠的方法。

1. 引产　对已经确诊过期妊娠,同时并未伴发胎儿窘迫、头盆不称等情况下,可考虑引产。

绝对引产禁忌证:孕妇严重合并症及并发症,不能耐受阴道分娩者,如①子宫手术史,古典式剖宫产、未知切口的剖宫产、穿透子宫内膜的肌瘤核除术、子宫破裂史等;②前置胎盘和前置血管;③明显头盆不称;④胎位异常,如横位、初产臀位等;⑤宫颈浸润癌;⑥某些生殖道感染性疾病,如疱疹感染活动期;⑦未经治疗的获得性免疫缺陷病毒感染者;⑧对引产药物过敏者。相对引产禁忌证:①子宫下段剖宫产史;②臀位;③羊水过多;④双胎或多胎妊娠;⑤经产妇分娩次数≥5次。

决定引产成败的主要因素是宫颈成熟度。因此,引产前应常规对患者进行宫颈Bishop评分(表3-3-8)。

表3-3-8 Bishop宫颈成熟度评分法

指标	分数			
	0	1	2	3
宫口开大/cm	0	1~2	3~4	≥5
宫颈管消退/%(未消退为3cm)	0~30	40~50	60~70	≥80
先露位置 (坐骨棘水平=0)	−3	−2	−1~0	+1~+2
宫颈硬度	硬	中	软	
宫颈位置	后	中	前	

2. 促宫颈成熟 用于Bishop评分6分以下,应给予促宫颈成熟(preinduction cervical ripening)治疗。可选用药物或非药物治疗手段。药物手段包括可控释地诺前列酮栓(普贝生)、米索前列醇等。非药物治疗手段包括低位水囊、Foleys管、昆布条、海藻棒等机械性方法。

缩宫素静滴引产:用于Bishop评分≥6分患者,胎头已衔接者,行人工破膜术及缩宫素静滴引产术,在严密监护下阴道分娩。适用于宫颈成熟者,排除阴道感染;预防羊水栓塞,注意脐带脱垂,前置血管,母婴感染。

3. 剖宫产 过期妊娠时,胎盘功能减退,胎儿储备能力下降,需适当放宽剖宫产指征。

(三)药物特点

1. 促宫颈成熟药

1)前列腺素制剂:目前研究发现,PG是通过改变宫颈细胞外基质成分,如激活胶原酶,使胶原纤维溶解和基质增加,从而使宫颈软化、松弛,宫体平滑肌收缩等机制促宫颈成熟。临床中常用的PG包括前列腺素E_2(prostaglandin E_2, PGE_2)制剂和前列腺素E_1(prostaglandin E_1, PGE_1)制剂。

2)PGE_2制剂:目前有3种促宫颈成熟的PGE_2得到FDA批准。①地诺前列酮宫颈凝胶;②地诺前列酮阴道凝胶;③地诺前列酮栓剂。可控释地诺前列酮栓

（阴道内栓剂,商品名普贝生）为一种非生物降解的聚合物释放装置,厚0.8mm,内含有10mg地诺前列酮,以0.3~0.4mg/h的速度缓慢释放24小时,促宫颈成熟效果率达93%,显效率达87%。适用于单胎妊娠、头位、Bishop评分<6分,有引产指征而无母婴禁忌证者,是目前促宫颈成熟的首选方法。禁用于发热、肝肾功能不全、肺气肿、活动性哮喘、青光眼、癫痫及溃疡、心血管疾病、阴道流血、绒毛膜羊膜炎、头盆不称、胎位异常、瘢痕子宫、已经临产、正在给予缩宫素、不能耐受持续强而长的宫缩、对PG过敏、多胎妊娠等情况。董玉珍等的研究发现,控释地诺前列酮阴道栓促宫颈成熟的作用优于米索前列醇,同时能够缩短产程、减少分娩出血、提高引产成功率,更好地改善引产结局,可能与控释地诺前列酮阴道栓直接促进子宫收缩作用有关。同时,其不良反应的发生率明显较低。

3）PGE$_1$制剂:米索前列醇是一种人工合成的PGE$_1$类似物,具有价格低、性质稳定易于保存、作用时间长等优点,常用于妊娠晚期促宫颈成熟,目前主要有100μg和200μg两种规格片剂。临床上常选择25μg的米索前列醇作为初始促宫颈成熟和诱导分娩用药剂量,频率不宜超过每3~6小时给药1次;有关大剂量米索前列醇(每6小时给药50μg)安全性的资料有限且不明确,所以对大剂量米索前列醇仅定为B级证据建议。

2. 催产用药　缩宫素(oxytocin)引产的机制为与胞浆膜上的缩宫素受体结合,通过其耦联的G蛋白介导PLC,生成IP3,增加细胞内钙释放,同时通过细胞膜除极,激活电压敏感性钙通道,增加胞质中的钙离子浓度。缩宫素作用时间短,半衰期为5~12分钟,需要持续静脉输注使用。

先用乳酸钠林格液(5%葡萄糖注射液或0.9%氯化钠注射液均可)500ml,用7号针头行静脉滴注,按8滴/min调好速度(有条件者用输液泵),然后再向输液瓶中加入2.5U缩宫素,摇匀后继续滴入。起始剂量为0.5%的缩宫素浓度,以每毫升15滴计算,相当于每滴液体中含有缩宫素0.33mU,8滴/min开始,根据宫缩、胎心情况调整滴速,每隔20分钟调整1次,应用等差法,调整至16滴/min、24滴/min,一般不超过40滴/min。有效宫缩的判定标准为10分钟内3次宫缩,每次宫缩持续30~60秒,伴有宫颈管的缩短和宫口扩张。如达到最大滴速仍不出现有效宫缩时,可增加缩宫素浓度,但缩宫素的应用量不变。增加浓度的方法:500ml液体加入5U的缩宫素,浓度为1%,滴速减半开始,再根据宫缩及胎心调整,最大滴速不能超过40滴/min,原则上不再增加滴速和浓度。如连续2~3天仍无明显进展,引产失败,应改用其他引产方法。

不同剂量缩宫素的引产效果对比:高剂量缩宫素引产时因难产行剖宫产者少,产程短,新生儿感染及引产失败发生率较低,但因胎儿窘迫而需行急诊剖宫产多,宫缩过强发生率高;大样本研究也表明两种剂量对胎婴儿结果无差异。

（四）用药监护或用药宣教

1. 加强宣教　向孕妇及家属讲解过期妊娠的危害，指导孕妇定期进行产前检查，超过预产期应及早住院，以便适时终止妊娠。消除产妇紧张情绪，多休息，避免过度疲劳，鼓励多食易消化的食物，避免脱水、酸中毒。

2. 药物疗效评估　促宫颈成熟的总有效率，引产时间和剖宫产率。

3. 用药教育

（1）可控释地诺前列酮栓：常规低温保存，于患者外阴消毒后，将药物置于阴道后穹隆深处后，旋转90°，使栓剂横置于阴道后穹隆。注意：在阴道外应保留2~3cm终止带，以便于随时取出。同时，为避免药物移位，患者应在药物置入后继续平卧20~30分钟以利栓剂吸水膨胀，如2小时后复查，确定药物仍在原位后，取出至少30分钟后方可静滴缩宫素。

（2）米索前列醇使用注意事项：①切忌放药时将药物压碎。②每次阴道放药剂量25μg，6小时后仍无宫缩者，可重复用药。在重复使用米索前列醇前应行阴道检查，内容包括重新评价宫颈成熟度和检查原放置的药物溶化、吸收程度，每日总量不超过50μg，以免药物吸收过多。③应在最后一次放置米索前列醇4小时并行阴道检查证实米索前列醇已吸收后，再加用缩宫素。④米索前列醇用药过程中，应注意监测宫缩和胎心率，一旦出现宫缩过频，应立即进行阴道检查，并取出残留药物，必要时使用宫缩抑制剂，如羟苄麻黄碱或硫酸镁等。由于羟苄麻黄碱可通过胎盘屏障，使新生儿心率改变和出现低血糖，临床常使用硫酸镁。

（3）缩宫素使用注意事项：①注意给药方式，禁止肌内注射、皮下注射、穴位注射及鼻黏膜用药；②用量不宜过大，临床常用低剂量，最好使用输液泵给药；③给药过程中，要有专人观察宫缩强度、频率、持续时间，及时记录胎心率变化，适时胎心监护；④警惕胸闷、气急、寒战甚至休克反应，如发现此情况需立即停药，并抗过敏药对症治疗。

案例分析

患者，女，26岁，G1P0，自述孕周已超过42周。

主诉："停经43周，不规律腹痛3小时"。

产科检查：宫口容受1指余。宫颈管消退50%，先露位置-2，宫颈硬度中，宫颈位置中，Bishop评分5分。

询问病史：平时月经周期规律，为28~30天，偶有延长。

出现早孕反应的时间及确诊妊娠的时间：该孕妇停经43天即有恶心、呕吐反应，且较严重，遂于停经45天就诊，妇科查体子宫增大如孕40+天大小，查尿妊娠试验阳性，并行B超检查提示宫内孕囊1.5cm×2.3cm。提示与停经时间相符合。

胎动出现时间：该孕妇停经4个月时自觉有胎动。

B超检查提示：胎儿双顶径约9.7cm，头尾约33.5cm，腹围约34.7cm，股骨长约7.8cm。胎盘附着在子宫后壁，程度Ⅱ级，厚度约3.9cm，羊水深度约1.8cm，羊水指数4。

入院诊断：过期妊娠。

治疗经过：外阴消毒后，将可控释地诺前列酮栓置于阴道后穹隆深处，用药8小时后出现规律宫缩，严密监护下阴道分娩一男活婴。

分析：结合病史及检查结果，核实孕周为43周，确诊为过期妊娠。综合评估无引产禁忌证，给予引产，过程顺利。

可控释地诺前列酮栓应用方法：患者外阴消毒后，将药物置于阴道后穹隆深处后，旋转90°，使栓剂横置于阴道后穹隆。注意：在阴道外应保留2~3cm终止带，以便于随时取出。同时，为避免药物移位，患者应在药物置入后继续平卧20~30分钟以利栓剂吸水膨胀，如2小时后复查，确定药物仍在原位后可活动。

推荐参阅指南/书籍

[1] 谢幸，苟文丽. 妇产科学. 8版. 北京：人民卫生出版社，2014

[2] 王秀兰，张淑文. 临床药物治疗学. 北京：人民卫生出版社，2007

[3] 中华医学会风湿病学分会. 抗磷脂综合征诊断和治疗指南（2011版）. 中华风湿病学杂志，2011，15（6）：407-410

[4] 赵霞，张伶俐. 临床药物治疗学——妇产科疾病. 北京：人民卫生出版社，2016

[5] 陈新谦，金有豫，汤光. 新编药物学. 18版. 北京：人民卫生出版社，2018

[6] 中华医学会妇产科学分会产科学组. 妊娠晚期促子宫颈成熟与引产指南（2014）. 中华妇产科杂志，2014，49（12）：881-885

[7] 中华医学会. 临床诊疗指南：妇产科学分册. 北京：人民卫生出版社，2007

[8] 美国妇产科医师学会/英国皇家早期妊娠学会. ACOG/AEPU. 临床指南：异位妊娠的药物治疗（2016年版）

[9] 李正翔，岳天孚，罗营. 妇产科医师处方手册. 北京：人民军医出版社，2010

[10] 中华医学会妇产科学分会产科学组. 早产的临床诊断与治疗指南（2014）. 中华妇产科杂志，2014，49（7）：481-485

[11] 中华医学会妇产科学分会产科学组. 妊娠剧吐的诊断及临床处理专家共识（2015）. 中华妇产科杂志，2015，50（11）：801-804

[12] TRANQUILLI A L, DEKKER G, MAGEE L, *et al*. The classification, diagnosis and management of the hypertensive disorders of pregnancy: A revised statement from the ISSHP. Pregnancy Hypertens, 2014, 4（2）：97-104

[13] 澳大利亚和新西兰产科医学会.2014澳大利亚和新西兰产科医学会(SOMANZ)指南: 妊娠高血压疾病的管理,2014

[14] 《中国高血压防治指南》修订委员会.中国高血压防治指南(2010年修订版).北京:人民卫生出版社,2012

[15] 中华医学会妇产科学分会妊娠期高血压疾病学组.妊娠期高血压疾病诊治指南(2015).中华妇产科杂志,2015,50(10):721-728

参 考 文 献

[1] 中华医学会妇产科学分会产科学组.复发性流产诊治的专家共识.中华妇产科杂志, 2016,51(1):3-9

[2] 林其德.复发性流产免疫学诊断和治疗共识.生殖医学杂志,2008,17(1):4-5

[3] American College of Obstetricians and Gynecologists. ACOG practice bulletin NO.142 : Cerclage for the management of cervical insufficiency. Obstet Gynecol,2014,123(2 Pt 1): 372-379

[4] 陈子江,林其德,王谢桐,等.孕激素维持早期妊娠及防治流产的中国专家共识.中华妇产科杂志,2016,51(7):481-483

[5] COOMARASAMY A, WILLIAMS H, TRUCHANOWICZ E, et al. A Randomized Trial of Progesterone in Women with Recurrent Miscarriages. N Engl J Med,2015,373(22):2141-2148

[6] 董玉珍,万蓉,吴利荣,等.控释地诺前列酮阴道栓治疗过期妊娠的临床研究.中国临床药理学杂志,2016,32(23):2138-2140

[7] 朱永祺,贺小进,曹云霞.妊娠剧吐治疗新进展.安徽医科大学学报,2015,(3):403-406

[8] MATOK I, GORODISCHER R, KOREN G, et al. The safety of metoclopramide use in the first trimester of pregnancy. N Engl J Med,2009,60(24):2528 - 2535

[9] EINARSON A, MALTEPE C, NAVIOZ Y, et al. The safety of ondanse-tron for nausea and vomiting of pregnancy: a prospective compara-tive study. BJOG,2004,111(9):940- 943

[10] GILL SK, EINARSON A. The safety of drugs for the treatment of nausea and vomiting of pregnancy. Expert Opin Drug Saf,2007,6(6):685-694

[11] American College of Obstetricians and Gynecologists, Task Force on Hypertensionin Pregnancy. Hypertension in pregnancy. Report of the American College of Obstetricians and Gynecologists' Task Force on Hypertension in Pregnancy. Obstet Gynecol,2013,122(5): 1122-1131.

[12] MAGEE L A, PELS A, HELEWA M, et al. Canadian Hypertensive Disorders of Pregnancy Working Group. Diagnosis, evaluation, and management of the hypertensive disorders of pregnancy: executive summary. J Obstet Gynaecol Can,2014,36(5):416-441

[13] VISINTIN C, MUGGLESTONE M A, ALMERIE M Q, et al. Management of hypertensive disorders during pregnancy: summary of NICE guidance. BMJ,2010,341 : c2207

[14] LOWE S A, BOWYER L, LUST K, et al. SOMANZ guidelines for the management of

hypertensive disorders of pregnancy 2014. Aust N Z J Obstet Gynaecol,2015,55(5): e1-29

[15] 国家卫生计生委合理用药专家委员会.高血压合理用药指南(第2版).中国医学前沿杂志(电子版),2017,9(7): 28-126

[16] 中华医学会妇产科学分会妊娠期高血压疾病学组.妊娠高血压期疾病诊治指南(2015).中华妇产科杂志,2015,50(10): 206-213

[17] 高血压联盟(中国),国家心血管病中心,中华医学会心血管病学分会,等.2014年中国高血压患者教育指南(简明版).中国循环杂志,2014,29s2 : 131-140

[18] BRAMHAM K, NELSON-PIERCY C, BROWN M J, *et al*. Postpartum management of hypertension. BMJ,2013,346(25): f894

[19] Committee on Obstetric Practice. Committee Opinion No.623 : Emergent therapyfor acute-onset, severe hypertension during pregnancy and the postpartum period. Obstet Gynecol,2015,125 (2): 521-525

[20] 胡大一,黄峻.实用临床心血管病学.北京:科学技术文献出版社,2009

[21] 李小鹰,林曙光.心血管疾病药物治疗学.2版.北京:人民卫生出版社,2013

第二节　妊娠合并症用药

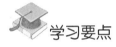 学习要点

1. 掌握妊娠合并心脏病的常用药物及注意事项。
2. 掌握孕期HBV感染的用药策略。
3. 掌握妊娠合并糖尿病的治疗策略。
4. 掌握常用口服补铁剂、静脉补铁剂的药物特点。
5. 掌握口服补铁剂与静脉补铁剂的药学监护点及用药注意事项。

一、妊娠合并心脏病用药

妊娠合并心脏病患者属高危妊娠,直接危及母亲生命安全,患者在妊娠期、分娩期和产褥期均可因心脏负担加重而发生心力衰竭,甚至死亡,妊娠合并心脏病的发病率为0.5%~3.0%,是导致孕产妇死亡的重要原因之一。妊娠合并心脏病包括既往有心脏病病史的妇女合并妊娠,常见先天性心脏病、瓣膜性心脏病和心肌病等结构异常性心脏病以及非结构异常性的心律失常等;也可以是妇女在妊娠期间新发的心脏病,如妊娠期高血压疾病性心脏病和围生期心肌病等。妊娠期高血压疾病性心脏病和围生期心肌病属妊娠期特有的心脏病。先天性心脏病和部分瓣膜性心脏病的治疗以外科手术为主,妊娠合并心脏病者最严重的并

发症是心力衰竭,主要是针对心力衰竭的治疗。

(一)用药原则

大多数治疗心脏病的药物可通过胎盘屏障,且对胎儿的影响不明,对胎儿存在潜在的毒性反应。尽管有些患者妊娠风险分级属Ⅰ~Ⅲ级范围,但仍然存在妊娠风险,可能在妊娠期和分娩期加重心脏病或者出现严重的心脏并发症,甚至危及生命。因此,建议要充分告知妊娠风险并于妊娠期动态进行妊娠风险评估。

1.妊娠合并心律失常 妊娠合并心律失常很常见,是孕产妇和围生儿病死率的高危因素之一。虽然大部分妊娠期出现的都是良性心律失常,仅需观察,但对于危险的或伴有血流动力学不稳定的心律失常应及时处理。在处理妊娠期心律失常时,应充分评估治疗方法对母亲和胎儿的安全性。

恶性心律失常的处理原则:首先针对发生的诱因、类型、血流动力学变化对母儿的影响、孕周等综合决定尽早终止心律失常的方式;同时防止其他并发症,病情缓解或稳定后再决定其长期治疗策略。目前没有抗心律失常药物在孕妇使用情况的大样本量临床研究,孕期使用必须权衡使用抗心律失常药物的治疗获益与潜在的不良反应,尤其是对于继续长期维持使用抗心律失常药物的孕妇,选择哪一类药物、什么时候停药,须结合患者心律失常的危害性和基础心脏病情况而定。对于孕前存在心律失常的患者建议孕前进行治疗。

2.妊娠合并心衰 患心脏病孕产妇的严重并发症主要是心力衰竭,因孕期血容量和心肌耗氧量增加等生理变化而使心脏负荷加重,代偿功能减退,导致心力衰竭。因此,加强孕期监护,预防心力衰竭为主要目的,具体措施包括减轻心脏负荷和提高心脏代偿能力。

(1)增加休息,特别是保证足够睡眠,限制体力活动,避免劳累和情绪激动。

(2)尽量左侧卧位,有利于回心血量的稳定,增加心搏量。

(3)适当控制体重和营养补充,饮食原则为高蛋白、少脂肪、多维生素、低盐,整个孕期体重增加不宜超过10kg。

(4)积极防治可诱发心衰的各种疾病,如上呼吸道感染、贫血、妊娠期高血压病、低蛋白血症、甲亢、心动过速等。

(5)严重心脏病者,妊娠晚期可考虑预防性给予利尿药等。

3.其他 感染性心内膜炎的治疗:根据血培养和药物敏感试验选用有效的抗生素,坚持足量(疗程6周以上)、联合和应用敏感药物为原则,同时尽早请心脏外科医师会诊,结合母儿情况、药物治疗效果和并发症情况综合考虑心脏手术的时机。

(二)用药策略

1.妊娠合并心律失常 心悸是孕妇在妊娠期间的一个常见症状。有研究发现在心脏结构正常的孕妇中(无论有症状或无症状),房性和室性期前收缩的发生率均较高(房性57%、室性>50%)。如果出现不能耐受的症状时,可以使用心脏选择性β受体拮抗剂治疗,但最好是在妊娠3个月后。

阵发性室上性心动过速(paroxysmal supraventricular tachycardia, PSVT)是孕妇最常见的持续性心律失常,就医患者卒中发病率约24/10万。妊娠前患有PSVT的患者在妊娠期间可能会出现症状加重。通常情况下,孕妇对PSVT耐受性较好,但在有结构性心脏病的孕妇中也可以出现血流动力学恶化,进而造成胎儿血流减少。

房性心动过速(房速)是孕妇相对少见的一种心律失常,但妊娠可以促进房速的发生和维持。房速一般是持续性的,并对药物治疗甚至电复律的效果均较差,可能会出现心动过速型心肌病。在紧急治疗时可先选择腺苷,有时可以成功终止房速的发作。否则,可选择β受体拮抗剂、钙通道阻滞剂或地高辛来控制心率。如果这些药物均不能控制,可以考虑索他洛尔或氟卡尼。对于持续发作、症状明显的房速,导管射频消融是安全的。

AF可使心脏泵血功能和血流动力学异常,导致胎儿缺血、缺氧,因此建议纠正心律失常后妊娠,如已妊娠者应进行心律失常的治疗。

2. 妊娠合并心衰　妊娠合并心脏病患者需积极防治心力衰竭,给予利尿药、血管扩张剂及强心剂等,减轻心脏前后负荷,减少心肌耗氧量,改善心功能。

(1)利尿药:通过抑制肾小管特定部位的钠或氯的重吸收,遏制心力衰竭时钠潴留,减少静脉回流和降低前负荷,利尿药是控制心力衰竭患者液体潴留的药物,是标准治疗的必要组成部分,代表药物有呋塞米和氢氯噻嗪。

(2)血管扩张剂:硝酸酯类可扩张静脉,使静脉容量增加,右心房压力降低,减轻肺淤血及呼吸困难,还能选择性地舒张心外膜的冠状动脉,常被合用于缓解心绞痛和呼吸困难症状。代表药有硝酸甘油。

(3)强心苷类:通过抑制心肌细胞膜钠-钾-ATP酶,使细胞内钠离子水平升高,促进钠离子和钙离子交换,提高细胞内钙离子水平,从而发挥正性肌力作用。代表药有地高辛和去乙酰毛花苷丙。对于慢性心功能不全患者给予地高辛,轻度心力衰竭患者给予小剂量噻嗪类利尿药,如氢氯噻嗪间断治疗;中至重度心力衰竭患者给予袢利尿药,如呋塞米;顽固性心力衰竭联合应用利尿药;急性心力衰竭时,需静脉联合强心苷类与利尿药,如去乙酰毛花苷丙和呋塞米静脉推注,必要时联用硝酸甘油缓解症状。

(三)药物特点

1. 心律失常治疗药物　目前缺乏随机对照试验和系统研究来评估妊娠期使用抗心律失常药物的有效性和安全性。因此,大部分抗心律失常药物都被美国FDA定义为C类,即尚不能排除对胎儿的风险。在妊娠期间使用抗心律失常药物时,首先要考虑对胎儿潜在的风险。胎儿器官形成是在妊娠的前3个月。这段时期胎儿对致畸因素最为敏感。在怀孕的中后期使用抗心律失常药物时,应考虑药物对胎儿生长发育,胎儿心律失常以及宫缩的影响,应选择最低有效剂量。表3-3-9列举了妊娠期间使用抗心律失常药物的特点。

表3-3-9　妊娠期间抗心律失常药物的特点

药品名称	药物分类	FDA风险分类	潜在不良反应	是否致畸	哺乳期使用
奎尼丁	Ⅰ A	C	血小板减少,耳毒性,Tdp	否	慎用
普鲁卡因胺	Ⅰ A	C	药源性红斑狼疮,Tdp	否	可短期使用
丙吡胺	Ⅰ A	C	子宫收缩	否	可使用
利多卡因	Ⅰ B	B	心动过缓,中枢神经系统的不良反应	否	可使用
美西律	Ⅰ B	C	心动过缓,中枢神经系统的不良反应,新生儿Apgar评分较低	否	可使用
氟卡尼	Ⅰ C	C	心脏结构正常的患者耐受性较好	否	可使用
普罗帕酮	Ⅰ C	C	同氟卡尼	否	不清楚
普萘洛尔	Ⅱ	C	心动过缓,发育迟缓,缺氧	否	可使用
美托洛尔	Ⅱ	C	同普萘洛尔	否	可使用
阿替洛尔	Ⅱ	D	低出生体重儿	否	不能使用
吲哚洛尔	Ⅱ	B	–	否	可使用
索他洛尔	Ⅲ	B	β受体拮抗剂效应,Tdp	否	慎用
胺碘酮	Ⅲ	D	甲状腺功能减退,发育迟缓,早熟	是	避免使用
多非利特	Ⅲ	C	Tdp	不清楚	不清楚
决奈达隆	Ⅲ	X	血管和四肢异常,唇裂	是	禁用
伊布利特	Ⅲ	C	Tdp	不清楚	不清楚
维拉帕米	Ⅳ	C	母亲低血压,胎儿心动过缓	否	可使用
地尔硫䓬	Ⅳ	C	同维拉帕米	不清楚	可使用
腺苷	N/A	C	呼吸困难,心动过缓	否	不清楚
地高辛	N/A	C	低体重儿	否	可使用

注: Tdp,尖端扭转型室速。

AF和房扑在孕妇中较为少见,在就诊患者中的发病率约2/10万。尤其在结构正常或无AF病史的孕妇中,AF是十分罕见的。但随着越来越多的不孕症患者治疗后成功怀孕,这些孕妇的年龄较大,AF也可能成为较为常见的妊娠期心律失常。超过50%的既往有AF病史的孕妇患者在妊娠期间会出现症状性AF。妊娠期间出现静脉栓塞的风险增高,因此任何新发AF的孕妇患者都应排除肺动脉栓塞。

当孕妇发生血流动力学不稳定的AF或房扑时,应选择电复律。对于血流动力学稳定的孕妇,有病例报道显示氟卡尼和伊布利特可以安全地转复AF发作。而对于大部分患者,可选择β受体拮抗剂、钙通道阻滞剂或地高辛来控制心率。如果心率控制失败或患者不能耐受AF发作(如二尖瓣狭窄),可选择抗心律失常药物(首选索他洛尔或氟卡尼)来控制心跳节律。决奈达隆在妊娠期间禁用,也鲜有研究使用多非利特。胺碘酮对胎儿有伤害的风险,因此只适用于致命性心律失常。在妊娠期间,没有指征行AF导管射频消融。典型的房扑似乎可以行三尖瓣峡部消融,但目前尚没有相关文献报道。

有血栓栓塞风险的AF和房扑孕妇应建议行系统的抗凝治疗。尽管阿司匹林对低风险的AF孕妇的益处尚不明确,但鉴于妊娠期间孕妇处于高凝状态,推荐患有AF的孕妇即使没有抗凝的指征也应服用阿司匹林。华法林有潜在的胎儿致畸风险,尤其在孕早期。因此,在妊娠的前3个月和最后1个月抗凝应首选低分子量肝素或未分级肝素。妊娠的4~9个月可考虑使用华法林。持续发作的患者在电复律治疗前也推荐使用华法林。目前几乎还没有研究在妊娠期间使用新型口服抗凝药物(达比加群酯、利伐沙班)或静脉使用直接凝血酶抑制剂,妊娠患者不推荐常规用这些药物。

2. 心衰的治疗

(1)病因治疗:祛除心脏病的病因和心衰诱因是治疗的基础,如抗感染、控制高血压、纠正贫血和心律失常等。

(2)减轻心脏负荷

1)利尿药:降低心脏负荷,减轻肺淤血,改善左心室功能,为首选药物,常用利尿药如氢氯噻嗪25~50mg,一日2~3次口服,呋塞米20~40mg口服,每日2~3次,肌内或静脉注射,每日1~2次。

2)血管扩张剂:通过扩张静脉和动脉而减轻心脏前后负荷,降低心肌耗氧量,改善心脏功能。常用药物:①静脉扩张剂如硝酸甘油和硝酸盐类;②小动脉扩张剂如肼屈嗪;③小动脉和静脉扩张剂如硝普钠、酚妥拉明。应注意ACEI在心衰的治疗中有效,但因有严重致畸作用而产前不宜应用。酚妥拉明5~10mg加入10%葡萄糖液250ml内静脉缓慢滴入。硝普钠25~50mg加入葡萄糖液500ml中避光静滴,开始剂量8~16μg/min,以后每5~10分钟增加5~10μg,剂量应因人而异。应用时应注意低血压,长期或输入较大剂量时应测定血硫氰盐水平,如发生氰化物中毒可出现神经中毒症状。硝酸甘油0.6mg含服,只维持20~30分钟。二硝酸异山梨醇5mg含服,可维持60~90分钟。

（3）增加心肌收缩力

1）洋地黄类药物:加强心肌收缩药物,可用毛花苷丙、地高辛。毛花苷丙0.4mg,以葡萄糖液20ml稀释后缓慢静脉注射,2~4小时后,必要时可再静脉注射0.2~0.4mg。地高辛,每日0.125~0.25mg,口服。

2）洋地黄类禁忌证:①有洋地黄中毒的心力衰竭;②预激综合征伴有AF或扑动者;③流出道梗阻性心肌病;④房室传导阻滞;⑤窦性心动过缓:心室率在每分钟50次以下者。

（4）适时终止妊娠:如心衰经药物处理得到控制,可根据胎儿成熟情况择期剖宫产。严重心衰难以控制时可以边用药物控制心衰,边行紧急剖宫产。

3. 抗凝

（1）分娩前:妊娠晚期口服抗凝药者,如华法林,应在终止妊娠前3~5天停用,改为低分子量肝素或普通肝素,待INR降至1.0左右时行剖宫产手术比较安全。使用低分子量肝素者,分娩前至少停药12~24小时或以上,使用普通肝素者,分娩前需停药4~6小时或以上,使用阿司匹林者分娩前停药4~7天或以上。若孕妇病情危急,紧急分娩时未停用口服华法林,可以使用维生素K₁拮抗;如果未停用普通肝素或低分子量肝素者,如有出血倾向,可谨慎使用鱼精蛋白拮抗;阿司匹林导致的出血风险相对较低。

（2）分娩后:分娩后24小时后若子宫收缩好、阴道流血不多,可恢复抗凝治疗。因华法林起效缓慢,在术后最初数天应同时使用华法林和低分子量肝素并监测INR,待华法林起效后停用低分子量肝素。单独使用低分子量肝素预防血栓者,分娩后24小时后即可使用。同时加强新生儿监护,注意新生儿颅内出血问题。

（四）用药监护或用药宣教

1. 疾病宣教

（1）建议孕前心脏治疗:对于有可能行矫治手术的心脏病患者,应建议在孕前行心脏手术治疗,尽可能纠正心脏的结构及功能异常,如先天性心脏病矫治术、瓣膜球囊扩张术、瓣膜置换术、起搏器置入术、射频消融术等,术后再次由心脏内科、产科医师共同行妊娠风险评估,患者在充分了解病情及妊娠风险的情况下再妊娠。先天性心脏病或心肌病的妇女,有条件时应提供遗传咨询。

（2）产前检查的频率:妊娠风险分级Ⅰ~Ⅱ级且心功能Ⅰ级的患者,产前检查频率同正常妊娠,进行常规产前检查。妊娠风险分级增加者,缩短产前检查的间隔时间,增加产前检查次数。

(3)终止妊娠的时机:心脏病妊娠风险分级Ⅰ~Ⅱ级且心功能Ⅰ级者可以妊娠至足月;心脏病妊娠风险分级Ⅲ级且心功能Ⅰ级者可以妊娠至34~35周终止妊娠,如果有良好的监护条件,可妊娠至37周再终止妊娠;心脏病妊娠风险分级Ⅳ级但仍然选择继续妊娠者,即使心功能Ⅰ级,也建议在妊娠32~34周终止妊娠;部分患者经过临床多学科评估可能需要在孕32周前终止妊娠,如果有很好的综合监测实力,可以适当延长孕周;心脏病妊娠风险分级Ⅴ级者属妊娠禁忌证,一旦诊断需要尽快终止妊娠;以上情况如出现严重心脏并发症或心功能下降则及时终止妊娠。

(4)产后指导:①哺乳。心脏病妊娠风险分级Ⅰ~Ⅱ级且心功能Ⅰ级者建议哺乳。考虑到哺乳,尤其是母乳喂养的高代谢需求和不能很好休息,对于疾病严重的心脏病产妇,即使心功能Ⅰ级,也建议人工喂养。华法林可以分泌至乳汁中,长期服用者建议人工喂养。②避孕。目前可以获得的关于心脏病患者避孕方法的文献报道很少,口服避孕药避孕法可能导致水钠潴留和血栓性疾病,心脏病妇女慎用。工具避孕(避孕套)和宫内节育器是安全、有效的避孕措施。已生育的严重心脏病者不宜再妊娠者建议行输卵管绝育术。男方输精管绝育术也是可供选择的避孕方法。严重心脏病患者终止妊娠后要更加注重避孕指导,避免再次非意愿妊娠。③心脏病随访。原发心脏病患者心脏科随访治疗。

2.用药教育

(1)服用呋塞米期间避免摄入味精,因两者有协同排钾的作用,易导致低钾、低钠血症;可多食含钾的食物或钾盐,以防止血钾过低。

(2)硝酸甘油适合舌下含服,避免口服。且服用期间应严密观察血压,避免低血压影响胎盘血流灌注,引起胎儿死亡。

(3)强心苷类用药期间,洋地黄含化时若同时静脉使用硫酸镁应极其谨慎,尤其是同时静脉注射钙盐时,可发生心脏传导改变或阻滞。

(4)避免将维拉帕米与葡萄柚汁同服,后者能升高本品的血药浓度,增加不良反应的风险;静脉注射本品时不宜过快,否则会使心搏骤停,至少需2分钟,且需在持续心电监护和血压监测下,并备急救设备与药品下进行;严重心功能不全者、低血压者禁用,合用地高辛者减量。

(5)利多卡因静脉给药同时需监测心电图,并备有抢救设备,若心电图PR间期延长或QRS波增宽,出现心律失常或原有心律失常加重应立即停药;且用量不宜超过100mg,注射速度宜慢。

(6)因美西律的胃肠道反应较大,故建议患者与食物同服;与抑酸药如西咪替丁同服会增加本品的血药浓度,需严密监测。

（7）肝素为酸性药物,不能与碱性药物合用。

（8）华法林可引起致死性出血,出血多发生在用药的起始阶段和大剂量用药时导致较高的INR,用药期间应定期监测患者的INR（应控制在2~3）及PT（应保持25~30秒）,凝血因子Ⅱ活性至少应为正常值的25%~40%,并密切观察是否有口腔黏膜、鼻腔黏膜或皮下出血。疗程中应定期检查血常规及肝、肾功能,应随访大便潜血及尿潜血等。

（9）肝药酶诱导药如苯巴比妥、苯妥英钠、氯噻酮、螺内酯等能加速华法林的代谢,减弱其抗凝作用。而肝药酶抑制药如氯霉素、甲硝唑、西咪替丁等使华法林代谢降低,血药浓度升高。故避免与这些药物联用,若临床确实需要联用需严密监测INR并调整华法林的剂量。

（10）服用阿司匹林时,可与食物同服以减少其对胃黏膜的刺激。或尽量选用肠溶阿司匹林制剂。

案例分析

案例一: 妊娠期房颤案例分析

患者,女性,28岁。2年前精神紧张后出现心悸,1~2小时可缓解,就诊于当地医院行动态心电图检查未见异常。此后自觉心悸发作频率由数个月1次,到每个月1次。1个月前就诊于某院,行动态心电图检查示: AF、心房扑动（房扑）,给予酒石酸美托洛尔（47.5mg/d）口服治疗。近1个月患者自觉每1~2天上述症状发作1次,每次持续数小时,发作时心悸、头晕,难以耐受,最近一次发作近乎晕厥。6天前,发现怀孕5周,患者改善症状和维持妊娠愿望强烈,遂就诊于医院进行治疗。既往史: AF,否认高血压、糖尿病等病史。家族史: 无心肺疾病,无猝死家族史。过敏史: 无药物过敏史。查体: T 36.0℃; P 71次/min; R 17次/min; BP 95/71mmHg。肺部叩诊清音,双肺听诊无干湿啰音。心尖搏动点位于左锁骨中线上第5肋间,心律齐,未闻及杂音。无腹型肥胖,触诊无压痛,无肝脾大。无杵状指、无水肿;足背动脉搏动正常。辅助检查: 心电图提示频发房性期前收缩,短阵房性心动过速,阵发性AF。最快心室率252次/min。超声提示: 宫内无回声（胎囊?）。入院诊断: 阵发性AF; 房扑。

治疗经过: 入院后进行常规检查,考虑患者已应用酒石酸美托洛尔1个月,但上述症状仍发作频繁且严重,若不能控制心率则风险极大。给予患者索他洛尔（80mg bid）口服控制心率。患者有强烈的改善症状和维持妊娠愿望。决定采用三维超声引导下的射频消融术,以完全避免术中X线照射（附: 三维心腔内超声技术是近年出现的新的三维标测技术,其特点在于,通过可以四向打弯的超声导管直接在心腔内采集超声图像,并在计算机界面上直接按照超声影像构建心脏解剖模型）。目前，没有任何超声对妊娠不良影响的证据，超声对妊娠患者无疑是最安全的影像检查方式。术中暂未使用镇痛药物。消融过程中，心动过速终止，转为窦性心律。术后予低分子量肝素（40mg，q12h）抗凝，住院期间未再有心动过速发作。2天后出院，给予常规抗凝2个月。随访：患者复诊，超声示宫内早孕，活胎。未再发作心动过速。

分析：在妊娠妇女中AF罕见，通常与孕前患有心脏病相关。AF增加母亲和胎儿并发症的风险。心血管专家、产科医师和新生儿专家应密切合作，对有AF的孕妇应作为高危妊娠进行管理。

（1）室率及节律控制：《2016 ESC/EACTS 心房颤动管理指南》指出β受体拮抗剂通常用于有心血管疾病的孕妇，可以进行室率的控制，应以最低剂量，最短时间应用。这些药物不致畸，但是易于通过胎盘。可能引起宫内发育迟缓，因此推荐在妊娠20周后进行生长监测。常用的β受体拮抗剂中，索他洛尔属Ⅲ类AAD，在FDA妊娠药物分级中，索他洛尔为B级，优先选择。本患者血压较低，使用中应密切观察。

妊娠AF患者的节律控制治疗仅有病例研究报道。胺碘酮对胎儿有严重不良反应，仅考虑用于紧急情况。氟卡尼和索他洛尔均可用于胎儿心律失常的转复，并且没有严重不良反应，因此对治疗母体症状性AF可能也是安全的。选用比索洛尔既能控制室率，又能控制节律。

（2）射频消融术：与传统术式相比，三维超声引导下的射频消融术完全避免了X线照射，并且有利于指导房间隔穿刺和及时发现心脏压塞等并发症。芬太尼和瑞芬太尼是AF射频消融术中常用的镇痛药物，能够通过胎盘屏障，妊娠患者应慎用（FDA分级C级）。吗啡的镇痛作用较芬太尼弱，有时作为AF消融时补充镇痛之用，其不良反应多样，静脉禁用于妊娠患者（FDA分级C、D级，如分娩时长期大量使用）。咪达唑仑不能用于孕妇，地西泮有致畸风险，亦不合适（FDA分级均为D级）。因此，在详细告知患者情况后，术中暂未使用镇痛药物。

（3）抗凝治疗：房扑或AF复律前都要给予抗凝治疗和/或经食管超声排除左心房血栓。复律后是否继续抗凝主要取决于患者发生血栓栓塞的风险，而不是AF发作的频率或持续时间。瓣膜性AF及体循环血栓栓塞史为抗凝的绝对指征，非瓣膜性AF发生血栓栓塞的风险可参考CHA2DS2VASc积分评估。本患者评分为1分，可以选择华法林抗凝或阿司匹林抗血小板治疗，但是推荐口服抗凝药物治疗（Ⅰ，A）。

由于该患者处于妊娠的特殊时期，华法林易通过胎盘并致畸胎及中枢神经系统异常，流产或死胎率均高达16%~17%。妊娠早期3个月和最后1个月禁用本品。阿司匹林能通过胎盘，孕妇使用阿司匹林，胎血中的药物浓度可超过母血。

如小剂量应用,对胎儿无致畸作用。但长期、大剂量使用本品,可引起母婴凝血功能障碍(FDA分级C级)。达比加群酯是新型口服抗凝药物的代表,尚无关于妊娠女性暴露于本品的充分数据。动物研究已表明有生殖毒性。除非确实必须,否则妊娠女性不应接受本品治疗。

肝素虽不能透过胎盘屏障,但有资料显示,肝素可能由于螯合钙的作用,可间接地引起胚胎及胎儿钙离子缺乏。也有文献报道孕妇长期应用肝素可发生骨质疏松,但是这种情况通常发生于肝素药量超过20 000U/d、疗程超过4个月的患者。依诺肝素是低分子量肝素的代表,FDA划分为B类,难以通过胎盘,多数文献报道本品对胎儿无致畸作用,且与肝素相比较少引起骨质疏松,相对而言最为适合早期妊娠患者抗凝。因此,对本例患者,选用了低分子量肝素进行术后抗凝2个月。

案例二:妊娠合并心力衰竭

患者,女,32岁,孕3产1。以"宫内孕35^{+2}周,全身水肿2周,伴胸闷憋气不能平卧10天"为主诉入院。该患者妊娠期间未进行产检。于2周前,患者出现下肢水肿。近10天劳累后,自觉全身进行性水肿加重,伴胸闷憋气不能平卧,尿少,咳嗽,并伴有粉红色泡沫痰,无头痛、眼花、视物模糊等症状。于当地医院就诊,测BP 198/132mmHg,P 124次/min,R 30次/min,肺底部可闻及少许湿啰音,尿蛋白(+++),立即给予吸氧、利尿、强心、解痉、镇静治疗后仍无缓解,遂转至上级医院急诊。查体:BP 200/120mmHg,P 124次/min,R 30次/min,T 36.0℃,神志清,呼吸急促,口周无发绀,颈静脉怒张。听诊:心音浊,心律齐124次/min,双下肺底部可闻及少许湿啰音。宫底剑脐之间,枕左前位,胎心140次/min。既往史及家族史:无。辅助检查有血常规:Hb 98g/L,HCT 29.9%,PLT 158×10^9/L;尿常规:WBC(-),RBC(-),尿糖(-),尿蛋白(+++),24小时尿蛋白定量5.1g;血气分析:pH 7.41,PO$_2$ 74.0mmHg,PCO$_2$ 28.3mmHg;胸部CT:左心大,心包积液;心电图提示:ST段下移,T波低平;超声示:肝、胆、脾、肾未见异常;双侧胸腔积液:右侧7.7cm×10.5cm,左侧7.0cm×10.0cm。腹腔积液2.3cm,可见腹水最深4.9cm。胎儿BPD(双顶径)8.1cm,FL(股骨长度)6.0cm,AF(羊水指数)16.6cm。入院诊断:宫内孕35^{+2}周;重度子痫前期;心包积液;胸腹腔积液;心功能不全;肾功能不全;胎儿宫内生长受限;低蛋白血症。

治疗过程:入院后给予持续吸氧及心电监护,维持水电解质平衡。药物治疗:给予去乙酰毛花苷强心,硝苯地平降压,呋塞米利尿,硝酸甘油扩张血管,地西泮镇静,硫酸镁解痉,地塞米松促胎肺成熟。经入院积极治疗2天,患者病情稍有缓解,BP 160/110mmHg,P 108次/min,R 24次/min,但不能平卧,咳喘。随即组织多科会诊,会诊意见:应尽早终止妊娠,减轻心脏负担。于当日行剖宫产术。手术顺利,分娩一活女婴,1 500g。胎儿娩出后产妇出现一过性肺水肿,给予加强给氧、利尿药后缓解。

分析:本例患者心力衰竭具体原因是由于重度妊娠高血压综合征引起的严重并发症。患者孕期未进行系统产前检查,未得到孕期宣教保健,以致孕晚期造成重度的高血压、水肿、蛋白尿、低蛋白血症、贫血、胸腹水而加重心脏负担,诱发心衰。患者孕前并无心脏病病史和体征,考虑系妊娠高血压综合征所致的心脏病理改变:妊娠高血压综合征时因全身小动脉的痉挛,使多脏器均供血不足,冠状动脉缺血,且该患者妊娠期间,血液处于高凝状态,易于发生血栓。种种原因导致心肌供血不足,心肌损伤,会引起肾素-血管紧张素-醛固酮系统(renin angiotensin aldosterone system,RAAS)和交感神经系统过度兴奋,激活一系列神经内分泌因子,导致心肌重构,而心肌重构又使RAAS和交感神经系统兴奋性进一步增强,加重心肌重构,形成恶性循环,最终发生心力衰竭。

(1)妊娠合并心衰的药物治疗:治疗慢性心衰常规"利尿药、ACEI、β受体拮抗剂、螺内酯的联合应用,并用或不用硝酸酯、强心剂",但妊娠期心力衰竭的治疗有其特殊性,由于阻断RAAS系统的ACEI及螺内酯对胎儿有致畸作用,所以在妊娠期间禁止使用该类药物。因此,妊娠期慢性心力衰竭患者主要应用利尿药和β受体拮抗剂,必要时应用洋地黄类等药物。

1)利尿药:为首选药物。静脉使用袢利尿药:呋塞米(C级)、托拉塞米(B级),有强效快速的利尿效果,急性心衰患者优先考虑使用。根据妊娠危险等级更推荐使用托拉塞米,静滴比静注更有效,但注意总量应小于200mg/d。病情稳定后可以换用口服利尿药。

2)扩血管剂:首选硝酸酯类,硝酸甘油(C级)主要降低心脏前负荷,减轻肺水肿。使用方法:初始剂量为5μg/min,可每3~5分钟增加5μg/min静脉滴注或泵入,如在20μg/min时无效,可以10μg/min递增。具体剂量应根据血压、心率和其他血流动力学参数调整。使用时应注意防止血压降得过低而影响胎盘灌注量。当使用最佳剂量的利尿药和血管扩张剂无效时,应使用正性肌力药物。使用时注意其有潜在的危害性,即增加耗氧量和钙负荷,应谨慎使用。

3)强心剂:首选去乙酰毛花苷注射液0.4mg,以葡萄糖液20ml稀释后缓慢静注,2~4小时后,必要时可再静注0.2~0.4mg,24小时内≤1.2mg。因其作用迅速,可用于抢救紧急病情。

(2)妊娠合并心衰患者的日常管理:妊娠合并心衰患者平日应限制活动,注意休息,左侧卧位,注意预防感染,合理膳食,低盐低脂饮食,限制液体入量,注意电解质平衡等。需祛除心衰的危险因素,如高血压、感染、贫血、低蛋白血症等。严重心脏病者妊娠晚期可适当预防性给予利尿药、β受体拮抗剂和扩血管药物减轻心脏前后负荷。

总之,妊娠合并心力衰竭患者的治疗:首先须加强孕期管理,重点是预防和延缓慢性心衰的发生,提高心脏病妇女的妊娠质量。其次,发生急性心衰时,应及时积极处理,根据孕周、疾病的严重程度及母儿情况综合考虑终止妊娠的时机和方法,改善妊娠结局,降低孕产妇和围生儿的死亡率。

二、妊娠合并肝炎用药

病毒性肝炎(viral hepatitis)是由肝炎病毒引起、以肝细胞变性坏死为主要病变的传染性疾病,是常见的妊娠合并症。根据病毒类型分为甲型(HAV)、乙型(HBV)、丙型(HCV)、丁型(HDV)、戊型(HEV)等肝炎病毒。其中以HBV最为常见,我国约8%的人群是HBV携带者。在一定条件下,这些病毒都可造成严重肝功能损害甚至肝衰竭。HAV主要经消化道传播,感染后可获得持久免疫力,不造成慢性携带状态,母婴传播罕见。HBV主要经血液传播,但母婴传播是其重要的途径,我国高达50%的慢性HBV感染者是经母婴传播造成的。HBV感染时年龄越小,成为慢性携带者的概率越高,发展为肝纤维化、肝硬化、肝癌的可能性越大,因此母婴传播的阻断对HBV的控制有重要意义。HBV在妊娠期更容易进展为重型肝炎。HCV主要通过输血、血液制品、母婴传播等传播途径传播,重型肝炎少见,易转为慢性肝炎,进展为肝硬化、肝癌。HDV常伴随HBV存在。HEV主要经消化道传播,极少发展为慢性肝炎;但妊娠感染HEV,尤其是HBV重叠HEV,易发生重型肝炎。妊娠合并重型肝炎是我国孕产妇死亡的主要原因之一。

(一)用药原则

孕前应检测肝功能和病毒负荷,选择肝功能正常和病毒负荷低时计划妊娠;孕期应动态观察肝功能变化,及时评估和处理,病情发展到重型肝炎前进行处理预后良好;妊娠合并重型肝炎者在积极内科治疗基础上,选择恰当时机行剖宫产加子宫次全切除术有可能改善预后;在母婴传播方面,妊娠合并乙肝研究较多,孕期使用乙型肝炎免疫球蛋白(HBIG)、乙肝疫苗和拉米夫定等进行阻断乙肝母婴传播的有效性和安全性还有待进一步研究;分娩方式以产科指征为主,产后使用乙肝疫苗和HBIG联合免疫可有效阻断母婴传播,母乳检测病毒阴性者可考虑母乳喂养。

(二)用药策略

慢性肝炎患者孕期应减少工作量,注意休息,忌油腻食物,减轻肝脏负担;孕期应视肝功能情况定期复查肝功能,如有异常应积极治疗。大部分护肝药物对胎儿影响不大。

1. 抗病毒治疗

（1）乙型肝炎：由于母婴传播是我国HBV感染的主要传播途径，妊娠患者抗病毒治疗尤为重要，由于妊娠的特殊性，其抗病毒治疗应注意以下几方面，推荐意见的证据等级和推荐等级见表3-3-10。

表3-3-10　推荐意见的证据等级和推荐等级

级别	详细说明
证据级别	
A 高质量	进一步研究后改变疗效评估结果的可能性极小
B 中等质量	进一步研究后可能改变疗效评估结果
C 低质量	进一步研究后很可能改变疗效评估结果
推荐等级	
1 强推荐	充分考虑到了证据的质量、患者可能的预后情况及治疗成本而最终得出的推荐意见
2 弱推荐	证据价值参差不齐，推荐意见存在不确定性，或推荐的治疗意见可能会有较高的成本疗效比等，更倾向于较低等级的推荐

1）抗病毒治疗：应尽可能在妊娠前完成，抗病毒药物的妊娠安全性是孕期治疗的难题，因此应尽量在孕前进行有效的抗病毒治疗后再考虑妊娠。推荐在孕前半年完成抗病毒治疗（C2）。

2）意外妊娠患者的抗病毒治疗：抗病毒治疗期间意外妊娠的患者，根据患者所应用的抗病毒药物而采取不同的处理措施。IFN存在妊娠毒性，采用IFN抗病毒治疗期间意外妊娠的患者需终止妊娠。虽然现有NAs均未进行妊娠患者的临床试验，但大量研究均表明拉米夫定（lamivudine，LAM）、替比夫定（telbivudine，LdT）和替诺福韦酯（tenofovir disoproxil fumarate，TDF）对于妊娠期患者的安全性良好。采用LAM、LdT或TDF抗病毒治疗期间意外妊娠的患者，可在与患者充分沟通的情况下，继续原方案抗病毒治疗。采用阿德福韦酯（adefovir dipivoxil，ADV）与恩替卡韦（entecavir，ETV）抗病毒治疗的患者，可考虑换用LAM、LdT或TDF继续抗病毒治疗（B1）。

3）妊娠期间肝炎发作患者的抗病毒治疗：丙氨酸氨基转移酶轻度升高的妊娠患者可密切观察或仅给予保肝的对症治疗，待分娩后再进行抗病毒治疗。肝脏病变较重的妊娠期患者，在与患者充分协商并签署知情同意书后，可考虑应用抗病毒治疗，可应用LAM、LdT、TDF等妊娠安全性较高的药物进行抗病毒治疗。

4）HBV感染的母婴传播阻断：在母婴传播阻断失败患儿中，约90%患儿的母亲为HBeAg阳性。妊娠患者血清HBV DNA载量是母婴传播的关键因素之一，有效的抗病毒治疗可显著降低HBV母婴传播的发生率。可于孕期28~34周开始对高病毒载量（HBV-DNA$>6\log_{10}$copies/ml）的孕妇采用LAM、LdT或TDF进行母婴传播阻断（B1）。

5）HBV患者产后处理：HBV患者分娩后应尽快为其新生儿接种HBV疫苗及HBV免疫球蛋白，采取正规预防措施可以使新生儿保护率达到理想的结果。

推荐的具体方案见表3-3-11，但早产儿接种HBV疫苗的实际和方法目前存在争议。考虑早产儿免疫功能尚未健全，对疫苗应答率较低，且疫苗中的汞对神经系统可能有毒性作用，因此建议对于体重2 000g以下的早产儿暂不予HBV疫苗接种，但要注射HBIG 100~200U，等体重达到2 000g以上或出生1~2个月后再酌情进行HBV疫苗接种。7~12个月应随访HBsAg阳性孕妇新生儿的HBV血清标志物，明确免疫预防是否成功，以及是否需要进行加强免疫。

表3-3-11 新生儿乙型肝炎免疫预防方案

类型	疫苗种类	剂量	容积	接种方案	随访
足月新生儿					
孕妇HBsAg（-）	酵母	5μg或10μg	0.5ml	3针方案：即0、1、6个月各注射1次	无须随访
	ChO	10μg	1ml		
孕妇HBsAg（+）	酵母	10μg	1ml	注射HBIG 100~200U；行3针方案：即0、1、6个月各注射1次	7~12月龄随访
	ChO	20μg	1ml		
早产新生儿且出生体重<2 000g					
孕妇HBsAg（-）	酵母	5μg	0.5ml	4针方案：即出生体重≥200g、1~2个月、2~3个月、6~7个月内注射1次	可不随访或最后1针后1~6个月
	ChO	10μg	1ml		
孕妇HBsAg（+）	酵母	10μg	1ml	出生12小时内注射HBIG 100~200U，3~4周后重复使用；疫苗行4针方案：即出生24小时内、3~4周、2~3个月、6~7个月内注射1次	最后1针后1~6个月
	ChO	20μg	1ml		

注：HBIG，乙型病毒性肝炎免疫球蛋白；ChO，中国仓鼠卵母细胞。

（2）丙型肝炎：在我国妊娠女性中，抗HCV阳性率为0.11%~0.52%。据欧洲研究报告，妊娠期HCV的母婴传播率为1%~2.5%。目前尚无针对慢性丙肝妊娠女性安全、有效的治疗措施，而且还涉及丙肝的母婴传播问题。因此，女性慢性丙肝患者的生育问题仍是对临床医生的一种挑战。以下从妊娠前、妊娠期间、分娩中和分娩后4个阶段简要介绍相应的处理措施。

1）妊娠前：HCV感染不是妊娠的禁忌证。有感染HCV高危因素（如静脉吸毒、输血或血制品）的女性，应在妊娠前检测抗HCV状态。因为有证据表明，母亲高病毒载量是母婴垂直传播的危险因素。若在妊娠前已发现感染HCV，并且HCV RNA阳性，则应采用IFN联合利巴韦林抗HCV治疗。治疗期间应避孕，在治疗结束24周后才可考虑妊娠。

2）妊娠期间：鉴于IFN联合利巴韦林有致畸作用，女性在妊娠期间应禁用IFN和利巴韦林。妊娠期间还应密切监测肝功能，对于肝功能正常者不进行干预；对于肝功能受损的妊娠女性，酌情给予护肝及其他药物进行对症治疗。

3）分娩中：妊娠对HCV感染过程无明显不利影响，而且尚无证据表明HCV感染会引起妊娠女性早产或增加胎儿先天异常、产科并发症或低出生体重儿的发生率。母亲存在HCV病毒血症时，母婴传播概率为4%~7%；合并人类免疫缺陷病毒（human immunodeficiency virus，HIV）感染时，传播概率可增加4~5倍。母亲高病毒负荷、早期胎儿缺氧、分娩时暴露于受病毒污染的母血，均可增加HCV垂直传播的风险。有关选择性妊娠期检查、剖宫产的选择以及母乳喂养危险性等方面尚无统一观点。目前认为避免阴道分娩和母乳喂养可以减少HCV垂直传播风险。

4）分娩后：妊娠女性分娩后应接受抗HCV治疗。但对于HCV RNA阳性母亲娩出的婴儿，尚无有效疫苗可以接种。为明确婴儿是否已经获得了HCV垂直感染，应在婴儿出生后2个月和6个月各进行1次HCV RNA聚合酶链反应（polymerase chain reaction，PCR）检测，2次检测结果均呈阳性者可诊断为HCV感染，应继续接受观察随访。检测结果为阴性的婴儿可在出生后12个月时接受HCV检测，若为阳性，应在18个月时再检测1次。一般认为，对3岁以下小儿不予以IFN和利巴韦林治疗。

2. 其他治疗方案

（1）非重型肝炎：主要采用护肝、对症、支持疗法。常用护肝药物有葡醛内酯、还原型谷胱甘肽、多烯磷脂酰胆碱、腺苷蛋氨酸、丹参、门冬氨酸钾镁等。主要作用在于减轻免疫反应损伤，协助转化有害代谢产物，改善肝脏循环、有助于肝功能恢复。必要时补充白蛋白、新鲜冷冻血浆、冷沉淀等血制品。

（2）重型肝炎

1）保肝治疗：人血白蛋白可促进肝细胞再生，改善低蛋白血症；肝细胞生长因子、胰高血糖素加胰岛素疗法可促进肝细胞再生；可以选用葡醛内酯、多烯磷脂酰胆碱、腺苷蛋氨酸为主的两种以上护肝药物。

2）对症支持治疗：可采用新鲜冷冻血浆与冷沉淀改善凝血功能，注意维持水和电解质平衡。必要时可以考虑短期使用肾上腺皮质激素。酸化肠道，减少氨的吸收。肝肾综合征、肝性脑病、高钾血症、肺水肿时可考虑血液透析。

3）防止并发症：妊娠合并重症肝炎患者病程中常常会出现多种并发症。主要有凝血功能障碍、肝性脑病、肝肾综合征、感染等。在临床救治中常需多学科协作，如内科治疗无效，有条件和适应证者可考虑人工肝支持系统，或及时行肝脏移植手术。

4）防止感染：重型肝炎患者易发生胆道、腹腔、肺部等部位的细菌感染。注意无菌操作、口腔护理、会阴擦洗等护理，预防感染；有计划地逐步给予广谱抗菌药物。最初可以选用第二、三代头孢类抗菌药物。

5）严密监测病情变化：包括肝功能、凝血功能、生化、血常规等指标，尤其注意PT、总胆红素、转氨酶、白蛋白、FIB、肌酐等指标。监测中心静脉压、每小时尿量、24小时出入水量、水及电解质变化、酸碱平衡、胎儿宫内情况。根据实验室指标与患者病情变化，及时调整血制品与药品的使用顺序与剂量。

6）妊娠合并重型肝炎的产科处理：①早期识别、及时转送。要重视妊娠合并重型肝炎患者的早期临床表现，早期识别并及时转送是现阶段降低妊娠合并重型肝炎病死率的重要举措之一。重型肝炎在产后病情可能急转直下，合理的产科处理是救治成功的一个重要因素。应及时转送到三级医院集中诊治。②适时终止妊娠。妊娠合并重型肝炎在短期内病情多数难以康复，临床上应积极治疗，待病情有所稳定后选择有利时机终止妊娠。凝血功能、白蛋白、胆红素、转氨酶等重要指标改善并稳定24小时左右，或在治疗过程中出现以下产科情况，如胎儿窘迫、胎盘早剥或临产。③分娩方式的选择及子宫切除问题。妊娠合并重型肝炎孕妇宜主动选择有利时机，采用剖宫产方式终止妊娠。妊娠合并重型肝炎常发生产时产后出血，这是患者病情加重与死亡的主要原因之一。必要时剖宫产同时行子宫次全切除术。在子宫下段部位行子宫次全切除手术，方法简便安全，手术时间短、出血少、恢复快，有助于预防产后出血、防止产褥感染、减轻肝肾负担，可明显改善预后。对部分患者，如病情较轻，并发症少，特别是凝血功能较好、子宫收缩良好、术中出血不多，探查肝脏缩小不明显者，也可考虑保留子宫。若子宫保留，术中及术后应采取足够措施减少及预防出血。可以采取子宫动脉结扎以及促子宫收缩药物等。

（三）药物特点

1. 抗病毒药物 目前抗病毒药物主要包括IFN和核苷（酸）类似物两大类。其中，IFN不推荐用于妊娠期妇女。核苷（酸）类似物与IFN相比，具有口服用药方便、不良反应少、患者依从性好等优点。通过抑制相关酶活性达到抑制病毒复制的目的，妊娠期可用的抗病毒药物的用法用量及药动学参数见表3-3-12。

表3-3-12 抗病毒药物的用法用量和药动学参数

分类	代表药物（妊娠安全分级）	用法用量	药动学参数			
			生物利用度	达峰时间/h	半衰期/h	血浆蛋白结合率/%
核苷（酸）类似物	替比夫定（telbivudine）（B级）	口服：600mg，qd	–	1~4	40~49	3.3
	替诺福韦（tenofovir）（B级）	口服：300mg，qd	25%	1~4	17	<0.7
	拉米夫定（lamivudine）（C级）	口服：100mg，qd	80%~85%	0.5~1	5~7	<36

2. 保肝药物 一般而言，保肝药物对胎儿影响较小，但药品说明书中仅腺苷蛋氨酸明确记载可以在妊娠期使用，其余药物安全性尚不明确，在临床实际根据患者具体病情酌情使用，如需超说明书使用请签署患者知情同意书。常用保肝药物的用法用量和药动学参数见表3-3-13。

表3-3-13 保肝药物的用法用量和药动学参数

代表药物	用法用量	药动学参数			
		生物利用度	达峰时间/h	半衰期/h	血浆蛋白结合率/%
还原型谷胱甘肽注射液（－）	静脉滴注：1.2g，qd	–	5	24	–
多烯磷酸酰胆碱（－）	口服：初始剂量0.6g，tid，维持剂量0.3g，tid 静脉滴注：0.25~0.5g，qd	–	6	–	–
腺苷蛋氨酸（－）	一日0.5~1g，分2次肌内注射或1次静脉滴注；口服：一日1~2g	肌内注射95%；口服极低	肌内注射0.75；口服3~5	0.33~1.33	<5

注：（－）表示无妊娠安全分级。

3.防治并发症药物 妊娠合并重症肝炎患者常出现多种并发症,主要有凝血功能障碍、感染、肝性脑病、肝肾综合征等。凝血功能障碍可酌情使用低分子量肝素,感染以第二、三代头孢菌素为主。防治肝性脑病、肝肾综合征常用药物的用法用量和药动学参数见表3-3-14。

表3-3-14 防治肝性脑病、肝肾综合征常用药物的用法用量和药动学参数

分类	代表药物(妊娠安全分级)	用法用量	药动学参数			
			生物利用度	达峰时间/h	半衰期/h	血浆蛋白结合率/%
降血氨药物	乳果糖口服液(lactulose)(B级)	口服:起始剂量20~33.4g, tid	–	–	–	–
	门冬氨酸鸟氨酸(L-ornithine L-aspartate)(–)	静脉滴注:第1日 第1个6小时用20g,第2个6小时分2次给药,每次10g	82%	0.5~1	0.3~0.4	–
利尿药	20%甘露醇(–)	静脉滴注:125~250ml	–	0.5~1	1.67	–
	呋塞米(C级)	静脉滴注:20~80mg,时隔2~4小时可重复使用	–	静脉0.33~1	0.5~1	91~97

注:(–)表示无妊娠安全分级。

(四)用药监护或用药宣教

1.抗病毒药物 使用核苷类似物容易引起乳酸性酸中毒和严重肝大伴脂肪变性,应予以特殊注意。此外,各药物使用过程中用药监护还应注意如下。

(1)拉米夫定:可随乳汁排泄(在母乳中的浓度与血浆中接近),哺乳期妇女用药期间应暂停哺乳。肾功能损害者慎用。

(2)替比夫定:乙型肝炎病毒e抗原(HBeAg)呈阳性的患者,仅在乙型肝炎病毒脱氧核糖核酸(HBV-DNA)<9log$_{10}$ copies/ml且ALT≥2倍正常值上限(ULN)时方可开始本品的治疗;HBeAg呈阴性的患者,仅在HBV-DNA<7log$_{10}$ copies/ml时方可开始本品的治疗。合用其他与发生疾病相关的药物时应密切监测不明原因的肌痛、压痛和无力的症状或体征。

(3)TDF:用药前及用药期间根据临床情况适时监测肌酐清除率,有肾功能

不全风险的患者用药前及用药期间还应定期监测血磷浓度、尿糖、尿蛋白。肌酐清除率<50ml/min者应谨慎使用。有病理性骨折病史或有其他导致骨质疏松或骨丢失风险因素的患者,应考虑进行骨密度评估。

2. 保肝降酶

(1)还原型谷胱甘肽:可出现头痛、血压下降、食欲缺乏、恶心、呕吐、上腹痛、轻度口腔黏膜白斑、溃疡、舌苔剥脱和疼痛、眼部刺激感、瘙痒感、结膜充血、一过性视物模糊等。不得与维生素B_{12}、维生素K_3、甲萘醌、泛酸钙、乳清酸、抗组胺药、磺胺药或四环素合用。

(2)多烯磷脂酰胆碱:极少数患者可能对所含的苯甲醇产生过敏反应。静脉注射时可能出现疼痛、静脉炎等血管刺激症状,注射过快可能引起血压下降。大剂量使用可能引起胃肠道紊乱(如腹泻)。静脉使用应选不含电解质的葡萄糖溶液作为溶媒。

(3)腺苷蛋氨酸:偶可引起昼夜节律紊乱,睡前服用安眠药可减轻此症状。以上症状均表现轻微,不需中断治疗。注射用冻干粉针需在临用前用所附溶剂溶解,注射时缓慢给药。不应与碱性溶液或含钙溶液混合。使用抗抑郁药进行治疗时应加强对患者的严密观察和监护,特别是对于自杀风险较大的患者,尤其是在治疗初期以后剂量调整后更应加强这种监护。

3. 防治并发症药物

(1)乳果糖口服液:服用后稍感恶心外,无其他不适,经继续服药后用1倍水稀释后可消失。服药超过6个月的老弱患者应及时测定血清蛋白。

(2)门冬氨酸鸟氨酸:大剂量静注(>40g/ml)会有轻至中度的消化道反应。当减少用量或减慢滴速(<10g/ml)时,上述症状会明显减轻。大剂量使用时,注意监测血及尿中的尿素指标。肾衰竭者(血清肌酐>30mg/L)、乳酸或甲醇中毒者、果糖-山梨醇不耐受和果糖1,6-二磷酸酶缺乏者禁用。

(3)甘露醇:快速静注可引起体内甘露醇积聚,血容量迅速大量增多(尤其是急、慢性肾衰竭时),导致心力衰竭(尤其有心功能损害时),稀释性低钠血症,偶可致高钾血症。可引起恶心、呕吐、腹泻、寒战、发热、发冷、肺水肿、双侧肺啰音、视物模糊、听力损伤、低血压、水和电解质紊乱、排尿困难、皮疹、荨麻疹、呼吸困难,使用时应予以注意。

(4)呋塞米:长期使用容易发生电解质紊乱,可出现低血压、休克、低钾血症、低氯血症、低氯性碱中毒、低钠血症、低钙血症以及与此有关的口渴、乏力、肌肉酸痛、心律失常等。重点应监测血钾水平。对磺胺药和噻嗪类利尿药过敏者,对本品可能亦过敏。摄入味精可协同排钾,导致低钾、低钠血症,饮酒及饮用含酒精的制剂能增强利尿作用,应避免同时使用。

案例分析

案例：妊娠期合并HBV的治疗

患者李某,女,31岁,妊娠12周,因乏力半个月,转氨酶明显升高3天为主诉入院,既往有乙型病毒性肝炎18年,入院时T 36.6℃,P 84次/min,BP 138/75mmHg,R 18次/min,神清,一般状态较好,扑翼样震颤阴性,皮肤、巩膜无黄染,未见肝掌及蜘蛛痣,浅表淋巴结未触及,睑结膜无苍白,双肺呼吸音清,未闻及干湿啰音,心音有力,心律齐,未闻及病理性杂音,腹平软,无压痛及反跳痛,Murphy征阴性,肝脾肋下未触及,肝区叩痛阴性,移动性浊音阴性,双下肢无水肿。血常规:白细胞计数7.7×10^9/L;中性粒细胞百分比73.4%;中性粒细胞计数5.65×10^9/L;血红蛋白115g/L;血小板计数131×10^9/L;肝功:白蛋白33.1g/L;天冬氨酸转氨酶310U/L;丙氨酸转氨酶694U/L;总胆红素17.2μmol/L;直接胆红素7.1μmol/L;肝炎病毒:乙肝e抗原1 544.334s/co;乙肝e抗体80.96s/co;乙肝核心抗体9.88s/co;乙肝核心抗体-IgM 1.48s/co;甲肝IgM抗体阴性,戊肝抗体IgM+IgG抗体阴性,乙肝表面抗原(稀释)16 912.75IU/ml。乙型肝炎病毒DNA定量>5.00E7IU/ml。凝血五项正常。抗核抗体系列:ANA阳性(+),余阴性;AMA及AMA分型阴性;辅助检查:彩超示早孕,注意子宫小肌瘤。应给予该患者哪些对症治疗?

分析:结合临床表现和实验室检查诊断为妊娠合并病毒性乙型肝炎(慢性中度),肝功能明显异常,典型"大三阳"表现,考虑患者年龄较大,怀孕意愿强烈,因此入院后给予替比夫定片600mg,每日1次,口服,活动期抗乙肝病毒治疗。丁二磺酸腺苷蛋氨酸注射液1 000mg每日1次静脉滴注,保肝治疗。丁二磺酸腺苷蛋氨酸为妊娠期B类药物,根据妊娠合并肝炎用药策略,抗病毒治疗期间意外妊娠的患者,根据患者所应用的抗病毒药物而采取不同的处理措施。大量研究表明,替比夫定对于妊娠期患者的安全性良好,可用于抗病毒治疗期间意外妊娠的患者,可在与患者充分沟通的情况下使用。待孕妇肝功能恢复良好可继续妊娠。

三、妊娠合并糖尿病用药

妊娠合并糖尿病包含两种情况:在妊娠前已明确诊断1型或2型糖尿病,称为糖尿病合并妊娠(pre-gestational diabetes mellitus);在妊娠期间首次发生或发现的糖代谢异常称为妊娠期糖尿病(GDM)。来自全球的数据显示,约1/6的女性在妊娠期间存在糖代谢异常,84%的患者为GDM。多数GDM在产后即能恢复正常,但因其对孕妇及胎儿均有较大危害,因此必须重视。

(一)用药原则

1. 饮食管理 妊娠合并糖尿病的饮食管理更为重要,既要保证妊娠期间母儿的营养需求,又要避免血糖过高或饥饿性酮症对胎儿造成影响。饮食管理需掌握4个原则：①整个妊娠过程应在避免发生低血糖的情况下，使患者血糖水平尽可能保持在正常范围；②热量摄入应基于孕前的体重指数（BMI）计算；③膳食配比为糖类占50%~60%，蛋白质占20%~25%，脂肪占25%~30%，并补充微量元素和维生素；④少食多餐以避免餐前低血糖和餐后高血糖，建议每日分5~6餐。所有孕妇在妊娠期间均应适当控制体重增重，具体建议见表3-3-15。

表3-3-15　妊娠期间热量摄入及体重增长建议

孕前BMI/（kg/m^2）	热量摄入/（kcal/kg）	孕期体重增加总量/kg	妊娠中晚期体重增加平均速率/（kg/w）
低体重（<18.5）	35~40	12.5~18.0	0.51（0.44~0.58）
正常体重（18.5~24.9）	30~35	11.5~16.0	0.42（0.35~0.50）
超重（25.0~29.9）	25~30	7.0~11.5	0.28（0.23~0.33）
肥胖（≥30.0）	较孕前减少30%，但不应低于1 600~1 800kcal/d	5.0~9.0	0.22（0.17~0.27）

2. 运动疗法　适当运动可促进葡萄糖的利用、提高胰岛素的敏感性并降低胰岛素抵抗，是控制妊娠期间血糖水平的有效治疗措施之一。根据个人情况，需采取合适的运动形式及运动强度，推荐采取低、中强度的有氧运动。在运动前需排除心脏疾患，同时先兆流产或早产、宫颈功能全、多胎妊娠、前置胎盘等情况不推荐采用运动疗法。运动时还需注意以下问题：①运动的时间需逐渐增加，初始运动时间30分钟为宜，运动量不宜过大，建议每周3~4次；②为防止低血糖反应和延迟性低血糖，避免清晨空腹未注射胰岛素之前运动，建议餐后半小时开始运动，运动后休息半小时，如血糖水平过低（<3.3mmol/L）或过高（>13.9mmol/L）时需停止运动；③运动期间如出现胸闷、头晕、肌无力、腹痛、阴道流血等情况应及时就医。

3. 药物治疗　除糖尿病合并妊娠之外，大多数GDM通过饮食、运动可使血糖达标，不能达标的妊娠患者应增加药物治疗。近年来口服降糖药的使用呈逐渐增加趋势，国际妇产科联盟（FIGO）对孕期降糖药物的最新使用建议是胰岛素、格列本脲和二甲双胍用于孕中、晚期的血糖控制都是安全有效的，都可以作为单纯生活方式干预无法使血糖达标时起始药物治疗的选择，并且口服降糖药中，二甲双胍可能比格列本脲更优。虽然国外研究显示二甲双胍、格列本脲同胰岛素一样在糖尿病患者妊娠中晚期是安全有效的治疗手段，但目前尚无循证医学证据证明口服降糖药的远期安全性，并且二甲双胍、格列本脲均未在我国获得治疗GDM的注册适应证。只有特殊情况，如拒绝应用胰岛素或胰岛素用量过大血糖仍控制不佳,应用口服降糖药的潜在风险远小于高血糖本身对胎儿的危害,才可谨慎应用,并做好充分知情告知工作。所以胰岛素仍是妊娠合并糖尿病患者的首选药物,FIGO同时建议下列情况采用口服药物降糖治疗失败的风险较高,更应首选胰岛素治疗:①孕周<20周已诊断为糖尿病;②需要药物治疗的疗程>30周;③FBG>6.1mmol/L;④餐后1小时血糖>7.8mmol/L;⑤孕期体重增加>12kg。

(二)用药策略

1. 开始胰岛素治疗的时机　妊娠合并糖尿病的患者经生活方式干预3~5天后,FBG仍≥5.3mmol/L或餐后2小时血糖≥6.7mmol/L,或者饮食调整后出现饥饿性酮症,增加热量摄取后血糖水平又超过上述标准时,应及时开始胰岛素治疗。

2. 可供选择的胰岛素类型　目前,可供妊娠合并糖尿病患者使用的胰岛素有重组人胰岛素和胰岛素类似物。重组人胰岛素包括常规人胰岛素(短效)与鱼精蛋白锌胰岛素(neutral protamine hagedorn,NPH,中效)。我国批准可用于妊娠期的胰岛素类似物包括门冬胰岛素(速效)和地特胰岛素(长效)。按照FDA妊娠用药分级,多数胰岛素属于B级,少数属于C级,常用胰岛素的妊娠分级详见表3-3-16。与常规人胰岛素相比,速效胰岛素类似物能更好地降低餐后血糖峰值、控制血糖达标、减少低血糖风险。与中效胰岛素相比,长效胰岛素类似物能更有效地减少夜间低血糖的发生,维持血糖稳态。由于妊娠期餐后血糖升高显著,一般不推荐常规应用预混胰岛素。

表3-3-16　常用胰岛素妊娠分级

通用名	妊娠分级
普通胰岛素注射液	B
门冬胰岛素注射液	B
重组人胰岛素注射液	B
精蛋白生物合成人胰岛素注射液	B
精蛋白锌重组人胰岛素注射液	B
地特胰岛素	C

3. 胰岛素治疗方案　妊娠期常用胰岛素治疗方案有基础胰岛素治疗方案、餐前超短效/短效胰岛素治疗方案、胰岛素强化治疗方案。胰岛素强化治疗方案是指基础胰岛素联合餐前超短效或短效胰岛素,其中基础胰岛素作用时间可达12~24小时,而餐前短效或超短效胰岛素,起效迅速,作用持续时间短,有利于控制餐后血糖。该方案最符合胰岛素的生理分泌模式,是妊娠期间的最佳治疗方

案。不同患者应根据血糖监测结果,选择个体化的胰岛素治疗方案,见表3-3-17。

表3-3-17　妊娠期常用胰岛素治疗方案

治疗方案	胰岛素类型	给药时机	适用人群
基础胰岛素治疗	中效	睡前	空腹血糖高
超短效/短效胰岛素治疗	速效或短效	进餐时或餐前30分钟	餐后血糖高
胰岛素强化治疗	中效或长效+速效或短效联合	三餐前短效或速效,睡前中效或长效	空腹、餐后血糖均高

　　胰岛素用药剂量个体差异比较大,并且在整个妊娠过程中机体对胰岛素的需求量不同,由于妊娠反应导致妊娠早期进食量减少,对胰岛素的需求量并未增加反而可能会减少,而在妊娠中、晚期对胰岛素的需求量会有不同程度的增加,在妊娠32~36周胰岛素需要量达高峰,36周之后会稍微有所下降,所以妊娠期间应根据孕期进展及血糖监测结果调整剂量。初始治疗一般从小剂量开始,0.3~0.8U/(kg·d),并分配到三餐前使用,一般的分配原则是早餐前最多,午餐前最少,晚餐前居中。剂量调整不应过于频繁,并以增减2~4U或不超过胰岛素每天用量的20%为宜,每次调整剂量之后需观察2~3日以判断临床效果,直至达到血糖控制目标。

　　胰岛素治疗的给药方式包括多次皮下胰岛素注射(multiple daily injections,MDI)与胰岛素泵持续皮下胰岛素输注(continuous subcutaneous insulin infusion,CSII)。与MDI相比,CSII更符合胰岛素生理分泌模式,血糖控制效果更佳。美国内分泌学会糖尿病与妊娠临床实践指南仍推荐妊娠合并糖尿病患者选用MDI给药方式,常规MDI治疗后血糖控制仍不佳的孕妇推荐使用CSII治疗。

　　4. 分娩期及围手术期的用药策略　妊娠合并糖尿病患者在手术前后、产程中、产后非正常饮食期间,为避免出现高血糖或低血糖,需停用皮下注射胰岛素,改用胰岛素静脉滴注,并每隔1~2小时监测1次血糖。妊娠期应用胰岛素控制血糖者计划分娩时,前1日睡前正常使用中效胰岛素;当日早餐前停用,并静脉滴注0.9%氯化钠注射液;临产时或血糖水平低于3.9mmol/L时,需静脉滴注5%葡萄糖或乳酸林格液,滴速控制在100~150ml/h,以保证血糖水平维持在5.6mmol/L;如血糖>5.6mmol/L,则需加用短效胰岛素,并以5%葡萄糖注射液作为溶媒,按1~4U/h的速度静脉滴注。根据每小时血糖监测值调整胰岛素或葡萄糖输液的速度,也可按照表3-3-18调控血糖。

表3-3-18　产程或手术中小剂量胰岛素的应用标准

血糖/（mmol/L）	血糖/（mg/dl）	胰岛素量/（U/h）	液体/（125ml/h）
<5.6	<100	0	5%葡萄糖/乳酸林格液
5.6~7.8	100~140	1.0	5%葡萄糖/乳酸林格液
7.8~10	140~180	1.5	生理盐水
10~12.2	180~220	2.0	生理盐水
≥12.2	≥220	2.5	生理盐水

5. 妊娠合并糖尿病酮症酸中毒的用药策略　妊娠合并糖尿病酮症酸中毒起病急骤,可对孕妇及胎儿生命造成严重危害,一旦明确诊断需积极采取有效治疗措施,降低孕妇及胎儿死亡率。治疗措施包括祛除诱因,静脉给予小剂量胰岛素,纠正酸中毒、低血容量、高血糖和电解质紊乱等。

妊娠期间如出现酮症酸中毒,主张使用胰岛素静脉滴注,用药策略如下:①血糖过高者（>16.6mmol/L）,需按0.2~0.4U/kg一次性静脉注射胰岛素;②胰岛素持续静脉滴注应按0.1U/（kg·h）或4~6U/h的速度,溶媒选择0.9%氯化钠注射液;③每小时监测1次血糖,根据血糖下降情况进行调整,如达不到平均每小时血糖下降3.9~5.6mmol/L或超过静脉滴注前血糖水平的30%,可能存在胰岛素抵抗,应将胰岛素用量加倍;④当血糖降至13.9mmol/L,需将0.9%氯化钠注射液改为5%葡萄糖液或葡萄糖盐水（2~4g葡萄糖加入1U胰岛素）,直至血糖降至11.1mmol/L以下、尿酮体阴性,并可平稳过渡到餐前皮下注射治疗时停止补液;⑤补液原则先快后慢、先盐后糖,同时注意出入液体量的平衡;⑥纠正电解质失衡,需根据患者血钾水平及尿量制订补钾方案,如治疗前血钾低于正常,则在开始应用胰岛素和补液的同时立即补钾;如血钾正常且尿量>40ml/h,也应立即补钾;如血钾正常但尿量<30ml/h,为避免出现高血钾,应暂缓补钾;此外如果血钾高于正常,也应暂缓补钾,注意酸碱平衡。

（三）药物特点

1. 胰岛素　胰岛素是治疗妊娠合并糖尿病的首选药物,种类繁多,按作用时间可分为速效、短效、中效、长效和预混胰岛素,按来源可分为动物胰岛素、半合成人胰岛素、生物合成人胰岛素、人胰岛素类似物。

目前可供妊娠合并糖尿病患者使用的胰岛素有重组人胰岛素和胰岛素类似物。重组人胰岛素是通过基因工程技术将人胰岛素基因插入酵母菌或大肠埃希氏菌中,生物合成的胰岛素,其结构及生物活性与人胰岛素完全相同,分为常规人胰岛素（短效）和NPH（中效）。胰岛素类似物是将人胰岛素肽链的氨基酸替换后而得到的免疫原性低的胰岛素,可分为速效胰岛素类似物和长效胰岛素类似物,速效胰岛素类似物与短效人胰岛素相比发挥作用更快,能模拟进餐后的快速胰岛素分泌相,降低餐后血糖;长效胰岛素类似物与长效动物胰岛素和中效人胰岛素的作用时间及特点不同,长效胰岛素类似物无作用峰值,能24小时持续保持血药浓度恒定。目前批准用于妊娠期的胰岛素类似物包括门冬胰岛素(速效)和地特胰岛素(长效)。妊娠期常用的胰岛素制剂及其作用特点见表3-3-19,胰岛素注射装置有多种,常用注射装置的优缺点见表3-3-20。

(1)短效胰岛素(常规人胰岛素):其特点是起效快,剂量容易调整,可皮下、肌内和静脉注射使用,静脉注射后能迅速降低血糖,半衰期短,为5~6分钟,故可用于抢救酮症酸中毒。

(2)中效胰岛素(NPH):该类胰岛素是含有鱼精蛋白、短效胰岛素和锌离子的混悬液,只能皮下注射而不能静脉使用,代表药物有精蛋白生物合成人胰岛素、精蛋白锌重组人胰岛素。注射后在组织中蛋白酶的分解作用下,将胰岛素与鱼精蛋白分离,释放出胰岛素再发挥生物学效应。其特点是起效慢,药效持续时间长,降血糖的强度弱于短效胰岛素。

(3)速效胰岛素类似物(门冬胰岛素):门冬胰岛素是将人胰岛素B链第28位的脯氨酸替换为天冬氨酸的速效人胰岛素类似物,已于2009年被我国SFDA批准用于GDM患者。其特点是起效迅速(10~20分钟内起效),药效维持时间短(3~5小时),具有最强或最佳的降低餐后血糖作用而不易发生低血糖,主要用于控制餐后血糖。门冬胰岛素也可经胰岛素泵给药,用于连续皮下胰岛素输注治疗。

(4)长效胰岛素类似物(地特胰岛素):地特胰岛素也已经被我国原CFDA批准可用于GDM的治疗,可用于控制夜间血糖和餐前血糖。地特胰岛素是通过去除人胰岛素B链30位的苏氨酸,并将14碳肉豆蔻酸连接到B链29位的赖氨酸残基上形成的。14碳烷酸链显著增强了地特胰岛素的自身聚合,使其在皮下形成双六聚体,进而延长了地特胰岛素吸收入血的时间。此外,血液循环中98%的地特胰岛素分子与血浆白蛋白的可逆性结合,进一步延长了地特胰岛素向外周靶器官扩散和分布的时间,有助于减少血糖波动和低血糖风险。一般每天1次,在固定时间皮下注射给药。

表3-3-19 妊娠期常用胰岛素制剂及其作用特点

作用特点	通用名称	起效时间	峰值时间	持续时间
速效	门冬胰岛素	10~30min	40~60min	3~5h
短效	常规胰岛素	30~60min	2~4h	5~7h
中效	精蛋白生物合成人胰岛素	1.5h	4~12h	24h
	精蛋白锌重组人胰岛素	2.5~3h	5~7h	13~16h
长效	地特胰岛素	1~2h	14h	20~24h

表3-3-20 常用胰岛素注射装置的优缺点

注射装置	优点	缺点
胰岛素专用注射器	价格便宜,可按需混合胰岛素	携带、操作不方便,需按需抽取胰岛素
胰岛素注射笔	有刻度,剂量更加准确,携带、操作方便,减轻疼痛	与不同类型的胰岛素不能自由混合(预混胰岛素除外)
胰岛素泵	可模拟胰岛素生理分泌,疗效好,减少夜间低血糖发生,操作更加简单	昂贵,需24小时佩戴,时感不便
无针注射器	分布广,扩散、吸收快且均匀	价格较贵,拆洗安装过程复杂,瘦弱者可能造成皮肤青肿

2. 口服降糖药物 虽然国外研究显示二甲双胍、格列本脲同胰岛素一样在糖尿病患者妊娠中晚期是安全有效的治疗手段,但目前尚无循证医学证据证明口服降糖药的远期安全性,并且二甲双胍、格列本脲均未在我国获得治疗GDM的注册适应证,所以只有特殊情况下,如拒绝应用胰岛素的患者,并且应用二甲双胍或格列本脲口服降糖的潜在风险远远小于未控制的高血糖对胎儿的危害,可谨慎使用。口服降糖药的分类及其特点见表3-3-21。

表3-3-21 妊娠期口服降糖药的分类及其特点

药物(妊娠分级)	用法用量	胎盘通透性	乳汁分泌
格列本脲(C)	5~10mg/d,不超过15mg/d	极少	少量
二甲双胍(B)	初始0.25g,bid或tid,一般1~1.5g/d,最大2g/d	是	动物实验

(1)格列本脲:格列本脲是第二代磺酰脲类降糖药,该药口服吸收快,蛋白结合率高,约为95%,血药浓度达峰时间为2~5小时,可持续作用24小时。该药极少通过胎盘屏障,在肝内代谢,半衰期为10小时。目前临床研究显示,妊娠中、晚期患者应用格列本脲与胰岛素治疗相比,在控制血糖水平及改善不良妊娠结局方面疗效相似,但也有研究显示,与胰岛素相比,使用该药后发生新生儿黄疸、新生儿低血糖及巨大儿的风险升高。

(2)二甲双胍:二甲双胍属双胍类降糖药,双胍类与磺酰脲类不同,对正常人无降糖作用,而对血糖升高的患者才有降糖作用。该药通过增加葡萄糖的无氧酵解、抑制糖原异生、降低胰高血糖素水平等发挥降糖作用。目前研究显示妊娠早期应用二甲双胍对胎儿并无致畸作用,但妊娠中晚期应用本品对胎儿的远期安全性是否有影响还有待证实。

（四）用药监护或用药宣教

1.疗效评估 妊娠合并糖尿病患者更需要严格监测血糖水平,对于新诊断妊娠合并糖尿病的患者或血糖控制效果不佳或应用胰岛素治疗的患者,推荐每天在三餐前半小时、三餐后2小时及夜间监测血糖水平,如有必要可在餐后1小时加测一次,并根据监测结果调整胰岛素剂量。每1~2个月监测糖化血红蛋白以评估血糖长期控制情况,并监测肾功能及进行眼底检查。妊娠期血糖控制标准为患者无明显饥饿感同时血糖水平控制在如下范围,详见表3-3-22。

表3-3-22 妊娠期血糖控制标准

时间	血糖/（mmol/L）	血糖/（mg/dl）
空腹	3.3~5.3	60~96
餐后2小时	4.4~6.7	80~120
夜间	4.4~6.7	80~120
餐前30分钟	3.3~5.3	60~96

2.胰岛素注射液使用方法宣教

（1）胰岛素贮存:胰岛素不可冷冻,在开封使用前应冷藏于2~8℃的冰箱中,切勿冷冻;已开封的胰岛素可在室温(不超过25℃)下保存,并可在28天内使用,使用之前需先检查是否存在颜色变化、浮游物、结晶体等异常现象。一些新型胰岛素制剂应按照生产厂家的建议贮存。

（2）胰岛素混匀:NPH和预混胰岛素为白色或类白色混悬液,在使用前需混匀,如果振摇后仍有沉淀或团块状漂浮物切勿使用。混匀时需注意以下问题:①翻转是指将注射笔或笔芯上下充分颠倒,滚动是指在手掌之间的水平旋转;②在室温下5秒内双手水平滚动胰岛素笔芯10次,然后10秒内上下翻转10次即可混合均匀;③每次滚动或翻转后,检查胰岛素混悬液是否充分混匀,如果仍然有晶状物存在,则需重复操作;④应避免剧烈摇晃,否则会产生气泡导致剂量不准确。

（3）注射部位选择:绝大多数胰岛素需要皮下注射,注射部位可选择腹部、上臂外侧和大腿外侧。妊娠期间选择腹部皮下注射胰岛素也是安全的,但妊娠中期患者宜选择腹部外侧皮肤,即使在妊娠晚期,只要确保正确捏皮,也可经腹部皮下注射胰岛素。但如有顾虑,可选择大腿、上臂外侧。同时由于子宫扩张导致腹部脂肪变薄,为防止药液注入到肌层,建议妊娠合并糖尿病患者使用4mm针头。

（4）捏皮:正确的捏皮方式是确保药效、避免不良反应的关键,所以需要患者掌握捏皮的正确方法。需要注意以下问题：①应检查注射部位，并结合所用的针头长度，以决定是否需要捏皮，一般使用较短（4mm或5mm）针头时，除瘦弱患者之外，大部分患者无须捏皮，可呈90°进针，而使用较长（≥6mm）针头时，需要捏皮和/或45°进针；②捏皮的正确手法是用拇指、示指和中指提起皮肤，不可用整只手来捏皮，否则可能将肌肉组织一同捏起，导致肌内注射；③捏皮时力度要适当，过大容易导致局部皮肤发白或疼痛。

3. 胰岛素不良反应宣教

（1）低血糖：血糖水平低于3.9mmol/L即属于低血糖，低血糖是胰岛素使用过程中最常见、最严重的不良反应。研究显示妊娠合并糖尿病患者容易在夜间及餐前发生低血糖，因此建议妊娠期患者空腹、餐前及夜间血糖不宜过低。如怀疑低血糖或出现低血糖症状时应及时监测血糖。同时为避免低血糖的发生，建议患者餐后30分钟运动，在运动前后要加强血糖监测，发生低血糖时应立即口服含糖食物或葡萄糖15~20g。严重的低血糖给予积极治疗并进行严密监护，反复出现低血糖时应加强血糖监测，及时调整饮食及胰岛素治疗方案。

（2）脂肪代谢障碍：使用胰岛素时可引起两种脂肪代谢障碍，一种是脂肪增生，一种是脂肪萎缩。脂肪增生是皮下脂肪组织对于局部高浓度胰岛素产生脂肪细胞增生及生长加速的结果。研究显示脂肪增生与以下因素有关：①胰岛素的使用时间，使用时间越长则脂肪增生的风险越高；②注射部位是否轮换，不轮换的患者发生脂肪增生的风险更高；③针头更换频率，重复使用针头会增加脂肪增生的风险。因此防治皮下脂肪增生可以从以下几点做起：①轮换注射部位，建议注射点之间间隔1cm；②勿重复使用针头。脂肪萎缩是由胰岛素结晶后引起的机体对脂肪细胞产生的局部免疫反应，皮肤呈现不同程度的凹陷。与脂肪增生相比，脂肪萎缩相对少见。选择提纯工艺好的胰岛素或经常更换注射部位或更换针头可降低脂肪萎缩的发生率。

（3）胰岛素性水肿：部分患者在应用胰岛素后因水钠潴留而水肿，称为胰岛素性水肿，这可能与胰岛素促进肾小管重吸收钠有关。胰岛素性水肿多发生于用药4~6天后，尤其是用药剂量偏大时。可表现为下肢轻度水肿甚至全身性水肿，一般无须特殊处理，给予低盐饮食、限制水的摄入，水肿一般在1~2周后可自行缓解。严重时可以应用利尿药促进水肿消退，同时注意保护皮肤，避免损伤。

（4）疼痛：大多数胰岛素注射时是无痛的，极少会发生疼痛。疼痛与针头长度（即被穿透的组织层）、针头直径、患者的不安情绪有关。此外，肌内注射、捏皮时过于用力、重复使用针头等错误的操作也可引起注射疼痛。可以通过以下方法减少注射疼痛的发生：①掌握注射方法，避免发生肌内注射；②避免在体毛根部注射；③使用更短针头、更小直径及最小穿透力的针头；④每次注射使用新针头；⑤避免针头在皮肤中穿行得速度太慢或太过用力。

4.口服降糖药物不良反应宣教

（1）格列本脲的不良反应：格列本脲可能引起低血糖、上腹灼热感、食欲减退、恶心、呕吐、腹泻、口腔金属味、白细胞减少、皮疹、夜间遗尿（青年人）、关节痛、肌痛、血管炎等。肝、肾功能不全者，年老体弱者，营养不良者和垂体功能不足者，或剂量偏大时可能引起严重低血糖，因此需严密监测血糖水平。

（2）二甲双胍的不良反应：二甲双胍常见不良反应为胃肠道反应，多出现在药物治疗的早期，主要表现为恶心、食欲缺乏、腹部不适、腹泻等，发生率比磺酰脲类降糖药略高，但大多可耐受。采用初始小剂量，逐渐加量的给药方法可减少治疗初期胃肠道不良反应的发生率。二甲双胍的严重不良反应为乳酸性酸中毒，较为罕见，初始症状不特异，可仅表现为不适、肌痛、呼吸窘迫、嗜睡、腹痛等，如怀疑出现乳酸性酸中毒，应立即停药并接受治疗。

案例分析

患者，女，32岁，身高160cm，体重65kg，BMI 25.4kg/m²，以"妊娠10周，发现血糖升高6日"为主诉入院。患者6天前产检发现FBG 14.7mmol/L，近1年来感到乏力，并于近1个月内自觉加重，并容易饥饿、烦渴，多尿且夜间尿量增多，平素常饮用碳酸饮料，无视物模糊，无肢端感觉异常，近半年内体重下降11kg。既往体健，查体未见异常。辅助检查：FBG 12.7mmol/L，餐后1小时血糖21.4mmol/L，餐后2小时血糖17.0mmol/L，空腹胰岛素15.7μU/ml，糖化血红蛋白10.6%，尿糖阳性，无尿蛋白及酮体，入院诊断：糖尿病合并妊娠。分析患者入院后治疗原则及治疗措施。

分析：对患者进行健康宣教，舒缓心理压力，首先进行生活方式干预，对患者进行严格的饮食指导，开始禁食水果、甜食及含糖饮料；协助患者制订运动计划，坚持每天行走30~60分钟，推荐餐后30分钟开始运动，并嘱咐避免摔跤。其次进行药物治疗，通过追问病史，可明确妊娠前即有糖尿病，故诊断为糖尿病合并妊娠，并且该患者空腹及餐后血糖均高，所以需给予胰岛素强化治疗，可以采用三餐时给予门冬胰岛素各8U，皮下注射，同时睡前给予地特胰岛素8U，皮下注射。最后严密监测血糖，并根据血糖水平进行剂量调整。

四、妊娠合并贫血用药

贫血是妊娠期比较常见的合并症，妊娠期贫血不仅危害母体健康，增加妊娠期高血压、产褥期感染等疾病的发生率，还会导致胎儿缺氧、胎儿宫内生长受限甚至死胎，还可能引起新生儿缺血缺氧性脑病、新生儿窒息等疾病的发病风险，因此对于妊娠合并贫血患者需要高度重视并给予积极治疗。

由于妊娠期血液系统的生理变化,妊娠期间的贫血标准与非妊娠女性不同。WHO的标准是孕妇外周血血红蛋白(hemoglobin,Hb)<110g/L即可诊断为妊娠合并贫血。根据Hb水平可将贫血分级:轻度贫血(100~109g/L)、中度贫血(70~99g/L)、重度贫血(40~69g/L)和极重度贫血(<40g/L)。妊娠期贫血包括多种类型,如缺铁性贫血(iron deficiency anemia,IDA)、再生障碍性贫血(aplastic anemia,AA)、巨幼细胞贫血(megaloblastic anemia,MA)等,以缺铁性贫血最为常见,占妊娠期贫血的95%,本部分内容重点介绍妊娠期缺铁性贫血。

缺铁性贫血可分为贮存铁缺乏(iron deficiency,ID)期、缺铁性红细胞生成(iron deficiency erythropoiesis,IDE)期及缺铁性贫血(IDA)期3个阶段,各期诊断标准见表3-3-23。

表3-3-23　缺铁性贫血分期和诊断标准

分期	血清铁蛋白	转铁蛋白饱和度	血红蛋白
贮存铁缺乏期	<20μg/L	正常	正常
缺铁性红细胞生成期	<20μg/L	<15%	正常
缺铁性贫血期	<20μg/L	<15%	<110g/L

由于妊娠期间母体血液系统的生理变化以及胎儿生长发育的需要,对铁的需求量增加,尤其是在妊娠中晚期,孕妇对铁摄入不足或吸收不良等均容易造成缺铁性贫血。缺铁性贫血的临床症状与贫血程度相关。轻者无明显症状,重者可有乏力、头晕、心悸、气短、皮肤毛发干燥、皮肤黏膜苍白、口腔炎等。铁缺乏的高危因素包括既往月经量过多、妊娠早期呕吐、偏食、多次妊娠、妊娠前即有贫血等,存在这些高危因素的妊娠期女性,即使Hb>110g/L也应筛查是否存在铁缺乏。一旦确诊为铁缺乏或缺铁性贫血,都应给予积极的治疗。

（一）用药原则

因妊娠期铁的需要量增加是孕妇缺铁的主要原因,所以补充铁剂(饮食、药物)是纠正妊娠期贫血的主要治疗手段;此外,对严重贫血患者可能需要通过输血来纠正贫血。临床上需根据铁缺乏程度及贫血程度选择治疗方案。

1.饮食补充　任何程度的缺铁性贫血都需要给予膳食补充,可在一定程度上增加铁的摄入和吸收。尽量选择含铁量高、吸收率高的食物,首选动物血和肝脏,其次为鱼类、贝类、虾、精瘦肉、禽类等。合理膳食还需要注意食物对铁吸收和利用的影响,如含维生素C高的食物可促进铁吸收,如绿叶蔬菜、水果、土豆、胡萝卜等,而奶制品、豆类、坚果、咖啡、茶、谷物麸皮、谷物、高精面粉等可抑制铁吸收。

2.补充铁剂　多数患者需要在改善饮食结构、进食富含铁食物的基础上补充铁剂,补充铁剂以口服药物为主,但应根据铁缺乏程度及贫血程度选择治疗方案。贮存铁缺乏期及轻至中度贫血者以口服铁剂治疗为主;重度贫血者需口服铁剂或注射铁剂治疗,必要时还可以少量多次输注浓缩红细胞或全血;极重度贫血者首选输注浓缩红细胞。

3.输血　多数妊娠期缺铁性贫血患者经补充铁剂治疗后缺铁及贫血会得到改善,不需要输血。但当Hb<70g/L、接近预产期或短期内需行剖宫产术者,应少量、多次输注红细胞悬液,如分娩时出现明显失血也应尽早输血治疗。当Hb升至70g/L以上并且临床症状改善后,才可改用口服铁剂或注射铁剂治疗。

4.产时及产后处理　对于重度贫血孕妇在分娩期应备血,在分娩过程中应缩短第二产程,并应避免产伤,尽可能减少分娩过程中失血。在胎儿娩出后应给予PG、缩宫素等药物积极预防产后出血,出血较多时应及时输血。

(二)用药策略

虽然通过膳食补充能在一定程度上改善缺铁症状,但当体内贮存铁消耗殆尽时,如果只通过食补则难以满足机体对铁的需求,此时就需要及时补充铁剂。补充铁剂以口服为主,如果患者服用铁剂后症状得以缓解,在血红蛋白恢复正常后仍需继续服用,以补充体内的贮存铁量。如果患者对口服铁剂不能耐受或者吸收不良或贫血严重需立即补充者,可改用注射补铁剂,必要时输血治疗。《妊娠期铁缺乏和缺铁性贫血诊治指南》(2014年版)推荐妊娠的不同程度缺铁性贫血均可以选择口服铁剂,见表3-3-24。

表3-3-24　妊娠期不同程度缺铁性贫血可选治疗方案

Hb水平/(g/L)	贫血程度	处理措施
70~109	轻至中度贫血	以口服铁剂为主,改善饮食,进食富含铁的食物
40~69	重度贫血	口服或注射铁剂之外还可少量、多次输浓缩红细胞
<40	极重度贫血	首选输注浓缩红细胞,当Hb>70g/L并且临床症状改善后,可改用口服铁剂或注射铁剂

1.口服铁剂　与静脉铁剂相比,口服补铁安全、有效、价廉、使用方便。铁剂的需要量与缺铁的严重程度相关。《妊娠期铁缺乏和缺铁性贫血诊治指南》(2014年版)中有如下建议:①确诊的缺铁性贫血期妊娠患者每天应补充元素铁100~200mg,并需复查血红蛋白以评估治疗效果,一般要求是2周后血红蛋白增加10g/L,3~4周后增加20g/L;国外指南则将100mg/d作为缺铁性贫血期妊娠患者元素铁的推荐剂量。②非贫血的妊娠患者如果血清铁蛋白<30μg/L,也应按照

60mg/d的推荐剂量补充元素铁,8周后通过复查血清铁蛋白评估效果。③存在血红蛋白病的妊娠患者如果血清铁蛋白<30μg/L,也需给予口服铁剂。

2. 注射铁剂 注射铁剂可经静脉滴注、静脉注射或肌内注射途径给药,吸收快、生物利用度高,能更快地增加体内铁储存、提高Hb含量,相比较口服铁剂可更快地出现血液学治疗反应。注射铁剂的适应证包括:不能耐受口服铁剂、不能吸收铁剂(判断标准:口服硫酸亚铁之后2小时内血浆中的铁水平增加幅度低于50%)或无效者必须及时给药者。妊娠早期不推荐使用注射铁剂,一般选择口服铁剂治疗;已有研究显示妊娠中晚期应用静脉铁剂治疗是安全的,所以妊娠中期以后可以使用注射铁剂。注射铁剂的用量与患者体重、Hb目标值和Hb实际值有关,可根据下列公式计算:总注射铁剂量(mg)=体重(kg)×(Hb目标值−Hb实际值)(g/L)×0.24+铁储存量(mg)。铁储存量与体重有关,体重>80kg时,铁储存量为1000mg;体重为30~80kg时,铁储存量为500mg;体重≤35kg时,铁储存量为15mg/kg。

注射铁剂可采用肌内注射或静脉注射两种方式。肌内注射时首次注射量为50mg,如无不良反应,第2次可增加到100mg,以后每周注射2~3次,直到总剂量用完。如有肌肉损伤、严重出血倾向或者需大剂量补铁等不适宜通过肌内注射补铁时,可采用静脉给药的方式。

(三)药物特点

补铁剂按给药途径分为口服和注射两大类,其中口服补铁剂疗效确切、安全性好并且服用方便,是临床应用最为广泛的一类补铁剂。补铁剂又可分为有机铁和无机铁两大类,无机铁代表药有硫酸亚铁,因生物利用度较低,限制了其临床应用。有机铁是铁与蛋白质、糖及其衍生物或其他配位体,或螯合剂等结合而成的,主要有葡萄糖酸亚铁、富马酸亚铁、琥珀酸亚铁、右旋糖酐铁、多糖铁复合物、蛋白琥珀酸铁等。

1. 口服铁剂 常用口服铁剂种类较多,其规格、元素铁含量及用量不同,详见表3-3-25。

表3-3-25 常用口服铁的比较

名称	商品名	规格	元素铁含量	补充元素铁量	铁状态	胃肠道刺激
多糖铁复合物	力蜚能	150mg/片	150mg/片	150~300mg/d	Fe^{3+}与多糖的复合物	弱
富马酸亚铁	富马酸亚铁	200mg/片	66mg/片	60~120mg,3次/d	Fe^{2+}	弱

续表

名称	商品名	规格	元素铁含量	补充元素铁量	铁状态	胃肠道刺激
琥珀酸亚铁	速力菲	100mg/片	30mg/片	60mg,3次/d	Fe^{2+}	强
硫酸亚铁	硫酸亚铁	300mg/片	60mg/片	60mg,3次/d	Fe^{2+}	强
硫酸亚铁缓释片	益妥	450mg/片	90mg/片	90mg/d	Fe^{2+}	较强
葡萄糖酸亚铁	葡萄糖酸亚铁	300mg/片	36mg/片	36~72mg/次,3次/d	Fe^{2+}	弱
蛋白琥珀酸铁口服液	菲利普	15ml/支	40mg/支	40~80mg/d,2次/d	Fe^{3+}	弱

（1）硫酸亚铁：硫酸亚铁为二价铁，比元素铁和Fe^{3+}更容易吸收。硫酸亚铁作为第一代无机补铁剂，价格便宜、疗效肯定，但因铁以Fe^{2+}形式存在，解离迅速，对胃肠道存在明显的刺激作用，可引起恶心、腹痛、腹泻等胃肠道不适，并且因其起效较慢，因此临床应用受限。而经过制剂工艺改造的硫酸亚铁缓控释制剂，可在胃肠道内缓慢、匀速地释放硫酸亚铁，不仅降低了胃肠道刺激作用，还减少了服药次数，提高了患者用药的依从性。

（2）富马酸亚铁：富马酸亚铁与硫酸亚铁一样均有一定的胃肠道刺激作用，但其含铁量较高，临床效果较好。

（3）琥珀酸亚铁：琥珀酸亚铁为有机铁，铁元素含量高，约为硫酸亚铁的2倍。因琥珀酸能促进Fe^{2+}的吸收率，故其生物利用度高于无机铁。由于其在胃肠道内释放较为缓慢，所以胃肠道刺激性作用小，是一种比较好的铁剂。

（4）多糖铁复合物：多糖铁复合物是由铁和多糖合成的复合物，铁元素含量高达46%，以完整的分子形式存在，在消化道中能以分子形式被吸收，并且不受胃酸、食物成分的影响，有极高的生物利用度。多糖铁复合物安全性好，安全系数是普通铁剂的13倍以上，并且对于妊娠期缺铁性贫血患者，临床疗效显著，符合理想补铁剂的特点，是妊娠期口服补铁剂的最佳选择。

（5）葡萄糖酸亚铁：葡萄糖酸亚铁含铁量低，作用温和，适用于治疗轻度缺铁性贫血。

2. 注射铁剂　口服补铁剂的胃肠道不良反应发生率较高，为35%~59%，导致患者用药依从性差。同时口服补铁治疗周期长，吸收效果差，且其吸收量与体内的储备铁呈反比，当转铁蛋白饱和度>20%或血清铁蛋白超过200ng/ml时，口服铁的吸收就难以再增加，所以对于胃肠道耐受性较差、口服补铁效果不佳或者需要尽快纠正缺铁的患者,口服补铁剂并不是理想选择,此时需要使用注射铁剂。注射铁剂可通过静脉滴注、缓慢静脉推注的方式给药,有些注射铁剂还可以肌内注射。静脉应用时铁剂可直接进入机体,并在骨髓、肝和脾内贮存,在单核-巨噬细胞内活性铁释放出来或与铁蛋白结合进入细胞内储存,或与转铁蛋白结合作用于转铁蛋白受体上,最终促成血红蛋白和红细胞的成熟。

目前,全球供临床使用的静脉补铁剂有低分子右旋糖酐铁、高分子右旋糖酐铁、蔗糖铁、羧基麦芽糖铁、葡萄糖酸钠铁、多聚糖超顺磁氧化铁纳米粒和异麦芽糖酐铁1000,而国内市场上只有右旋糖酐铁(低分子右旋糖酐)和蔗糖铁2种,两者的比较见表3-3-26。

表3-3-26 蔗糖铁与右旋糖酐铁的区别

	右旋糖酐铁	蔗糖铁
规格	2ml/支或4ml/支	5ml/支或10ml/支
元素铁含量	25mg/ml或50mg/ml	20mg/ml
补充元素铁量	25mg/d	100~200mg/次,2~3次/周
用法	静滴、静推或肌内注射	静滴或静推
最大量	总量:20mg/kg; 肌内:100mg/次; 静脉:2~3次/周,100~200mg/次	静滴时500mg; 静推时200mg
最大推注剂量	10mg/min	20mg/min
给药前预试	需要	部分欧洲国家需要
主要不良反应	过敏反应、呼吸困难、头痛、背痛、恶心等	低血压、恶心、腰痛等
妊娠分级	C	B

(1)右旋糖酐铁注射液:右旋糖酐铁是以氢氧化铁为核心,右旋糖酐为外壳包裹组成的制剂,化学稳定性较好,生物利用度高,并且使用方便,可静脉滴注、缓慢静脉推注、肌内注射,一般治疗剂量无不良反应。

(2)蔗糖铁注射液:蔗糖铁注射液是多核氢氧化铁-蔗糖复合物溶液,静脉给药后经网状内皮系统迅速分解,与转铁蛋白结合,补充铁储备,因其结构与生理状态下的铁蛋白结构相似,很少引起过敏反应,且铁的生物利用度更高,已被广泛应用于临床补铁治疗;其缺点在于不能一次大剂量使用,常规1g的总量需要分数次输注,增加临床应用不便。为减少低血压发生和静脉外注射的危险,蔗糖铁首选的给药方式是静脉滴注,但本品也可不经稀释直接缓慢静脉注射,不可以肌内注射。本品适用于口服铁剂效果不佳和/或口服铁剂不能耐受的需要静脉铁剂治疗的患者。

（四）用药监护或用药宣教

1. 药效监护　口服铁剂有效的表现有患者头晕、乏力、心悸等症状逐步缓解，化验检查显示外周血网织红细胞增多，高峰一般在开始服药后5~10天，2周后Hb浓度增加10g/L以上，3~4周后增加20g/L以上，一般2个月左右恢复正常。铁剂治疗应在Hb恢复正常后至少持续4~6个月，待铁蛋白正常后停药。若口服铁剂不能耐受或铁吸收不良等，可采用注射铁剂。

2. 饮食宣教　在治疗妊娠期缺铁性贫血的过程中，饮食补铁也是需要患者注意的问题。首先应多食用含铁量高的食物，包括动物肝脏、瘦肉、蛋黄、鱼虾，蔬菜中含铁量高的有菠菜、芹菜、油菜、螺旋藻等，其他食物如海带、木耳、核桃、芝麻含铁也比较多。此外还需要注意饮食对口服铁剂吸收率的影响，如西兰花、橘子等富含维生素C的食物会促进铁的吸收，而红酒、大豆、茶叶、咖啡等则会抑制铁的吸收。

3. 安全性监护

（1）用药禁忌：无论是口服补铁剂还是注射补铁剂，都有用药禁忌，医护人员及患者应严格掌握用药禁忌，杜绝用药风险。各种补铁剂的用药禁忌详见表3-3-27。

表3-3-27　常用铁剂的用药禁忌

药品名称	禁忌证
多糖铁复合物	血色素沉着症及含铁血黄素沉着症
蛋白琥珀酸铁口服液	对蛋白琥珀酸铁或药物中其他成分过敏 对乳蛋白过敏 患铁蓄积疾病（血色病，含铁血黄素沉着症） 由铁蓄积所引起的胰腺炎（胰腺炎症）或肝硬化（以改变结构和正常功能的纤维变性或肝组织瘢痕形成为特征的慢性肝病）；缺铁以外原因导致的贫血（包括再生障碍性贫血、溶血性贫血、铁利用障碍性贫血等）
蔗糖铁	非缺铁性贫血 铁过量或铁利用障碍 对单糖或二糖铁复合物过敏者
右旋糖酐铁	非缺铁性贫血（如溶血性贫血） 铁超负荷或铁利用障碍（血色病，含铁血黄素沉着病） 肝硬化失代偿期和肝炎 急、慢性感染，因肠胃外给药可加剧细菌或病毒的感染 急性肾衰竭

续表

药品名称	禁忌证
葡萄糖酸亚铁	铁负荷过高、血色病或含铁血黄素沉着症
硫酸亚铁	非缺铁性贫血(如地中海贫血)
硫酸亚铁缓释片	肝、肾功能严重损害,尤其是伴有未经治疗的尿路感染者
富马酸亚铁	对铁剂过敏者 血色病或含铁血黄素沉着症及非缺铁性贫血 严重肝、肾功能损害
琥珀酸亚铁	肝、肾功能严重损害,尤其是伴有未经治疗的尿路感染者 铁负荷过高、血色病或含铁血黄素沉着症 非缺铁性贫血

(2)口服铁剂的一般不良反应:很多口服铁剂都能造成胃肠道黏膜损伤,所以口服铁剂最常见的不良反应是胃肠道反应,发生率为5%~20%,表现为恶心、便秘、黑便等消化道反应。研究显示补充元素铁≥200mg/d时容易出现胃肠道症状,所以建议从小剂量开始口服,每2~3天逐渐加量,直至达到治疗剂量,可减少消化道不良反应的发生。此外,对于活动性溃疡的患者,建议使用注射铁剂。复合铁剂的铁离子与多种物质螯合形成不溶物可能造成便秘,此外铁剂还可能引起口腔金属异味并引起牙齿染色。

(3)注射铁剂的过敏反应:注射铁剂会激发相关的免疫原性反应而引起过敏反应,还会释放大量游离的反应活性铁进入血液循环,催化活性氧的形成,引起组织毒性反应。应用注射铁剂时过敏反应的发生率约为1.5%,也有发生致死性过敏性休克的报道,发生率约为0.1%。右旋糖酐铁和蔗糖铁注射液均可能引起过敏反应,并且右旋糖酐铁的过敏反应比蔗糖铁更为常见,约1%的患者肌内注射右旋糖酐铁后1~2天内会发生迟发性过敏反应,症状可持续3~7天。

过敏反应虽然罕见,但可能危及生命,所以使用注射铁剂尤其静脉给药时一定要警惕过敏反应的发生,尤其是有支气管哮喘、铁结合率低和/或叶酸缺乏症的患者。第一次治疗前,应先给予一个小剂量(右旋糖酐铁25mg,蔗糖铁20~50mg)进行测试,缓慢静滴至少15分钟,密切观察患者,对铁剂过敏的患者可能出现胸闷、头痛、冷汗、气促、喘息、焦虑,随即出现血压下降甚至意识丧失。如无不良反应发生,再给予剩余的剂量,并应备有心肺复苏设备。

一旦出现过敏反应,立即停止输注铁剂,并监测脉搏、血压、呼吸、血氧饱和度,进行胎心监护,孕妇左侧卧位、下肢抬高,预防直立性低血压。治疗严重过敏反应的关键是早期肌内注射肾上腺素,予面罩吸氧、开通静脉通路保证充足供氧及血容量,预防母胎并发症,还可予H_1抗组胺药、糖皮质激素、吸入支气管扩张药辅助治疗。根据过敏反应症状及严重度,可按图3-3-2所示方法给予救治。

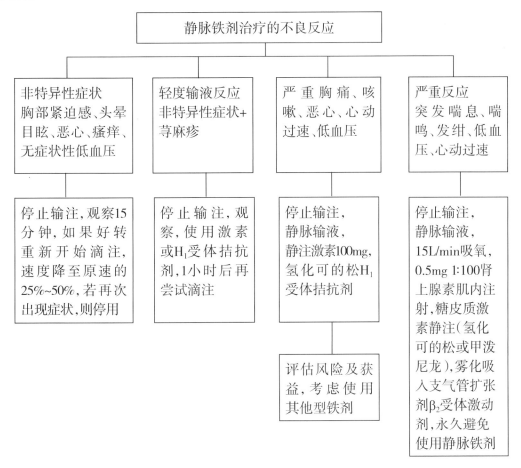

图3-3-2　静脉注射铁剂不良反应处理方法

（4）注射时的局部反应:注射铁剂后有5%~13%的患者会出现注射部位反应,可表现为注射局部疼痛、红肿,并可能有色素沉着及硬结,持续时间可能长达两年。为减少皮下着色的风险,可采取深部肌内注射（右旋糖酐铁）。

　　静脉注射铁剂时还可能因药液外渗引起静脉周围疼痛,甚至引起栓塞性静脉炎,所以在静脉注射时需谨防静脉外渗漏,如果发生静脉外渗漏,若针头仍未拔出者,可用少量0.9%氯化钠溶液清洗,同时为加快铁的清除,指导患者用黏多糖软膏或油膏轻轻涂在针眼处,禁止按摩,以避免铁的进一步扩散。

　　（5）其他注意事项:在使用铁剂时还需注意以下问题①为减少食物对铁吸收的抑制作用,建议进食前1小时口服铁剂,如胃肠道刺激作用明显,可饭后服用或与食物同服；为增加铁剂的吸收，可同时服用维生素C，应避免与其他药物同时服用。②所有铁剂在静脉注射时都需要注意给药速度，过快容易引起低血压。③静脉用药溶媒的选择：右旋糖酐铁仅可与0.9%氯化钠或5%葡萄糖注射液混合使用，而蔗糖铁仅可与0.9%氯化钠注射液混合，两者均不可与其他任何药物混合滴注。④注意药物相互作用：铁剂与碳酸氢钠、氢氧化铝等碱性药物合用时可中和胃酸，不利于铁的吸收，应避免同服；四环素与铁剂能生成难溶性络合物，影响铁剂吸收；氯霉素可使铁剂的药效减弱或消失；某些含雄黄的中成药能与铁反应而降低药效；含石膏、明矾、滑石的中成药可与铁形成溶解度低的复合物，应避免合用。

案例分析

患者孙某某，女，35岁，70kg，以"妊娠35周，乏力1个月、活动后呼吸困难7天"为主诉就诊。入院后查体：T 36.8℃，P 109次/min，BP 145/96mmHg，R 18次/min。辅助检查：白细胞10.9×10^9/L，中性粒细胞百分比（NE）68.2%，红细胞3.6×10^{12}/L，血小板270×10^9/L，血红蛋白（Hb）88g/L，血细胞比容（hematocrit，HCT）28.1%，平均红细胞容积（MCV）71fl，红细胞分布宽度17.1；血清铁24μg/dl，转铁蛋白623μg/dl，铁蛋白6μg/L。既往病史：克罗恩回肠炎、月经过多、先兆子痫导致的早产。1个月前血常规显示Hb 85g/L，HCT 26.9%，MCV 76fl，当时使用口服补铁剂治疗，出现严重便秘。结合病史诊断为：妊娠合并中度缺铁性贫血。如何纠正贫血？

分析：结合临床症状、辅助检查可明确诊断为妊娠合并缺铁性贫血。患者为中度贫血，按照治疗原则，改善饮食，进食富含铁的食物同时口服铁剂即可纠正。但患者目前处于妊娠晚期，且存在影响胃肠道铁吸收的因素（克罗恩回肠炎），既往口服补铁剂效果不佳并出现便秘，所以推荐静脉铁剂。予右旋糖酐铁治疗，目标血红蛋白如为120g/L，患者静脉铁剂的总需要量约为1 000mg，一次200mg，缓慢静脉滴注，每周3次，连用2周。每次给药时需先进行预试验，先缓慢静脉滴注25mg（至少15分钟），如无不良反应，才可继续滴注剩余剂量（最高滴速100ml/30min）。对患者进行用药宣教，静脉滴注右旋糖酐铁时可能因药液外渗引起静脉周围疼痛，甚至引起栓塞性静脉炎，如果发生静脉外渗漏，寻求医护人员护理，切勿按摩以避免铁的进一步扩散。

？思考题

1. 简述妊娠合并心律失常抗凝药物的选择及监护。
2. 简述妊娠合并心律衰竭常用药物及注意事项。

3. 简述妊娠期HBV感染患者可以使用的抗HBV药物及药学监护。

4. 妊娠合并糖尿病常用胰岛素治疗方案有哪些？各适合哪些人群？

5. 常用药物口服补铁剂有哪些？各有何特点？

推荐参阅指南/书籍

[1] 中华医学会肝病学分会,中华医学会感染病学分会. 慢性乙型肝炎防治指南(2015年版). 中华实验和临床感染病杂志(电子版),2015,19(5):1-18

[2] 母义明,朱大龙,李焱,等. 速效胰岛素类似物临床应用专家指导意见(2016年版). 药品评价,2016,13(21):13-17

[3] 中华医学会妇产科学分会,中华医学会妇产科学分会产科学组,中华医学会围产医学分会,等. 妊娠合并糖尿病诊治指南(2014). 中华妇产科杂志,2014,49(8):561-569

[4] 中华糖尿病杂志指南与共识编写委员会,中国内分泌相关专家小组. 中国糖尿病药物注射技术指南(2016年版). 中华糖尿病杂志,2017,9(2):79-105

[5] HOD M, KAPUR A, SACKS D A, et al. The International Federation of Gynecology and Obstetrics (FIGO) Initiative on gestational diabetes mellitus: A pragmatic guide for diagnosis, management, and care. Int J Gynaecol Obstet,2015,Suppl 3:S173-211

[6] BLUMER I, HADAR E, HADDEN D R, et al. Diabetes and pregnancy: an endocrine society clinical practice guideline. J Clin Endocrinol Metab,2013,98(11):4227-4249

[7] 中华医学会围产医学分会. 妊娠期铁缺乏和缺铁性贫血诊治指南. 中华围产医学杂志,2014,17(7):451-454

[8] 赵霞,张伶俐. 临床药物治疗学·妇产科疾病. 北京:人民卫生出版社,2017

[9] 谢幸,苟文丽. 妇产科学. 8版. 北京:人民卫生出版社,2014

参 考 文 献

[1] ACOG Committee on Obstetric Practice. ACOG Committee Opinion. Number 299, September 2004 (replaces No. 158, September 1995). Guidelines for diagnostic imaging during pregnancy. Obstet Gynecol,2004,104(3):647-651

[2] European Society of Gynecology(ESG), Association for European Paediatric Cardiology (AEPC), German Society for Gender Medicine(DGesGM), et al. ESC Guidelines on the management of cardiovascular diseases during pregnancy: the Task Force on the Management of Cardiovascular Diseases during Pregnancy of the European Society of Cardiology(ESC). Eur Heart J,2011,32(24):3147-3197

[3] BATES S M, GREER I A, MIDDELDORP S, et al. VTE, thrombophilia, antithrombotic therapy, and pregnancy: Antithrombotic therapy and prevention of thrombosis. 9th ed. American College of Chest Physicians evidence-based clinical practice guidelines. Chest, 2012,141(2 Suppl):e691S-e736S

[4] DRENTHEN W, BOERSMA E, BALCI A, et al. Predictors of pregnancy complications in

women with congenital heart disease. Eur Heart J,2010,31(17): 2124-2132

[5] 朱鲜阳,肖家旺. 结构性心脏病认识与进展. 中国实用内科杂志,2013,33(4): 256-258

[6] 王松云,鲁志兵,余锂镭,等. 恶性心律失常的急诊识别与处理. 心血管病学进展,2014,
35(2): 186-190

[7] 中华医学会心血管病学分会,中华心血管病杂志编辑委员会. 中国心力衰竭诊断和治疗
指南2014. 中华心血管病杂志,2014,42(2): 98-122

[8] 谢爱兰,杨安素,颜林志,等. 妊娠合并肺动脉高压伴心力衰竭患者的围生结局. 中华急
诊医学杂志,2011,20(6): 650-653

[9] BIAN C, WEI Q, LIU X. Influence of heart-valve replacement of warfarin anticoagulant therapy
on perinatal outcomes. Arch Gynecol Obstet,2012,285(2): 347-351

[10] 中华医学会妇产科学分会产科学组. 妊娠合并心脏病的诊治专家共识(2016). 中华妇
产科杂志,2016,51(6): 401-409

[11] 胡大一,黄峻. 实用临床心血管病学. 北京: 科学技术文献出版社,2009

[12] 周水生,李小毛. 妊娠合并病毒性肝炎诊治进展. 实用医院临床杂志,2009,6(6): 24-27

[13] The Hong Kong College of Obestetricians and Gynaecologists. Guidelines for the Management
of Gestational Diabetes Mellitus(HKCOG GUIDELINES NUMBER 7, revised November
2016)

[14] CANTOR A G, BOUGATSOS C, DANA T, et al. Routine Iron Supplementation and
Screening for Iron Deficiency Anemia in Pregnancy: A Systematic Review for the U.S.
Preventive Services Task Force. Annals of Internal Medicine,2015,162(8): 566-576

[15] MILMAN N. Prepartum anaemia: prevention and treatment .Ann Hematol,2008,87(12):
949-959

[16] AUERBACH M, BALLARD H. Clinical use of intravenous iron: administration, efficacy, and
safety. Hematology,2010,2010(1): 338-347

[17] 孙丙政,王云峰,黄聪,等. 口服补铁剂及多糖铁络合物的研究进展. 微量元素与健康研
究,2009,26(5): 64-67

[18] 王方海,赵维,陈建芳,等. 补铁剂研究进展. 药学进展,2016,40(1): 680-688

[19] PAVORD S, MYERS B, ROBINSON S, et al. UK guidelines on the management of iron
deficiency in pregnancy . Br J Haematol,2012,156(5): 588-600

[20] BREYMANN C, BIAN X M, BLANCO-CAPITO L R, et al. Expert recommendations for the
diagnosis and treatment of iron-deficiency anemia during pregnancy and the postpartum period
in the Asia-Pacific region . J Perinat Med,2011,39(2): 113-121

[21] REVEIZ L, GYTE G M, CUERVO L G, et al. Treatments for iron-deficiency anaemia in
pregnancy . Cochrane Database Syst Rev,2011,10 : CD003094

[22] 母义明,纪立农,宁光,等. 二甲双胍临床应用专家共识. 中国糖尿病杂志,2014,22
(08): 673-681

[23] Committee on Practice Bulletins—Obstetrics.Practice Bulletin No.180 : Gestational Diabetes
Mellitus. Obstetrics & Gynecology,2017,130(1): e17-e37

[24] 张献博,郝丽,刘新康,等. 美国糖尿病学会立场声明:体力活动/运动与糖尿病. 中华健

康管理学杂志,2017,11(4):286-302

[25] 赵维纲.妊娠合并糖尿病的胰岛素应用.药品评价,2015,12(13):21-23

[26] 张倩,薛耀明.妊娠合并糖尿病的胰岛素治疗.药品评价,2015,12(23):33-37

[27] FRID A H, KREUGEL G, GRASSI G, et al. New Insulin Delivery Recommendations. Mayo Clinic Proceedings,2016,91(9):1231-1255

[28] 潘晓娜,邱丽倩.妊娠期糖尿病的医学营养治疗效果评价.预防医学,2016,28(9):952-954

[29] 杨慧霞,徐先明,王子莲,等.妊娠合并糖尿病诊治指南(2014).糖尿病天地(临床),2014,8(11):489-498

[30] 张国军,郑丽华,孙锡红.妊娠期糖尿病研究进展.河北医科大学学报,2015,36(07):862-866

第三节　分娩及产褥期用药

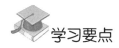学习要点

1.掌握阴式分娩、剖宫产和术后出血的用药原则和用药策略;掌握抗感染药物、镇痛药和术后出血药的用药时机。

2.掌握产褥感染的用药原则、首选药物及各药物不良反应、注意事项及药物相互作用。

3.掌握回奶的用药原则及用药策略;掌握回奶药物的不良反应、注意事项及药物相互作用。

4.熟悉产妇的分娩过程,分娩疼痛的分级情况和发生机制。

5.熟悉血栓静脉炎用药策略;产褥感染治疗中的大环内酯类药物、喹诺酮或氨基糖苷类药物的特点。

6.了解抗生素、镇痛药和止血药的药物特点与监护要点。

7.了解产褥感染和回奶用药宣教。

一、阴式分娩用药

阴式分娩是产力、产道、胎儿及精神心理因素等均正常并能相互适应,胎儿顺利经阴道自然娩出的过程。阴式手术分娩指具有妊娠并发症和/或合并其他疾病的产妇,需经阴道操作助产后方可阴道分娩,包括手转儿头术、人工破膜术、会阴侧切缝合术、臀位助产术、产钳助产术、软产道裂伤缝合术等。

（一）用药原则

孕产妇用药影响母婴安全，所以何时用药，选择哪些药物需慎重考虑。

阴式分娩用药原则如下：

1. 诊断确切，全面考虑产妇症状特点、身体状况、药物的耐受性、有无并发症等，因人而异地选择治疗药物。

2. 生殖道存在潜在感染风险时，生产前需预防性使用抗生素。

3. 为提高分娩质量，应采用分娩镇痛方法，首选药物镇痛法。

4. 为避免出现动脉栓塞，应时刻监测产妇血压、心率等。

5. 在选择药物时，尽量避免对胎儿/婴儿有影响的药物，选择长效的、专注于可能的细菌、廉价且不良反应较小的药物。

（二）用药策略

1. 抗感染药物的用药策略　在正常和孕期妇女的生殖道内寄生着大量微生物，其中包括需氧菌及厌氧菌，菌种数达26种以上。阴道部位的细菌检出率为100%，宫颈部位细菌检出率为94%~100%，妊娠晚期妇女阴道内需氧菌和厌氧菌培养阳性率为95%。常见的革兰氏阳性球菌包括粪链球菌、表皮葡萄球菌等，革兰氏阳性杆菌包括棒状杆菌、乳杆菌等，革兰氏阴性杆菌包括变形杆菌、大肠埃希氏菌等，厌氧菌包括消化球菌、拟杆菌等。菌群主要分布在阴道壁，部分在宫颈，正常情况下，寄生菌群相互抑制，处于平衡状态。当内环境发生改变，如手术创伤、产道裂伤、会阴侧切等，导致生殖道内菌群失衡，繁殖力强的病原菌明显增加，术后感染概率增加，甚至导致新生儿感染。此类感染大多为多种细菌混合感染，以葡萄球菌属、溶血性链球菌、大肠埃希氏菌、产气荚膜杆菌感染多见。此外，在2/3以上的感染病例中可分离出厌氧菌，常见的为消化链球菌、消化球菌和脆弱拟杆菌。

阴式分娩时引起的感染在临床上可表现为产褥感染、术后伤口感染、急性盆腔腹膜炎、急性子宫内膜炎、尿路感染、盆腔血栓性静脉炎等，严重影响产妇的身体健康。故有经阴道的手术操作及有潜在盆腔感染因素，如阴道助产尤其难产、反复多次肛查、内诊及阴道手术操作的产妇，发生感染的概率增加。阴道手术感染以大肠埃希氏菌感染最常见，其次为B族链球菌、金黄色葡萄球菌、表皮葡萄球菌、细球菌等。细菌检出率：自然分娩，54.6%；单纯侧切，阴道手术产，92.5%。阴式分娩时引起的感染可能与阴道多次内诊及操作导致逆行感染有关。因此，需给予抗生素治疗或预防细菌感染。

根据实验室检测的致病菌选择针对性强、疗效好、哺乳期使用安全的抗菌药物。如胎膜早破，于分娩前口服青霉素或头孢菌素类抗生素，如头孢克洛0.25g，每日3次，如该药过敏可改用大环内酯类。如宫体有压痛、恶露污秽、体温超过

38℃及外周血白细胞计数升高,则改为静脉用药。克林霉素0.6g静脉滴注,每12小时一次。或头孢曲松钠1g静脉滴注,每12小时一次,联合应用甲硝唑0.5g静脉滴注,每日2次。待体温正常3天,血白细胞计数恢复正常,症状、体征消失,则改为口服用药至出院。

（1）手取胎盘的用药策略:在一项关于阴道分娩的试验中,共纳入333例阴道分娩患者,而且均使用了抗生素。结果发现,胎盘自然娩出患者产后子宫内膜炎发生率比手取胎盘患者低(RR 0.6,95% CI 0.4~0.9),证明手取胎盘预防性使用抗生素的必要性。加拿大妇产科学会(SOGC)对手取胎盘是否使用抗生素未做明确规定,但在《WHO产后出血及胎盘滞留指南》中,推荐手取胎盘患者使用单剂量氨苄西林或第一代头孢菌素。

（2）Ⅲ~Ⅳ度会阴撕裂伤的用药策略:造成Ⅲ~Ⅳ度会阴撕裂伤的原因包括:宫缩过强或产妇用力向下屏气,会阴与阴道尚未充分扩张,此时胎儿即过快经阴道娩出;胎儿过大,先露部异常或胎头以较大周径通过产道;生产过程中采用助产术,未保护好会阴部位。会阴撕裂伤不仅会影响阴道功能,还会影响肛门括约肌、排尿肌、直肠壁等重要组织器官,而且极易发生感染,威胁产妇生命。在2010年更新的Cochrane系统评价中,纳入了一项涉及147例阴道分娩患者的随机对照试验,从其结果可以发现,Ⅲ~Ⅳ度会阴撕裂伤阴道分娩患者静滴单剂给予第二代头孢菌素的伤口感染发生率明显低于不使用抗生素的患者(RR 0.34,95% CI 0.12~0.96)。因此,临床上推荐使用第二代头孢菌素预防Ⅲ~Ⅳ度会阴撕伤患者伤口感。

（3）胎膜早破的用药策略:在临床上,早产的发生率是7%~8%,是围生期死亡的主要原因,导致60%~80%的新生儿死亡。早产的主要原因之一是胎膜早破,其发生率为2.0%~3.5%。胎膜早破患者羊水培养细菌阳性率是胎膜完整者的2.5倍,宫内感染与胎膜早破互为因果。据有关数据显示,40%的早产患者伴有宫内感染。因此,胎膜早破患者需抗生素治疗。虽然已证实抗生素在胎膜早破案例中的保护作用,但最佳抗生素种类和剂量的选择尚不明确。2009年加拿大基于ORACLE Ⅰ试验(4 826例)结果,制定了胎膜早破抗生素治疗指南,推荐使用两种方案:①静滴氨苄西林2g和红霉素250mg,每6小时1次,使用48小时后改为口服阿莫西林250mg和红霉素333mg,每8小时1次,连续使用5天停药;②口服红霉素250mg,每6小时1次,连续使用10天。

（4）合并心脏疾病产妇预防感染性心内膜炎的用药策略:感染性心内膜炎是由细菌引起的一种发生在心内膜的炎症反应,影响心脏瓣膜功能,发生率较低(0.01%),但死亡率很高(20%),故需要使用抗生素预防此病的发生。美国心脏学会认为有4种情况容易诱发感染性心内膜炎:①使用人工瓣膜者;②既往感染性心内膜炎史者;③先天性心脏病同时合并以下情况:未治疗的发绀性心脏病,人工材料修补术后<6个月,人工材料与缺损毗邻;④心脏移植术后发生瓣膜病变者。因此,SOGC推荐有合并以上情况的产妇在进行产科手术时,应选择覆盖肠球菌的抗生素,例如氨苄西林、阿莫西林-克拉维酸钾、哌拉西林等。

2. 分娩镇痛药的用药策略 对大多数妇女来说,分娩痛是她们一生中经历的最剧烈、最痛苦的疼痛。产程不同,产痛发生机制也不同。

第一产程的分娩痛主要源于子宫体部的收缩和宫颈的扩张,潜伏期产痛通常是$T_{11\sim12}$支配区域,活跃期产痛经T_{10}-L_1脊髓段传入,引起腰骶部疼痛和下腹部疼痛,其疼痛性质不清,疼痛部位游离不定,属于典型的"内脏痛";第二产程的分娩痛主要源于软产道、外阴部、会阴部被挤压、扩张、撕裂,由阴部神经传递到$S_{2\sim4}$脊髓段,其疼痛性质为明确的刀割样锐痛,部位集中在阴道、直肠、会阴部,属于较典型的"躯体痛"。此阶段因存在强烈的宫缩,有学者认为是"内脏痛+躯体痛"。第三产程的分娩痛主要源于胎盘娩出时宫颈扩张和子宫收缩,一般痛觉显著减轻。

分娩痛可致产妇情绪紧张、焦虑、进食减少,宫缩乏力致产程延长;可致产妇过度通气、耗氧量增加,引起胎儿低氧血症和酸中毒;可致产妇儿茶酚胺释放增加、抑制子宫收缩、产程延长、子宫动脉收缩性胎儿窘迫等,这些应激反应对母婴均不利。分娩镇痛不仅能最大程度地减少产妇痛苦,还能够帮助产妇树立自然分娩的信心,是优生医学发展的需要,是现代文明的进步。

分娩镇痛的方法总体上分为非药物性和药物性分娩镇痛。相对于药物镇痛,非药物性镇痛具有无创、无药物不良反应等优势。非药物性镇痛主要包括拉玛泽疗法、Doula陪伴分娩法、音乐疗法、体位变换、水中分娩、产前宣教和心理护理等。但其效果存在不可靠、不确定性等因素,同时其只能够减轻产痛20%~30%,因此,其使用受到很大限制,但可以和药物性镇痛同时应用。下面详细介绍药物性镇痛:椎管内阻滞镇痛、静脉分娩镇痛、吸入分娩镇痛、局部阻滞镇痛。

(1)椎管内阻滞镇痛:主要包括硬膜外镇痛、腰麻-硬膜外联合阻滞、连续蛛网膜下腔阻滞等。

传统观点认为:椎管内阻滞镇痛应等到产妇宫口开至6cm开始,过早进行椎管内阻滞镇痛可能引起潜伏期延长甚至停滞或增加剖宫产率等。但潜伏期占第一产程2/3的时间,而许多产妇在这一阶段已很明显感到疼痛,随着临床应用的不断拓展,研究工作的不断深入,国内外研究认为潜伏期镇痛是可行的。潜伏期分娩镇痛成为近年来研究的热点,国内外学者就潜伏期镇痛对产妇的宫缩、产程、产力及对分娩结局的影响(尤其是对剖宫产率的影响)等方面做了深入的研究,认为潜伏期分娩镇痛是安全可行的。2006年,ACOG和美国麻醉医师学会（American Society of Anesthesiologists, ASA）即达成共识:只要产妇有止痛的要求就可以开始实施分娩镇痛,而硬膜外麻醉通常是优先的选择。

椎管内阻滞镇痛技术不会增加剖宫产率,可以提高器械助产率。有研究表明,蛛网膜下腔注入阿片类药物用于分娩镇痛可增加胎儿心动过缓的危险性,但并不增加剖宫产率。布比卡因加7.5μg舒芬太尼行腰麻分娩镇痛,与腰麻用1.5μg和硬膜外用7.5μg舒芬太尼相比,胎儿心动过缓发生率显著增加。这些研究均提示胎儿心动过缓的发生可能与蛛网膜下腔注入阿片类药物剂量过大有关。在一项关于111名硬膜外分娩镇痛产妇的随机化研究中,有15%产妇产程中出现发热,而未接受硬膜外分娩镇痛的产妇中发热者只有4%,其中初产妇的发热率较经产妇高,但和胎儿感染并没有关系,至今机制还没有研究清楚。

1）硬膜外镇痛:硬膜外镇痛是现在临床常用的镇痛方法之一,具有以下优点,如镇痛效果显著、安全、给药方便,能够满足整个产程的需要;产妇可清醒参与、配合整个生产过程。产妇体内儿茶酚胺释放量显著减少,子宫血流明显改善,产妇情绪稳定,无过度通气,如发生突发情况必须进行剖宫产手术,也能够满足剖宫产手术麻醉的要求。硬膜外镇痛又可分为连续硬膜外输注镇痛（continuous infusion epidural analgesia, CIEA）、自控硬膜外分娩镇痛（patient controlled epidural analgesia, PCEA）和可行走硬膜外镇痛（ambulatory or working epidural analgesia, AEA）。

CIEA:以往临床采用的硬膜外间歇单次给药法,往往因局麻药追加不及时,使产妇反复遭受疼痛,且易引起血压波动,不能满足整个产程及必要时手术的需要,现已少用。由其发展而来的CIEA改变了这一缺陷,具有以下优点:镇痛效果稳定、持续;所需局麻药浓度相对较低;运动阻滞明显减轻;能使硬膜外腔药物浓度保持在最低有效镇痛浓度,停止注药后可较快恢复,降低低血压发生率。通常采用的局麻药为0.0625%~0.125%布比卡因加1~2μg/kg的芬太尼或0.25~1.0μg/kg舒芬太尼,先给予试验剂量2~3ml,判断导管是否在硬膜外腔,如无不良反应,每次追加剂量不超过5ml,输注速度为10~12ml/h。CIEA的缺点在于,当在生产过程中镇痛需求有变化时,难以及时调整给药剂量,有可能导致给药量超过或者低于实际需求。

PCEA:是目前国内外临床最常采用的硬膜外镇痛方法,也是效果最好的分娩镇痛方法。PCEA是经硬膜外腔注射低剂量的局麻药与阿片类镇痛药的混合液,产生镇痛功效的同时,对感觉和运动神经的阻滞作用较小,产妇能够根据自身对疼痛的耐受程度控制给药速度,使镇痛药给药更加及时,不仅能节省药物的用量,也可以减轻相关药物的不良反应,以最小剂量的镇痛药物达到最佳镇痛效果,且不良反应最小。PCEA一般采用LCP模式(即负荷量+持续剂量+PCEA量),采用的局麻药一般为0.0625%~0.125%布比卡因或0.14%罗哌卡因;阿片类药物为2μg/kg的芬太尼或0.25~1.0μg/kg舒芬太尼,首次经硬膜外腔注入局麻药和阿片类药混合液共8ml,直至取得满意的麻醉效果,设定适当的锁定时间及单次给药量,由产妇自行给药或持续背景输入,按需追加8ml/h,可自控2次/h,每次5ml或每30分钟6~8ml,4小时最大允许剂量一般不大于80ml。

AEA:是指在硬膜外镇痛分娩的过程中,尽量提供有效镇痛效果的同时,对运动的阻滞程度最小化。常采用的方法主要是利用PCEA方式给药以减少药物剂量;选择较低浓度、剂量的局麻类药物如低浓度罗哌卡因等;或选择合适的局麻类和阿片类药物协同作用,从而减少局麻类药物的用药剂量。该方法的优点:可以保持产妇的下肢活动能力,提高自控能力和信心,而且直立位可以缓解分娩疼痛,缩短产程。但这种镇痛方式还在研究中,给药剂量和最佳模式还有待考证。

2)腰麻-硬膜外联合分娩镇痛:硬膜外分娩镇痛虽有很多优点,但存在潜在的问题。如镇痛起效时间较长,有时需10~20分钟;由于导管的位置关系可能导致镇痛效果不佳;有可能引起不必要的运动阻滞,延长产程。腰麻-硬膜外联合分娩镇痛(combined spinal-epidural analgesia, CSEA)是标准硬膜外阻滞镇痛的一种替代疗法,在同一椎间隙运用"针内针"方法,采用铅笔式或无创性腰穿针,向蛛网膜下腔注入低浓度局麻药复合小剂量阿片类药,然后再进行连续或间断硬膜外镇痛,需要时再从硬膜外持续给药,可随时延长镇痛时间。CSEA综合了硬膜外阻滞镇痛和蛛网膜下腔阻滞镇痛的优势,而且不会增加并发症,对胎儿也很少有不良反应。而且,经蛛网膜下腔给予的麻醉性镇痛药能够直接与背角的阿片受体相结合,镇痛迅速,对运动神经的阻滞作用也很小。此法具有起效快、镇痛明确的优点,同时显著减少了术后头痛的发生率。镇痛药首先选择脂溶性镇痛药,比如5~10μg舒芬太尼或者10~25μg芬太尼,混合2.0~2.5mg布比卡因或者2.5~3.0mg罗哌卡因。给药方法:在第一产程早期,选择$L_{3\sim4}$进行硬膜外隙穿刺,成功后,选择25~29G腰穿针从硬膜外隙穿刺进入蛛网膜下腔,待出现脑脊液后注药;拔腰穿针后置硬膜外导管,待蛛网膜下腔镇痛将要减弱时开始硬膜外隙给药,微量泵持续泵入0.063%布比卡因加芬太尼1~2μg/ml,速度为6~10ml/h,总量不超过40ml。

(2)静脉分娩镇痛:某些产妇因为自身原因不适合实施硬膜外镇痛者,可以给予安全、简便、易行的静脉分娩镇痛。瑞芬太尼是现在最常用的静脉分娩镇痛药,起效时间为30秒,峰效应时间为1分钟,作用时间为5~10分钟,血浆时量相关半衰期为3~5分钟,停药后快速清除,长时间滴注无蓄积顾虑,给药时机不受限制,优于传统的全身用药。产痛具有间歇性,在第一产程活跃期子宫收缩持续75

秒,在收缩后10秒疼痛出现,可持续40秒,瑞芬太尼的药理特性可使其配合宫缩周期,实现自控镇痛给药。幼儿和新生儿药物分布容积大,清除速率更快,瑞芬太尼虽容易通过胎盘,但可被胎儿快速代谢,不引起呼吸抑制。瑞芬太尼在孕妇体内也可快速清除,平均清除率93.1ml/(kg·min),是非孕妇[41.2ml/(kg·min)]的2倍,清除加快与妊娠后血容量、心输出量、肾灌流量增加有关。用药策略:产妇开始规律宫缩、静脉输注乳酸钠林格液8ml/(kg·h)。静脉连接Baxter AP Ⅱ电子泵,泵内配制瑞芬太尼50μg/ml共80ml,单次剂量0.6~0.8ml,最大不超过0.5μg/kg,锁定时间3分钟。

瑞芬太尼虽然作用迅速,对产程无影响,对母儿较安全,但镇痛效果不如腰-硬联合阻滞,并需在使用时加强呼吸监测,尚不能替代前者。对于不能进行椎管内阻滞的产妇用瑞芬太尼也可有效缓解疼痛,复合背景剂量可减少操作次数,使用时机不受时间限制,可作为对椎管内镇痛的有效补充。

(3)吸入分娩镇痛:笑气是临床广泛采用的吸入分娩镇痛剂,由氧化亚氮(nitrous oxide, N_2O)和氧气组成,是毒性最小的吸入麻醉药,其可以通过抑制中枢神经系统兴奋性神经递质的释放和神经冲动的传导及改变离子通道的通透性而产生镇痛作用。吸入体内后,30~50秒即产生明显的镇痛作用,停止吸入则在数分钟后效果消失。对呼吸道无明显刺激性,不影响血压和呼吸,也不会引起缺氧等损伤。

给药方法:笑气是由N_2O与氧气(1:1)混合而成的气体。产程早期,由助产士指导在宫缩来临前约30秒,将面罩紧贴口鼻,做深吸气3~4次,取下面罩,待下次宫缩来临前再次吸入,如此反复,直至分娩结束。使用笑气镇痛时需注意:产程进入活跃期后,需要医务人员实行一对一陪伴,随时了解镇痛效果和有无不良反应,及时纠正使用方法,防止吸入过量,以确保其安全有效。此外,对心肺功能不全和血液病等内科合并症以及妊娠高血压综合征等产科并发症患者慎用。笑气的主要不良反应是头晕、乏力、嗜睡、咽部不舒服,但大都不严重,很快会自行消失。

3.催产素的用药策略　催产素是由人脑下垂体分泌的一种激素,它可以直接兴奋子宫平滑肌,促使子宫的收缩作用,对宫体兴奋作用大,对宫颈兴奋作用小。此外,催产素还可以间接促进PG和花生四烯酸的释放,进一步加强宫缩,这样就开始了分娩过程。一般孕妇对催产素的反应起于20周,反应性快速增加于30周,到孕足月达到高峰。催产素对早期妊娠子宫作用极微,对末期妊娠子宫作用敏感性最强,可用于催产、引产,也可用于预防和控制产后出血。

催产素进入母体血液循环后,对子宫的作用起效快,半衰期仅3~4分钟,维持时间短。此外,胎盘所产生的催产素酶及肝、肠、肾均能够代谢催产素,使其很快被所灭活清除。因此,在产科使用时,需静脉持续给药才能保持血浆中催产素的有效浓度。

（1）催产素的给药方式

1）静脉滴注法：应从低浓度、小剂量、慢速度开始。一般是将催产素2.5~5U加入500ml5%~10%的葡萄糖液中,采用7号针头,以每分钟8~12滴的速度进行静脉滴注,在宫缩出现后,再根据宫缩的强弱,先露下降等情况调节液体的滴速。如果在静脉滴注15分钟后没有出现宫缩或宫缩较微弱时,之后每隔15分钟调节液体滴数至有效宫缩出现。潜伏期每3~4分钟一次宫缩持续30秒,活跃期2~3分钟,一次宫缩持续40秒,宫口近开全时1~2分钟一次宫缩,持续50秒,最大剂量不超过40滴/min,极量48滴/min,如仍无宫缩,则要重新检查估价。如遇有强直宫缩可立即减慢滴速或停药。

2）脉冲式给药法：正常情况下,机体分泌的催产素被体内的酶和肝、肾等组织很快代谢,呈脉冲式释放,周期性提高血浆中催产素的浓度,引起子宫肌层峰电位的发放而引起子宫肌层周期性节律性收缩。近年来,国外学者提出催产素的脉冲式给药,此法可以周期性地提高血液中催产素的浓度,引起子宫的节律性收缩,比较符合子宫肌层的生理特点,比持续滴注安全、有效。脉冲式给药3~4次,间隔3分钟左右效果较好。

3）肌内注射给药：此法因危险性大,催产、引产一般不宜应用,但可用于缩短第三产程,遇有宫缩不良,胎盘滞留,可经腹壁直接注入子宫体部,一般用催产素10U于臀大肌注射。在进行剖宫产手术时,胎儿娩出后可向宫体部注射10~20U催产素从而促进宫缩,减少出血。

4）合谷穴封闭：催产、引产时一般不用此法,但当宫口开全,胎头拨露宫缩无力时,可在生理盐水2ml中加入催产素0.5U,双侧合谷穴注射,每次每侧0.1~0.25U,视宫缩及胎心情况,决定注射的间隔时间。

（2）催产素的适应证：一般在分娩结束时使用催产素,促进宫缩,减少出血。也可用于无明显头盆不称及胎位异常者的原发性和继发性宫缩无力而致的潜伏期、活跃期延长或加速期宫口扩张延缓和停滞、胎头下降延缓者,母亲有妊娠合并症,如妊娠高血压综合征、胎膜早破、羊膜炎、妊娠合并糖尿病、肾病等时,需要及时终止妊娠；如果胎儿在宫内继续生存有危险时,如胎儿宫内发育迟缓、孕过期、新生儿可能发生溶血、胎盘功能不良等时；还有在产程中宫缩乏力、产程延长、宫缩不协调等都要使用催产素。

（3）催产素的禁忌证：当生产过程中出现明显头盆不称；子宫过度伸张（如羊水过多、双胎、巨大儿）；宫缩过强；胎儿宫内窘迫；严重胎盘功能低下；胎位异常、骨盆狭窄、瘢痕子宫、肿瘤阻塞产道；活动性出血（胎盘早剥、前置胎盘）；

心肺功能不良;严重的血小板减少性紫癜等;假临产使用催产素会导致宫缩不协调,也不宜使用。

(三)药物特点

1. 抗感染药物特点 正常的阴式分娩不要预防性使用抗生素,只有在实施经阴道的手术操作及有潜在盆腔感染因素,如阴道助产尤其难产、反复多次肛查、内诊及阴道手术操作的产妇,发生感染的概率增加,需要预防性使用抗生素。产科常用抗感染药物包括:青霉素类(氨苄西林、阿莫西林-克拉维酸钾、哌拉西林)、第一代头孢菌素、第二代头孢菌素、红霉素。

(1)第一代头孢菌素:注射剂代表品种为头孢唑林。主要适用于甲氧西林敏感葡萄球菌、溶血性链球菌和肺炎链球菌等所致的上、下呼吸道感染,尿路感染,血流感染,心内膜炎,骨关节感染及皮肤及软组织感染等;亦可用于流感嗜血杆菌、奇异变形杆菌、大肠埃希氏菌敏感株所致的尿路感染以及肺炎等。头孢唑林常作为外科手术预防用药,其特点是耐酶、高效、低毒,对革兰氏阳性菌及阴性菌一般均有效。毒性作用较低,对造血系统、肝脏、肾脏的毒性较小;肌注局部有轻度疼痛,可有过敏性皮疹、药物热、恶心、呕吐、腹泻等症状。头孢唑林使用时的注意事项:不可和氨基糖苷类抗生素混合使用;肝、肾功能不全者慎用;对青霉素过敏的患者慎用。

(2)第二代头孢菌素:注射剂代表品种为头孢呋辛,通过与细菌细胞膜上的青霉素结合蛋白结合,抑制细胞分裂和生长,最后使细菌溶解和死亡。对β-内酰胺酶稳定,对某些阳性菌有较第一代强的抗菌活性,对某些革兰氏阴性菌也有较好的抗菌活性。其具有广谱抗菌作用,适应范围广,主要用于治疗甲氧西林敏感葡萄球菌、链球菌属、肺炎链球菌等革兰氏阳性球菌,以及流感嗜血杆菌、大肠埃希氏菌、奇异变形杆菌等中的敏感株所致的呼吸道感染,尿路感染,皮肤及软组织感染,血流感染,骨、关节感染和腹腔、盆腔感染。用于腹腔感染和盆腔感染时需与抗厌氧菌药合用。头孢呋辛也是常用围手术期预防用药物。本品的血浆蛋白结合率达31%~41%,半衰期为1.1~1.4小时,青霉素过敏者对本品过敏反应的发生率约5%。不良反应少而且短暂,约5%的患者出现血清转氨酶升高;偶有嗜伊红细胞增多、血红蛋白降低;肌内注射引起局部疼痛较常见,罕见发生血栓性静脉炎。

(3)青霉素类:常用于阴式分娩的青霉素类药物包括氨苄西林、阿莫西林-克拉维酸钾、哌拉西林。氨苄西林与阿莫西林的抗菌谱较青霉素为广,对部分革兰氏阴性杆菌(如流感嗜血杆菌、大肠埃希氏菌、奇异变形杆菌)亦具抗菌活性。对革兰氏阳性球菌作用与青霉素相仿,对草绿色链球菌和肠球菌的作用较优。氨苄西林与阿莫西林均是含有氨基的青霉素,比青霉素或耐青霉素酶青霉素更易穿透革兰氏阴性菌,易被细菌β-内酰胺酶分解。本品适用于敏感细菌所致的阴道感染、尿路感染、皮肤及软组织感染、脑膜炎、血流感染、心内膜炎等。氨苄西林为肠球菌感染的首选用药。氨苄西林药动学特点:广泛分布于胸腹腔积液、关节腔积液、房水和乳汁中,浓度较高,可通过胎盘屏障,羊水中可持续保持一定的血药浓度,但透过血脑屏障能力低。蛋白结合率为20%~25%,半衰期为1.5小时,12%~50%的药物在肝脏代谢,部分通过肾小球滤过、肾小管分泌。孕妇血清中药物浓度明显低于妊娠期。

阿莫西林的抗菌谱及抗菌活性与氨苄西林基本相同,但其耐酸性较氨苄西林强,其杀菌作用较后者强而迅速。半衰期为61.3分钟。阿莫西林在酸性条件下稳定,胃肠道吸收率达90%,较氨苄西林吸收更迅速完全。阿莫西林适用于敏感菌所致泌尿生殖道感染、单纯性淋病、支气管炎、肺炎等。其不良反应发生率为5%~6%,主要包括:过敏反应(药物热、荨麻疹、皮疹、过敏性休克)、消化道反应(腹泻、恶心、呕吐、假膜性肠炎)、血液系统症状(白细胞减少、血小板较少、贫血)、肝肾功能紊乱(血清转氨酶轻度升高、急性间质性肾炎)、其他症状(兴奋、失眠、焦虑等)。孕妇和哺乳期妇女需慎用阿莫西林。晚期妊娠孕妇应用后,可使血浆中结合的雌激素浓度减少,但对游离的雌激素和孕激素无影响。本品也可经乳汁分泌,可使婴儿致敏。因此,在阴式分娩手术时需要用本品时,需在临床药师的指导下选择合适的剂量,并监测不良反应情况。

哌拉西林为半合成的氨脲苄类青霉素,对革兰氏阴性杆菌的抗菌谱较氨苄西林为广,抗菌作用也增强。除对部分肠杆菌科细菌外,对铜绿假单胞菌亦有良好抗菌作用;适用于肠杆菌科细菌及铜绿假单胞菌所致的阴道感染、尿路感染、胆道感染、腹腔感染、皮肤及软组织感染等。本品不耐酶、口服不吸收,体内分布较广,周围器官均可达有效浓度。本品主要经由肾脏排泄,12小时可经尿液排出给药量的1/2~2/3。不良反应:注射局部引起静脉炎或局部红肿,消化系统反应有腹泻、恶心、呕吐,少见肝功能异常、胆汁淤积性黄疸,可导致皮疹、过敏性休克,神经系统可见头痛、头晕、乏力等,少见肾功能异常,凝血功能障碍等。注意事项:有出血史、溃疡性结肠炎、克罗恩病或假膜性结肠炎患者慎用,长期用药应检查肝、肾功能。本品与氨基糖苷类合用,对肠杆菌属、葡萄球菌敏感菌株具协同抗菌作用。与肝素合用增加出血风险,与溶栓药合用可发生严重出血。

(4)红霉素:红霉素与青霉素的抗菌谱近似,对革兰氏阳性菌,如梭状芽孢杆菌、葡萄球菌、肺炎链球菌、化脓性链球菌、白喉杆菌、草绿色链球菌、粪链球菌等有较强的抑制作用。对一些革兰氏阴性菌,如布氏杆菌、淋球菌、百日咳杆菌、螺旋杆菌、流感嗜血杆菌、军团菌、拟杆菌也有一定的抑制作用。所以,当在分娩孕妇血液或者羊水中检测到相关细菌感染或者在进行阴道手术有感染风险等情况时,可以使用红霉素用于预防或治疗细菌感染。注意事项:红霉素主要表现为胃肠道反应。有腹泻、恶心、呕吐、胃绞痛、口舌疼痛、胃纳减退等,其发生率与剂量大小有关。过敏反应表现为药物热、皮疹、嗜酸性粒细胞增多等,发生率为0.5%~1%。孕妇及哺乳期妇女慎用,所以在临床使用时须有明确指征,而且要在临床药师的指导下应用。红霉素可抑制茶碱代谢清除,提高其血药浓度,这常发生在合用若干天以后,应注意监测。红霉素可抑制华法林和卡马西平在肝内代谢,增强两药的作用或毒性。与这两种药物合用时应注意观察。乳糖酸红霉素与氨茶碱、辅酶A、细胞色素C、万古霉素、磺胺嘧啶钠、青霉素、氨苄西林钠、头孢噻吩钠及碳酸氢钠等混用可产生混浊、沉淀或降效,故不宜同时静滴。

2. 分娩镇痛药的药物特点

(1)局麻药的药物特点:当前产科较常使用的局麻药有利多卡因和布比卡因,两者均能获得较好的止痛效果,但各有利弊。利多卡因的毒性比布比卡因低,而布比卡因与蛋白结合率较低,胎盘通过率仅为21%。相反,利多卡因却高达40%,提示布比卡因对胎儿、新生儿的不良反应又比利多卡因低。在分娩镇痛药理学研究中的新进展主要是新的长效酰胺类局麻药罗哌卡因的应用。与布比卡因相比,罗哌卡因具有感觉阻滞和运动阻滞分离更趋明显、心脏毒性较低、对子宫胎盘血流无明显影响等特点,对母婴较安全,罗哌卡因用于分娩镇痛可产生良好的镇痛效果,而运动阻滞小,因此可称为"可行走的硬膜外镇痛"。

1)利多卡因:本品为氨酰基类中枢局麻药,其可以通过改变神经纤维膜的通透性,尤其对感觉神经作用较快,从而阻断痛觉神经冲动向宫体及宫颈的向心传导,降低迷走神经的兴奋性,起效较快,1~3分钟就产生效果,能够有效地松弛产妇宫颈,使疼痛减轻或消失;同时由于子宫平滑肌的自律活动,神经活动对子宫收缩无明显影响,也不会使产后出血增多。本品常用于硬膜外麻醉,硬膜外麻醉时选用1.2%~2%的溶液浓度,起效时间5~10分钟,麻醉维持时间约1小时,作用消退时间1.5~2小时。加入比例为1:(10万~20万)的肾上腺素后可延长作用时间2~3小时。此外,本品也可用2%溶液浸润纱布,在宫颈周围通过慢慢浸润吸收,使得其作用持久,从而达到软化宫颈、缩短产程、减轻产痛的目的,使得产妇能够顺利渡过分娩,降低了剖宫产率。

2)布比卡因:布比卡因是酰胺类长效局部麻醉药,局麻作用强于利多卡因(约强4倍),弥散度与盐酸利多卡因相仿。本品对循环系统和呼吸系统的影响较小,对组织器官无刺激性,不产生高铁血红蛋白,常用量对心血管功能无影响,用量大时可致血压下降,心率减慢。对β受体有明显的阻断作用。无明显的快速耐受性。本品的0.25%~0.5%溶液可引起局麻的时间一般为4~10分钟,用其0.5%的溶液加肾上腺素作硬膜外阻滞麻醉,作用可维持5小时。由于本品在血液内浓度低,体内蓄积少,作用持续时间长,故为较安全的长效局麻药。母体的血药浓度为胎儿血药浓度的4倍。一般在给药5~10分钟作用开始,15~20分钟达高峰,维持3~6小时或更长时间。本品血浆蛋白结合率约95%。大部分经肝脏代谢后经肾脏排泄,仅约5%以原型随尿排出。当本品使用剂量过大时,会产生心脏抑制和室速、室颤等严重节律异常甚至可导致死亡,并且毒性症状往往突然发生,难以逆转。所以在使用时需由有经验的麻醉师操作,临床药师监督使用情况,降低本品的使用风险。

3)罗哌卡因:罗哌卡因是第一个临床使用的纯左旋体长效酰胺类局麻药,与目前临床上应用较多的布比卡因具有相似的化学结构和药理特性,而对中枢神经系统和心脏毒性明显低于布比卡因。主要通过阻滞钠离子流入神经纤维细胞膜内,对沿神经纤维的冲动传导产生可逆性的阻滞,有麻醉和镇痛双重效应,大剂量可产生外科麻醉,小剂量时则产生感觉阻滞(镇痛)仅伴有局限的非进行性运动神经阻滞。其安全范围宽,在分娩镇痛中应用较为广泛。常用药物浓度:0.0625%~0.15%罗哌卡因联合阿片类药(0.4μg/ml舒芬太尼或2μg/ml芬太尼)是较为理想的分娩镇痛药。罗哌卡因的总血浆清除率为440ml/min,游离血浆清除率为8L/min,肾清除率为1ml/min,稳态分布容积为47L,终末半衰期为1.8小时,经肝脏中间代谢率为0.4。在血浆中主要和α_1-酸糖蛋白结合,非蛋白结合率约6%。当连续硬膜外注射时,可观察到罗哌卡因总血浆浓度的增加与手术后α_1-酸糖蛋白浓度的增加有关,未结合部分药物的浓度变化比总血浆浓度变化要小得多。罗哌卡因易透过胎盘,相对非结合浓度而言很快达到平衡。与母体相比,胎儿体内罗哌卡因与血浆蛋白结合程度低,胎儿的总血浆浓度也比母体的低。本品的不良反应主要为过敏反应,最严重的过敏反应是过敏性休克;临床报道常见的不良反应还包括低血压、感觉异常、体温升高、寒战、心动过速、焦虑、头痛、恶心、呕吐、心动过缓、头晕、尿潴留、高血压、感觉减退等。

(2)镇痛药的药物特点:镇痛药以阿片类为主,阿片类药物主要有芬太尼和舒芬太尼。芬太尼和舒芬太尼起效迅速,第一产程镇痛完全,维持时间较长,更适宜于分娩镇痛。有学者于硬膜外腔注射芬太尼和舒芬太尼作分娩镇痛,发现胎盘转移都较明显,但舒芬太尼的转移率更高,而母体血舒芬太尼浓度较低,因而胎儿接触该药较少,认为分娩镇痛时用舒芬太尼比芬太尼更合适。氯胺酮或曲马多也是临床较为常用的分娩麻醉药物。

1)阿片类药物:一般认为,在椎管硬膜外镇痛时,同时注入低浓度的局麻药和脂溶性阿片类镇痛药,此给药方法可以在疼痛传导通路的不同环节阻滞疼痛感觉的上行,局麻药阻断感觉神经的传导,阿片类药物作用于脊髓受体,从而产生协同镇痛作用。常用于阴式分娩镇痛的阿片类麻醉药物有芬太尼和舒芬太尼。

芬太尼为阿片受体激动剂,属强效麻醉性镇痛药,药理作用与吗啡类似,其镇痛效力约为吗啡的80倍。镇痛作用产生快,持续时间较短,静脉注射后1分钟起效,4分钟达高峰,作用维持30分钟。舒芬太尼主要作用于阿片μ受体,其亲脂性约为芬太尼的2倍,更易通过血脑屏障,与血浆蛋白结合率较芬太尼高,而分布容积则较芬太尼小,虽然其消除半衰期较芬太尼短,但由于与阿片受体的亲和力较芬太尼强,而且其代谢产物去甲舒芬太尼效价仍与芬太尼相仿,因而不仅镇痛强度更大(为芬太尼的7~10倍),而且作用持续时间也更长(约为芬太尼的2倍)。阿片类药物与单胺氧化酶抑制剂(如苯乙肼、帕吉林等)不宜合用;与中枢抑制剂如巴比妥类、镇静催眠药、麻醉剂等可加强芬太尼的作用,如联合应用,本品的剂量应减少1/4~1/3;与利托那韦合用增加芬太尼的毒性;与M胆碱受体拮抗剂(尤其是阿托品)合用使便秘加重,增加麻痹性肠梗阻和尿潴留的危险性;与西布曲明合用发生5-羟色胺综合征;与纳曲酮竞争阿片受体,引起急性阿片戒断症状;与钙离子拮抗剂、β肾上腺素受体拮抗药合用可发生严重低血压。所以,在临床使用时,临床药师需配合医生做好药物使用调查和使用过程中的联合用药情况,避免不良反应的发生。椎管内注入阿片类麻醉性镇痛药可能会产生一些不良反应,如瘙痒、尿潴留、低血压、恶心、胎儿心动过缓、呕吐、呼吸抑制等,可通过肌内注射或静脉注射纳布啡5~10mg得到缓解,对呼吸抑制明显者可通过吸氧和静脉注射纳洛酮0.1~0.4mg进行治疗。

2)曲马多:曲马多是一种合成的非阿片类中枢性镇痛药,虽也可与阿片受体结合,但其亲和力很弱,对μ受体的亲和力相当于吗啡的1/6 000,对κ和δ受体的亲和力仅为μ受体的1/25。本品无呼吸抑制作用,等效剂量的曲马多较哌替啶不良反应明显减少。临床应用0.125%布比卡因加曲马多混合液(每1ml溶液含曲马多4mg)进行硬膜外镇痛,镇痛效果与0.25%布比卡因一样,但宫缩和产力不受抑制。本品与酒精、镇静药或其他中枢神经系统作用药物合用会引起急性中毒。对阿片类药物过敏者慎用,孕妇与哺乳期妇女应在医生和临床药师指导下决定可否使用。

(3)催产素的药物特点:催产素是一种垂体神经激素,就是通常所说的"催生针",由下丘脑视上核和室旁核的巨细胞制造,经下丘脑-垂体轴神经纤维输送到垂体后叶分泌,再释放入血。临床上主要用于催生引产,产后止血和缩短第三产程。此外具有广泛的生理功能,尤其是对中枢神经系统的作用。催产素是大脑产生的一种激素,男女都有。对女性而言,它能在分娩时引发子宫收缩,刺激乳汁分泌,并通过母婴之间的爱抚建立起母子联系。此外,它还能减少人体内肾上腺酮等压力激素的水平,以降低血压。催产素具有刺激乳腺分泌和子宫收缩的双重作用,以刺激乳腺为主,不断刺激分泌乳汁,贮存于乳腺腺泡之中。催产素可使乳腺腺泡周围的肌上皮样细胞收缩,促使具有泌乳功能的乳腺排乳。催产素对子宫有较强的促进收缩作用,但以妊娠子宫较为敏感。

催产素的分泌主要受神经反射性的调节。婴儿吸吮乳头时,刺激信息传入到下丘脑视上核和室旁核,引起催产素分泌,使乳腺射乳,称为射乳反射,属于神经内分泌反射。在此基础上可形成条件反射,婴儿的哭声或抚摩婴儿即可引起射乳。分娩时,子宫颈和阴道受到压迫与牵引,可反射地引起催产素分泌,有助于分娩。必须指出,催产素虽然能刺激子宫收缩,但它并不是发动分娩子宫收缩的决定因素。此外,情绪反应如惊恐、焦虑等可抑制催产素分泌。

催产素可以选择性地兴奋子宫平滑肌,引起子宫收缩,是一种很强的子宫收缩剂,主要被用于催产、引产和防止产后出血。静脉滴注催产素1分钟即可发生作用,因此可以通过调节滴注的速度来控制剂量,从而控制子宫收缩的强度。在分娩时如能恰当地使用,可以起到良好的引产或加强子宫收缩的作用,也就是俗称的催生作用,在临床上应用极为广泛。但应用催产素引产,必须严格掌握它的用药方法,包括用药途径、用药速度和浓度,有无用药禁忌证等。

催产素药物本身对于胎儿并无太大影响,但是如果催产素滴注速度太快,给药过多,会引起强直性或痉挛性子宫收缩,因子宫持续强烈收缩而没有舒张期或舒张期很短,这时又因产道狭窄或胎儿过大、胎位不正等,阻碍了胎儿的下降,结果引起子宫下段越来越薄,最终破裂,导致孕妇大出血,胎儿缺氧。或者由于上述情况引起强烈子宫收缩,分娩阻力又不太大时,可使胎儿很快娩出,整个产程不超过3小时,称为急产。这样会因为来不及消毒、保护会阴等,造成产后感染、产道裂伤、新生儿坠落伤等后果。同时如果宫缩持续时间长、间歇时间短或没有间歇,影响了胎盘的血液循环,极易引起胎儿宫内急性缺氧,引起死产或新生儿窒息等。

注意事项: 胎位不正、骨盆过狭、产道阻碍等均忌用本品引产。高血压、冠心病、心力衰竭、肺源性心脏病者忌用。不良反应包括面色苍白、出汗、心悸、胸闷、腹痛、水样腹泻、过敏性休克等。

(四)用药监护或用药宣教

阴式分娩是最自然且安全的生产方式,但仍存在一定的危险性: 阴式分娩有可能伤害产妇的会阴组织,甚至会造成感染,或外阴部血肿等情形;产后感染或产褥热时有发生,尤其是早期破水,产程延长者;产后会因子宫收缩不好而出血,若产后出血无法控制,需紧急剖腹处理,严重者需切除子宫,甚至危及生命;会发生急产,尤其是经产妇及子宫颈松弛的患者;增加羊水栓塞概率。所以应在生产的整个过程中,做好用药监护或用药宣教工作。

1.抗感染药物的监护要点

(1)轻症者尽量选用口服药物,重症患者可静脉或肌内注射,按疗程治疗,防止复发。首选一线抗生素如青霉素、氨苄西林、头孢氨苄等,再使用二线抗菌药物如阿洛西林、头孢呋辛、克拉霉素等。

（2）明确感染病因,细菌感染使用抗生素如青霉素、氨苄西林、头孢氨苄等。如是病毒感染,应用抗病毒制剂及增加抵抗力治疗,如利巴韦林、中药双黄连等。支原体、衣原体等感染应用阿奇霉素等。而真菌性感染则用制霉菌素、伊曲康唑等。滥用抗生素则加重病情,造成菌群失调,引发真菌感染,治疗起来更加困难。

（3）注意单一菌属感染时不需联合用药,合并厌氧菌、需氧菌感染者可联合用药,如青霉素类、头孢菌素类加甲硝唑类等。

（4）临床药师需掌握产科患者的特点,根据药学及医学知识,协助医师做出最合理、最经济的用药方案,保障产妇的用药安全。

（5）在用药决策之前,除了结合药敏试验和细菌培养试验结果外,还应综合临床情况,做出合理判断。

（6）抗生素使用前,需进行过敏性试验,并在使用过程中严密监测可能出现的过敏性反应,如若出现过敏性反应,立即进行脱敏处理。

2. 分娩镇痛药物的监护要点

（1）产妇自愿、交代麻醉风险及并发症、签订同意书,合理选择适应证及时机。

（2）严格无菌操作(专用房间),具备监测、抢救设备及急救药品,专人操作及管理。

（3）操作完毕观察30分钟,严格控制给药量,阻滞平面控制在T_{10}以下。

（4）密切观察产程进展、宫缩强度、产妇血压及胎心变化,并填写分娩镇痛记录单。

（5）积极对症处理椎管内神经阻滞本身的并发症,如低血压,呼吸抑制,局麻药中毒等。

（6）镇痛前常规建立输液通道,分娩完毕观察2小时无异常拔出硬外导管,完成分娩镇痛记录单。

（7）分娩镇痛中应加强监测:BP、HR、RR、SpO_2、ECG。胎心及宫缩监测,运动神经阻滞情况,VAS评分。如出现宫缩无力积极使用催产素,降低局麻药的浓度,积极的产程管理。

3. 催产素的监护要点

（1）催产素在治疗前需监护:子宫收缩的频率、持续时间及强度;孕妇脉搏及血压;胎儿心率;静止期间子宫肌张力;胎儿成熟度;骨盆大小及胎先露下降情况;出入液量的平衡(尤其是长时间使用者)。

（2）胎膜早破需观察羊水的色、质、量，确认无胎儿宫内窘迫后进行。

（3）静滴时，输液瓶上做醒目标记，使用微量泵控制滴速和用量，无微量泵则需先用5%葡萄糖静脉滴注，调节好滴速后再加入缩宫素同时摇匀溶液。

（4）专人床旁守护责任观察：静脉滴注5分钟监测胎心；以后每15分钟观察一次孕妇的血压、脉搏、胎心率、宫缩频率、强度和持续时间。

（5）密切观察：产程进展及主诉；胎心监护仪连续监测宫缩、胎心及胎动反应；如血压出现升高现象，需减慢液体滴注速度；如果出现破膜现象，立即通知医生进行处理。

（6）如果在使用过程中出现以下情况则需立即停用催产素：激惹性宫缩或者宫缩持续时间超过1分钟；胎心率明显减少（胎心持续减速、晚期减速）。

（7）观察催产素的过敏性反应：主要是胸闷、气急、寒战及休克，如果出现过敏反应需立即停药、抗休克、抗过敏处理。

案例分析

患者，29岁，G1P0，孕38$^+$周，规律腹痛6小时来诊。查体：T 36.9℃，P 89次/min，BP 135/81mmHg，宫高34cm，胎心率146次/min，规律宫缩，30~40秒/3~4min，强度中。消毒内诊：阴道少量血性分泌物，宫颈消，宫口开大3cm，先露头，S-3，未破膜。无明显头盆不称。可行阴道试产。平素体健，否认药物过敏史。

治疗方案和效果：患者入院后，进行腰麻-硬膜外联合分娩镇痛，镇痛药物为5μg舒芬太尼或混合2.5mg罗哌卡因。阴道试产至宫口开全2小时余，持续性枕后位，S+3，胎心监护示频繁晚期减速，紧急产钳助产分娩一女活婴，Apgar评分10分，会阴出现Ⅲ级撕裂伤，常规缝合侧切口及裂伤口，肛诊无异常。产后1小时，子宫收缩不良，轮廓欠清晰，按摩子宫后宫体渐硬，阴道血量超月经量，约150ml，立即建立静脉通路（套管针），缩宫素注射液20U+0.9%氯化钠注射液500ml静脉滴注，子宫收缩明显好转，给予抗生素预防感染。

分析：患者入院时，宫口即开大3cm且无并发症，宫缩正常，及时进行腰麻-硬膜外联合分娩镇痛，一方面可以减轻患者痛苦，也不影响分娩过程；另一方面产妇情绪稳定，能够很好地配合医生的操作和指示。催产素是一种垂体神经激素，可用于促进分娩以及产后出血，对子宫收缩有很好的促进作用。因本案例中，术后发现产妇子宫收缩乏力，所以肌注缩宫素，以促进子宫收缩，促进止血。本案例中，由于胎位异常，胎儿窘迫，紧急产钳助产，致会阴侧切口延裂，Ⅲ度裂伤，增加感染机会，故给予抗生素预防感染。阴道内菌群较多，极易发生感染。选择头孢呋辛预防可能的感染。

二、剖宫产用药

剖宫产,是妇产科领域中常用的手术,是指手术切开母亲的腹部及子宫,用于分娩出婴儿的过程。剖宫产手术在处理难产、妊娠合并症和并发症、降低母儿死亡率和病率中起了重要作用。随着相关技术的不断完善与提高,剖宫产率由20世纪60年代的5%左右上升到90年代初的20%,近20年来,国内多数医院的剖宫产率在40%~60%,个别医院甚至高达70%以上。

剖宫产手术指征是指不能经阴道分娩或不宜经阴道分娩的病理或生理状态。①胎儿窘迫:指妊娠晚期因合并症或并发症所致的急、慢性胎儿窘迫和分娩期急性胎儿窘迫,短期内不能经阴道分娩者。②头盆不称:绝对头盆不称或相对头盆不称经阴道充分试产失败者。③瘢痕子宫:2次及以上剖宫产手术后再次妊娠者;既往子宫肌瘤剔除术穿透宫腔者。④胎位异常:胎儿横位,初产足月单胎臀位(估计胎儿出生体重>3 500g者)及足先露。⑤前置胎盘及前置血管:胎盘部分或完全覆盖宫颈内口者及前置血管者。⑥双胎或多胎妊娠:第一个胎儿为非头位;复杂性双胎妊娠;联体双胎、三胎及以上的多胎妊娠。⑦脐带脱垂:胎儿有存活可能,评估结果认为不能迅速经阴道分娩,应行剖宫产术以尽快挽救胎儿。⑧胎盘早剥:不论胎儿是否存活,均应尽快剖宫产。⑨孕妇存在严重合并症和并发症:如合并心脏病、呼吸系统疾病、重度子痫前期或子痫、急性妊娠期脂肪肝、血小板减少及重型妊娠期肝内胆汁淤积症等,不能承受阴道分娩者。⑩妊娠巨大儿者:GDM孕妇估计胎儿体重>4 250g者。⑪孕妇要求的剖宫产:无医学指征的剖宫产,仅孕妇个人要求,不作为剖宫产指征,如有其他特殊原因须进行讨论并记录;孕妇不了解病情要求剖宫产,详细告知阴道分娩与剖宫产分娩整体利弊,并记录;孕妇因恐惧阴道分娩的疼痛而要求剖宫产,提供心理咨询,帮助减轻恐惧,同时产程中给予分娩镇痛;临床医师有权拒绝无指征剖宫产,但孕妇的要求应该得到尊重,并提供次选建议。⑫产道畸形:如高位阴道完全性横隔、人工阴道成形术后。⑬外阴疾病:如外阴或阴道发生严重静脉曲张者。⑭生殖道严重的感染性疾病:如严重的淋病、尖锐湿疣等。⑮妊娠合并肿瘤:如妊娠合并子宫颈癌、巨大的子宫颈肌瘤、子宫下段肌瘤等。

(一)用药原则

1. 根据创伤和外科手术的切口分类标准,剖宫产手术属于Ⅱ类(清洁-污染)切口手术。剖宫产手术为进宫腔手术,与阴道相通,易发生感染,故需预防用药。

2. 剖宫产手术预防用药的目的 预防手术部位感染,包括切口感染、宫腔感染及术中可能涉及的其他器官感染,但不包括与手术无直接关系的全身感染。

3. 剖宫产手术预防用药应当遵循安全、有效、经济的原则。

4. 剖宫产手术预防用药不能代替严格的无菌操作。

5. 剖宫产手术围手术期预防用抗菌药物管理应成立相应的管理小组,负责本机构相关人员的培训、指导、管理等工作。

6. 剖宫产手术过程中需使用镇痛药物。

7. 剖宫产手术出现子宫收缩不良,需要宫缩剂促进子宫收缩以达到止血目的。

(二)用药策略

1. 抗感染药物的用药策略 近年来,随着各项技术的不断发展,对细菌学也有了更加深入的了解,认识到剖宫产手术感染的病原菌发生了很大的变化。手术切口浅层感染的病原菌仍以革兰氏阳性球菌(链球菌、葡萄球菌等)为主,但深部组织感染的病原菌则变为革兰氏阴性厌氧菌(脆弱拟杆菌等)及革兰氏阴性需氧菌(大肠埃希氏菌、变形杆菌、铜绿假单胞菌等),其中革兰氏阴性菌占70%,而革兰氏阳性菌占30%。厌氧菌、大肠埃希氏菌、革兰氏阳性球菌(以B族链球菌感染最常见)已成为产科手术感染的三大主要致病菌,其中以厌氧菌危害最大。剖宫产手术非绝对的无菌手术,手术造成机体防御能力下降,使阴道正常菌群环境发生变化,导致菌群失调,乳酸杆菌减少,使毒力较强的脆弱拟杆菌类、大肠埃希氏菌类增多。需氧菌在创面繁殖耗氧后形成低氧状态,有利于厌氧菌的繁殖,加重感染。同时,手术引起机体免疫力下降,宫腔组织创伤、渗血及渗液的存在,术后生殖道菌群的耐药性,缝合技术欠佳,产妇腹部脂肪层厚、组织愈合能力差,手术室环境等因素,都与术后感染息息相关。故普遍认为无论产妇是否有感染的影响因素存在,剖宫产术都应预防性使用抗生素。

剖宫产手术后感染部位不同,分离出病原体也不同。从产后子宫内膜炎患者培养分离的病原体主要有:支原体、衣原体、需氧革兰氏阴性菌,粪肠球菌、加德纳菌和厌氧菌。从腹壁切口感染患者培养分离的细菌主要有:葡萄球菌和粪肠球菌。羊水和绒毛膜分离出支原体、衣原体,将增加产后子宫内膜炎和切口感染发生率3~8倍。因此,剖宫产围手术期预防性使用抗生素对于防治产后感染具有很重要的意义。有下列情况之一者,则感染机会增加,一般多主张给围手术期预防感染用药,如:羊膜破水>6小时;术前做过阴道操作;术前多次做过肛检;产程延长;术前体温>37.5℃;白细胞及中性多核细胞增高;贫血或低蛋白血症;有糖尿病等可能导致免疫力减弱的疾病;腹壁脂肪肥厚。

(1)抗感染药物的种类选择:理想的抗菌药物要符合以下标准,选用药物应以同疗效药物中窄谱、价廉的药物为先,力求选用对病原菌作用强、维持组织内有效浓度时间长、安全性高、不良反应少的药物,尽可能避免多药联合使用。择期剖宫产手术首选第一代头孢菌素作为预防用药。若存在感染高危因素时，如胎膜早破、产前出血（如前置胎盘）等妊娠并发症、临产后的剖宫产手术、产前多次阴道检查以及存在易发生感染的妊娠合并症；术中如手术时间较长及进行宫腔纱条填塞的剖宫产手术；产后出血等。许多抗生素能够有效预防剖宫产手术后并发的感染，包括青霉素类的氨苄西林-舒巴坦、哌拉西林，第一代头孢的头孢唑林，第二代头孢的头孢替坦，第三代头孢的头孢噻肟，头霉素类的头孢西丁等。对β-内酰胺类过敏者，可选用克林霉素预防葡萄球菌感染，选用氨曲南预防革兰氏阴性杆菌感染。2009年，我国《卫生部办公厅关于抗菌药物临床应用管理有关问题的通知》（简称38号文件）规定，剖宫产预防性使用第一代头孢菌素。ACOG和SOGC也推荐使用第一代头孢菌素预防产后感染。

仍有研究提出应联合使用抗生素预防剖宫产术后感染。抗生素预防性使用减少产后感染基于抗菌谱能够覆盖切皮和手术部位感染的细菌。单用氨苄西林的患者子宫内膜炎、产后发热发生率比氨苄西林+庆大霉素联合使用更高，住院天数增加，提示联合使用抗生素比单用抗生素减少术后感染率。联合使用抗生素（如窄谱抗生素+阿奇霉素或庆大霉素或甲硝唑）比单用窄谱抗生素减少30%~60%产后感染发生及缩短住院天数。2008年一项纳入48 913例患者，随访14年的队列研究发现，剖宫产加用阿奇霉素比单用窄谱抗生素减少子宫内膜炎发生率（RR 0.41，95% CI 0.31~0.54）。阿奇霉素的抗菌谱包括致产后子宫内膜炎和切口感染的主要病原体：需氧菌、部分厌氧菌和衣原体、支原体，具有较长的半衰期（约68小时），而且有较高的组织浓度，较低的胎盘透过率，在有适应证时也可酌情选择。

（2）给药方法：预防用药时机，一般应在钳夹脐带后立即静脉应用抗菌药物。术前30分钟（通常在麻醉诱导期），预防用药应静脉滴注，溶媒体积不超过100ml，一般应30分钟滴完以达到有效浓度，以保证在发生污染前血清和组织中的抗生素达到有效药物浓度。克林霉素、甲硝唑的用法按药品说明书有关规定执行。抗菌药物的有效覆盖时间应包括手术过程和术后4小时，若手术持续时间超过4小时，或失血量超过1 500ml，应补充一个剂量。一般应短程预防用药，手术结束后不必再用。若有感染高危因素者，术后24小时内可再用1~3次，特殊情况可延长至术后48小时，原则上最多不超过72小时。如果已很好地达到预防剖宫产手术感染的效果，术前过早用药及术后过晚停药，对预防手术感染无积极意义，并增加了细菌的耐药性和药物的不良反应。作为常用围手术期预防感染的药物剂量，在母乳内含量甚微，且用药日期短暂，故对新生儿一般无不良影响。剖宫产手术常用预防药物用法见表3-3-28。

表3-3-28　剖宫产手术常用预防药物推荐表

药品	用法
头孢唑林	常规单次剂量：1~2g　静脉给药
头孢拉定	常规单次剂量：1~2g　静脉给药
头孢呋辛	常规单次剂量：1.5g　静脉给药
头孢西丁	常规单次剂量：1~2g　静脉给药
克林霉素	常规单次剂量：0.6~0.9g　静脉给药
氨曲南	常规单次剂量：1~2g　静脉给药
甲硝唑	常规单次剂量：0.5g　静脉给药

2. 剖宫产镇痛药的用药策略　剖宫产手术的镇痛方法和分娩镇痛方法基本相同，也主要包括椎管内阻滞镇痛、静脉注射镇痛、吸入镇痛、局部阻滞镇痛。剖宫产时选择何种麻醉方法需根据多种因素实施个体化给药：产妇自身危险因素（有无并发症等）、胎儿危险因素（如择期或急诊）、麻醉方法的危险因素等。

（1）椎管内阻滞镇痛

1）蛛网膜下腔阻滞镇痛（腰麻或脊麻）：腰麻的主要作用机制为在脊椎$L_{2~3}$或$L_{3~4}$间隙进行穿刺，然后将局麻药注入蛛网膜下腔，局麻药与脑脊液混合，直接作用于脊神经根，从而产生麻醉阻滞。近年来，腰麻因其阻滞镇痛作用起效快、效果可靠、局麻药物用量小、少见局麻药中毒现象及很好的肌肉松弛度，避免了术中给予镇静镇痛药对胎儿造成不良反应。且目前由于采用细针行单刺腰麻及新的低毒性局麻药物的应用，腰麻已成为剖宫产术最常用的麻醉方法。最常用的药物是等比重的布比卡因溶液，一般是0.5%布比卡因1.6~1.8ml，有效作用时间为1.5~2.0小时。蛛网膜下腔阻滞镇痛的缺点是容易诱发低血压，一般可以通过静脉预先给予一定量的液体、子宫移位以及给予麻黄碱等方式预防。较早使用的蛛网膜下腔阻滞镇痛方法会出现阻滞后头痛等并发症，随着技术的不断完善和穿刺器械的改善，出现并发症的概率已显著降低，与硬膜外麻醉相差无几。

2）硬膜外阻滞镇痛：硬膜外阻滞镇痛效果较好，镇痛平面易掌控，血流动力学较为平稳，对母婴影响较小。此外，硬膜外阻滞镇痛还能够有效降低产妇剖宫产手术中的各种应激反应，降低血管阻力，增加子宫及胎盘的血流量，降低腹内压和宫内压。硬膜外阻滞镇痛还能够有效促使催乳素分泌增加，促进产妇泌乳，有利于保持产妇的循环平稳。而其缺点主要为麻醉用药量较大、麻醉起效较慢、阻滞效果欠佳、麻醉不全的发生率较高，从而也给产妇和胎儿带来一定的影响。穿刺点选择在$L_{1~2}$或$L_{2~3}$间隙，麻醉药物一般选择1.5%~2%利多卡因或0.5%布比卡因,在进行紧急剖宫产时,可给予3%氯普鲁卡因,麻醉平面达到T_8左右。穿刺完成时应先采用负压回抽,判断是否进入鞘内或血管,然后注入试验剂量的镇痛药物,观察产妇反应。常用的较为安全的局麻药还有罗哌卡因、左旋布比卡因等。在硬膜外腔阻滞镇痛时,局麻药中加入合适剂量的芬太尼(2μg/ml)或者舒芬太尼(0.5μg/ml),麻醉效果更好。为了预防低血压综合征的发生,麻醉前应先开放静脉,并给予预防性输液,产妇最好采用左侧倾斜30°体位,或者垫高产妇右髋部,倾斜30°,以减轻子宫对血管的压迫。

3)腰麻-硬膜外联合阻滞镇痛(CSEA):CSEA是将腰麻与硬膜外阻滞镇痛相结合的一种常见的产科镇痛方法,该法具有起效快、局麻药用量小及镇痛效果满意等优点。两种麻醉方式联合应用,各取所长,互补不足,有利于手术操作。CSEA改善患者血流动力学的作用时间更持久,对妊娠期高血压综合征患者术后恢复较为有利,尤其适合有妊娠期高血压综合征的产妇。CSEA的局麻药用量较少,可减少术中及术后并发症的发生率。给药方法:蛛网膜下腔穿刺成功后,缓慢注入10mg布比卡因,拔出针芯,再从硬膜外腔置管,需要时从硬膜外给药。

(2)全身麻醉:在全身麻醉的情况下进行剖宫产术在国外应用较为普遍,而国内还未广泛应用。一般在需要行急诊剖宫产术时,需给予产妇实施全身麻醉镇痛。对行剖宫产的产妇实施全身麻醉,有一些特殊要求:既要考虑麻醉药物对胎儿的影响,又要避免产妇发生术中意外;因足月产的产妇胃肠排空延迟,麻醉诱导用药必须起效快,防止发生反流误吸。全身麻醉的效果较好,但易引起血压波动,对患者的循环系统影响较大,故一般用于重度妊娠期高血压综合征等急症患者。另外,全身麻醉药常可引起新生儿神经系统损害。全身麻醉管理:诱导前1小时给予抗酸药(如H_2受体拮抗剂西咪替丁);产妇采用左侧倾斜30°体位;诱导给药前充分的给氧祛痰处理;诱导麻醉采取静脉注射丙泊酚2~2.5mg/kg和1~1.5mg/kg琥珀胆碱或者罗库溴铵1.0mg/kg,如果出现血流动力学不稳现象,也可以静脉注射0.2~0.3mg/kg依托咪酯或1~2mg/kg氯胺酮和1~1.5mg/kg琥珀胆碱或者罗库溴铵1.0mg/kg。麻醉维持一般采用50%N_2O符合0.75%异氟烷或者1%安氟烷;诱导麻醉可采用静脉麻醉诱导(丙泊酚、维库溴铵等);胎儿取出后,立即加深麻醉,可提高N_2O浓度至70%,追加阿片类镇痛药和咪达唑仑等。

(3)局部浸润镇痛:局部浸润镇痛是剖宫产术最简单、最直接的镇痛方式。研究认为,此种镇痛效果不好,适应证有限,但该镇痛方法对孕产妇和新生儿的影响较小。该法特别适用于饱胃的孕产妇。这种麻醉方法主要在国内的基层医院进行,该法简单快速,孕产妇术中保持清醒等。其不足主要为:镇痛效果欠佳,肌肉松弛满意度较低,为手术操作带来不便。目前,随着孕产妇对舒适医疗需求的增加,局部浸润麻醉下剖宫产术的开展正逐渐下降。方法:0.5%利多卡因在切口处局部浸润阻滞镇痛,待药物扩散5分钟左右进行手术,如效果不好,可边手术边局部麻醉镇痛,胎儿取出后,给予哌替啶50mg,氟哌利多2.5mg静滴,协助麻醉。

(4)术后镇痛:剖宫产术后镇痛方法很多,主要介绍自控硬膜外镇痛(patient controlled epidural analgesia,PCEA)和静脉自控镇痛(patient controlled intravenous analgesia,PCIA)。

1)PCEA:PCEA是在腰麻-硬膜外联合阻滞镇痛后,继续保留插管,外接镇痛泵,泵里装入镇痛药物:0.9%氯化钠注射液79ml、舒芬太尼50μg、布比卡因150mg,根据自身疼痛程度控制剂量。

2)PCIA:PCIA是患者自觉疼痛时通过追加按钮向静脉内泵入提前设定好的若干剂量镇痛药物的镇痛方法。此法能够让患者根据其自身主观感受到的疼痛程度控制药物的输注速度和剂量来控制自身疼痛。PCIA把传统的一次性给药方法变为小剂量、多次给药。这种“按需止痛”的方法适应了不同个体对镇痛药的个性化需求,使术后疼痛治疗效果更加完善,克服了传统镇痛方法用药时间滞后、起效缓、效果不佳以及不良反应较多等缺点。另外,这种方法使患者主动参与,能明显减少患者焦虑、抑郁等不良情绪,可有效减轻因情绪因素导致的疼痛感觉加重,对易于产生不良情绪的剖宫产产妇尤其适用。手术后,通过静脉输液管连接镇痛泵,舒芬太尼100μg+氟哌利多5mg+咪达唑仑10mg+生理盐水成200ml。麻醉医师根据产妇的具体情况选择合适的镇痛药物组合或者单一镇痛药物使用。

(三)药物特点

1. 抗感染药物特点 剖宫产常用抗感染药物包括:青霉素类的氨苄西林-舒巴坦、哌拉西林,第一代头孢的头孢唑林,第二代头孢的头孢替坦,第三代头孢的头孢噻肟,头霉素类的头孢西丁,克林霉素,阿奇霉素,庆大霉素,甲硝唑等。前文中已经介绍过第一代头孢、第二代头孢和青霉素类药物特点,这里不再重复,简单介绍头孢西丁、头孢噻肟、克林霉素、阿奇霉素、庆大霉素、甲硝唑的药物特点。

(1)头孢西丁:又名甲氧头孢噻吩,为头霉素类抗生素,类似于第二代头孢菌素,特点为对革兰氏阴性菌有较强的抗菌作用,具有高度抗β-内酰胺酶性质。通过抑制细菌细胞壁的合成而杀灭细菌,抗菌谱包括大肠埃希氏菌、肺炎克雷伯杆菌、吲哚阳性的变形杆菌和沙雷菌、流感嗜血杆菌、沙门菌、志贺菌等,主要用于革兰氏阳性菌、阴性需氧菌和厌氧菌引起的感染。对葡萄球菌和多种链球菌也有较好作用。头孢西丁的临床使用避免了因考虑厌氧菌感染使用甲硝唑而必须停止哺乳的窘境。不良反应:本品可引起粒细胞减少、贫血、血小板减少等,如产妇有贫血、血小板少等症状,应禁用。可使血肌酐和血尿素氮水平升高,罕见急性肾衰竭、荨麻疹、瘙痒、发热及其他过敏反应。与青霉素有时有交叉变态反应,对青霉素过敏者应慎用。对头孢菌素类过敏者应禁用。

（2）头孢噻肟:本品为第三代半合成头孢菌素,抗菌机制是抑制细菌细胞壁的合成。抗菌谱包括流感嗜血杆菌、大肠埃希氏菌、沙门杆菌、克雷伯产气杆菌属及奇异变形杆菌、奈瑟菌属、葡萄球菌、肺炎球菌、链球菌等。本品肌注1g,半小时血药浓度可达到峰值,蛋白结合率30%~45%,血清除半衰期为1小时。具有起效时间快、蛋白结合率低、有效浓度覆盖时间长等优点,对易出现混合感染而且手术时间长的剖宫产非常有利。此外,其不良反应较少,症状一般较轻,价格便宜,患者容易接受。头孢噻肟静脉给药后,容易通过血-胎盘屏障进入胎盘,使胎儿血液中药物浓度达到治疗浓度,可有效预防新生儿感染。禁忌证:对青霉素有时有交叉变态反应,对青霉素过敏者、孕妇(尤其3个月以内的孕妇)应慎用;对严重肾功能损害者,剂量应相应减小,不能合用强效利尿药;个别患者有嗜酸性粒细胞增多,白细胞减少等。

（3）克林霉素:如果产妇对β-内酰胺类药物过敏,则可选用克林霉素,一般不做首选药使用。克林霉素是一种林可胺类抗生素,通常用于治疗厌氧菌的感染。进食对吸收的影响不大。克林霉素在胎血中的浓度比林可霉素大,在乳汁中的浓度可达3.8μg/ml,孕妇及哺乳期妇女使用本品应注意其利弊。蛋白结合率高(90%),口服的达峰时间为0.75~1小时,$t_{1/2}$为2.4~3小时,肾功能减退时稍延长,为3~5小时;24小时内10%由尿排出,3.6%随粪便排出。与氨苄西林、苯妥英钠、巴比妥盐酸盐、氨茶碱、葡萄糖酸钙及硫酸镁可产生配伍禁忌,与红霉素呈拮抗作用,不宜合用。肝、肾功能损害者,胃肠疾病如溃疡性结肠炎、局限性肠炎、抗生素相关性肠炎的患者要慎用。

（4）阿奇霉素:阿奇霉素为氮杂内酯类抗生素,其作用机制是通过与敏感微生物的50s核糖体的亚单位结合,从而干扰其蛋白质的合成(不影响核酸的合成)。体外试验和临床研究均表明,阿奇霉素对以下多种致病菌有效:革兰氏阳性需氧微生物(金黄色葡萄球菌、酿脓链球菌、肺炎链球菌、溶血性链球菌);革兰氏阴性需氧微生物(流感嗜血杆菌、卡他莫拉菌);其他微生物(沙眼衣原体)。阿奇霉素可能是联合使用抗生素的较好选择,抗菌谱包括致产后子宫内膜炎和切口感染的主要病原体:需氧菌、部分厌氧菌和衣原体、支原体,具有较长的半衰期(约68小时),而且有较高的组织浓度,较低的胎盘透过率。本品一般耐受性良好,不良反应发生率较低,多为轻到中度可逆性反应。注意事项:肝、肾、胆功能不全患者需调整剂量或者避免使用;有可能引起假膜性肠炎。

（5）庆大霉素:庆大霉素是一种氨基糖苷类抗生素,主要用于治疗细菌感染,尤其是革兰氏阴性菌引起的感染。庆大霉素能与细菌核糖体30s亚基结合,阻断细菌蛋白质合成。铜绿假单胞菌、变形杆菌(吲哚阳性和阴性)、大肠埃希氏菌、克雷伯菌属、肠杆菌属、沙雷菌属、枸橼酸杆菌属以及葡萄球菌。本品对链球菌中的多数菌种、肺炎球菌和厌氧菌(如拟杆菌属或梭状芽孢杆菌属)无效。本品有肾毒性和耳毒性,一般不推荐使用,只有在其他药物无效或者利大于弊时使用。

(6)甲硝唑:甲硝唑是硝基咪唑类的衍生物,具有抗厌氧原虫和厌氧菌的作用,通过抑制细菌脱氧核糖核酸的合成,从而干扰细菌的生长、繁殖,最终致细菌死亡。主要用于治疗或预防上述厌氧菌引起的系统或局部感染,如腹腔、消化道、女性生殖系、下呼吸道、皮肤及软组织、骨和关节等部位的厌氧菌感染,对败血症、心内膜炎、脑膜感染以及使用抗生素引起的结肠炎也有效。很多报道认为甲硝唑是预防和治疗手术后厌氧菌感染的首选药物。在剖宫产手术中,甲硝唑可以用于冲洗宫腔,也可通过输液治疗厌氧菌感染。其在体内代谢和排出速度较慢,半衰期8~10小时。蛋白结合率<20%,吸收后广泛分布于各组织和体液中,且能通过血脑屏障。本品60%~80%经肾排出,约20%的原型药从尿中排出,其余以代谢产物(其中葡糖醛酸结合物25%,其他代谢结合物14%)形式由尿排出。不良反应:以消化道反应最为常见,包括恶心、呕吐、食欲缺乏、腹部绞痛,一般不影响治疗;神经系统症状有头痛、眩晕,偶有感觉异常、肢体麻木、共济失调、多发性神经炎等,大剂量可致抽搐。少数病例发生荨麻疹、潮红、瘙痒、膀胱炎、排尿困难、口中金属味及白细胞减少等,均属可逆性,停药后可自行恢复。

2. 镇痛药物特点

(1)芬太尼:芬太尼为阿片受体激动剂,属强效麻醉性镇痛药,药理作用与吗啡类似。镇痛作用产生快,但持续时间较短,静脉注射后1分钟起效,4分钟达高峰,维持作用30分钟。肌内注射后约7分钟起效,维持1~2小时。本品呼吸抑制作用较吗啡弱,不良反应比吗啡小。剖宫产镇痛常用剂量为静脉滴注25~50μg。芬太尼能够迅速通过血-胎盘屏障,进入胎盘,在分娩时应用芬太尼会增加新生儿呼吸抑制发生率。目前最常用于硬膜外镇痛,低浓度局麻药和小剂量芬太尼从硬膜外给药,镇痛效果好,而且对母婴影响较小。

(2)瑞芬太尼:瑞芬太尼为芬太尼类μ型阿片受体激动剂,在人体内1分钟左右迅速达到血脑平衡,在组织和血液中被迅速水解,半衰期1.3分钟,故起效快,维持时间短,持续使用无蓄积效应,与其他芬太尼类似物明显不同。在剖宫产过程中,可以提供良好的镇痛效果而且对胎儿影响较小。

(3)布托啡诺和纳布啡:布托啡诺为阿片受体部分激动剂,主要激动κ₁受体,作用与喷他佐辛相似。其镇痛效力为吗啡的3.5~7倍,可缓解中度和重度疼痛。纳布啡对内脏痛有比较好的效果,尤其是产科手术,宫缩痛领域。2mg的布托啡诺或者10mg的纳布啡对呼吸抑制作用和10mg吗啡作用相当,可引起胎心变化。

（4）丙泊酚:丙泊酚为烷基酸类的短效静脉麻醉药。静脉注射后迅速分布于全身,40秒内可产生睡眠状态,进入麻醉迅速、平稳。半衰期为1.8~8.3分钟。本品可通过血-胎盘屏障进入胎盘,大剂量（>2.5mg/kg）可引起新生儿呼吸抑制。丙泊酚用于剖宫产手术时,产妇苏醒快,并未发现新生儿长时间的呼吸抑制,但对产妇血压有一定的影响。

（5）依托咪酯:依托咪酯是咪唑类衍生物,安全性大,是麻醉诱导常用的药物之一。依托咪酯静脉注射后,很快进入脑和其他血流灌注丰富的器官,其次是肌肉、脂肪组织等组织。依托咪酯的初始分布半衰期为2.7分钟,再分布半衰期为29分钟,消除半衰期为2.9~5.3小时。单次静脉注射依托咪酯的起效时间与初始分布半衰期相关,通常30~60秒内起效。剖宫产时,静脉注射0.2~0.3mg/kg可进行产妇的诱导麻醉,Apgar评分与硫喷妥钠相似。本品可以用于血流动力学不稳定的产妇。

（6）左旋布比卡因:左旋布比卡因是布比卡因的（S）-异构体,药效与布比卡因相似,比布比卡因安全性高。在进行择期剖宫产手术时,使用0.5%左旋布比卡因和布比卡因,两者在感觉和运动神经阻滞的起效时间、消退时间、麻醉效力以及肌松程度效果均相当。

（7）利多卡因:利多卡因的药物特点在"阴式分娩"中有详细介绍。本品多用于剖宫产手术麻醉镇痛,1.5%~2%的利多卡因应用于硬膜外麻醉时,对母体和胎儿均安全。本品对心脏毒性小,母婴影响也较小,是产科的常用局麻药物。另外,常用的局麻药还有布比卡因和罗布卡因,药物特点在"阴式分娩"中均有详细介绍。

（8）哌替啶:哌替啶属于苯基哌啶衍生物,是一种临床应用的合成镇痛药,药理作用与吗啡相同,有成瘾性,不良反应与吗啡相似。在治疗剂量时可产生呼吸抑制作用,其程度与等效镇痛剂量的吗啡相等。在进行剖宫产手术时,可通过肌注50~100mg或者静脉25~50mg给药,镇痛效果较好。作用高峰在肌注后40~50分钟或静滴后5~10分钟,维持3~4小时。用于产科时,主要的不良反应是新生儿的呼吸抑制、Apgar评分以及神经行为能力评分降低。若母体给予哌替啶后1小时以上,胎儿尚未娩出,此新生儿最易出现呼吸抑制。所以用于剖宫产镇痛时,应在胎儿娩出前1小时或者4小时以上给药。纳洛酮或烯丙吗啡能拮抗哌替啶中毒所引起的呼吸抑制。目前,哌替啶较少单独应用于分娩镇痛。

（四）监护要点或用药宣教

1. 抗感染药物的监护要点

（1）在产科使用抗感染药物过程中，临床药师应明确是否必须使用抗生素，是否对胎儿有影响，掌握抗生素的使用时机，监督用药的安全性和有效性。

（2）严格控制新上市的、限制性使用和特殊使用的抗菌药物预防性应用于剖宫产手术。

（3）对于有特殊病理生理状态的孕妇，预防用药应参照《抗菌药物临床应用指导原则》、药品说明书等规定执行。

（4）各医疗机构应加强抗菌药物临床应用与细菌耐药监测工作，定期进行细菌耐药分析，并根据本机构耐药病原菌的分布及其耐药状况，调整预防用药的种类并及时通报。

（5）在使用过程中，如果发现因抗生素引起严重的并发症，应立即给予处理措施，保障产妇和胎儿安全。

（6）其余监护要点可参加"阴式分娩"部分。

2. 剖宫产镇痛药物的监护要点

（1）剖宫产多为急诊、饱胃患者，择期手术至少禁食6小时，须防止反流误吸。了解有无高血压、糖尿病等妊娠合并症。常规检查项目应增加凝血功能检查。

（2）产科患者在椎管内麻醉时易出现血压下降，应严密监测血压变化情况。出现低血压时的处理方法：仰卧位时将子宫推向左侧以解除对大动脉及下腔静脉的压迫，确保静脉输液通道，快速输注晶体液500~1 000ml。面罩给氧，静脉注射麻黄碱5~10mg。

（3）前置胎盘如患者无活动性出血，血容量正常，则可进行椎管内麻醉。否则应选全麻，血压低时可用氯胺酮诱导。胎盘早剥是导致DIC最常见的原因，麻醉处理与前置胎盘相似，但应在行椎管内阻滞之前检查凝血功能。患者常出现凝血因子的消耗和纤溶系统的激活，常需用血液制品。

（4）若妊娠高血压综合征患者的血容量充足且凝血功能正常，应首选硬膜外阻滞镇痛。此法可降低母体循环中去甲肾上腺素和肾上腺素的水平、改善子宫胎盘血供。麻醉中要注意术前患者可能已采用镇静解痉及降压脱水治疗，故存在低血容量、硫酸镁的不良反应，麻醉的扩血管作用而术中发生低血压呼吸抑制；心跳骤停；低血压时对升压药不敏感等。

（5）重度先兆子痫或子痫：由于体循环和肺循环高压易发生脑出血、肺水肿、凝血功能障碍，甚至DIC，此类患者最好选择全身麻醉。在麻醉处理上应注意：降压、利尿、扩容、补充血小板、血浆等凝血因子综合治疗。注意镁剂与肌松剂的相互影响，应行肌松监测。麻醉维持可以在使用笑气的同时合用低浓度的恩氟烷、异氟烷,应避免用氯胺酮。蛛网膜下腔阻滞禁用于重症及血容量不足的患者。

（6）出现羊水栓塞时,因发病急剧,必须立即抢救,纠正呼吸循环衰竭,抗过敏等综合治疗。即心肺复苏(cardio-pulmonary resuscitation, CPR)和立即娩出胎儿,气管内插管,提高吸入气氧浓度,进行呼气末正压通气,应用利尿药、肾上腺皮质激素,纠正肺水肿和凝血障碍等。

（7）局麻药中不建议加用肾上腺素,以免造成脊髓局部血管收缩。避免术中低血压造成脊髓神经缺血损伤。

（8）穿刺过程中避免反复穿刺,以防神经的损伤。

（9）麻醉医师首要职责是关照产妇,新生儿的复苏应由新生儿医师复苏,如果没有条件,则必须权衡婴儿与产妇风险之间的关系。

（10）术后有条件最好进入麻醉恢复室或PACU观察数小时后返回病房,重症患者根据病情决定转ICU。

案例分析

患者,22岁,主因"停经8个月余,抽搐一次"急诊入院。既往体健,否认高血压、糖尿病、心脏病及肾病等病史。P 104次/min, BP 160/105mmHg,神志不清,口吐白沫,口唇青紫,双侧眼球左侧斜视,瞳孔等大等圆,心率104次/min,胎心率128次/min,无宫缩。血细胞分析:白细胞16.97×10^9/L,中性粒细胞88.3%,血红蛋白123g/L,尿蛋白(+++),凝血系列: FIB 4.14g/L, TT 21.3秒。诊断为宫内妊娠,子痫。

治疗方案和效果:入院后立即给予25%硫酸镁20ml加5%葡萄糖液20ml静脉推注,地西泮10mg静脉推注;呋塞米20mg入小壶。在血压控制过程中,发现血压不稳,较难控制。白细胞计数偏高,剖宫产前30分钟给予头孢唑林预防感染。交代手术风险后,进手术室行剖宫产手术。在全身静脉麻醉下急诊进行子宫下段剖宫产术,刺破羊膜、吸净羊水后,取出一女婴,Apgar评分10分。产钳夹子宫切口边缘,缩宫素20U宫体注射,胎盘完整娩出,子宫收缩性较好,缝合切口,查无出血,继续监测血压和脉搏。术后继续静脉硫酸镁治疗,采用自控PCIA镇痛给药,泵内药物为吗啡3~5mg,0.2%布比卡因200mg加生理盐水稀释至100ml。

分析:妊娠高血压是产科常遇到的疾病,可能会以妊娠高血压性心脏病、高血压脑病、脑血管意外事件、胎盘早剥、子痫等形式就诊,在本病例中患者以子痫(高血压伴抽搐)入院。子痫发作时,需紧急处理:控制血压和抽搐、预防子痫复发并适时终止妊娠。在本病例中采用硫酸镁和地西泮控制癫痫症状,防治子痫发作;应用呋塞米利尿,降低血压。在子痫控制2小时后可终止妊娠,如果只是妊娠期高血压产妇,无剖宫产指征,先考虑阴式分娩。但如果不能短时间内完成分娩,而病情又难以控制,则可以适当选择剖宫产。在本案例中,产妇血压较不稳定,子痫随时可能发作,故选择剖宫产手术。

剖宫产手术的麻醉方式较多,包括腰麻、连续硬膜外麻醉、腰麻-硬膜外联合麻醉还有全麻,其中全麻时间较短,比较适合急诊剖宫产。而且如果患者有区域性麻醉禁忌证(烦躁不安、昏迷、严重并发症等)时,全麻也是较好的选择。本病例中,产妇情绪不稳,烦躁不安,需较快完成手术,故选择全身静脉麻醉。产后选择PCIA镇痛方法,能够有效减轻术后疼痛,缓解产妇情绪。

三、产后出血用药

产后出血是指产妇在胎儿娩出后24小时内,在阴式分娩时,失血量>500ml,在剖宫产时,出血量>1 000ml,是导致产妇产后死亡的首要原因。在很多国家,特别是在一些非洲和亚洲的发展中国家,产后出血常占产妇死亡原因的第1位。在世界范围内,产后出血的发生率是10.5%,死亡率为1%,每年引起132 000例产妇死亡。在我国,产后出血一直是引起产妇死亡的第1位原因,特别是在一些边远和落后地区,产后出血引起的死亡占到50%以上。产后出血可能会造成后续的严重并发症,包括成人呼吸窘迫综合征、凝血功能障碍、出血性休克、严重贫血、心理疾病、输血后疾病、丧失生育功能以及脑垂体坏死(希恩综合征)等。减少和有效处理产后出血,对于降低产妇死亡率至关重要。

(一)用药原则

1.针对出血原因,有效止血。

2.应用缩宫素或者其他促进宫缩的药物。

3.快速建立有效的静脉通道,迅速补充血容量,纠正失血性休克,防止感染。

4.监测凝血功能,适当应用促凝药,补充凝血因子。

(二)用药策略

产后出血的主要原因包括子宫收缩乏力、胎盘因素(胎盘残留、部分胎盘植入等)、软产道损伤、凝血功能障碍,尤其以子宫收缩乏力最为常见。大量的产后出血有可能继发DIC,严重者若救治不及时或不适当,可危及产妇生命安全。

1.胎盘因素引起出血用药策略 引起产后出血的胎盘因素包括胎盘残留(包括副叶胎盘)、胎盘粘连、胎盘植入、前置胎盘、胎盘早剥。胎盘娩出后应仔细检查有否胎膜完整、胎盘残留及胎盘边缘断裂的血管等。术中胎儿娩出后立即宫体注射静滴催产素20U,按摩宫底,胎盘仍不剥离且伴有活动性出血者,术者将手伸入宫腔徒手剥离胎盘。如胎盘剥离面渗血,可以在创面垂体后叶素稀释后,纱布湿敷,大纱垫压迫下段创面止血。有出血点或渗血,采用"8"字缝扎止血等。

2. 子宫收缩乏力引起出血用药策略　子宫收缩乏力常见于滞产、产程延长、巨大儿、多胎及以前有多次宫腔手术史者、羊水过多、妊娠高血压综合征、贫血、胎盘早剥或子宫卒中、子痫前期、宫内感染或子宫肌瘤影响宫缩等。判断是否为子宫收缩乏力引起产后出血：胎盘娩出后，子宫质软、轮廓不清、阴道流血多、按摩子宫或给予宫缩剂后子宫收缩硬如球形，阴道血量减少或停止。正常胎儿娩出后，可于宫体（术中）注射缩宫素注射液20U或缩宫素注射液20U+葡萄糖注射液500ml静脉滴注，预防产后出血的发生。产后子宫收缩乏力，在按摩子宫的同时及时应用宫缩剂，如缩宫素、卡贝缩宫素、卡前列素氨丁三醇、米索前列醇、麦角新碱等。如无效可考虑宫腔填塞纱布、子宫动脉上行支结扎、甚至各种方法无效、继发DIC，为挽救患者生命，子宫切除术可能。

3. 软产道损伤引起出血用药策略　软产道损伤的因素包括宫颈、阴道或会阴撕裂，子宫切口延伸或撕裂，子宫破裂，子宫内翻等。探明损伤部位，是否合并多处损伤，充分暴露术野，按解剖层次逐层缝合，彻底止血。

软产道血肿应切开血肿、清除积血、彻底止血（缝合或碘伏纱布填塞压迫），必要时可置橡皮条引流；对已局限或出血已停止的阴道小血肿，应保守治疗，予以局部冷敷、预防性使用抗菌药物，待血肿自行吸收。发生子宫内翻，若产妇无严重休克或出血，子宫颈环尚未缩紧，则可立即将内翻子宫体还纳（必要时可在麻醉后还纳）。子宫体还纳后静脉滴注缩宫素，直至宫缩良好。规范处理第三产程，子宫内翻是可以避免的。第三产程中胎儿前肩娩出后，及时使用缩宫素维持子宫张力，避免过度牵拉脐带、用力宫底加压或强行分离滞留胎盘。一旦发生子宫内翻，应在积极防治感染和休克及液体复苏的同时，采取镇静止痛、合血备用治疗措施，必要时使用宫缩抑制剂。对于严重感染或组织坏死者、复位困难失败者可行子宫切除术，并应用抗菌药物防治感染。

4. 凝血功能障碍引起出血用药策略　对于凝血功能障碍所致的产后出血，胎盘娩出后出血量大或持续出血，出血后不凝。凝血功能障碍导致的出血原因包括①血液系统疾病：如特发性血小板减少性紫癜、再生障碍性贫血等。②妊娠并发症：胎盘早剥、羊水栓塞、死胎滞留过久，重度子痫前期并发HELLP综合征等。③严重肝病。④产前使用抗凝剂：人工心脏瓣膜置换术后抗凝治疗应于产前24小时停用华法林，使用低分子量肝素抗凝者应于产前24小时停药。处理原发病是关键，同时要改善微循环，纠正休克，并补充耗损的凝血因子如输注新鲜血浆、FIB、血小板及凝血酶原复合物以及冷沉淀等。产后出血的危险因素见表3-3-29。

表3-3-29 产后出血的危险因素

产后出血因素	病因	危险因素
子宫收缩乏力	子宫过度伸展 子宫收缩乏力 羊膜内感染 子宫功能异常或畸形	羊水过多,多胎,巨大儿,急产,产程延长,多产次,发热,破膜时间延长,子宫平滑肌瘤,前置胎盘,子宫畸形,妊娠高血压综合征,贫血
胎盘因素	胎盘残留 胎盘粘连 胎盘植入 前置胎盘 胎盘早剥	分娩时部分胎盘残留 产次多 超声下胎盘异常 子宫收缩乏力 有子宫手术史
软产道损伤	宫颈、阴道或会阴撕裂 子宫切口延伸或撕裂 子宫破裂 子宫内翻	急产,手术产 胎位不正,深入衔接 前次子宫手术史 产次多,子宫底部胎盘
凝血功能障碍	子痫前期性血小板减少 DIC 死胎 严重感染 胎盘早剥 羊水栓塞 抗凝性治疗	遗传性凝血病史 瘀斑 血压升高 胎儿死亡 产前出血 突发性休克 有凝血史

(三)药物特点

1. 催产素 缩宫素的药物特点在"阴式分娩"中有详细介绍。进行剖宫产手术时,在胎头娩出后即刻宫壁注射缩宫素20U,静脉滴注中加20U。用药后3~5分钟起效,半衰期为10~15分钟,作用时间30分钟。

2. 麦角新碱 麦角新碱对子宫平滑肌有高度的选择性,可直接作用于子宫平滑肌,作用比较强而且持久,其作用强弱与子宫的生理状态和用药剂量有关。处于妊娠期的子宫比未妊娠的子宫敏感,妊娠末期较前期敏感,在临产前,子宫敏感性最强。其与缩宫素的作用不同在于,不仅对子宫底有很强的收缩作用,对子宫颈部也有很强的收缩作用。本品剂量稍大时,能引起子宫肌的强制性收缩,正因为此,可以用于止血。口服6~15分钟,肌内注射2~3分钟宫缩见效,静脉注射立即见效,作用时间持续3小时。主要经肝脏代谢,经肾脏排出。预防和治疗产后出血的用法为0.2mg肌内注射或子宫肌层注射,30秒至2分钟起作用,持续1~3小时,必要时可2~4小时重复注射1次,最多5次。部分患者用药后可发生恶心、呕吐、出冷汗、面色苍白等反应,有妊娠高血压综合征、高血压及心脏病者慎用。

3. 卡前列素氨丁三醇 卡前列素氨丁三醇(欣母沛)为PGF$_2$α衍生物(15-甲基PGF$_2$α),可引起全子宫协调有力收缩;用法为250μg(1支)深部肌内注射或子宫肌层注射,3分钟起作用,30分钟达作用高峰,可维持宫缩2小时;必要时可重复使用,总剂量不得超过2 000μg(8支)。该药对于哮喘、心脏病和青光眼患者禁用,高血压患者慎用等。该药作为治疗宫缩乏力的二线药物,适用于常规处理方法无效的子宫收缩乏力引起的产后出血(常规处理方法包括静脉滴注缩宫素和子宫按摩)。对于具有明显高危因素的产妇(前置胎盘、多胎妊娠、羊水过多及中至重度贫血等),一旦发现治疗产后出血的一线药物效果欠佳、应尽快、尽早使用卡前列素氨丁三醇。与米索前列醇相比,卡前列素氨丁三醇的不良反应较轻微,多与其他系统平滑肌收缩有关,如暂时性的恶心、呕吐及腹泻等。经过近10年的临床应用发现,对前置胎盘患者预防性应用卡前列素氨丁三醇,不仅效果较好,而且可减少后续治疗,如持续子宫按压等。

4. 米索前列醇 米索前列醇是PGE$_1$的类似物,具有强大的抑制胃酸分泌作用,对妊娠子宫有较强的收缩作用。米索前列醇具有E类PG的药理活性,可软化宫颈,增强子宫张力和宫内压。本品在口服后转化为有活性的米索前列醇酸,可增加子宫平滑肌的节律收缩作用。口服5分钟起效,30分钟血药浓度达峰值;半衰期1.5小时,持续时间长,能够有效解决术中和术后2小时内的出血问题,对子宫的收缩作用强于缩宫素。在实施剖宫产手术时,可在胎儿娩出后立即口服给予400μg米索前列醇,直肠给药作用更好。使用指征:当缺乏缩宫素或应用缩宫素效果不佳而又缺乏卡前列素氨丁三醇时,可以考虑应用米索前列醇预防和治疗产后出血。但该药不良反应较大,导致的恶心、呕吐、腹泻、寒战和体温升高较常见;高血压及活动性心、肝、肾病与肾上腺皮质功能不全者慎用,青光眼、哮喘及过敏体质者禁用。

5. 葡萄糖酸钙 钙离子是子宫平滑肌兴奋的必需离子,能增加子宫平滑肌敏感性,减少缩宫素用量,而且参与人体的凝血过程。静推10%葡萄糖酸钙10ml,可以增强子宫平滑肌对缩宫素的效应性。Ca^{2+}也是凝血因子Ⅳ,有多个外源性凝血环节上的促凝作用,可以维持神经肌肉兴奋的作用,胎盘娩出后促进子宫胎盘床血窦的关闭和血栓形成。

6. 卡贝缩宫素 卡贝缩宫素是缩宫素的长效制剂,该药半衰期为40分钟,临床效果和主要药理特性与缩宫素均类似,也是通过与子宫平滑肌上的缩宫素受体结合发挥作用。适应证:选择性硬膜外或腰麻醉下剖宫产术完成婴儿娩出后用药,以预防子宫收缩乏力和产后出血。优点:单次给药、维持时间长、使用便捷;缺点:价格较昂贵。其用法是:剖宫产胎儿娩出后,在1分钟内单剂量缓慢静脉注射100μg（1支×1ml）。在单剂量给予本品后，没有足够的宫缩不可反复给药，可用附加剂量的其他促进宫缩药物，如缩宫素或麦角新碱进行更进一步治疗。而对于持续出血的患者，应排查是否有胎盘碎片的滞留、凝血疾病或软产道损伤等。有关将卡贝缩宫素应用于急诊剖宫产、全身麻醉下剖宫产，或者产妇伴有心脏病、高血压、凝血疾病或肝、肾和内分泌疾病，经阴道分娩治疗宫缩乏力等报道均无相关文献，剂量尚未确定，应谨慎使用。

7. 卡前列甲酯栓　卡前列甲酯为PG类药物，一般做成阴道栓剂使用。卡前列甲酯栓在治疗宫缩乏力所引起的产后出血时，可在胎儿娩出后立即将卡前列甲酯栓 2 枚（2mg）置入阴道内，贴附于阴道前壁下1/3处，约2分钟；或直肠置入也可。该药可引起腹泻、恶心、呕吐、腹痛及面部潮红等不良反应，停药后上述反应均可消失。卡前列甲酯栓对于合并心血管疾病、哮喘及严重过敏体质、青光眼孕产妇禁用。

8. 止血药物　《产后出血预防与处理指南》（2014年版）推荐使用氨甲环酸。氨甲环酸是一种人工合成的氨基酸，属于抗纤维蛋白溶解药，可以与纤溶酶原和纤溶酶的赖氨酸结合位点高度亲和，竞争性抑制纤维蛋白的赖氨酸与纤溶酶结合，从而抑制纤维蛋白溶解，减少出血。目前研究指出，产后出血3小时内应用止血效果明显，但用于高凝患者（孕妇）的安全性尚未确定。另外，临床医师应尽可能避免在血液非流动状态下氨甲环酸输注或给药，如球囊压迫止血的情况下。该药的常用方法：1g氨甲环酸（1支）加入500ml平衡液中静脉滴注，每次1g静脉滴注或静脉注射，0.75~2g/d。不良反应：由于本品可进入脑脊液，给药后可出现视物模糊、头痛、头晕等中枢症状，也有可能出现腹泻、恶心和呕吐反应。禁忌证：有活动性血管内凝血和血栓形成倾向者、过敏、癫痫等禁用。相对禁忌证：视力障碍者；有血友病或肾盂肾炎发生大量血尿时慎用。

9. 凝血因子类　在治疗凝血功能障碍所致的产后出血时，排除其他出血原因，尽快输血、血浆、补充血小板、FIB或凝血酶原复合物、凝血因子等。以人重组活化因子Ⅶa为例，介绍凝血因子类制剂的用法。用法：静脉注射的剂量通常是50~100mg/kg，每隔2小时1次，直至达到止血效果。给药达到止血效果需10~40分钟。对于凝血因子异常的特殊产后出血有效。

（四）用药监护

1. 择期剖宫产手术，手术室护士手术前1天常规访视产妇，了解病情，对高危因素的产妇充分做好术前准备。急诊剖宫产产妇进入手术室后，护士应迅速查看病历，核对产妇信息，评估产妇情况。对有手术中大出血危险因素的产妇，应备齐术中抢救药品（卡贝缩宫素、卡前列素氨丁三醇、米索前列醇等）和急救用物（产钳、宫腔填塞的纱条、深静脉穿刺包、气管插管包等），麻醉前用18G套管针开通2组静脉通道,连接好三通管、延长管以便术中抢救药品的使用。

2. 产后2小时是产后出血发生的高峰期,应在产后2小时密切监护。观察阴道及会阴有无血肿、膀胱是否充盈及呼吸、脉搏、血压、阴道流血量、宫底高度、宫缩等情况,每隔30分钟记录一次。另外,如发生产后大量出血时,应迅速建立2条以上的静脉通道,迅速补充血容量,密切监测产妇生命体征变化。用缩宫素或其他促进宫缩药物刺激产妇子宫收缩,按摩子宫,协助子宫腔内积血排出。

3. 监测出血量、尿量,动态监测凝血功能。严密监测生命体征、中心静脉压,控制输液速度,既要保证血管容量的及时补充,又要防止液体输入过快引起肺水肿。根据产妇生命体征、出入量,适时调整输液、输血速度,保持有效循环血量的相对稳定。

4. 术中出血量>1 000ml时,在紧急处理的同时,迅速成立急救小组,明确各自职责。

5. 及时安慰产妇,保持产妇情绪稳定,避免因产妇紧张、情绪波动引起子宫收缩不良,加重出血。注意为产妇保暖、吸氧,保持呼吸道通畅。

6. 胎盘植入、宫缩乏力、凝血功能障碍等大量出血时,果断进行深静脉穿刺,便于监测中心静脉压、快速输液输血。在血源未到时,按医嘱先输入血浆代用品——羟乙基淀粉。休克产妇应加压输液、输血,大量输血时注意先输入新鲜血,输入库存血时注意血源加温。

7. 各种药物有不同适应证及不良反应,过量使用会出现不良反应,应有所了解,每种宫缩剂的最大使用量及不良反应要熟知。

8. 每种产后出血治疗药物均有禁忌证,在临床使用时需询问相关病史,监测血压和凝血功能变化,临床药师需监督医生用药,避免禁忌证用药。

案例分析

患者孕38周,下腹胀痛,伴腰酸,无阴道流液及流血。查体: BP 122/70mmHg,P 84次/min,子宫张力较大,无明显压痛,有间歇性宫缩,无阴道出血,入院。在入院4小时后孕妇突然阴道出血量多,色鲜红, BP 115/75mmHg, P 100次/min,宫缩呈持续性,不能触及胎体。血常规:白细胞19.55×10^9/L,中性粒细胞88.7%,红细胞3.88×10^{12}/L,血红蛋白120g/L。B超提示:后壁胎盘,胎盘后可见杂乱回声团,考虑胎盘早剥。进行剖宫产,胎儿娩出后,胎盘随之出来,胎盘后见大量血块750ml,早剥面积80%,子宫浆膜面可见较大面积的淤血斑,诊断为子宫胎盘卒中。子宫收缩差,活跃出血,出血量1 500ml。

治疗方案和效果:产后出血后,开放静脉通路,补充晶体液1 500ml,给予催产素20U缓慢入壶,同时子宫体肌注卡前列素氨丁三醇250U,子宫收缩较好,出血停止。

分析：该患者诊断为胎盘早剥和子宫胎盘卒中。胎盘早剥是妊娠晚期的一种严重并发症，可导致严重产后出血，若处理不及时则可并发子宫胎盘卒中、凝血功能障碍，从而威胁母子的生命健康。缩宫素可以间接刺激子宫平滑肌收缩，模拟正常分娩的子宫收缩作用，导致子宫颈扩张。卡前列素氨丁三醇（欣母沛）为$PGF_{2\alpha}$衍生物（15-甲基$PGF_{2\alpha}$），可引起全子宫协调有力收缩。此外，卡前列素是钙离子的载体，可以增加肌细胞中的钙离子浓度，增加肌纤维收缩，刺激肌细胞缝隙连接，加强子宫平滑肌收缩，从而迅速止血。在早期产后出血时，使用卡前列素氨丁三醇对减少产后出血具有积极作用。在本病例中，缩宫素和卡前列素氨丁三醇两者的联合应用可以有效促进子宫收缩，达到止血效果。

四、产褥感染用药

产褥感染（puerperal infection）是指分娩及产褥期生殖道受病原体侵袭，引起局部或全身感染，其发病率为6%。感染部位有会阴、阴道、宫颈、腹部伤口、子宫切口感染，子宫内膜炎、子宫肌炎，急性盆腔结缔组织炎、腹膜炎，血栓性静脉，脓毒血症及败血症等。

病原体种类①需氧菌：链球菌，以B族溶血性链球菌致病性最强；杆菌，以大肠埃希氏菌、克雷伯菌属、变形杆菌属多见；葡萄球菌，以金黄色葡萄球菌和表皮葡萄球菌多见。②厌氧菌：球菌，以消化球菌和消化链球菌多见；杆菌，以脆弱拟杆菌常见，易形成化脓性血栓性静脉炎和器官脓肿；梭状芽孢杆菌，主要是产气荚膜杆菌，可引起溶血、急性肾衰竭、气性坏疽而死亡。③支原体与衣原体：解脲支原体和人型支原体，沙眼支原体。

（一）用药原则

1. 首先采用支持疗法，加强营养并补充足够维生素，增强全身抵抗力，纠正水、电解质失衡。病情严重或贫血者，多次少量输新鲜血或血浆，以增加抵抗力。

2. 未能确定病原体时，应根据临床表现及临床经验，选用广谱高效抗生素，然后依据细菌培养和药敏试验结果，调整抗生素种类和剂量，保持有效血药浓度。

3. 对血栓静脉炎患者，在应用大量抗生素的同时，可加用肝素、阿司匹林等。

（二）用药策略

1. 抗感染治疗　致病菌常为需氧菌与厌氧菌的混合感染，建议联合用药。

2. 经验治疗　首选青霉素类或头孢菌素类，同时加用甲硝唑。

3. 青霉素类和头孢菌素类药物过敏患者，可选用大环内酯类药物，必要时选用喹诺酮或氨基糖苷类药物（应用时需停止哺乳）。

4. 根据细菌培养和药敏结果及病情变化,适当调整抗菌药物。

5. 血栓静脉炎　在应用大量抗生素的同时,可加肝素钠,即150U/(kg·d)肝素加于5%葡萄糖液500ml中静脉滴注,每6小时1次,体温下降后改为每日2次,连用4~7日;尿激酶40万U加入0.9%氯化钠注射液或5%葡萄糖液中静脉滴注10日,用药期间监测凝血功能。

(三)药物特点

1. 抗感染药物

(1)青霉素类:广谱青霉素可分为氨基青霉素类、羧基青霉素和酰脲类青霉素,通过抑制细菌细胞壁合成而发挥杀菌作用。

氨基青霉素类:氨苄西林与阿莫西林对革兰氏阳性球菌(链球菌、肺炎球菌、敏感的葡萄球菌)及对部分革兰氏阴性杆菌具抗菌活性。氨苄西林为肠球菌、李斯特菌感染的首选用药。

羧基青霉素和酰脲类青霉素:哌拉西林、阿洛西林和美洛西林对革兰氏阴性杆菌的抗菌谱较氨苄西林为广,抗菌作用也较强。除对部分肠杆菌科细菌外,对铜绿假单胞菌亦有良好抗菌作用。

【主要代表药物】

1)氨苄西林(ampicillin)

[抗菌作用] 对革兰氏阳性菌的作用与青霉素近似,对草绿色链球菌和肠球菌的作用较优,对其他菌的作用则较差。对耐青霉素的金黄色葡萄球菌无效。革兰氏阴性菌中淋球菌、脑膜炎球菌、流感嗜血杆菌、百日咳杆菌、大肠埃希氏菌、伤寒副伤寒杆菌、痢疾杆菌、奇异变形杆菌、布氏杆菌等对本品敏感,但易产生耐药性。肺炎克雷伯菌、吲哚阳性变形杆菌、铜绿假单胞菌对本品不敏感。

[药动学] 肌内注射后0.5~1小时达到血药浓度峰值。静脉注射0.5g后15分钟和4小时的血药浓度分别为17mg/L和0.6mg/L。本品体内分布良好,正常脑脊液仅含少量,可透过胎盘,乳汁中含有少量本品。本品血浆蛋白结合率为20%,血消除半衰期为1~1.5小时。少量在肝内代谢灭活或经胆汁排出,肌内或静脉注射后24小时尿中排出量分别为给药量的50%和70%。

[用法用量] 肌内注射:一日2~4g,分4次给药;静脉滴注或静脉注射:一日4~8g,分2~4次给药;重症感染患者一日剂量可以增加至12g,一日最高剂量14g。

[不良反应] 过敏反应较为常见,皮疹是最常见的不良反应,多发生于用药后5日,呈荨麻疹或斑丘疹,后者对氨苄西林有一定的特异性,偶见用药后致粒细胞和血小板减少;少数患者用药后可发生间质性肾炎;过敏性休克偶见;抗生素相关性肠炎少见,少数患者出现血清转氨酶升高。大剂量静脉给药可发生抽搐等神经系统中毒性症状。

[注意事项] 青霉素类药物过敏史或青霉素皮肤试验阳性者禁用；孕妇应仅在确有必要时使用本品，哺乳期妇女用药时暂停哺乳；过敏反应较常见，偶见过敏性休克，一旦发生必须就地抢救，予以保持气道畅通、吸氧及给予肾上腺素、糖皮质激素等治疗措施；严重肾功能损害者，有哮喘、湿疹、荨麻疹等过敏性疾病者，均应慎用；用药期间如出现严重的持续性腹泻，可能是假膜性肠炎，应立即停药，确诊后采用相应抗生素治疗；针剂应溶解后立即使用，溶解放置后致敏物质可增多；本品在弱酸性葡萄糖液中分解较快，因此宜用中性液体作溶剂。

[药物相互作用] 与丙磺舒合用会延长本品的半衰期；与卡那霉素合用对大肠埃希氏菌、变形杆菌具有协同抗菌作用；本品宜单独滴注，不可与下列药物同瓶滴注，包括氨基糖苷类、磷酸克林霉素、盐酸林可霉素、多黏菌素B、琥珀氯霉素、红霉素、肾上腺素、间羟胺、多巴胺、阿托品、葡萄糖酸钙、B族维生素、维生素C、含有氨基酸的营养注射剂和琥珀酸氢化可的松等；别嘌醇可使本品皮疹反应发生率增加，尤其多见于高尿酸血症；食用纤维可降低氨苄西林的吸收；与林可霉素有拮抗作用，配伍在同一溶液中可发生沉淀，两药不宜联用。

2）阿莫西林（amoxicillin）

[抗菌作用] 抗菌谱及抗菌活性与氨苄西林基本相同，但其耐酸性较氨苄西林强，其杀菌作用较后者强而迅速，但不能用于脑膜炎的治疗。

[药动学] 口服本品后吸收迅速，75%~90%可自胃肠道吸收，食物对药物吸收的影响不显著。口服0.25g和0.5g后血药浓度峰值（C_{max}）分别为3.5~5.0mg/L和5.5~7.5mg/L，达峰时间为1~2小时。本品在多数组织和体液中分布良好，可通过胎盘，在脐带血中浓度为母体血药浓度的1/3左右，在乳汁、汗液和泪液中也含微量。阿莫西林的蛋白结合率为17%~20%。本品血消除半衰期（$t_{1/2\beta}$）为1~1.3小时，服药后24%~33%的给药量在肝内代谢，6小时内45%~68%给药量以原型药自尿中排出，尚有部分药物经胆道排泄。严重肾功能不全患者血清半衰期可延长至7小时。

[用法用量] 成人，口服，一次0.5g，每6~8小时1次，一日剂量不超过4g；肌内注射或静脉滴注，一次0.5~1g，每6~8小时1次。

[不良反应] 最常见不良反应为腹泻、恶心、呕吐等胃肠道反应；皮疹、哮喘和药物热等过敏反应；贫血、血小板减少、嗜酸性粒细胞增多等；血清氨基转移酶可轻度增高；由念珠菌或耐药菌引起的二重感染；偶见兴奋、焦虑、失眠、头晕以及行为异常等中枢神经系统症状。

[注意事项] 对该药及其他青霉素过敏史者禁用；无论采用何种给药途径，用青霉素类抗菌药物前必须详细询问患者有无青霉素类过敏史、其他药物过敏史及过敏性疾病史，并须先做青霉素皮肤试验；发生假膜性肠炎，轻度者停药后

即可恢复,中至重度者须给予液体补液、电解质及蛋白质,同时给予艰难梭菌敏感的抗菌药物治疗;哺乳期妇女服用该药后有可能使乳儿致敏,故用药时应暂停哺乳;老年人肾功能呈轻度减退,本品主要经肾脏排出,故治疗老年患者感染时宜适当减量应用。

[药物相互作用] 丙磺舒可降低肾小管对阿莫西林的分泌排出,联用可使后者血浓度增高,半衰期延长。

3)哌拉西林(piperacillin)

[抗菌作用] 主要适用于铜绿假单胞菌、变形杆菌、黏质沙雷菌、大肠埃希氏菌、肺炎克雷伯菌及对本品敏感的革兰氏阴性菌引起的各种感染性疾病。

[药动学] 正常人肌内注射本品1g后0.71小时达血药浓度峰值,为52.2mg/L;静脉滴注或静脉注射本品1g后即刻血药浓度达58.0mg/L和142.1mg/L。血浆蛋白结合率为17%~22%,表观分布容积(apparent volume of distribution, V_d)为0.18~0.3L/kg,分布半衰期为11~20分钟。在骨、心脏等组织和体液中分布良好,脑膜有炎症时在脑脊液中也可达到相当浓度。肝内不代谢,通过肾和非肾(主要经胆汁)途径清除。

[用法用量] 肌内注射:每日4~6g,分3~4次给药。静脉注射或滴注:每日4~16g。

[不良反应] 肌内注射后偶有局部疼痛,快速静脉注射可导致暂时性恶心、胸闷、咳嗽、发热、口腔异味、结膜充血等,如减慢速度即可消失;变态反应(如皮疹、痒感、头晕,麻木、发热等)较为多见。

[注意事项] 对该药及其他青霉素过敏者禁用;有过敏史、出血史、溃疡性结肠炎史者慎用;肾功能减退者以及老年患者按肾功能调整剂量;少量药物可经母乳排泄使乳儿致敏,用药期间宜暂停哺乳;长期应用该药的患者应定期进行肝、肾功能和血液学等检查;治疗期间如发生出血征象,应立即停药并处理;对诊断的干扰:应用本品可引起直接抗球蛋白(Coombs)试验呈阳性,也可出现血尿素氮和血清肌酐升高、高钠血症、低钾血症、血清氨基转移酶和血清乳酸脱氢酶升高、血清胆红素增多;本品不可加入碳酸氢钠溶液中静滴。

[药物相互作用] 与庆大霉素和阿米卡星等氨基糖苷类抗菌药物合用,对铜绿假单胞菌、沙雷菌属、克雷伯菌属、吲哚阳性变形杆菌、普罗威登菌属、其他肠杆菌属和葡萄球菌属的敏感株具协同杀菌作用,但对该药耐药菌株无协同现象,与亚胺培南联合治疗铜绿假单胞菌可出现拮抗作用,与庆大霉素联合对粪肠球菌无协同作用;与肝素、香豆素、茚满二酮等抗凝血药及非甾体抗炎药合用时可增加出血危险,与栓溶剂合用可发生严重出血;与头孢西丁合用,因后者可诱导细菌产生β-内酰胺酶而对铜绿假单胞菌、沙雷菌属、变形杆菌属和肠杆菌属出现

拮抗作用；不能与氨基糖苷类抗菌药物在同一容器中滴注，否则两者的抗菌活性均减弱。

4）阿洛西林（azlocillin）

[抗菌作用] 敏感的革兰氏阴性细菌及阳性细菌所致的各种感染，尤其是铜绿假单胞菌感染。

[药动学] 在治疗剂量范围内，剂量与药动学之间存在着一定的依赖关系。血中半衰期为1~1.5小时，血浆蛋白结合率为40%左右，尿排泄为60%~65%，胆汁排泄为5.3%。

[用法用量] 静脉滴注通常加入适量5%葡萄糖盐水或5%~10%葡萄糖注射液中，每日6~10g，重症可增加至每日10~16g，一般分2~4次给药。

[不良反应] 类似青霉素的不良反应，主要为过敏反应（如瘙痒、荨麻疹等），其他反应有腹泻、恶心、呕吐、发热，个别病例可见出血时间延长、白细胞减少等，电解质紊乱（高钠血症）较少见。

[注意事项] 本品可透过胎盘进入胎儿血液循环，并有少量随乳汁分泌，哺乳期妇女应用本品虽尚无发生严重问题的报道，但孕妇及哺乳期妇女应用仍需权衡利弊，因其应用后可使婴儿致敏和引起腹泻、皮疹、念珠菌属感染等。用药前需做青霉素皮肤试验，阳性者禁用。交叉过敏反应：对一种青霉素类抗生素过敏者，可能对其他青霉素类抗生素也过敏，也可对青霉胺或头孢菌素类过敏。大剂量应用时应定期检测血清钠。对诊断的干扰：①用药期间，以硫酸铜法进行尿糖测定时可出现假阳性，用葡萄糖酶法者则不受影响；②大剂量注射给药可出现高钠血症；③可使血清丙氨酸转氨酶或天冬氨酸转氨酶升高。

[药物相互作用] 氯霉素、红霉素、四环素类等抗生素和磺胺药等抑菌剂可干扰本品的杀菌活性，不宜与本品合用，尤其是在治疗脑膜炎或急需杀菌剂的严重感染时。丙磺舒、阿司匹林、吲哚美辛、保泰松、磺胺药可减少本品自肾脏排泄，因此与本品合用时使其血药浓度增高，排泄时间延长，毒性也可能增加。本品与重金属，特别是铜、锌和汞呈配伍禁忌，因后者可破坏其氧化噻唑环；由锌化合物制造的橡皮管或瓶塞也可影响其活力；呈酸性的葡萄糖注射液或四环素注射液可破坏其活性；也可为氧化剂、还原剂或羟基化合物灭活。本品静脉输液加入头孢噻吩、林可霉素、四环素、万古霉素、琥乙红霉素、两性霉素B、去甲肾上腺素、间羟胺、苯妥英钠、盐酸羟嗪、丙氯拉嗪、异丙嗪、维生素B族、维生素C等后将出现混浊。本品可加强华法林的作用。本品与氨基糖苷类抗生素混合后，两者的抗菌活性明显减弱，因此两药不能置同一容器内给药。本品可减慢头孢噻肟及环丙沙星自体内清除，故合用时应降低后两者的剂量。

5）美洛西林（mezlocillin）

[抗菌作用] 用于大肠埃希氏菌、肠杆菌属、变形杆菌等革兰氏阴性杆菌中敏感菌株所致的感染性疾病。

[药动学] 本品易进入组织，并在多数器官及体液中达到有效治疗浓度，在脑膜炎时可进入蛛网膜下腔，渗透至脑脊液中。本品半衰期约为60分钟，蛋白结合时约为30%。尿中排泄量：静脉注射后24小时内，55%~70%的剂量以抗菌活性体的形式从尿中排泄。胆道排泄量：静脉注射后，最多有25%的给药剂量以抗菌活性体的形式从胆道排泄。

[用法用量] 肌内注射临用前加灭菌注射用水溶解，静脉注射通常加入5%葡萄糖氯化钠注射液或5%~10%葡萄糖注射液溶解后使用。每日2~6g，严重感染者可增至8~12g，最大可增至15g。

[不良反应] 主要有食欲缺乏、恶心、呕吐、腹泻，肌内注射有局部疼痛和皮疹，且多在给药过程中发生，大多程度较轻，不影响继续用药，重者停药后上述症状迅速减轻或消失；少数病例可出现血清转氨酶、碱性磷酸酶升高及嗜酸性粒细胞一过性增多，中性粒细胞减少、低钾血症等极为罕见；未见肾功能改变及血液电解质紊乱等严重反应；过敏反应如皮疹、瘙痒；罕见出血时间延长、紫癜或黏膜出血、药物热。

[注意事项] 对青霉素过敏者禁用；有哮喘、湿疹、花粉症、荨麻疹等过敏性疾病史者慎用；本品可透过胎盘屏障，然而未发现有任何胚胎毒，因此在一定情况或适宜指征下，可在妊娠期间使用；为防止过量用药引发的症状，对于严重肾功能损伤或严重肝肾功能损伤的患者必须减少剂量；个别病例在极高的血清浓度可出现神经毒性反应，应立即停药，并予以对症、支持治疗，本品可通过血液透析排除；交叉过敏反应，对一种青霉素类抗生素过敏者，可能对其他青霉素类抗生素也过敏，也可对青霉胺或头孢菌素类过敏；可使血清丙氨酸转氨酶或天冬氨酸转氨酶升高；严重电解质紊乱的患者使用本品时，应注意本品中含有钠的影响。大剂量应用时应定期检测血清钠。

[药物相互作用] 氯霉素、红霉素、四环素类等抗生素和磺胺类药等抑菌剂可干扰本品的杀菌活性，不宜与本品合用，尤其是在治疗脑膜炎或急需杀菌剂的严重感染时；丙磺舒、阿司匹林、吲哚美辛、保泰松、磺胺药可减少本品自肾排泄，与本品合用时其血药浓度增高，排泄时间延长，毒性也可能增加；本品与重金属，特别是铜、锌和汞呈配伍禁忌，因后者可破坏其氧化噻唑环。由锌化合物制造的橡皮管或瓶塞也可影响其活力，也可为氧化剂、还原剂或羟基化合物灭活；本品静脉输液加入头孢噻吩、林可霉素、四环素、万古霉素、琥乙红霉素、两性霉素B、去甲肾上腺素、间羟胺、苯妥英钠、盐酸羟嗪、丙氯拉嗪、异丙嗪、B族维

生素、维生素C等后将出现混浊；避免与酸碱性较强的药物配伍，pH<4.5会有沉淀发生，pH<4.0及pH>8.0效价下降较快；本品可加强华法林的作用；与氨基糖苷类抗生素合用有协同作用，但混合后两者的抗菌活性明显减弱，因此两药不能置同一容器内给药。

（2）头孢菌素类：临床常用药物头孢呋辛为第二代头孢菌素，对奈瑟菌、部分吲哚阳性变形杆菌、部分枸橼酸杆菌、部分肠杆菌均有效；头孢曲松、头孢哌酮、头孢噻肟为第三代头孢菌素，对革兰氏阴性菌的作用较第二代头孢菌素更为优越，其抗菌谱较第二代有所扩大，对铜绿假单胞菌、沙雷杆菌、不动杆菌及部分脆弱拟杆菌有效。

【主要代表药物】

1）头孢呋辛（cefuroxime）

[抗菌作用] 对奈瑟菌、部分吲哚阳性变形杆菌、部分枸橼酸杆菌、部分肠杆菌均有效。

[药动学] 肌内给药和静脉给药的消除半衰期均约80分钟。约89%的给药剂量在8小时内以原型经肾脏排泄，尿液中浓度甚高，约50%通过肾小管分泌，约50%经肾小球滤过。在胸腔积液、关节液、胆汁、痰液、骨、羊水、滑囊液等各种组织和体液中分布良好，能进入炎性脑脊液达治疗浓度。该药可进入胎盘和乳汁。血清蛋白结合率约为50%。透析能使血药浓度降低。

[用法用量] 肌内注射或静脉滴注：一次0.75~1.5g，一日3次；对严重感染，一次1.5g，一日4次。

[不良反应] 与青霉素有交叉过敏反应；偶见皮疹及血清氨基转移酶升高，停药后症状消失；据文献报道，长期使用本品可导致非敏感菌的增殖，胃肠失调，包括治疗中、后期甚少出现的假膜性结肠炎；罕见短暂性的血红蛋白浓度降低，嗜酸性粒细胞增多、白细胞和中性粒细胞减少，停药后症状消失；肌内注射时，注射部位会有暂时的疼痛，剂量较大时尤其如此；本品可使抗球蛋白试验呈阳性反应。

[注意事项] 对该药和其他头孢菌素类过敏者禁用；如考虑有假膜性肠炎的可能者应立即停药，并予以治疗；与其他肾毒性药物合用时需谨慎；属妊娠期B类药物，但用于孕妇仍需谨慎评估利弊和风险；可自乳汁分泌，哺乳期用药宜暂停哺乳；药物过量可引起神经系统异常继而导致惊厥，采用血液透析或腹膜透析可部分清除。

[药物相互作用] 本品与下列药物有配伍禁忌：硫酸阿米卡星、庆大霉素、卡那霉素、妥布霉素、新霉素、盐酸金霉素、盐酸四环素、盐酸土霉素、多黏菌素E甲磺酸钠、硫酸多黏菌素B、葡萄糖酸红霉素、乳糖酸红霉素、林可霉素、磺胺异噁

唑、氨茶碱、可溶性巴比妥类、氯化钙、葡萄糖酸钙、盐酸苯海拉明和其他抗组胺药、利多卡因、去甲肾上腺素、间羟胺、哌甲酯、氯化琥珀胆碱等；偶亦可能与下列药物发生配伍禁忌，包括青霉素、甲氧西林、琥珀氢化可的松、苯妥英钠、丙氯拉嗪、B族维生素和维生素C、水解蛋白；本品不可用磷酸氢钠溶液溶解；本品不可与其他抗菌药物在同一注射器中给药；可导致铜还原法尿糖试验假阳性，但葡萄糖氧化酶或已糖磷酸激酶法则不受影响；与氨基糖苷类抗菌药物具有协同抗菌作用；与强效利尿药联合应用可产生肾毒性。

2）头孢曲松（ceftriaxone）

[抗菌作用] 本品为半合成的第三代头孢菌素，对大多数革兰氏阳性菌和阴性菌都有强大抗菌活性，抗菌谱包括大肠埃希氏菌、肺炎克雷伯菌、流感嗜血杆菌、产气肠细菌、变形杆菌属、双球菌属及金黄色葡萄球菌等。本品对β-内酰胺酶稳定。

[药动学] 以1g单剂量头孢曲松肌内注射后2~3小时达最高血药浓度，约为81mg/L。肌内注射后的血药浓度-时间曲线下面积与同剂量静脉注射后相等，提示肌内注射头孢曲松的生物利用度可达100%。头孢曲松的V_d为7~12L。一次使用头孢曲松1~2g后显示出很好的组织与体液穿透性，在肺、心脏、胆道、肝、扁桃体、中耳及鼻黏膜、骨骼、脑脊液、胸膜液、前列腺液及滑膜液等60多种组织和体液中的药物浓度保持高于感染致病菌的最低抑菌浓度达24小时以上。静脉使用头孢曲松后能迅速弥散至间质液中，并保持对敏感细菌的杀菌浓度达24小时。头孢曲松在体内不被分解代谢，仅被肠道内菌株转变为无活性的代谢产物，头孢曲松能透过胎盘，在乳汁中也有少量分泌。血浆总清除率为10~22ml/min。肾清除率为5~12ml/min。50%~60%的头孢曲松以原形分泌于尿液中，而40%~50%以原形分泌于胆汁中。成人的清除半衰期约为8小时。

[用法用量] 肌内或静脉给药，每24小时1~2g或每12小时0.5~1g，最高剂量一日4g。疗程7~14日。

[不良反应] 胃肠道不适，如稀便或腹泻、恶心、呕吐、胃炎和舌炎；嗜酸性粒细胞增多，白细胞、粒细胞减少，溶血性贫血，血小板减少；皮肤反应：皮疹，过敏性皮炎，瘙痒，荨麻疹，水肿等，曾经报道过严重皮肤反应（多形性红斑，Stevens-Johnson综合征或Lyell综合征/中毒性表皮坏死松解症）的独立病例；罕见头痛和眩晕，转氨酶增高，少尿，血肌酐增加，生殖道真菌病，假膜性肠炎及凝血障碍。

[注意事项] 孕妇和哺乳期妇女应用头孢菌素类虽尚未见发生过量的报道，其应用仍需权衡利弊；一旦发生药物过量，血液透析或腹膜透析方法不会降低血药浓度，亦无特殊解毒剂，应给予对症治疗；对抗生素相关性腹泻患者应考虑到假膜性肠炎；长期使用时，应定期测定血常规。

[药物相互作用] 体外试验发现氯霉素与头孢曲松合用会产生拮抗作用。

3）头孢哌酮（cefoperazone）

[抗菌作用] 对大肠埃希氏菌、克雷伯菌属、变形杆菌属、伤寒沙门菌、志贺菌属、枸橼酸杆菌属等肠杆菌科细菌和铜绿假单胞菌有良好抗菌作用,对产气肠杆菌、阴沟肠杆菌、鼠伤寒杆菌和不动杆菌属等的作用较差。流感嗜血杆菌、淋病奈瑟菌和脑膜炎奈瑟菌对本品高度敏感。对各组链球菌、肺炎球菌亦有良好作用,对葡萄球菌(甲氧西林敏感株)仅具中度作用,对肠球菌属耐药。头孢哌酮对多数革兰氏阳性厌氧菌和某些革兰氏阴性厌氧菌有良好作用,脆弱拟杆菌对本品耐药。

[药动学] 单剂量注射后,本品在血清、胆汁和尿液中可达到高浓度。其平均半衰期为2小时,且不受注射途径影响。注射后在所有测定的体液和组织中均能达到治疗浓度,本品通过胆汁和尿液排泄,注射后1~3小时,胆汁中的浓度可达到最大值,超过同期血清浓度100倍。肾功能正常者经不同注射途径和剂量给药后,12小时内尿中平均回收率为20%~30%。正常人多次注射后,在体内无蓄积。肾功能不全者的血清浓度峰值、药-时曲线下面积,血清半衰期与正常人相似,肝功能不全者血清半衰期延长,经尿排泄的药量增加,如患者同时存在肝、肾功能不全,则可在血清中蓄积。

[用法用量] 肌内注射、静脉注射和静脉滴注。一般感染,每次1~2g,每12小时1次;严重感染,每次2~3g,每8小时1次。

[不良反应] 过敏反应;胃肠道不良反应,包括轻至中度稀便和腹泻;中性粒细胞减少症、血红蛋白减少、血小板减少、低凝血酶原血症、嗜酸性粒细胞增多等。

[注意事项] 对头孢菌类抗生素过敏者慎用;只有在医生认为必要时,孕妇才能使用本品;哺乳期妇女仍应格外谨慎使用本品;少数患者使用后可出现维生素缺乏,应监测这些患者的PT,必要时补充维生素K。

[药物相互作用] 与氨基糖苷类抗生素的药液不能混合使用。

4）头孢噻肟（cefotaxime）

[抗菌作用] 头孢噻肟为第三代头孢菌素,是一种广谱抗生素。对革兰氏阴性杆菌的作用明显优于第一、二代头孢菌素,尤其对流感嗜血杆菌、大肠埃希氏菌、肠杆菌、枸橼酸菌属、沙雷菌属、克雷伯杆菌属及β-内酰胺酶的耐药大肠埃希氏菌的作用比头孢哌酮强,特别对产青霉素酶的嗜血杆菌作用最强。

[药动学] 肌内注射本品0.5g或1.0g后,0.5小时达血药浓度峰值（C_{max}）,分别为12mg/L和25mg/L,8小时后血中仍可测出有效浓度。于5小时内静脉注射本品1g或2g,即刻血药浓度峰值分别为102mg/L和215mg/L,4小时后2g组尚可测得3.3mg//L,30小时内静脉滴注1g后的即刻血药浓度为41mg/L,4小时的血药浓度为

1.5mg/L。头孢噻肟广泛分布于全身各种组织和体液中。正常脑脊液中的药物浓度很低；脑膜炎患者应用本品后，脑脊液中可达有效浓度。本品可透过胎盘屏障进入胎儿血液循环，少量亦可进入乳汁。

蛋白结合率为30%~50%。1/3的药物在体内代谢为去乙酰头孢噻肟（抗菌活性为头孢噻肟的1/10）和其他无活性的代谢物。本品血消除半衰期（$t_{1/2}$）为1.5小时。约80%（74%~88%）的给药量经肾排泄，其中50%~60%为原型药，10%~20%为去乙酰头孢噻肟。

[用法用量] 静脉注射和静脉滴注：一日2~6g，分2~3次；严重感染，每次2~3g，每6~8小时1次，一日最高剂量不超过12g。

[不良反应] 不良反应发生率低，为3%~5%。皮疹和药物热，静脉炎，腹泻、恶心、呕吐、食欲缺乏等；ALP、BUN、天冬氨酸转氨酶、丙氨酸转氨酶或LDH可增高等；少见白细胞减少、嗜酸性粒细胞增多或血小板减少；偶见头痛、麻木、呼吸困难和面部潮红；极少数患者可发生黏膜念珠菌病。

[注意事项] 对头孢菌素过敏者、有青霉素过敏性休克或即刻反应史者禁用；头孢菌素、头霉素、青霉素或青霉胺之间存在交叉过敏反应；可经乳汁排出，哺乳期妇女应用本品时虽无发生问题的报道，但应用时宜暂停哺乳；本品无特效拮抗药，药物过量时主要给予对症治疗和大量饮水及补液；肾功能减退者应在减少剂量的情况下慎用；有胃肠道疾病者慎用。

[药物相互作用] 与氨基糖苷类抗生素、强效利尿药合用时，应随访肾功能；与阿洛西林或美洛西林合用，需适当减少本品的剂量。

（3）大环内酯类：大环内酯类有红霉素、麦迪霉素、乙酰麦迪霉素、螺旋霉素、乙酰螺旋霉素、交沙霉素、吉他霉素等沿用大环内酯类和阿奇霉素、克拉霉素、罗红霉素等新大环内酯类。该类药物对革兰氏阳性菌、厌氧菌、支原体及衣原体等具抗菌活性。阿奇霉素、克拉霉素、罗红霉素等对流感嗜血杆菌、肺炎支原体或肺炎衣原体等的抗微生物活性增强、口服生物利用度提高、给药剂量减小、不良反应亦较少、临床适应证有所扩大。

抗菌谱广，对大多数革兰氏阳性菌、部分革兰氏阴性菌及一些非典型致病菌均有效。对甲氧西林敏感葡萄球菌属、链球菌属、肺炎双球菌、破伤风杆菌、炭疽杆菌、白喉杆菌、淋病奈瑟菌、脑膜炎奈瑟菌、百日咳杆菌、流感嗜血杆菌、军团菌属等具有强大的抗菌活性；对梅毒螺旋体、钩端螺旋体、肺炎支原体、衣原体、立克次体、弓形虫、非典型分枝杆菌等病原体也有良好的抗菌作用。

【主要代表药物】

1）红霉素（erythromycin）

[抗菌作用] 抗菌谱与青霉素近似，对革兰氏阳性菌，如葡萄球菌、化脓性链

球菌、草绿色链球菌、肺炎链球菌、粪链球菌、溶血性链球菌、梭状芽孢杆菌、白喉杆菌、炭疽杆菌等有较强的抑制作用。对革兰氏阴性菌,如淋球菌、螺旋杆菌、百日咳杆菌、布氏杆菌、军团菌、脑膜炎双球菌以及流感嗜血杆菌、拟杆菌、部分痢疾杆菌及大肠埃希氏菌等也有一定的抑制作用。此外,对支原体、放线菌、螺旋体、立克次体、衣原体、诺卡菌、少数分枝杆菌和阿米巴原虫有抑制作用。金黄色葡萄球菌等葡萄球菌及链球菌属细菌对本品易耐药。特点是对青霉素产生耐药性的菌株,对本品敏感。

[药动学] 空腹口服红霉素碱肠溶片250mg后,3~4小时血药浓度达峰值,平均约为0.3mg/L。吸收后除脑脊液和脑组织外,广泛分布于各组织和体液中,尤以肝、胆汁和脾中浓度为最高,在肾、肺等组织中的浓度可高出血药浓度数倍,在胆汁中的浓度可达血药浓度的10~40倍或以上。在皮下组织、痰及支气管分泌物中的浓度比较高,痰中浓度与血药浓度相仿;在胸腔积液、腹水、脓液等中的浓度可达有效水平。本品有一定量(约为血药浓度的33%)进入前列腺及精囊中,但不易透过血脑屏障,脑膜有炎症时脑脊液中浓度仅为血药浓度的10%左右。可进入胎血和排入母乳中,胎儿血药浓度为母体血药浓度的5%~20%,母乳中药物浓度可达血药浓度的50%以上。V_d为0.9L/kg,蛋白结合率为70%~90%。游离红霉素在肝内代谢,血消除半衰期($t_{1/2}$)为1.4~2小时,无尿患者的$t_{1/2}$可延长至4.8~6小时。红霉素主要在肝中浓缩和从胆汁排出,并进行肝肠循环,2%~5%的口服量和10%~15%的注入量自肾小球滤过排出,尿中浓度可达10~100mg/L,粪便中也有一定量。

[用法用量] 每次0.25~0.5g,每日3次或4次。注射用乳酸红霉素:静脉滴注,每次0.5~1.0g,每日2次或3次。

[不良反应] 胃肠道反应多见,有腹泻、恶心、呕吐、中上腹痛,口舌疼痛,食欲缺乏等,其发生率与剂量大小有关;肝毒性少见,患者可有乏力、恶心、呕吐、腹痛、发热及肝功能异常,偶见黄疸等;大剂量(超过4g/d)应用时,尤其肝、肾疾病患者或老年患者,可能引起听力减退,主要与血药浓度过高(>12mg/L)有关,停药后大多可恢复;过敏反应表现为药物热、皮疹、嗜酸性粒细胞增多等,发生率为0.5%~1%;偶有心律失常、口腔或阴道念珠菌感染。

[注意事项] 对红霉素类药物过敏者禁用;本品有相当量进入母乳中,哺乳期妇女应用时应暂停哺乳;溶血性链球菌感染用本品治疗时,至少需持续10天,以防止急性风湿热的发生;为获得较高血药浓度,红霉素需空腹(餐前1小时或餐后3~4小时)与水同服;用药期间定期随访肝功能。

[药物相互作用] 本品可抑制卡马西平和丙戊酸等抗癫痫药的代谢,导致后者的血药浓度增高而发生毒性反应;本品与阿芬太尼合用可抑制后者的代谢,

延长其作用时间;本品与阿司咪唑或特非那定等抗组胺药合用可增加心脏毒性,与环孢素合用可使后者血药浓度增加而产生肾毒性;与氯霉素和林可酰胺类有拮抗作用,不推荐同用;本品为抑菌药,可干扰青霉素的杀菌效能,故当需要快速杀菌作用如治疗脑膜炎时,两者不宜同用;长期服用华法林的患者应用本品时可导致PT延长,从而增加出血的危险性,老年患者尤应注意,两者必须同用时,华法林的剂量宜适当调整,并严密观察PT;除二羟丙茶碱外,本品与黄嘌呤类合用可使氨茶碱的肝清除减少,导致血清氨茶碱浓度升高和/或毒性反应增加。这一现象在合用6日后较易发生,氨茶碱清除的减少幅度与红霉素血清峰值成正比。因此在两者合用疗程中和疗程后,黄嘌呤类的剂量应予调整;与其他肝毒性药物合用可能增强肝毒性;大剂量红霉素与耳毒性药物合用,尤其肾功能减退患者可能增加耳毒性;与洛伐他汀合用时可抑制其代谢而使血药浓度上升,可能引起横纹肌溶解,与咪达唑仑合用时可减少两者的清除而增强其作用。

2)罗红霉素(roxithromycin)

[抗菌作用] 罗红霉素抗菌谱与红霉素相仿,其体外抗菌作用与红霉素相似,体内抗菌作用比红霉素强1~4倍。罗红霉素对革兰氏阳性菌作用比红霉素略差,对嗜肺军团菌的作用比红霉素强。

[药动学] 口服吸收好,血药峰浓度高,单剂量口服罗红霉素150mg后约2小时达血药浓度峰值为6.6~7.9mg/L,进食可使生物利用度下降约50%。分布广,腭扁桃体、鼻窦、中耳、肺、痰、前列腺及其他泌尿生殖道组织中的药物浓度均可达有效治疗水平。其蛋白结合率在血药浓度2.5mg/L时为96%。以原型及5个代谢物从体内排出,7.4%自尿液排出。血消除半衰期($t_{1/2}$)为8.4~15.5小时。

[用法用量] 空腹口服,一般疗程为5~12天。每次150mg,每日2次;也可每次300mg,每日1次。

[不良反应] 同大环内酯类不良反应。

[注意事项] 对大环内酯类药物过敏者禁用;孕妇及哺乳期妇女慎用。

[药物相互作用] 不与麦角胺、双氢麦角胺、溴隐亭、特非那定、酮康唑及西沙必利配伍;对氨茶碱的代谢影响小,对卡马西平、华法林、雷尼替丁及其他抗酸药基本无影响。

3)阿奇霉素(azithromycin)

[抗菌作用] 对葡萄球菌属、肺炎链球菌、其他链球菌属、肠球菌属的抗菌活性较红霉素略差。对革兰氏阴性菌的抗菌活性较红霉素明显增强,对流感嗜血杆菌及淋病奈瑟球菌的抗菌活性达红霉素的4倍以上,对卡他莫拉菌、弯曲菌属的抗菌活性也有增强。对军团菌属的抗菌活性与红霉素相仿。对支原体属、衣

原体属、解脲支原体均具有强大的抗菌活性,对肺炎支原体的作用为大环内酯类中最强者。对某些非结核分枝杆菌如鸟分枝杆菌,对某些寄生虫如弓形虫具抗微生物活性。阿奇霉素具良好的抗菌药物后效应。本品的作用机制与红霉素相同,对耐药革兰氏阳性菌与红霉素完全交叉耐药。

[药动学] 口服后37%的药物被吸收。在体内的分布及排泄符合多房室模型,从血峰浓度至给药后8小时内,血药浓度下降迅速;在给药8小时后,血药浓度下降缓慢,主要由于药物从组织中重新释放、排出所致。药物在体内分布容积大,组织中浓度明显高于血浓度,在鼻窦分泌物、扁桃体、肺、前列腺及其他泌尿生殖系组织中可达有效药物浓度。在中性粒细胞及巨噬细胞中有药物聚集现象。阿奇霉素主要以原型自胆管排出(约50%),小部分自尿中排出(约12%),其消除半衰期长达35~48小时。

[用法用量] 对大部分感染可选用3天或5天治疗方案,即500mg/d顿服,连用3天;或第一天500mg顿服,然后250mg/d顿服,连用4天;衣原体属、脲原体属引起的尿道炎、宫颈炎,可单剂1g,或分3天服用;治疗分枝杆菌感染,500mg/d,共10~30天。

[不良反应] 不良反应发生率约为12%,其中胃肠道反应为9.6%,偶可出现肝功能异常、外周血白细胞计数下降等实验室异常。

[注意事项] 部分药物从肾脏排出,肾功能不全时不需作剂量调整;肝病患者的消除半衰期略有延长,但对轻至中度肝硬化患者如仅短疗程(3~5天)用药,不需作剂量调整。

[药物相互作用] 阿奇霉素不影响其他经肝脏代谢的药物如茶碱类、卡马西平等,合用时不需对后者作剂量调整;对艾滋病患者用的齐多夫定无影响;对特非那定的代谢无影响。

(4)喹诺酮类:临床上常用的氟喹诺酮类有诺氟沙星、氧氟沙星、环丙沙星、左氧氟沙星和莫西沙星等。本类药物具有广谱抗菌作用,尤其对需氧革兰氏阴性杆菌的抗菌活性强,通过作用于细菌DNA螺旋酶的A亚单位,抑制DNA的合成和复制而导致细菌死亡。对革兰氏阴性菌,包括大肠埃希氏菌、肺炎克雷伯菌、变形杆菌属、伤寒沙门菌、副伤寒沙门菌、志贺菌属、阴沟肠杆菌、产气肠杆菌、枸橼酸菌属、黏质沙雷菌、铜绿假单胞菌、脑膜炎奈瑟菌、流感嗜血杆菌、卡他莫拉菌、嗜肺军团菌、淋病奈瑟菌等均有较强的抗菌作用,对葡萄球菌属、溶血性链球菌等革兰氏阳性球菌亦具有中等抗菌作用。

【主要代表药物】

1)氧氟沙星(ofloxacin)

[抗菌作用] 对葡萄球菌、链球菌(包括肠球菌)、肺炎链球菌、淋球菌、大肠埃

希氏菌、枸橼酸杆菌、志贺杆菌、肺炎克雷伯菌、肠杆菌属、沙雷杆菌属、变形杆菌、流感嗜血杆菌、不动杆菌、螺旋杆菌等有较好的抗菌作用,对铜绿假单胞菌和沙眼衣原体也有　定的抗菌作用。

[药动学] 口服后吸收完全,相对生物利用度达95%~100%。血药浓度达峰时间约为1小时。食物对本品的吸收影响很少。多次给药后稳态血药浓度约于给药后3小时达到。血消除半衰期为4.7~7.0小时,蛋白结合率为20%~25%。本品吸收后广泛分布至各组织、体液,组织中的浓度常超过血药浓度而达有效水平。本品尚可通过胎盘屏障。本品主要以原型自肾排泄,少量(3%)在肝内代谢。口服24小时内尿中排出给药量的75%~90%,尿中代谢物很少。本品以原型自粪便排出少量,给药后24小时和48小时内累积排出量分别为给药量的1.6%和3.9%。本品也可通过乳汁分泌。

[用法用量] 静脉滴注:一次0.5g,一日1次,疗程7~14日;铜绿假单胞菌感染或较重感染时剂量可增至一次0.4g,一日2次。

[不良反应] 胃肠道反应,如腹部不适或疼痛,腹泻、恶心或呕吐;中枢神经系统反应,可有头晕、头痛,嗜睡或失眠;过敏反应,包括皮疹、皮肤瘙痒,偶可发生渗出性多形性红斑及血管神经性水肿。光过敏较少见;偶可有癫痫发作、神经异常、烦躁不安、意识混乱、幻觉、震颤;血尿、发热、皮疹等间质性肾炎表现,静脉炎,结晶尿多见于高剂量应用时,关节痛;少数患者可发生血清转氨酶升高、血尿素氮增高及周围血常规白细胞计数降低,多属轻度,并是一过性。

[注意事项] 对本品和氟喹诺酮类药物过敏的患者禁用;哺乳期妇女应用本品时应暂停哺乳。

[药物相互作用] 碱化剂可减低本品在尿中的溶解度,导致结晶尿和肾毒性;喹诺酮类抗菌药与茶碱类合用时可能由于与细胞色素P450结合部位的竞争性抑制,导致茶碱类的肝清除明显减少,血消除半衰期延长,血药浓度升高,出现茶碱中毒症状。如恶心、呕吐、震颤、不安、激动、抽搐、心悸等。本品对茶碱的代谢影响虽较小,但合用时仍应测定茶碱类血药浓度和调整剂量;本品和环孢素合用,可使环孢素的血药浓度升高,必须监测环孢素血药浓度并调整剂量;与华法林合用时虽对后者的抗凝作用增强较小,但合用时应严密监测患者的凝血时间;丙磺舒可减少本品自肾小管分泌约50%,合用时可因本品血药浓度增高而产生毒性;可干扰咖啡因的代谢,从而导致咖啡因消除减少,血除半衰期延长,并可能产生中枢神经系统毒性;含铝、镁的制酸药可减少本品口服吸收,不宜合用。

2)环丙沙星(ciprofloxacin)

[抗菌作用] 本品为第三代喹诺酮类抗生素,抗菌谱广,杀菌力强而迅速。对包括铜绿假单胞菌、肠道细菌及金黄色葡萄球菌在内的革兰氏阳性和阴性菌均

有杀菌作用。

[药动学] ①健康人口服本品0.2g或0.5g后,其血药浓度峰值分别为1.2μg/ml和2.5μg/ml,达峰时间为1~2小时。广泛分布至各组织、体液(包括脑脊液),组织中的浓度常超过血药浓度,蛋白结合率为20%~40%。血消除半衰期为4小时。可在肝脏部分代谢,代谢物仍具较弱的活性。口服给药后24小时原型经肾排出给药量的40%~50%。以代谢物形式排出约15%。同时亦有一部分药物经胆汁和粪便排泄。②静脉滴注本品0.2g和0.4g后,其血药浓度峰值(C_{max})分别为2.1μg/ml和4.6μg/ml。广泛分布至各组织、体液(包括脑脊液)。组织中的浓度常超过血药浓度,蛋白结合率为20%~40%,静脉给药后排出给药量的50%~70%,以代谢物形式排出约15%,同时亦有相当数量的药物经胆汁和粪便排泄。

[用法用量] 口服常用量:一日0.5~1.5g,分2~3次。静脉滴注:一次0.1~0.2g,一日2次,静脉滴注不少于30分钟;严重感染或铜绿假单胞菌感染或较重感染剂量可增至一次0.8g,一日2次。疗程7~14日。

[不良反应] 同氧氟沙星。

[注意事项] 对本品和氟喹诺酮类药物过敏的患者禁用;哺乳期妇女应用本品时应暂停哺乳。

[药物相互作用] 同氧氟沙星。

3）左氧氟沙星(levofloxacin)

[抗菌作用] 左氧氟沙星是氧氟沙星的左旋异构体,具广谱抗菌作用。对肠杆菌科的大多数细菌、淋病奈瑟球菌、流感嗜血杆菌、不动杆菌属、铜绿假单胞菌等需氧革兰氏阴性菌,以及金黄色葡萄球菌(甲氧西林或苯唑西林耐药者除外)、化脓性链球菌、肺炎链球菌等需氧革兰氏阳性菌有较好抗菌活性。此外,对支原体属、衣原体属、军团菌属亦有作用。

[药动学] 口服后吸收迅速而完全,生物利用度约为99%。口服或静脉滴注后的血药浓度相近。该药血浆蛋白结合率为24%~38%。给药后广泛分布于全身各组织体液中。在大部分组织和体液中药物浓度可达到或超过同期血药浓度。在肺、肾组织中的药物浓度可达血浓度的2~5倍或以上。可透过胎盘进入胎儿体内,也可通过乳汁分泌。左氧氟沙星主要自肾排泄,约87%的给药量自尿中以原型排出。消除半衰期为6~8小时,肾功能减退患者,消除半衰期延长。

[用法用量] 口服制剂常用量为250mg、500mg或750mg,每日1次。注射剂常用量为250mg或500mg,缓慢滴注,滴注时间不少于60分钟,每日1次;或750mg,缓慢滴注,时间不少于90分钟,每日给药1次。慢性支气管炎急性加重疗程7日;社区获得性肺炎疗程7~14日;急性窦炎疗程10~14日;单纯性皮肤软组织感染疗程7~10日。治疗复杂性尿路感染和急性肾盂肾炎的剂量均为0.4g/d,分1~2次,疗

程10日。治疗单纯性尿路感染0.2g/d,疗程3日。

[不良反应] 较常见的不良反应有: 恶心、腹泻、头痛、失眠等; 较少见的不良反应有: 皮疹、味觉异常、腹痛、消化不良、胃肠胀气、呕吐、便秘、眩晕、焦虑、睡眠异常、多汗、全身不适等; 常见实验室检查异常有: 肝功能异常、白细胞减少等; 喹诺酮类药物尚可引起少见的光毒性反应(发生率<0.1%),在接受本品治疗时应避免过度阳光曝晒和人工紫外线,如出现光敏反应或皮肤损伤应停用本品,喹诺酮类药物尚可引起少见的休克、中毒性表皮坏死、急性肾功能不全、黄疸、粒细胞缺乏、白细胞减少、溶血性贫血、间质性肺炎、假膜性结肠炎等伴有血便的重症结肠炎; 偶有用药后发生横纹肌溶解症、低血糖、跟腱炎或跟腱断裂、精神紊乱以及过敏性血管炎等报道,故如有上述症状发生时,需立即停药并进行适当处置,直至症状消失; 本品在幼龄动物实验中发现有关节病变。

[注意事项] 对该药或其他喹诺酮类药物过敏者禁用; 用于静脉滴注时每次滴注时间应控制在1小时以上,以避免产生静脉炎。

[药物相互作用] 与降糖药合用可能干扰其糖代谢,因此在用药过程中应注意监测血糖; 与茶碱类、华法林、地高辛合用不影响药物代谢; 与环孢素、苯巴比妥、西咪替丁合用可使上述药物的血药浓度上升,用药过程中应注意监测。

4)莫西沙星(moxifloxacin)

[抗菌作用] 本品为第四代喹诺酮类广谱抗菌药,是广谱和具有抗菌活性的8-甲氧基氟喹诺酮类抗菌药。莫西沙星在体外显示出对革兰氏阳性菌、革兰氏阴性菌、厌氧菌、抗酸菌和非典型微生物如支原体、衣原体和军团菌有广谱抗菌活性。

[药动学] 口服后可以很快被几乎完全吸收。绝对生物利用度总计约91%。在50~1 200mg单次剂量和每日600mg、连服10日的药动学显示出呈线性关系,3日内达稳态。口服400mg后0.5~4小时达到峰值3.1mg/L。每日1次400mg口服后达到稳态时,其浓度峰值和谷值分别为3.2mg/L和0.6mg/L。给予莫西沙星同时进食能稍延长达峰时间约2小时,并减少峰浓度约16%,吸收范围不变。给药不受进食影响; 莫西沙星可以很快分布到血管外间隙。

[用法用量] 任何适应证均推荐每次400mg,每日1次。片剂用一杯水送下,服用时间不受饮食影响。应根据症状的严重程度或临床反应决定疗程,最多用14日疗程; 静脉滴注成人推荐剂量为每次0.4g,每日1次。根据症状的严重程度或临床反应决定疗程。推荐总疗程7~14日,在开始治疗时静脉给药,之后再根据患者情况口服片剂给药。0.4g的注射液给药时间为90分钟,在临床试验中最多用14日。既可单剂量给药,也可以与一些相溶的溶液一同滴注。

[不良反应] 90%以上不良反应为轻至中度,包括腹痛、头痛、恶心、腹泻、呕吐、消化不良; 其他不良反应有肝功能实验室检查结果异常,味觉倒错,眩晕,合

并低钾血症的患者Q-T间期延长。

[注意事项] 对本品和氟喹诺酮类药物过敏的患者禁用；哺乳期妇女禁用。

[药物相互作用] 慎与下列药物合用：Ia类或Ⅲ类抗心律失常药、西沙必利、红霉素、抗精神病药和三环类抗抑郁药；抗酸药、抗反转录病毒制剂和其他含有镁、铝等矿物质的制剂需要在口服本品4小时前或2小时后服用。

（5）硝基咪唑类：硝基咪唑类常用药物为甲硝唑、奥硝唑和替硝唑。对拟杆菌属、梭杆菌属、普雷沃菌属、梭菌属等厌氧菌均具高度抗菌活性，对滴虫、阿米巴和蓝氏贾第鞭毛虫等原虫亦具良好活性。

【主要代表药物】

甲硝唑（metronidazole）

[抗菌作用] 对大多数厌氧菌具有强大的抗菌作用，但对需氧菌和兼性厌氧菌无作用，抗菌谱包括脆弱拟杆菌和其他拟杆菌属、梭形杆菌、产气梭状芽孢杆菌、真杆菌、消化球菌和消化链球菌等，放线菌属、乳酸杆菌属、丙酸杆菌属对本品耐药。

[药动学] 口服或直肠给药后能迅速被完全吸收，蛋白结合率<5%，吸收后广泛布于各组织和体液中，且能通过血脑屏障，药物有效浓度能够出现在唾液、胎盘、胆汁、乳汁、羊水、精液、尿液、脓液和脑脊液中。

有报道，药物在胎盘、乳汁、胆汁的浓度与血药浓度相似。健康人脑脊液中血药浓度为同期血药浓度的43%。少数脑脓肿患者，每日给予1.2~1.8g，脓液的药浓度（34~45mg/L）高于同期的血药浓度（11~35mg/L）。耳内感染后其脓液内的药物浓度>8.5mg/L。口服后1~2小时血药浓度达峰值，有效浓度能维持12小时。口服0.25g、0.4g、0.5g、2g后的血药浓度分别为6mg/L、9mg/L、12.4mg/L、40mg/L。本品经肾脏排出60%~80%，约20%的原型药从尿中排出，其余以代谢产物（25%葡萄糖醛酸结合物，14%为其他代谢结合物）形式由尿液排出，10%随粪便排出，14%从皮肤排出。

[用法用量] 成人：厌氧菌感染，口服，每天0.6~1.2g，分3次，7~10天为1个疗程；静脉滴注每次500mg，每8小时1次，每次滴注1小时。疗程为7天。

[不良反应] 15%~30%的病例出现不良反应，以消化道反应最为常见，包括恶心、呕吐、食欲缺乏、腹部绞痛，一般不影响治疗；神经系统症状有头痛、眩晕，偶有感觉异常、肢体麻木、共济失调、多发性神经炎等，大剂量可致抽搐；少数病例发生荨麻疹、潮红、瘙痒、膀胱炎、排尿困难、口中金属味及白细胞减少等，均属可逆性，停药后自行恢复。

[注意事项] 有活动性中枢神经系统疾患和血液病者禁用；孕妇及哺乳期妇女禁用。

[药物相互作用] 能增强华法林等抗凝药物的作用；与土霉素合用可干扰甲硝唑清除阴道滴虫的作用。

2. 其他药物

（1）肝素钠（heparin sodium）

[药动学] 皮下、肌内或静脉注射，吸收良好。在肝内代谢。静注后半衰期为1~6小时，平均1.5小时。代谢产物一般为尿肝素，经肾排泄，大量静注给药则50%可以原型排出。

[用法用量] ①皮下注射：每次5 000~10 000U，深部皮下注射。以后每8小时注射8 000~10 000U；每天总量为30 000~40 000U。②静脉注射：一次5 000~10 000U，每4~6小时1次，用氯化钠注射液稀释后应用。③静脉滴注：每日20 000~40 000U，加至氯化钠注射液1 000ml中持续滴注。静脉滴注前应先静脉注射5 000U作为初次剂量。

[不良反应] 自发性出血倾向是肝素过量使用的最主要危险；偶可发生过敏反应，表现为发热、皮疹、哮喘、心前区紧迫感等过量可使心搏骤停；肌注可引起局部血肿，静注可致短暂血小板减少症；长期使用有时反可形成血栓。

[注意事项] 对不能控制的活动性出血，有出血性疾病及凝血机制障碍，外伤或术后渗血，先兆流产，亚急性感染性心内膜炎，胃或十二指肠溃疡，严重肝肾功能不全，黄疸，重症高血压，活动性结核，内脏肿瘤禁用；有过敏性疾病及哮喘病史，口腔手术等易致出血的操作，已口服足量的抗凝血药者，月经量过多者，孕妇慎用；对肝素反应过敏者应提高警惕，遇有过敏体质者，特别对猪肉、牛肉或其他动物蛋白过敏者，可先给予6~8mg作为测试量，如半小时后无特殊反应，才可给予全量；轻微过量时停用即可；严重过量应用鱼精蛋白缓慢静注予以中和，1mg鱼精蛋白能中和100U肝素；使用前宜测定全血凝固时间（试管法），一期法测PT。治疗期间应测定全血凝固时间（试管法）、血细胞比容、大便隐血试验、尿隐血试验及血小板计数等。

[药物相互作用] 甲巯咪唑、丙硫氧嘧啶等与本品有协同作用。与下列药物合用可加重出血危险：香豆素及其衍生物、阿司匹林及非甾体抗炎药、双嘧达莫、右旋糖酐、肾上腺皮质激素、ACTH、依他尼酸、组织纤溶酶原激活物、尿激酶、链激酶等。

（2）尿激酶（urokinase）

[药动学] 本品静脉注射后，纤溶酶的活性迅速上升，15分钟达高峰，6小时后仍继续升高。凝血因子Ⅰ降至约1 000mg/L，24小时后方缓慢回升至正常。体内半衰期约为20分钟，肝功能受损者其半衰期有所延长。

[用法用量] 40万U加入0.9%氯化钠注射液或5%葡萄糖液中，静脉滴注10日。

[不良反应] 轻度出血可见皮肤、黏膜、肉眼及显微镜下血尿、血痰、小量咯血、呕血等;严重出血可见大量咯血、消化道大出血、腹膜后出血及颅内、脊髓、纵隔内、心包出血等;可见头痛、恶心、呕吐、食欲缺乏、疲倦、丙氨酸转氨酶(ALT)升高、血细胞比容中度降低等;少见发热、未完全溶解的栓子脱落、过敏反应;偶见过敏性休克;其他:冠状动脉血栓在快速溶栓时可产生再灌注综合征或室性心律失常;已溶栓部位可再出现血栓。

[注意事项] 14日内有活动性出血、手术、活体组织检查、心肺复苏,不能实施压迫的血管穿刺及外伤者;出血性疾病或有出血倾向、进展性疾病患者;有出血性脑卒中病史者;细菌性心内膜炎、左房室瓣病变伴AF且高度怀疑左心腔内有血栓者;有难以控制的高血压或不能排除主动脉夹层动脉瘤者;对扩容和血管加压药无反应的休克患者;糖尿病合并视网膜病变;低FIB血症患者;意识障碍者;严重的肝、肾功能障碍者;用药前应测定优球蛋白溶解时间、部分凝血活酶时间、TT、PT、出血时间、血小板计数、血红蛋白、血细胞比容等,用药期间需监测凝血及溶栓情况。哺乳期妇女慎用。

[药物相互作用] 与肝素合用,可抑制本品的活性,如需联用,两者应间隔2~3小时;大剂量与口服抗凝血药合用,可能加重出血的危险,故两者不宜联用。

(3)氢化可的松(hydrocortisone)

[药动学] 可自消化道迅速吸收,约1小时血药浓度达峰值,生物半衰期约为100分钟,血中90%以上的氢化可的松与血浆蛋白相结合。主要经肝脏代谢,大多数代谢产物结合成葡萄糖醛酸酯,极少量以原形经尿排泄。

[用法用量] ①口服给药:肾上腺皮质功能减退,20~25mg/d,清晨服用每日剂量的2/3,午餐后服1/3。有应激状况时应适量加量,可增至80mg/d,分次服用。②静脉滴注:1次100~200mg(特殊危重患者一日可用至1 000~2 000mg),稀释于生理盐水或葡萄糖注射液500ml中,混匀后滴注,可并用维生素C 500~1 000mg。③局部用药:涂于患处,每日2~3次。

[不良反应] 长期使用可引起不良反应:医源性库欣综合征面容和体态、体重增加、下肢水肿、紫纹、易出血倾向、创口愈合不良、痤疮、月经紊乱、肱或股骨头缺血性坏死、骨质疏松及骨折,肌无力、肌萎缩、低血钾综合征、胃肠道刺激、胰腺炎、消化性溃疡或穿孔,儿童生长受到抑制、青光眼、白内障、良性颅内压升高综合征、糖耐量减退和糖尿病加重;患者可出现精神症状:欣快感、激动、谵妄、不安、定向力障碍,也可表现为抑制;并发感染为本品的主要不良反应;糖皮质激素停药综合征。

[注意事项] 对肾上腺皮质激素类药物过敏者,接种疫苗前后2周内;严重的精神病史,活动性胃、十二指肠溃疡,新近胃肠吻合术后,较严重的骨质疏松,明

显的糖尿病,严重的高血压,未能用抗菌药物控制的病毒、细菌、真菌感染禁用;急性心力衰竭或其他心脏病、糖尿病、憩室炎、情绪不稳定和有精神病倾向、全身性真菌感染、青光眼、肝功能损害、限单纯性疱疹、高脂蛋白血症、高血压、甲状腺功能减退症、重症肌无力、骨质疏松、胃溃疡、胃炎或食管炎、肾功能损害或结石、结核病等,应慎用;服药期间不宜哺乳。用药前后及用药时应检查或监测的项目:用药期间定期检查血糖、尿糖或糖耐量试验,尤其是有糖尿病或糖尿病倾向者,眼科注意白内障、青光眼或眼部感染的发生,血清电解质和大便隐血,高血压和骨质疏松的检查。

[药物相互作用] 非甾体抗炎药可加强其致溃疡作用;与排钾利尿药合用,可致严重低血钾,并减弱利尿药的排钠利尿效应;与两性霉素B或碳酸酐酶抑制药合用,可加重低钾血症,长期与碳酸酐酶抑制药合用,易发生低血钙和骨质疏松;与抗胆碱能药(如阿托品)长期合用,可致眼压增高;与降糖药如胰岛素合用时,可使糖尿病患者血糖升高;甲状腺激素可使本品代谢清除率增加;与强心苷合用,可增加洋地黄毒性及心律失常的发生;与美西律、异烟肼,水杨酸盐合用,降低血药浓度。

（4）地塞米松(dexamethasone)

[药动学] 易自消化道吸收,血浆半衰期为190分钟,组织半衰期为3日。肌内注射于1小时达血药浓度峰值。血浆蛋白结合率较其他皮质激素类药物为低。

[用法用量] ①口服给药:开始为每次0.75~3mg,1日2~4次。维持量约每日0.75mg。②静脉注射:一般剂量为每次2~20mg。③静脉滴注:每次2~20mg,以葡萄糖注射液稀释,可2~6小时重复给药至病情稳定,大剂量连续给药一般不超过72小时。④肌内注射:一般每次8~16mg,间隔2~3周注射一次。⑤局部注射:关节腔内注射量一般为每次0.8~4mg,按关节腔大小而定。

[不良反应] 同氢化可的松。

[注意事项] 同氢化可的松。

[药物相互作用] 同氢化可的松。

（5）阿司匹林(aspirin)

[药动学] $t_{1/2}$为15~20分钟, $t_{1/2}$长短取决于剂量的大小和尿pH,一次服小剂量时为2~3小时;大剂量时可达20小时以上;反复用药时可达5~18小时。一次服药后1~2小时达血药峰值。

[用法用量] 口服。一日75~160mg,每日1次。

[不良反应] 较常见的有恶心、呕吐、上腹部不适或疼痛等胃肠道反应,停药后多可消失;长期或大剂量服用可有胃肠道出血或溃疡;出现可逆性耳鸣,听力下降;过敏反应表现为哮喘、荨麻疹、血管神经性水肿或休克;肝、肾功能损害,

与剂量大小有关,损害均是可逆性的,停药后可恢复。但有引起肾乳头坏死的报道。

[注意事项] 对本品过敏者,或有其他NSAIDs过敏史者,消化性溃疡病患者、活动性溃疡病患者及其他原因引起的消化道出血者,先天性或后天性血凝异常者,哮喘患者,鼻息肉综合征患者,出血体质或出血倾向者,严重肝、肾功能不全者,哺乳期妇女禁用;对本品过敏时也可能对另一种水杨酸类药或另一种非水杨酸类的非甾体抗炎药过敏。

[药物相互作用] 本品不宜与抗凝药及溶栓药同用;抗酸药如碳酸氢钠等可增加本品自尿中的排泄,使血药浓度下降;与糖皮质激素同用,可增加胃肠道不良反应;可加强口服降糖药及MTX的作用,不应同用。

（四）监护要点或用药宣教

1. 正确执行医嘱,做好细菌培养及药敏试验,应用敏感、高效抗生素,并密切观察用药后病情变化。

2. 保证病房内的空气新鲜、流通,在夏季时则要降低室温,将其和正常产妇隔离开来;对于恶露未尽者,要嘱咐其多下床活动,如果患者病情严重,则要半卧休息;保证充足的睡眠;注意口腔及皮肤护理,汗多者及时用干毛巾或温水擦身;保持外阴清洁卫生,每日用温水或1:5 000高锰酸钾清洁外阴,以防上行感染。

3. 饮食宜摄入高热量、高蛋白、高维生素、易消化食物,保持大便通畅,禁食辛辣油腻之品。发热期间鼓励患者多饮水,可予西瓜汁、藕汁等;多吃新鲜水果,必要时静脉补液及补充电解质,增强自身的抵抗能力,从而避免感染的发生。

案例分析

患者女,24岁,因"剖宫产术后17天,高热半个月"入院。患者在某县医院行剖宫产手术,产后第2天无明显诱因出现发热,最高温度40.0℃,无畏寒、咳嗽咳痰、腹痛腹泻、阴道流血,给予抗炎对症治疗,现症状加重。转市级三甲医院。查体: T 38.6℃, P 80次/min, R 20次/min, BP 118/70mmHg,心肺未闻及明显异常,腹平坦,脐上可见长约10cm手术切口,愈合不良,深达前鞘,内见黑色缝线,有脓性分泌物。妇科检查:外阴,已婚未产式;阴道通畅,有血迹,黏膜光滑,后穹隆饱满;宫颈光滑,无举痛;子宫大,质中,活动可、无压痛;双侧附件区未见明显异常,无压痛。经腹部B超示:子宫前位,大小17.8cm×7.8cm×6.2cm,形态规则。宫壁回声均匀,边界清,宫内膜厚显示不清。宫后方(宫后壁延至宫颈管)见14.1cm×4.2cm×9.7cm条状混合回声,内无回声为主,内见细小光点,与后壁及宫颈关系密切,分界欠清。诊断:产褥感染、剖宫产术后。

治疗方案: 给予抗炎、补液、营养支持等治疗。具体方案如下: 腹部切口在无菌操作下给予甲硝唑冲洗并换药。注射用头孢呋辛钠1.5g,每日3次,静脉滴注; 甲硝唑0.5g,每日2次,静脉滴注; 注射用脂溶性维生素(Ⅱ)、氯化钾注射液、氨基酸注射液以达到补液及营养支持的目的。

分析: 该患者诊断为产褥感染,予以抗炎、补液、营养支持等治疗。产褥感染致病菌常为需氧菌与厌氧菌的混合感染,建议联合用药。根据《临床诊疗指南——妇产科学分册》(2007年版),经验治疗首选青霉素类或头孢菌素类,同时加用甲硝唑。故该患者给予氟氯西林钠联合甲硝唑抗感染治疗是合理的。

注射用脂溶性维生素(Ⅱ)、氯化钾注射液、氨基酸注射液,可加强营养,增强全身抵抗力,纠正电解质紊乱。

五、回奶用药

回奶是指抑制乳房分泌乳汁,临床应用于引产、自然分娩而不愿意母乳喂养、母乳喂养适期断奶等产妇,又名回乳。

妊娠期孕妇体内雌激素、孕激素、胎盘催乳素水平升高,使乳腺发育及初乳形成。怀孕期间无乳汁分泌,是因为雌激素和孕激素一直处在高值,对催乳素的分泌起着抑制作用,分娩后雌激素和孕激素水平急剧下降,解除了对催乳素的抑制,大量催乳素的产生使乳房开始泌乳,故如何减少催乳素的分泌,削弱催乳素的外周作用是回奶的关键。应用大量的雌激素负反馈抑制垂体分泌催乳素,从而抑制乳汁分泌,达到回奶的目的,这是雌激素回奶的理论依据。

(一)用药原则

回奶有2种方法,自然回奶和人工回奶。正常断奶时,如果奶水过多,自然回奶效果不好时,亦可使用人工回奶方法,即用各种回奶药物使乳汁分泌减少。

(二)用药策略

临床上一线回奶用药多用雌激素,大剂量雌激素可抑制下丘脑-腺垂体的功能,减少乳汁分泌,达到回奶的目的。可口服或肌内注射雌激素类药物,如口服己烯雌酚,每次5mg,每日3次,连服3~5日; 或肌内注射苯甲酸雌二醇,每次2mg,每日2次,连续注射3~5日。二线回奶药为溴隐亭,溴隐亭是多巴胺受体激动剂,能特异性地激动催乳素细胞上的D_2受体,从而抑制催乳素的分泌。

(三)药物特点

1. 己烯雌酚(diethylstilbestrol)

[药动学] 本品口服效果好,不易被肝破坏,其代谢途径尚不明确。

[用法用量] 口服每次5mg,每日2~3次,连服3日; 或肌内注射每日1次4mg,连用3~5日,少进液体。

[不良反应] 可有恶心、呕吐、畏食、头痛等不良反应；长期应用可使子宫内膜过度增生而导致子宫出血与子宫肥大；应按指定方法服药，中途停药可导致子宫出血；孕早期服用此药，其女性后代在青春期后宫颈和阴道的腺病及腺癌发病率升高，男性后代生殖道异常和精子异常发生率增加；少数患者有心前区疼痛，还有性欲增强；有时引起肝功能异常、高脂血症、钠潴留；有时引发血栓症及心功能异常。

[注意事项] 肝、肾功能不全者，孕妇、哺乳期妇女，与雌激素有关的肿瘤患者及未确诊的阴道不规则流血患者，有血栓性静脉炎和肺栓塞性病史的患者，高血压患者禁用；心功能不全、癫痫、糖尿病、肝肾功能障碍、精神抑郁等慎用；癌症（除前列腺癌）禁用，乳腺病、子宫内膜炎、出血倾向及更年期滤泡过多期禁用；长期大量应用可诱发生殖系统恶性肿瘤。

[药物相互作用] 本品与抗凝药同时使用可降低后者抗凝效应；与卡马西平、苯巴比妥、苯妥英钠、扑米酮、利福平等同时使用，可减低本品的效应；与抗高血压药同用时，可减低抗高血压药的作用；与三环类抗抑郁药同时使用，大量的雌激素可增强抗抑郁药的不良反应，同时降低其应有的效应；与口服降糖药（甲苯磺丁脲、氯磺丙脲、妥拉磺脲）合用可致血糖水平发生难以估计的波动，因己烯雌酚可使血糖升高，同时又能增强降血糖药的作用，故需监测血糖并调整剂量；与甲丙氨酯联用，可诱导肝微粒体酶，加快己烯雌酚的代谢，使己烯雌酚作用降低。

2. 苯甲酸雌二醇（estradiol benzoate）

[药动学] 在血液内，部分与β-球蛋白结合，游离的雌二醇被组织利用。部分被肝破坏，或经胆汁排泄，再被肠道吸收，形成肝肠循环，其代谢产物多与硫酸或葡萄糖醛酸结合成酯后从尿中排出。

[用法用量] 每日肌内注射2mg，不超过3日后减量或改小量口服药至生效。

[不良反应] 可有恶心、头痛、乳房胀痛，偶有血栓、皮疹、水钠潴留等。

[注意事项] 血栓性静脉炎、肺栓塞患者，肝肾疾病患者，与雌激素有关的肿瘤患者（如乳腺癌、阴道癌、子宫颈癌）及孕妇禁用；子宫肌瘤、心脏病、癫痫、糖尿病及高血压患者慎用；用药期间定期妇科检查；注射前充分摇匀或加热摇匀。

[药物相互作用] 与降糖药合并使用时，可能减弱其降糖作用，应调节剂量。

3. 戊酸雌二醇（estradiol valerate）

[药动学] 本品为天然17β-雌二醇戊酸酯，在体内经酶脱去戊酸后，即以17β-雌二醇的形式发挥作用。2mg相当于己烯雌酚1mg的效能。口服峰值时间为4~6小时，维持2~3日。1次肌内注射可维持作用2~4周。

[用法用量] 每次3mg，每日3次，连服5~7日。

[不良反应] 少数病例可有乳房胀感、胃部不适、恶心、头痛、体重和性欲改变、不规则阴道出血。

[注意事项] 严重的肝功能异常、黄疸、妊娠期间持续瘙痒史、Dubin-Johnson综合征（慢性特发性黄疸）、Rotor综合征、曾患或正患肝脏肿瘤患者，曾患或正患血栓栓塞性疾病（如卒中、心肌梗死）、镰状细胞贫血患者，患有或疑有子宫或乳房的激素依赖性肿瘤、子宫内膜异位症患者，严重糖尿病、脂肪代谢的先天性异常耳硬化症史等患者禁用；出现以下情况应立即停药：第一次发生偏头痛或频繁发作少见的严重头痛、突发感觉障碍（如视觉或听觉障碍）、血栓性静脉炎或血栓栓塞的前发指征（如异常的腿痛或腿肿、不明原因的呼吸或咳嗽时的刺痛感）、胸部疼痛及紧缩感、黄疸、肝炎、全身瘙痒、癫痫发作次数增加、血压显著增高；用药过程中如发生子宫出血，须咨询医生以明确病程；糖尿病、高血压、静脉曲张、耳硬化症、多发性硬化、癫痫、卟啉症、手足抽搐、小舞蹈病以及静脉炎病史的患者，应行严密临床监护。

[药物相互作用] 肝酶诱导药物如巴比妥类、利福平、卡马西平、乙内酰脲类、甲丙氨酯等可影响本品的作用；可降低抗凝血药的抗凝血效应；可增强三环类抗抑郁药的不良反应；降低抗高血压药物作用；降低他莫昔芬的治疗效果；对降糖药有影响，合用时注意调整降糖药的剂量。

4. 炔雌醚（quinestrol）

[药动学] 本品口服吸收迅速，进入血液后贮存于体内脂肪组织中并缓慢释放，并代谢为炔雌醇发挥作用，口服炔雌醚3.0mg，血浆炔雌醇达峰时间2~3小时，血药峰值约1μg/ml，5日时约0.2μg/ml，主要经肝脏代谢，代谢物与葡萄糖醛酸结合，缓慢地从尿中排泄。此外，本品也可从乳汁排泌。

[用法用量] 于分娩后6小时内1次日服4mg，必要时隔4~6日再服4mg。对已哺乳者，每次4mg，2日后重复1次。

[不良反应] 头痛、眩晕、视物模糊、恶心、呕吐、乳房胀痛、白带增多等。

[注意事项] 肝、肾病患者禁用；为了避免或减轻不良反应，可以在午后服药，如夜班工作者则在下班用餐后服药，可以利用睡眠抑制胃肠道反应。

[药物相互作用] 炔雌醚使三环类抗抑郁药疗效降低，并出现毒性反应症状，如嗜睡、低血压、静坐不能；炔雌醚可降低抗凝血药（如华法林）的有效性。

5. 雌二醇（estradiol）

[药动学] 本品可从胃肠道和皮肤吸收，口服易被破坏，主要采用肌内注射和外用。血浆蛋白结合率约50%。外用时，从皮肤渗透直接进入血液循环，可避免肝脏首关效应，不损害肝脏。$t_{1/2}$约为1小时。在肝脏迅速代谢，转化为活性较

弱的雌酮及雌三醇,大部分代谢物以葡萄糖酸酯或硫酸酯形式从尿中排泄,部分代谢物可经胆汁排泄,但其中部分又能从肠道再吸收,经门静脉系统进入肝脏,形成肝肠循环。

[用法用量] 在乳房未胀前,每日肌内注射1次4mg,连用3~5日。外用:贴片,每次于脐下贴1张,历时3日。

[不良反应] 月经过多、痛经、增大纤维肌瘤、子宫内膜增殖性囊肿;乳房增大、分泌增多;恶心、呕吐、痛性肠痉挛、胆汁淤积性黄疸、结肠炎;皮肤褐斑、多形性红斑、局部皮炎;头痛、周期性偏头痛、眩晕、精神抑郁、舞蹈病;降低糖类的耐受性及高钙血症。

[注意事项] 对本品过敏者,严重肝功能异常、黄疸、Dubin-Johnson综合征、Rotor综合征、子宫或乳腺的激素依赖性肿瘤、子宫内膜异位症、肝脏肿瘤、血栓栓塞性疾病、镰状细胞贫血、严重糖尿病、耳硬化症、先天性脂肪代谢异常患者禁用;用药前及用药期间应详细进行内科体检和妇科检查,包括乳房检查、腹部盆腔器官检查、宫颈细胞涂片等;子宫内膜增生患者应避免进行对抗性的雌激素治疗,否则可增加子宫内膜癌的发病率;术前6周或肢体固定术时应停用本品;糖尿病、高血压、静脉曲张、癫痫、多发性硬化症、卟啉症、小舞蹈病等患者,服用雌二醇时应行严密临床监护;乳腺囊性纤维化、既往乳腺癌家族史、严重高血压、心血管病或心功能不全、哮喘、癫痫、偏头痛、抑郁症、皮肤过敏患者慎用。

[药物相互作用] 可增加抗抑郁药的不良反应发生率,降低其药效;卡马西平、苯妥英、甲丙氨酯、扑米酮、保泰松、利福平等与雌二醇联用,可诱导肝微粒体酶,加快雌二醇的代谢,使其作用降低;可降低抗凝血药抗凝效应;可减弱氯贝丁酯降低血胆固醇与甘油三酯的作用;雌激素可使血糖升高,但又能增强甲苯磺丁脲、氯磺丙脲、妥拉磺脲降血糖的作用,使降糖药需要量改变,应严密监测血糖并注意调整剂量。

6. 维生素B$_6$(vitamin B$_6$)

[药动学] 维生素B$_6$与血浆蛋白不结合,磷酸吡哆醛可与血浆蛋白结合。维生素B$_6$的半衰期($t_{1/2}$)长达15~20日。肝内代谢,经肾排泄,可经血液透析排出。

[用法用量] 口服,200mg,每日3次,疗程5~7日。

[不良反应] 罕见发生变态反应。如长时间服用,每日50~2 000mg或以上,可引起感觉神经病变或神经病性综合征等,开始时步态不稳和足麻,以后手亦麻木、笨拙、口周发麻。停药后数个月症状即可消失。

[注意事项] 对未经证实应用大剂量维生素B$_6$治疗有效的疾病不宜使用本品;对本品过敏者、性状发生改变时禁用,过敏体质者慎用;必须按推荐剂量服用,不可超量服用,用药3周后应停药;如服用过量或出现严重不良反应,应立即

就医；请将本品放在儿童不能接触的地方；如正在使用其他药品，使用本品前请咨询医师或药师。

[药物相互作用] 氯霉素、环丝氨酸、乙硫异烟胺、盐酸肼屈嗪、免疫抑制药包括肾上腺皮质激素、环磷酰胺、环孢素、异烟肼、青霉胺等药物可拮抗维生素B_6或增加维生素B_6经肾排泄，可引起贫血或周围神经炎；服用雌激素时应增加维生素B_6用量，因为雌激素可使维生素B_6在体内的活性降低；左旋多巴与小剂量维B_6（5mg/d）合用，即可拮抗左旋多巴的抗震颤作用，但制剂中若含有脱羧酶抑制药如卡比多巴时，对左旋多巴无影响。

7. 溴隐亭（bromocriptine）

[药动学] 口服吸收迅速和良好，吸收率约为28%，由于广泛的首关代谢，生物利用度仅有6%，血浆药物浓度达峰时间为1~3小时，浓度与剂量成正比，口服后1~2小时发挥降催乳素作用，持续8~12小时，作用时间较左旋多巴为长。血浆半衰期为双相性，分别为6.5小时及67.9小时。在体内几乎全部由肝脏代谢，代谢率为94%，给药后120小时仅少量由尿液中排出（2.62%），大部分由粪便中排出（86.3%）。

[用法用量] 口服，2.5mg，每日2次，共服14日。

[不良反应] 主要有口干、恶心、呕吐、食欲缺乏、便秘、腹痛、头痛、眩晕、疲倦、抑郁、雷诺现象，夜间小腿痉挛等；也可出现低血压、多动症、运动障碍及精神症状。

[注意事项] 对麦角生物碱过敏者、心脏病、周围血管性疾病及妇女妊娠期、严重精神病史和患心肌梗死者禁用；用于治疗闭经或溢乳可产生短期疗效，不宜久用。

[药物相互作用] 溴隐亭经细胞色素P450（CYP3A）酶系统代谢，与大环内酯类抗生素（如红霉素、克拉霉素、醋竹桃霉素、螺旋霉素、利福布汀）、氮唑类抗真菌药（如伊曲康唑）或细胞色素P450酶抑制药（如西咪替丁）合用，可提高溴隐亭的血药浓度，增加不良反应发生的危险性，因此应避免与奥曲肽合用；与甲麦角新碱或其他麦角碱合用可增加不良反应的危险性，因此应避免合用；酒精可降低溴隐亭的耐药性。

（四）用药监护或用药宣教

建议患者在回奶服药期间可适当挤出乳汁以缓解乳汁分泌，但完全挤出乳汁则会促进乳汁分泌。日常清洁过程避免热水冲洗乳房，不可刺激乳房、乳头。乳房胀痛可冰敷，但需避免乳头接触液体，预防感染。预防乳腺炎时，需及时揉开乳房硬块。减少汤类摄入，禁食花生、鲫鱼等蛋白质含量较高的食物。

产后回奶患者易产生焦虑、担忧等心理，要耐心细致地做好心理工作，说明婴儿断奶后,以动物乳喂养再科学添加辅食,不会影响孩子正常的生长发育,从而可消除患者的心理顾虑,积极接受治疗护理。

思考题

1. 阴式分娩时,催产素的用药策略包括哪几方面?

2. 剖宫产的用药原则包括哪几方面?

3. 简述产后出血的用药特点及注意事项。

4. 简述产褥感染的用药原则。

5. 治疗产褥感染首选药物是什么? 主要药物有哪些?

6. 血栓静脉炎用药策略是什么?

7. 简述回奶的用药原则及用药策略。

8. 简述回奶药物的不良反应、注意事项及药物相互作用。

推荐参阅指南/书籍

[1] 中华医学会.临床诊疗指南:妇产科学分册.北京:人民卫生出版社,2007

[2] 谢幸,苟文丽.妇产科学.8版.北京:人民卫生出版社,2014

[3] 罗朝利.妇产科安全用药监护手册.北京:人民军医出版社,2013

[4] 张靖霄,刘冬梅.妇产科合理用药.北京:中国医药科技出版社,2009

[5] 和培红,高志英.妇产科疾病用药备忘录.北京:人民军医出版社,2008

[6] 郭雪霏,张晨曦,李东华.妇产科用药速查.北京:人民军医出版社,2012

参 考 文 献

[1] American College of Obstetricians and Gynecologists. ACOG Practice Bulletin No. 120 : Use of prophylactic antibiotics in labor and delivery. Obstetrics & Gynecology, 2011, 117(6): 1472-1483

[2] 黄晓华,马珩.抗菌药物在产科的预防性应用及管理.中华医院感染学杂志,2002,31(10): 726-727

[3] 张川,刘兴会,张伶俐.产科抗生素合理预防使用——基于加拿大和美国产科手术抗生素合理使用指南解读.中国实用妇科与产科杂志,2012(7): 485-487

[4] DUGGAL N, MERCADO C, DANIELS K, et al. Antibiotic prophylaxis for prevention of postpartum perineal wound complications: a randomized controlled trial. Obstet Gynecol, 2008, 111(6): 1268-1273

[5] KENYON S, BOULVIAN M, NEILSON J. Antibiotics for preterm rupture of the membranes: a systematic review. Obstet Gynecol, 2004, 104(5 Pt 1): 1051-1057

[6] WILSON W, TAUBERT KA, GEWITZ M, et al. Prevention of infective endocarditis: guidelines from the American Heart Association: a guideline from the American Heart Association Rheumatic Fever, Endocarditis, and Kawasaki Disease Committee, Council on Cardiovascular Disease in the Young, and the Council on Clinical Cardiology, Council on Cardiovascular Surgery and Anesthesia, and the Quality of Care and Outcomes Research Interdisciplinary Working Group. Circulation, 2007, 116(15): 1736-1754

[7] 郭建荣, 姜虹, 崔健君. 分娩镇痛的研究进展. 中国实用妇科与产科杂志, 2004, 20(1): 61-63

[8] 徐晓义, 褚国强, 季永. 椎管内阻滞用于分娩镇痛的研究进展. 国际麻醉学与复苏杂志, 2012, 33(7): 490-493

[9] WANG F, SHEN X, GUO X, et al. Epidural analgesia in the latent phase of labor and the risk of cesarean delivery: a five-year randomized controlled trial. Anesthesiology, 2009, 111(4): 871-880

[10] HAWKINS J L. Epidural analgesia for labor and delivery. New Engl J Med, 2010, 362(16): 1503-1510

[11] WONG C A, SCAVONE B M, PEACEMAN A M, et al. The risk of cesarean delivery with neuraxial analgesia given early versus late in labor. Dkgest of the World Latest Medical Information, 2005, 352(7): 655-665

[12] WONG C A, MCCARTHY R J, SULLIVAN J T, et al. Early compared with late neuraxial analgesia in nulliparous labor induction: a randomized controlled trial. Am J Obstet Gynecol, 2009, 113(5): 1066-1074

[13] 岳剑宁, 徐铭军, 景展萌. 产程潜伏期蛛网膜下腔注射舒芬太尼联合罗哌卡因混合舒芬太尼病人自控硬膜外镇痛的效果. 中华麻醉学杂志, 2007, 27(8): 695-698

[14] VAN DE VELDE M, TEUNKENS A, HANSSENS M, et al. Intrathecal sufentanil and fetal heart rate abnormalities: a double-blind, double placebo-controlled trial comparing two forms of combined spinal epidural analgesia with epidural analgesia in labor. Anesth Analg, 2004, 98(4): 1153-1159

[15] 李淑敏, 糜若然. 分娩镇痛的临床研究进展. 医学综述, 2005, 11(5): 465-467

[16] 石秀玲, 胡江鸿. 催产素应用于催产与引产中的护理要点. 中华现代临床医学杂志, 2005(24): 2653

[17] 田会玲. 催产素不同给药途径对产妇第三产程影响的研究. 现代中西医结合杂志, 2011, 20(8): 946-947

[18] 郭岚, 马丽梅, 张发明. 头孢菌素类抗菌药物研究进展. 北方药学, 2015(9): 74-75

[19] 严相默. 分娩镇痛的方法与药物的选择. 中国实用妇科与产科杂志, 2000, 16(2): 69-71

[20] 蔡琳. 催产素的发展及其在妇产科的应用. 中华医学实践杂志, 2004, 3(11): 983-984.

[21] 周聪云, 雷素英. 剖宫产与围手术期用药. 现代中西医结合杂志, 2007, 16(22): 3217-3218

[22] 卫生部办公厅. 卫生部办公厅关于抗菌药物临床应用管理有关问题的通知(卫办医政

发〔2009〕38号). 中华人民共和国国家卫生和计划生育委员会公报,2009(6):124-125

[23] TITA A T,HAUTH J C,GRIMES A, *et al*. Decreasing incidence of postcesarean endometritis with extended-spectrum antibiotic prophylaxis. Obstet Gynecol,2008,111(1):51-56

[24] 卫生部. 抗菌药物临床应用指导原则. 中华医院感染学杂志,2005,7(9):118-124

[25] 孙永涛. 不同用药组合PCIA对剖宫产妇术后镇痛效果的比较. 山东大学硕士学位论文,2011

[26] 古丽萍,陈云红,胡位,等. 剖宫产围手术期抗感染药物应用分析. 解放军药学学报,2008,24(1):92-93

[27] 王淑娟,王木兰. 甲硝唑在剖宫产术中的应用. 安徽医科大学学报,1997(4):487-488

[28] 刘兴会. 产后出血预防与处理指南(草案). 中华妇产科杂志,2009,49(7):554-557

[29] 王玉英. 产后出血原因及高危因素分析. 北方药学,2012,09(5):258-259

[30] 李雁,王强,黄耀斌,等. Carbetocin(Duratocin~)与催产素联合麦角新碱对预防产后出血的临床观察. 中华医学会全球华人妇产科学术大会暨第三次全国妇产科中青年医师学术会议,2007

[31] 赵金娟,刘荃,宋晓兰. 卡前列素氨丁三醇预防剖宫产产后出血的疗效观察. 安徽医药,2012,16(8):1144-1145

[32] 袁雪蓉. 补佳乐联合维生素B$_6$在回奶治疗中的应用. 临床医药实践杂志,2006,15(7):495-496

[33] 林梅,罗琳雪,韦桂源,等. 早期综合护理干预对母婴分离早产儿母亲泌乳的影响. 广西医学,2013,35(4):509-510

第四节　妇科常见疾病用药

学习要点

1. 掌握异常子宫出血(AUB)的分类以及排卵障碍导致的异常子宫出血(AUB-O)的用药原则。

2. 掌握闭经、绝经综合征、盆腔炎性疾病的用药原则及用药策略。

3. 熟悉AUB-O、闭经、绝经综合征以及盆腔炎性疾病的用药特点。

4. 了解AUB-O、闭经以及绝经综合征的药物治疗策略。

5. 了解盆腔炎性疾病用药宣教。

一、异常子宫出血

异常子宫出血(abnormal uterine bleeding,AUB)是妇科常见的症状和体征,主要指与正常月经的周期频率、规律性、经期长度和经期出血量任何一项不符的,源自子宫腔的异常出血,需排除妊娠和产褥期相关出血。根据出血情况,AUB可分为急性AUB和慢性AUB。急性AUB是指发生了严重的大出血,医师认为需要紧急处理以防进一步失血的AUB,可见于有或无慢性AUB病史的患者。慢性AUB是指近6个月内至少出现3次AUB,医师认为不需要紧急临床处理、但需进行规范诊疗的AUB。

根据病因,AUB又可分两大类9个类型,两大类分别为"与子宫结构异常相关的出血"和"与子宫结构异常无关的出血";9个类型具体为子宫内膜息肉所致的子宫异常出血(AUB-P)、子宫腺肌病所致子宫异常出血(AUB-A)、子宫平滑肌瘤所致子宫异常出血(AUB-L)、子宫内膜恶变和不典型增生所致子宫异常出血(AUB-M)、全身凝血相关疾病所致子宫异常出血(AUB-C)、排卵障碍相关的子宫异常出血(AUB-O)、子宫内膜局部异常所致子宫异常出血(AUB-E)、医源性子宫异常出血(AUB-I)和未分类的子宫异常出血(AUB-N)。

本章节主要介绍排卵障碍相关的子宫异常出血(AUB-O)的药物治疗。排卵障碍包括稀发排卵、无排卵及黄体功能不足,主要由于HPO功能异常引起,常见于青春期、绝经过渡期,生育期也可因多囊卵巢综合征(polycystic ovary syndrome,PCOS)、肥胖、高催乳素血症、甲状腺疾病等引起。常表现为不规律的月经,经量、经期长度、周期频率、规律性均可异常,有时会引起大出血和重度贫血。

(一)用药原则

AUB-O用药:①青春期患者首先止血,根据出血情况、内膜厚度及体内雌激素水平选用药物及用药剂量。同时出血期辅以抗纤溶和促凝血药加强止血效果。在止血后运用性激素进行人工周期疗法,促使子宫内膜周期发育和脱落,重建规律月经。在人工周期治疗3个月后,可停药观察月经恢复情况并了解有无排卵,若无排卵而有生育要求者,可予诱导排卵。②绝经过渡期患者以止血、调整月经周期及减少经量为原则。除了雌、孕激素止血外,由于雄激素有拮抗雌激素、减轻盆腔充血和减少出血量的作用,可联合用药。③有排卵性子宫出血中的黄体功能不足可用氯米芬、绒促性素促排卵支持黄体功能治疗,子宫内膜不规则脱落可采取后半周期补充黄体酮或绒促性素以促进黄体功能。

(二)用药策略

生育年龄无排卵AUB-O以止血、调整月经周期、促排卵为主;绝经过渡期AUB-O以止血、调整周期、减少经量,防止子宫内膜病变为治疗原则。常采用性激素止血和调整月经周期。

1.**止血**　需根据出血量选择合适的药物治疗。对少量出血患者,使用最低有效量激素,减少药物不良反应。对大量出血患者,要求性激素治疗8小时内见效,24~48小时内出血基本停止。

（1）雌激素：应用大剂量雌激素可快速促进子宫内膜生长,短期内修复创面而止血,适用于急性大量出血患者。方法①苯甲酸雌二醇：初剂量3~4mg/d,分2~3次肌内注射。若出血明显减少则维持剂量,如出血量未见减少则加量。也可从6~8mg/d开始,出血停止3日后开始减量,通常每3日以1/3递减。每日最大量一般不超过12mg。②己烯雌酚（倍美力注射液）：25mg静脉注射,可4~6小时重复1次,一般用药2~3次,次日给予口服结合雌激素3.75~7.5mg/d,并按每3日减量1/3逐渐减量。③结合雌激素片剂每次1.25mg,或戊酸雌二醇每次2mg,口服,4~6小时1次,血止3日后按每3日减量1/3。所有雌激素疗法在血红蛋白计数增加至90g/L以上后均用孕激素撤退。有血液高凝或血栓性疾病史的患者,应禁忌应用大剂量雌激素止血。对间断性少量长期出血者,其雌激素水平常较低,应用雌激素治疗也是较好的治疗策略。多采用生理替代剂量,如结合雌激素1.25mg,每日1次,共21日,最后7~10日应加孕激素,如醋酸甲羟孕酮10mg,每日1次,但需注意停药后出血量会较多,一般7日内止血。

（2）孕激素：也称为子宫内膜脱落治疗或药物刮宫,停药后短期即有撤退性出血。其止血作用机制是使雌激素作用下持续增生的子宫内膜转化为分泌期,达到止血效果。停药后子宫内膜脱落较完全,起到药物性刮宫作用。适用于体内已有一定雌激素水平,血红蛋白>80g/L、生命体征稳定的患者。常用药物主要有甲羟孕酮（安宫黄体酮）、甲地孕酮、炔诺酮、黄体酮等。方法：①炔诺酮首剂量5mg,每8小时1次,2~3日血止后每隔3日递减1/3量,至维持量一日2.5~5.0mg,持续用至血止后21日停药,停药后3~7日发生撤退性出血。也可用左炔诺孕酮1.5~2.25mg/d,血止后按同样原则减量。②黄体酮20~40mg,肌内注射,连续使用3~5日；醋酸甲羟孕酮,口服,6~10mg/d,连续服用10日。

（3）雄激素：雄激素具有拮抗雌激素、增强子宫平滑肌及子宫血管张力的作用,减轻盆腔充血而减少出血量。适用于绝经过渡期AUB。大量出血时单独应用效果不佳,可在雌、孕激素联合的基础上加用。如丙酸睾酮：肌内注射25~50mg/d,3~5日后改为每周1~2次,总剂量每个月不超过300mg。

（4）口服避孕药：口服避孕药在治疗青春期和生育年龄无排卵性AUB时常常有效。急性大出血,病情稳定,可用复方单相口服避孕药。目前使用的第三代短效口服避孕药,如去氧孕烯炔雌醇片、复方孕二烯酮片或炔雌醇环丙孕酮片,用法为每次1~2片,每8~12小时1次,血止3日后逐渐减量至每日1片,维持至21日周期结束。

（5）一般止血治疗：凝血酶肌内注射或静脉滴注,1 000单位/次,一日1次,连续3日。或氨甲苯酸1g,一日2~3次,或酚磺乙胺、维生素K等。

2. 调整月经周期 应用性激素止血后,必须调整月经周期。青春期及生育年龄无排卵AUB患者,需恢复正常的内分泌功能,以建立正常月经周期。绝经过渡期患者需控制出血及预防子宫内膜增生症的发生,防止AUB再次发生。

(1)雌-孕激素序贯疗法:即人工周期。模拟自然月经周期中卵巢的内分泌变化,序贯应用雌、孕激素,使子宫内膜发生相应变化,引起周期性脱落。适用于青春期及生育年龄AUB-O内源性雌激素水平较低者。从撤药性出血第5日开始,生理替代全量为结合雌激素1.25mg或戊酸二醇2mg,每晚1次,连服21日,服雌激素11日起加用醋酸甲羟孕酮,每日10mg,连用10日。连续3个周期为一疗程。若正常月经仍未建立,应重复上述序贯疗法。若患者体内有一定雌激素水平,雌激素可采用半量或1/4量。

(2)雌-孕激素联合疗法:此法开始用孕激素,限制雌激素的促内膜生长作用,使撤药性出血逐步减少,其中雌激素可预防治疗过程中孕激素突破性出血。常用口服避孕药,适用于有避孕需求的患者。一般从血止周期撤药性出血第5日起,每日1片,连续服用21日,1周为撤药性出血间隔,连续3个周期为一个疗程。病情反复者酌情延至6个周期。

(3)孕激素疗法:在AUB-O及AUB-P中应用较多。可于月经周期后半期(撤药性出血的第16~25日)服用醋酸甲羟孕酮10mg,每日1次;或地屈孕酮10~20mg,每日1次;或微粒化孕酮200~300mg,每日1次;或肌内注射黄体酮20mg,每日1次,连用10~14日,酌情应用3~6个周期。

3. 促排卵治疗 经上述周期药物治疗几个疗程后,通过雌、孕激素对中枢的反馈调节作用,部分患者可恢复自发排卵。青春期一般不提倡使用促排卵药物,有生育要求的无排卵不孕患者以及黄体功能不健全患者,可针对病因采取促排卵。促排卵治疗以生殖激素测定为指导,适当选择促排卵药物和配伍:①氯米芬联合绒促性素(CC+HCG);②促性腺激素联合绒促性素(HMG+HCG);③GnRH脉冲疗法;④溴隐亭疗法等。有避孕需求的患者。一般周期性使用口服避孕药3个周期,病情反复者酌情延至6个周期。子宫内膜不规则脱落患者的治疗策略为①孕激素:孕激素通过调节HPO的反馈功能,使黄体及时萎缩,内膜按时完整脱落。方法:排卵后第1~2日或下次月经前10~14日开始,每日口服甲羟孕酮10mg,连服10日。有生育要求者肌内注射黄体酮注射液。无生育要求者也可口服单相口服避孕药,自月经周期第5日开始,每日1片,连续21日为一周期。②绒促性素:用于黄体功能不足,有促进黄体功能的作用。

宫内孕激素释放系统:原理为在宫腔内局部释放孕激素,抑制内膜生长。常用于治疗严重月经过多。在宫腔内放置含孕酮或左炔诺孕酮宫内节育器,能减少经量80%~90%,有时甚至出现闭经。

(三)药物特点

1. 苯甲酸雌二醇(estradiol benzoate)

[药理作用] 雌二醇促使细胞合成DNA、RNA和相应组织内各种不同的蛋白质,促使子宫内膜增生;增强子宫平滑肌的收缩,抗雄激素作用。通过负反馈减少下丘脑促性腺激素的释放,导致垂体释放FSH和LH减少,从而抑制排卵。雌激素替代疗法可改善绝经妇女由于缺少雌二醇而引起的潮热、出汗、睡眠障碍、泌尿生殖系统萎缩及骨质疏松等症状。

[不良反应] 可有恶心、头痛、乳房胀痛,偶有血栓症、皮疹、水钠潴留等。注射部位可出现红肿、疼痛。

[药物相互作用] 可增加钙剂的吸收。大剂量雌激素可加重三环类抗抑郁药的不良反应,同时降低其疗效。卡马西平、苯巴比妥、苯妥英钠、扑米酮、利福平等减低雌激素疗效,其作用机制为前者诱导肝微粒体酶,加快雌激素的代谢所致。与降糖药和抗凝药合并使用时,可减弱降糖药和抗凝药的疗效,应调节后者剂量。也可降低抗高血压药和他莫昔芬的疗效。

[禁用或慎用] 血栓性静脉炎、肺栓塞、肝肾疾病、与雌激素有关的肿瘤(如乳腺癌、子宫内膜癌)患者及孕妇禁用。子宫肌瘤、心脏病、癫痫、糖尿病及高血压患者慎用。

[其他] 用药期间定期妇科检查。注射前充分摇匀或加热摇匀。

2. 结合雌激素(conjugated estrogens)

[药理作用] 结合雌激素主要为雌酮、马烯雌酮和17α-二氢马烯雌酮的硫酸酯,具有明显的雌激素活性。雌激素和孕激素共同参与HPO的月经周期调节。结合雌激素的药理作用与内源性雌激素相同,可作用于靶组织,结合细胞核中的ER,激发特定的基因转录、信使RNA(mRNA)与蛋白质合成,从而产生雌激素效应。

[不良反应] 可见恶心、呕吐、腹痛、胀气、胆汁淤积;皮肤不良反应。乳房痛、腹痛或月经样出血、阴道出血形式的改变、闭经、子宫良性肿瘤增大、子宫颈分泌物量的改变。经前期紧张综合征样症状、膀胱炎样综合征、阴道念珠菌病、食欲改变、胆囊疾病的发病率上升、胰腺炎。偶见头晕、头痛、偏头痛、体重改变、视力改变、泌乳、皮肤变黄、皮肤出现暗黑斑、多形性红斑、结节性红斑、出血性皮疹、荨麻疹、皮疹。血压改变、血栓性静脉炎、肺栓塞、脑血栓。精神压抑、神经紧张等。

[药物相互作用] 巴比妥酸盐、保泰松、乙内酰脲类、利福平及氨苄西林等降低其活性;与口服降糖药或胰岛素合用,药效降低,需调整用量。

[禁用或慎用] 对本品成分过敏者、妊娠或可能妊娠者、严重循环系统疾病、活动性血栓性静脉炎或血栓性栓塞疾病,已知或疑有雌激素依赖性肿瘤形成、怀

疑乳腺肿瘤、子宫肿瘤病史者，未确诊的异常阴道出血，脑卒中、肝功能不全者禁用。心脏病、肝肾疾病、高血压、糖尿病、癫痫、偏头痛及哮喘患者慎用。

[其他] 每隔3~6个月应对患者重新评估，以决定是否仍有必要用药治疗。本品可影响钙、磷代谢，与高血钙相关的代谢性骨病患者应慎用。注射时仅作短期使用。

3. 枸橼酸氯米芬（clomifene citrate）

[药理作用] 枸橼酸氯米芬是人工合成的非甾体物质，对雌激素有较弱的激动和较强的拮抗双重作用。本品刺激排卵的机制可能为首先拮抗作用占优势，通过竞争性占据下丘脑雌激素，干扰内源性雌激素的负反馈，从而促使LH与FSH的分泌增加，刺激卵泡生长。卵泡成熟后，雌激素的释放量增加，再通过正反馈激发排卵前促性腺激素释放，使其达峰值而引起排卵。

[不良反应] 较常见的不良反应有肿胀、胃痛、盆腔或下腹部痛（囊肿形成或卵巢纤维瘤增大、较明显的卵巢增大，一般发生在停药后数天）。较少见的有视物模糊、复视、眼前感到闪光、眼对光敏感、低视力、皮肤和巩膜黄染。下列反应持续存在时应予以注意，如潮热、乳房不适、便秘或腹泻、头晕或眩晕、头痛、月经量增多或不规则出血、食欲和体重增加、毛发脱落、精神抑郁、精神紧张、好动、失眠、疲倦、恶心、呕吐、皮肤红疹、变应性接触性皮炎、风疹块、尿频等，也可有体重减轻。国外有极个别发生乳腺癌、睾丸癌的报道。

[药物相互作用] 与醋酸戈那瑞林合用，可能导致卵巢过度刺激。

[禁用或慎用] 原因不明的不规则阴道出血、子宫肌瘤、卵巢囊肿、肝功能损害、精神抑郁、血栓性静脉炎等禁用。多囊卵巢综合征慎用。

[其他] 用药期间须注意每一疗程开始前估计卵巢大小；每日测量基础体温，必要时测定雌激素及血清黄体酮水平；服药后出现视力障碍应立即停药，并进行眼科检查。一般在停药后数日或数周视力可恢复正常。

4. 己烯雌酚（diethylstilbestrol）

[药理作用] 本品为人工合成的非甾体雌激素，其主要作用有：促使子宫内膜增生和阴道上皮角化；减轻妇女围绝经期或妇科手术后因性腺功能不足而产生的全身反应；增强子宫收缩，提高子宫对催产素的敏感性；拮抗雄激素。

[不良反应] 可有恶心、呕吐、畏食、头痛等不良反应。长期应用可使子宫内膜过度增生而导致子宫出血与子宫肥大。应按指定方法服药，中途停药可导致子宫出血。孕妇早期服用此药，其女性后代在青春期后宫颈和阴道的腺病及腺癌发病率升高，男性后代生殖道异常和精子异常发生率增加。少数患者有心窝区疼痛，还有性欲增强。

[药物相互作用] 可增加钙剂的吸收；可增强三环类抗抑郁药的不良反应，

同时降低其药效;卡马西平、苯巴比妥、苯妥英钠、扑米酮、利福平等可降低雌激素的药效。雌激素可降低抗凝药的抗凝药效,若必须同用,应调整抗凝药用量。本品可减弱抗高血压的降压作用,也可降低他莫昔芬的疗效。

[禁用或慎用] 肝、肾疾病及孕妇禁用。癌症(除前列腺癌)患者禁用。乳腺病、子宫内膜炎、出血倾向及更年期滤泡过多期患者禁用。

[其他] 长期大量应用可诱发生殖系恶性肿瘤;妊娠期用药有致胎儿先大缺陷危险,女婴成年后发生阴道腺病或宫颈癌(DES综合征)的危险增加。

5. 黄体酮(progesterone)

[药理作用] 黄体酮是卵巢黄体分泌的一种天然孕激素,与雌激素一起参与HPO的调节,精细地介入排卵性月经周期。其药理作用主要为:①在月经周期的后半期促使子宫内膜的腺体生长,子宫充血,内膜增厚,为受精卵植入做好准备,并减少妊娠期子宫的兴奋性,抑制其活动,松弛平滑肌,使胚胎安全生长。②在与雌激素共同作用下,促进乳腺小叶及腺体的发育,为泌乳作准备。③使子宫颈口闭合,黏液减少、变稠,使精子不易穿透,大剂量时通过对下丘脑的负反馈作用,抑制垂体促性腺激素的分泌,产生抑制排卵的作用。

[不良反应] 可见头晕、头痛、恶心、抑郁、乳房胀痛等。长期应用可引起肝功能异常、缺血性心脏病发生率上升以及子宫内膜萎缩、月经量减少,并容易发生阴道真菌感染。

[药物相互作用] 酮康唑可抑制细胞色素P450(CYP3A4),从而减少黄体酮在体内的代谢,增加其生物利用度。与药酶诱导药(如巴比妥类、抗癫痫药、利福平、灰黄霉素)合用可降低本品的疗效,不宜合用。

[禁用或慎用] 肝、肾功能不全,心血管疾病和高血压,血栓栓塞性疾病,糖尿病,过期流产,胆囊以及癫痫患者禁用。有抑郁史、水肿和肾脏疾病患者慎用。

6. 醋酸甲地孕酮(megestrol acetate)

[药理作用] 本品属于17α-氢孕酮衍生物,是一种高效的合成孕激素,口服其孕激素约为黄体酮的75倍,注射时约为黄体酮的50倍。本品有明显抗雌激素作用,无雌激素或雄激素活性,无蛋白同化作用。本品能抑制下丘脑GnRH的释放,并作用于腺垂体,降低其对GnRH的敏感性,从而阻断垂体促性腺激素释放,产生显著的排卵抑制作用。

[不良反应] 主要为恶心、头晕、倦怠、子宫绞痛、乳房胀痛、水肿、突破性出血,妊娠期服用有比较明确的增加女性后代男性化的作用。

[药物相互作用] 与利福平、苯巴比妥、氨苄西林及吡唑酮类镇痛药等合用,可产生肝微粒体酶效应,加速本品的体内代谢,导致子宫内膜突破出血。

[禁用或慎用] 活动性肝炎、肾炎患者禁用。有精神抑郁史者、子宫肌瘤、血

栓病史及高血压患者慎用。

[其他] 长期使用孕激素的妇女不宜吸烟。长期给孕激素应按28天周期计算孕激素的用药日期。天然黄体酮因代谢迅速口服无效,合成孕激素可以口服。对儿童的安全性和有效性尚未确立。

7. 醋酸甲羟孕酮(medroxyprogesterone acetate)

[药理作用] 本品为作用较强的孕激素,口服或注射均有效。皮下注射时,其孕激素活性为黄体酮的20~30倍;口服时为炔孕酮的10~15倍。口服或注射后在体内适量内源性雌激素对子宫内膜作用的基础上,可将增生期子宫内膜转变为分泌期内膜。本品也有抗雌激素作用,但不对抗雌激素对脂蛋白的良性作用,也无明显雄激素效应,是最接近天然的孕酮。

[不良反应] 较常见的有胃肠道反应,食欲缺乏、痤疮、液体潴留和水肿、体重增加、过敏性皮肤炎症、精神压抑、乳房疼痛、女性性欲改变、月经紊乱、不规则出血或闭经。少见的有头痛,胸、臀、腿特别是腓肠肌处疼痛,手臂和脚无力、麻木或疼痛,突然的或原因不明确的呼吸短促,语言发音不清,视力改变、复视、不同程度失明等。长期应用可引起肝功能异常,缺血性心脏病发生率上升。早期妊娠时应用可能引起女性后代男性化,后代发生生殖道畸形,多见于尿道下裂。

[药物相互作用] 本品与氨鲁米特合用,可显著降低两者的生物利用度。本品可降低促肾上皮质激素和氢化可的松的血药浓度。

[禁用或慎用] 孕妇,肝、肾功能不全者禁用。对本品高度过敏者,血栓性静脉炎、血栓栓塞性疾病、严重肝功能不足、因骨转移导致的高钙血症、月经过多者禁用。

[其他] 如出现不规则子宫出血,可依病情加服炔雌醇0.05~0.1mg,连服3次。

8. 炔诺酮(norethisterone)

[药理作用] 本品为19-去甲基睾酮类衍生物,具有较强的孕激素样作用,其孕激素作用为炔孕酮的5倍,能使子宫内膜转化为蜕膜样变,也有一定的抗雌激素活性以及较弱的雄激素活性和蛋白同化作用。本品作用机制是通过对下丘脑的负反馈作用,抑制下丘脑GnRH的分泌,并作用于腺垂体,降低其对GnRH的敏感性,从而阻断垂体促性腺激素的释放,抑制腺垂体促黄体生成激素的释放,使卵泡不能发育成熟,抑制卵巢排卵。

[不良反应] 主要为恶心、头晕、倦怠、突破性出血,妊娠期服用有比较明确的增加女性后代男性化的作用。

[药物相互作用] 与利福平、氯霉素、氨苄西林、苯巴比妥、苯妥英钠、扑米酮、甲丙氨酯、对乙酰氨基酚及吡唑酮类镇痛药(保泰松)等同服可产生肝微粒体酶效应,加速炔诺酮在体内的代谢,导致避孕失败、突破性出血发生率增高,应

予注意。

[禁用或慎用] 孕妇及哺乳期妇女禁用。妊娠4个月内、有精神抑郁史者慎用。有以下疾病者应慎用：心血管疾病和高血压，肝、肾功能损害，糖尿病，哮喘病，癫痫，偏头痛，未明确诊断的阴道出血，有血栓病史（晚期癌瘤治疗外），胆囊疾病。

9. 丙酸睾酮（testosterone propionate）

[药理作用] 丙酸睾酮的雄激素作用与蛋白同化作用之比为1∶1。进入人体后先经5a-还原酶转化为双氢睾酮，以后再与细胞受体结合进入细胞核，与染色质作用，激活RNA多聚酶，促进蛋白质合成和细胞代谢。此外，也可抑制女性子宫内膜增生。

[不良反应] 大剂量可引起女性男性化、水肿、肝损害、黄疸、头晕等。

[药物相互作用] 与抗凝药合用，可加强抗凝作用；与肾上腺皮质激素合用，可加重水肿；与巴比妥类药物合用，可使本品代谢加快，疗效降低。

[禁用或慎用] 肝肾功能不全、前列腺癌患者及孕妇禁用。

[其他] 注射液中如有结晶析出，可加温溶解后注射。本品局部注射可引起刺激性疼痛，长期注射吸收不良，易形成硬块，故应注意更换注射部位并避开神经走向部位。有变态反应者应停用。

10. 绒促性素（chorionic gonadotrophin）

[药理作用] 绒促性素是胎盘滋养层细胞分泌的一种促性腺激素，存在于孕妇的尿液和血液中。在妊娠早期分泌很快，妊娠8~10周分泌量达高峰。绒促性素与垂体分泌的促黄体生成素作用极相似，而卵泡刺激素样作用甚微，具有较强的抗雌激素和较弱的雌激素活性。本品能刺激性腺活动，对女性可维持和促进黄体功能，使黄体合成孕激素，与具有卵泡刺激素成分的尿促性素合用，可促进卵泡生成和成熟，并可模拟生理性的促黄体生成素高峰而触发排卵。

[不良反应] 可见头痛、困倦、注射部位疼痛、情绪变化和过敏。在女性中可引起卵巢过度刺激综合征（ovarian hyperstimulation syndrome, OHSS），产生腹胀、恶心、呕吐、腹泻、卵巢增大、心血管休克等症状，还可引起多胎妊娠。在男性中，可引起早熟、液体潴留、水肿、乳头肿痛及乳房女性化等。

[药物相互作用] 尚不明确。

[禁用或慎用] 生殖系统炎症、雄激素相关性腺癌及无性腺者禁用。青春期前男孩、心脏病、高血压、肾功能不全、癫痫、偏头痛者慎用。

[其他] 用药前需做皮肤过敏试验；本品溶液极不稳定且不耐热，应现配现用，并经肌内或皮下缓慢注射；用于促排卵时，一般先用氯米芬治疗，如无效可联合应用本品与尿促性素。连续使用8周未见效者，或使用后出现性早熟、亢进

者停用。

11. 尿促性素（menotropin）

[药理作用] 尿促性素为人体内腺垂体分泌的天然促性腺激素,主要具有促FSH和LH的作用,可促进卵巢中卵泡发育成熟,促使卵泡分泌雌激素,促女性子宫内膜增生,与绒促性素合用能促排卵及黄体生成,分泌孕酮。

[不良反应] 偶见恶心、呕吐、腹泻、腹水、腹痛、少尿、低血压、过敏及动脉或静脉栓塞。若剂量过大,亦可出现OHSS。

[药物相互作用] 与氯米芬联用,可减少本品用量约50%,同时降低OHSS发生率;与绒促性素联用,可促使排卵功能恢复,但对原发的卵巢衰竭无效;因本品有刺激卵巢的作用,因此不应与醋酸戈那瑞林合用。

[禁用或慎用] 妊娠、卵巢或子宫发育不全、提前绝经、高促性激素性卵巢功能减退、无卵泡成熟障碍的不孕症、不明原因的妇科出血、卵巢癌、子宫癌、乳腺癌等禁用。有哮喘、心脏病、癫痫、偏头痛、肾功能损害、垂体肥大或肿瘤患者慎用本品。

[其他] 本品不是治疗无排卵的首选促排卵药,如对其他促排卵药治疗无效者,由于促性腺功能减退而导致卵巢不排卵者可以选用,用量宜按各人的临床反应而定。甲状腺功能减退,肾上腺皮质激素不足,高催乳素血症或垂体瘤患者,应先给予适当治疗,待正常后再使用本品。使用前还应对受药者的丈夫精液进行分析,确定属正常时才使用。治疗中若出现盆腔痛,腹胀或卵巢增大等,应立即停药。

12. 氨甲苯酸（aminomethylbenzoic acid）

[药理作用] 氨甲苯酸与纤溶酶原或纤溶酶的赖氨酸结合区有高度亲和力,故能竞争性抑制纤溶蛋白的赖氨酸与纤溶酶结合,从而抑制纤维蛋白凝块的裂解,产生止血作用。且止血作用较强,排泄慢,毒性低,不易形成血栓,是很好的止血药。

[不良反应] 本品不良反应极少见。长期应用未见血栓形成,偶有头晕、头痛,腹部不适等症状。

[药物相互作用] 与口服避孕药、雌激素或凝血因子Ⅰ复合物浓缩剂合用时,有增加血栓形成的危险。

[禁用或慎用] 有血栓形成倾向者(如急性心肌梗死患者),有血栓栓塞病史者、血友病或肾盂实质病变发生大量血尿者慎用。

13. 凝血酶（thrombin）

[药理作用] 凝血酶是一种速效的局部止血药,由牛、猪、兔血提取凝血因子Ⅱ,加入凝血活酶及钙激活而成,能凝固全血、血浆及不加其他物质的凝血因

子Ⅰ溶液。凝血酶是凝血机制中的关键酶,能直接作用于血液凝固过程的最后一步,促使血浆中的可溶性凝血因子Ⅰ转变成不溶的纤维蛋白。局部给药后作用于伤口表面,使血液很快形成稳定的凝血块,可用于控制毛细血管以及静脉出血。

[不良反应] 偶可致过敏反应。

[药物相互作用] 遇酸、碱、重金属物质可发生反应,从而降低本品疗效,因此应避免与这类药物混合使用。

[禁用或慎用] 过敏体质或对本品过敏者禁用。

(四)用药监护或用药宣教

功能失调性子宫出血是由于生殖内分泌轴功能紊乱造成的AUB,诊断时应除外器质性疾病,针对患者疾病发展情况选择合适的治疗药物并做好用药监护。

1. 治疗前监护　用药前应详细询问病史,并进行全面体检和妇科检查,包括血压、乳腺、腹腔器官、盆腔器官及宫颈细胞学检查。患者静脉血栓栓塞或既往有因使用雌激素出现血栓栓塞者应进行血液凝固的检查。

2. 治疗过程中的监护

(1)疗效监护:功能失调性子宫出血首选药物治疗,尤其是处于青春期的患者,激素治疗几乎是唯一的治疗方法。在药物治疗过程中,必须对药物疗效进行监护,当某种药物治疗效果不明显或出现不良反应时应及时调整用药,以免耽误病程。孕激素内膜脱落法止血时,诱发出血量往往较大,对于贫血程度较轻,长期淋漓不尽的患者应评估后使用。若出血时间在10天以上,需进一步检查,排除器质性病变。止血后调整周期时可用黄体酮定期撤退法或后半周期疗法。雌激素内膜生长法止血适用于内源性雌激素不足的患者,尤其是青春期未婚女性和有贫血症状的患者。口服避孕药含有雌、孕激素成分,临床上采用雌激素和孕激素对功能失调性子宫出血进行治疗,因为雌激素可以促进内膜生长,孕激素能促进内膜成熟。去氧孕烯炔雌醇片为低剂量雌、孕激素复合剂,兼有内膜萎缩法和内膜生长法两种止血作用,从而达到快速止血和调经。在采用子宫内膜萎缩法止血时,药物的具体剂量和使用方法应根据患者的具体情况选择。雄激素可以拮抗雌激素,可以增强子宫平滑肌及子宫血管的张力,从而减轻盆腔充血和子宫出血量,但是无法止血,因此临床时常使用雄激素联合雌、孕激素应用。对于存在器质性病变,系统性疾病等引起的AUB者应进行相应的治疗。左炔诺孕酮宫内节育环为T形塑料支架,通过宫内释放系统在宫腔内给药,使激素直接释放进入靶器官,发挥局部孕激素作用,对子宫内膜有很强的抑制作用。可使子宫内膜腺体萎缩,间质水肿和蜕膜样变,血管受到抑制,导致子宫内膜在短期内变薄。使月经出血量及持续时间减少,血红蛋白水平相应上升。

（2）不良反应监护：用药期间应对可能的不良反应进行重点监护，如雌激素较常见恶心、呕吐、腹痛、乳房肿胀等。应从小剂量开始，逐渐增加剂量可减轻反应；不良反应发生后减小剂量也可减轻反应。长期大剂量应用雌激素可使子宫内膜过度增生及子宫出血，故子宫内膜炎患者慎用。此外，长期大剂量应用雌激素，可致水钠潴留，引起高血压、水肿及加重心力衰竭。雌激素主要在肝内代谢，故肝功能不良者慎用。孕激素类药物不良反应较少，偶见头晕、恶心及乳房胀痛等。长期应用可引起子宫内膜萎缩，月经量减少，并易引发阴道真菌感染。

（3）相互作用监护：如雌激素类药物可增加钙剂的吸收；大剂量雌激素可加重三环类抗抑郁药的不良反应，同时降低其药效；雌激素类药物与卡马西平、苯巴比妥、苯妥英钠、扑米酮、利福平等合用，其药效减弱。雌激素还可降低抗凝药的抗凝药效，若必须同用，应调整抗凝药用量。雌激素类药物还可减弱抗高血压药物的降压作用，降低他莫昔芬疗效。应用此类药物时应避免相互间作用。

3. 用药宣教　青春期AUB-O患者多为发育期，常表现为月经周期不规律、经期延长、经量过多或淋漓不净，这类人群大多不了解青春期AUB-O相关知识，存在羞怯心理，未能及时就医，造成失血过多，易继发不同程度的贫血，严重者可出现失血性休克，严重影响青春期女性的身心发育。因此，对患者的用药宣教非常重要，重点加强对患者及其家属的用药教育。讲解AUB-O的发病机制，使患者了解激素在治疗AUB中的重要性。嘱咐患者及其家属，一定要按照医嘱按时、按量服药，做到坚持随诊，彻底治愈。出现不规则阴道出血、下腹疼痛、发热等情况应及时复诊。出院后应加强营养、体育锻炼，以增强体质。

案例分析

患者，女，18岁。因"初潮起月经不规律5年，经期长、经量多2年余，加重半年"于2016-8-12就诊。患者13岁初潮，13~17岁月经4~5/40$^+$天，量少，色黑。17~18岁月经10~14/20$^+$天，量多，中药调理无效。自青春期后面部及前胸、后背痤疮明显，体毛重，13岁时1年内体重增加10余kg，此后未再明显增加。无头痛、恶心、呕吐，无泌乳，无视力变化。2015-4-26外院盆腔B超检查结果：子宫4.4cm×4.0cm×3.5cm，内膜厚度0.7cm，肌层回声均匀，双附件未见明显异常。2015-8-13外院性激素六项结果：FSH 8.29U/L，LH 7.11U/L，PRL 151.4mU/L，E$_2$ 324.9pmol/L，T 1.13nmol/L，P 1.5nmol/L。近半年月经30$^+$/40$^+$天，量多，色红。从未行性激素治疗。末次行经日期2016-7-6，至今已38天未净，近几天经量多，无明显头晕及乏力。2016-7-30（d25）复查性激素：T 63ng/ml（↑），P 0.97ng/ml。2016-8-6（d31）盆腔超声：子宫6.3cm×6.4cm×5.1cm，内膜厚度2.5cm，右卵巢见一直径2.2cm囊肿。既往体健。查体：身高161.5cm，体重58.5kg，BMI 22.4kg/m^2。双乳Ⅴ级，乳头发育好，无溢乳。乳周及脐下多毛。妇检：外阴，阴蒂不大。子宫：

后位,质中,活动,无压痛,正常大小。双附件(－)。

治疗经过:首次就诊查血常规,血红蛋白为130g/L,给予黄体酮40mg im qd×5天,丙酸睾酮25mg im qd×3天(末3天)。行盆腔超声和甲状腺功能检查,同时要求患者测基础体温。

2016-9-2第一次随诊:上次就诊后遵嘱肌注黄体酮和丙酸睾酮,用药后血止,停药一天后于2016-8-18撤血,量多,加服止血药后出血量减少,12天干净。2016-8-13盆腔超声(治疗前):子宫6.9cm×6.7cm×4.4cm,内膜2.4cm,右卵巢见一直径3.9cm×3.2cm囊肿。甲状腺功能正常。给予醋酸甲羟孕酮6mg bid×12天。嘱患者下次经后行盆腔超声检查。继续测量基础体温。

2016-9-30第二次随诊:患者口服醋酸甲羟孕酮6mg bid×12天,停药3天撤血,经量多,9天血净。基础体温:2016年8月、9月单相。2016-09-28盆腔超声:子宫5.3cm×4.8cm×4.0cm,内膜0.84cm。继续服用醋酸甲羟孕酮6mg bid×12天,每个月月经第15天开始服用。要求患者一直测量基础体温。

患者从2016年9月至2017年7月每个月规律撤血,2016年9月及2017年1、2月撤血量较多,其余3个月撤血量中。随后停药4周期,停药后每个月均较规律行经,经量中等。基础体温2017年7~10月呈双相。

分析:

(1)患者为青春期女性,学生,无性生活史,初潮起月经不规律5年。有高雄激素表现,面部及前胸、后背痤疮明显,2016-7-30(d25)复查性激素:T 63ng/ml(↑),P 0.97ng/ml,睾酮偏高,孕激素低。2016-8-6(d31)盆腔超声提示内膜厚度2.5cm,子宫内膜明显增厚。根据上述病例特点,初步诊断为青春期无排卵性功能失调性子宫出血。因为患者为18岁青年女性,已经月经来潮5年,仍然无规律的月经周期,经期明显延长,基础体温呈单相,孕酮值低,说明无排卵。但盆腔超声提示内膜厚度2.5cm,尚不能完全排除子宫内膜病变的可能性,经过孕激素撤退性出血治疗后复查盆腔超声,子宫内膜厚0.84cm,达到正常范围,基本排除内膜病变的可能性。

(2)该患者的治疗方法为子宫内膜脱落法,第一次就诊时患者阴道出血已经一个多月,就诊当日查血红蛋白为130g/L。"子宫内膜脱落法适用于血红蛋白>80g/L、生命体征稳定的患者"。该患者血红蛋白>80g/L,可考虑采用子宫内膜脱落法治疗。因出血时间较长,肌注黄体酮,同时为减少出血量配合肌注丙酸睾酮。撤血量较多,12天血净,经后复查盆腔超声示内膜厚度由2.5cm变为0.84cm,右卵巢囊肿消失,证实右卵巢囊肿为生理性卵巢囊肿。说明孕激素治疗效果明显,进一步证实了功能失调性子宫出血的诊断。如果是子宫内膜的器质性病变,单纯的孕激素撤退性出血治疗往往无效,阴道出血会持续存在。

（3）该患者随后的治疗方案为月经周期后半期孕激素定期撤血,控制月经周期。治疗过程中要求患者同时测量基础体温很有必要,主要是观察患者是否有排卵,如果基础体温单相,需要继续用药治疗。患者在随后的11个周期中基础体温显示单相,每个月月经第15天服用醋酸甲羟孕酮6mg bid×12天治疗,11个月后基础体温呈双相,能自然行经,月经正常。

二、闭经用药

闭经(amenorrhea)为常见的妇科症状,表现为无月经或月经停止,根据既往有无月经来潮,分为原发性闭经和继发性闭经两类。原发性闭经指年龄超过13岁、第二性征未发育;或年龄超过15岁,第二特征已发育,月经还未来潮。原发性闭经在临床较少见,往往由于遗传原因或先天发育缺陷引起,约30%患者伴有生殖道异常。继发性闭经指正常月经建立后月经停止6个月或按自身原有月经周期计算停止3个周期以上者。继发性闭经发生率明显高于原发性闭经,其病因复杂,可有下丘脑性闭经、垂体性闭经、卵巢性闭经、子宫性闭经以及内分泌功能紊乱造成的闭经。

(一)用药原则

1. 原发性闭经　根据疾病情况选择不同的治疗方法,如宫颈、宫腔粘连者进行扩张、分离粘连,或在宫腔镜直视下分离粘连。腔内放置扩充器以防重新粘连,并加用雌、孕激素周期疗法治疗3~6个月周期。子宫内膜结核应行抗结核治疗。如因卵巢、垂体肿瘤引起闭经,可根据肿瘤性质和部位进行手术、放疗或化疗。对垂体肿瘤可合用溴隐亭治疗。某些疾病或因素影响内分泌调节功能者,常需用激素治疗。

2. 继发性闭经　根据不同病因、年龄,有无生育要求而定,包括病因治疗、调整激素水平、诱发排卵及辅助生育等方法。

(二)用药策略

无论是原发性闭经还是继发性闭经,应用激素治疗是非常重要的手段。用药策略有:

1. 性激素补充治疗　其目的有维持女性全身健康及生殖健康,包括心血管系统、骨骼及骨代谢、神经系统等;促进和维持第二特征及月经。主要治疗方法包括①雌激素补充治疗:适用于无子宫者。结合雌激素0.625mg/d或微粒化17β-雌二醇1mg/d,连用21天,停药1周后重复给药。②雌、孕激素人工周期法:适用于有子宫者。上述雌激素连服21日,最后10日同时给予醋酸甲羟孕酮6~10mg/d。③孕激素疗法:适用于体内有一定内源性雌激素水平的轻度闭经患者,可于月经周期后半期(或撤药性出血第16~25日)口服醋酸甲羟孕酮,每日6~10mg,共10日。

2. 促排卵 适用于有生育要求的患者。对于低Gn引起的闭经患者,在采用雌激素治疗促进生殖器发育,子宫内膜已获得对雌、孕激素的反应后,可采用尿促性素联合HCG促进卵泡发育及诱发排卵,由于可能导致卵巢过度刺激综合征,严重者可危及生命,故使用促性激素诱发排卵必须由有经验的医生在B超和激素水平监测条件下用药;对于FSH和催乳素(PRL)正常的闭经患者,由于患者体内有一定的内源性雌激素,可首选氯米芬作为促排卵药物;对于FSH升高的闭经患者,由于其卵巢功能衰竭,不建议使用促排卵药。①氯米芬:适用于有一定内源性雌激素水平的无排卵闭经者。作用机制是通过竞争性结合下丘脑细胞内的ER,以阻断内源性雌激素对下丘脑的负反馈作用,促使下丘脑分泌更多的GnRH及垂体促性腺激素。给药方法为月经第5日开始,每日50~100mg,连用5日,治疗剂量选择主要依据BMI、女性年龄和不孕原因,卵泡或孕酮监测不会增加治疗妊娠率。不良反应主要包括黄体功能不足、对宫颈黏液的抗雌激素影响、黄素化未破裂卵泡综合征及卵质量欠佳。②促性腺激素:适用于低促性腺素闭经及氯米芬促排卵失败者。常用尿促性素或FSH和HCG联合用药促排卵。尿促性素或FSH一般每日剂量75~150U,于撤药性出血第3~5日开始,如卵巢无反应,每隔7~14日增加半支,直到B超下见优势卵泡,最大给药剂量225U/d,待优势卵泡达到成熟标准时,再使用HCG 5 000~10 000U促排卵。③GnRH:适用于下丘脑闭经,利用其天然制品促排卵,用脉冲皮下注射或静脉给药。

3. 溴隐亭 用于溢乳或催乳激素引起的闭经,开始时为每次1.25mg,每日2或3次,如确系剂量不足,可逐渐增至每次2.5mg,每日2或3次,饭后服用。用于抑制泌乳,每次2.5mg,每日2次,早晚与食物共服,连续用药14日。应在分娩后服用。停药后,偶有少量的乳汁分泌2~3日,以同样剂量继续服用数日后就可停止。用于分娩后的乳房充血,每次2.5mg,如未停止泌乳则12小时后重复1次。用于催乳激素引起的雄激素减退症,5~10mg/d。

4. 其他激素治疗 ①肾上腺皮质激素:适用于先天性肾上腺皮质增生所致的闭经,一般用泼尼松或地塞米松。例如使用泼尼松片口服,每次5~10mg,10~60mg/d,早晨起床后服用2/3,下午服用1/3。②甲状腺素:如甲状腺片或左甲状腺素钠,适用于甲状腺功能减退引起的闭经。例如左甲状腺素钠口服,最初用量为25~50μg/d,每隔2~4周增加25~50μg,一般为100~125μg,直至维持正常代谢为止。成人维持剂量为75~125μg/d。

(三)药物特点

1. 戊酸雌二醇(estradiol valerate)

[药理作用] 戊酸雌二醇为天然雌二醇的戊酸盐,具有雌二醇的药理作用,能促进和调节女性生殖器官和副性征的正常发育,用于补充雌激素不足,治疗

女性性腺功能不良、闭经、更年期综合征等。戊酸雌二醇能促使细胞合成DNA、RNA的相应组织内各种不同的蛋白质。可通过减少下丘脑GnRH的释放,导致FSH和LH从垂体的释放减少,从而抑制排卵。

[不良反应] 可能偶有乳房发胀、非月经期出血、恶心、胃部不适及体重和性欲改变。个别病例有水肿、头痛、情绪低落的表现。

[药物相互作用] 与抗凝药同用时,戊酸雌二醇可降低抗凝效应,必须同用时,应调整抗凝药用量。与卡马西平、苯巴比妥、苯妥英钠、扑米酮、利福平等同时使用,可减低戊酸雌二醇的效应,这是由于诱导了肝微粒体酶,增快了本品的代谢所致。与三环类抗抑郁药同时使用,大量的本品可增强抗抑郁药的不良反应,同时降低其应有的效应。与抗高血压药同时使用,可减低抗高血压的作用。戊酸二醇也可降低他莫昔芬的治疗效果以及增加钙剂的吸收。

[禁用或慎用] 妊娠、严重的肝功能异常、黄疸或以前妊娠有过持续瘙痒,Dubin-Johnson综合征、Rotor综合征、曾患或正患肝脏肿瘤、血栓栓塞性疾病、镰状细胞贫血、患有或疑有子宫或乳房的激素依赖性肿瘤、子宫内膜异位症、伴有血管病变的严重糖尿病、脂肪代谢先天性异常、妊娠期耳硬化症恶化禁用。肝、肾病,乳腺癌及卵巢癌患者禁用。

[其他] 开始治疗前,应进行全面彻底的内科和妇科检查(包括乳房检查和宫颈的细胞涂片),每隔约6个月须进行对照检查。

2. 溴隐亭(bromocriptine)

[药理作用] 溴隐亭为多肽麦角类生物碱,能选择性地激动多巴胺受体,抑制腺垂体激素催乳素的分泌,不影响其他垂体激素的正常水平。催乳素是产后泌乳开始和维持所必需的,但在哺乳期外,催乳素增加会引起病理性泌乳和排卵紊乱、月经周期紊乱。溴隐亭为催乳素分泌的特异性抑制药,可用于预防或抑制生理期泌乳,也可用于治疗催乳素所致的闭经等疾病。

[不良反应] 主要有口干、恶心、呕吐、食欲缺乏、便秘、腹痛、头痛、眩晕、疲倦、精神抑郁、雷诺现象、夜间小腿痉挛等。也可出现低血压、多动症、运动障碍及精神症状。

[药物相互作用] 溴隐亭经细胞色素P450(CYP3A)酶系统代谢,与大环内酯类抗生素(如红霉素、克拉霉素、醋竹桃霉素、螺旋霉素、交沙霉素)、氮唑类抗真菌药(如酮康唑、伊曲康唑)或细胞色素P450酶抑制药合用,可提高溴隐亭的血药浓度,增加不良反应发生的危险性。因此,应避免与奥曲肽合用。与甲麦角新碱或其他麦角碱合用可增加不良反应的危险性,因此应避免合用。酒精可降低溴隐亭的耐药性。

[禁用或慎用] 对麦角生物碱过敏者、心脏病、周围血管性疾病及妇女妊娠

期、严重精神病史和患心肌梗死者禁用。消化道溃疡患者慎用。

[其他] 用于治疗闭经或溢乳,可产生短期疗效,不宜久用。治疗期间可以妊娠,如需计划生育,应使用不含雌激素的避孕药或采取其他措施。

3. 左甲状腺素钠(levothyroxine sodium)

[药理作用] 甲状腺素由甲状腺合成和分泌,是维持人体正常代谢和发育所必需的激素。它主要包括甲状腺素(T_4)和三碘甲状腺原氨酸(T_3)。左甲状腺素钠为人工合成的四碘甲状腺原氨酸,活性相当于生理甲状腺素。对于因甲状腺功能低下造成的闭经,可用本品治疗。

[不良反应] 超过个体的耐受剂量、过量服用,或开始时剂量增加过快,可能出现下列甲状腺功能亢进的临床症状,包括心动过速、心悸、心律失常、心绞痛、头痛、肌肉无力和痉挛、潮红、发热、呕吐、月经紊乱、假脑瘤、震颤、坐立不安、失眠、多汗、体重下降和腹泻。在上述情况下,应减少患者的每日剂量或停药几日,待症状消失后从起始剂量再开始服用。

[药物相互作用] 本品可能降低抗糖尿病药物的降血糖作用。本品能取代抗凝血药与血浆蛋白质的结合,从而增强其作用。含铝、铁的药物和碳酸钙药物可能降低左甲状腺素的作用。水杨酸盐、双香豆素、大剂量呋塞米(250mg)、氯贝丁酯、苯妥英等可取代左甲状腺素与血浆蛋白质的结合,从而导致FT_4水平升高。丙硫氧嘧啶、糖皮质激素、胺碘酮和含碘造影剂能够抑制外周T_4向T_3的转化。胺碘酮的含碘量很高,能够引起甲状腺功能亢进和甲状腺功能减退。舍曲林、氯喹、氯胍能够降低左甲状腺素的作用,升高血清TSH的水平。巴比妥酸盐除具有诱导肝微粒体酶的性质,能够增加左甲状腺素的肝脏清除率。

[禁用或慎用] 对本品及其辅料高度过敏者禁用。未经治疗的肾上腺功能不足、垂体功能不足和甲状腺毒症禁用。

[其他] 甲状腺素不易透过胎盘,因此甲状腺功能减退患者在妊娠时无须停药,微量的甲状腺激素可从乳汁排出。本品由于其半衰期长,口服后1~2周才能达到最高疗效,停药后作用可持续1~3周,每天只需服药1次,由于其吸收不规则,最好在空腹时服用。

4. 泼尼松(prednisone)

[药理作用] 泼尼松具有抗炎及抗过敏作用,能抑制结缔组织的增生,降低毛细血管壁和细胞膜的通透性,减少炎性渗出,并能抑制组胺及其他毒性物质的形成与释放。本品还能促进蛋白质分解转变为糖,减少葡萄糖的利用。因而使血糖及肝糖原都增加,可出现糖尿,同时增加胃液分泌,增进食欲。当严重中毒性感染时,与大量抗菌药物配合使用,可有良好的降温、抗毒、抗炎、抗休克及促进症状缓解作用。

[不良反应] 较大剂量易引起糖尿病、消化道溃疡和类库欣综合征症状，对下丘脑-垂体-肾上腺轴抑制作用较强。并发感染为主要的不良反应。

[药物相互作用] 非甾体抗炎药可加强其致溃疡作用。可增强对乙酰氨基酚的肝毒性。与两性霉素B或碳酸酐酶抑制药合用，可加重低钾血症，长期与碳酸酐酶抑制药合用，易发生低血钙和骨质疏松。与蛋白质同化激素合用，可增加水肿的发生率，使痤疮加重。与抗胆碱能药（如阿托品）长期合用，可致眼压增高。三环类抗抑郁药可使其引起的精神症状加重。与降糖药如胰岛素合用时，因可使糖尿病患者血糖升高，应适当调整降糖药剂量。甲状腺激素可使其代谢清除率增加，故甲状腺激素或抗甲状腺药与其合用，应适当调整后者的剂量。与避孕药或雌激素制剂合用，可加强其治疗作用和不良反应。与强心苷合用，可增加洋地黄毒性及心律失常的发生。与排钾利尿药合用，可致严重低血钾，并由于水钠潴留而减弱利尿药的排钠利尿效应。与麻黄碱合用，可增强其代谢清除。与免疫抑制药合用，可增加感染的危险性，并可能诱发淋巴瘤或其他淋巴细胞增生性疾病。可增加异烟肼在肝脏的代谢和排泄，降低异烟肼的血药浓度和疗效。可促进美西律在体内代谢，降低血药浓度。与水杨酸盐合用，可减少血浆水杨酸盐的浓度。与GH合用，可抑制后者的促生长作用。

[禁用或慎用] 对本品及甾体激素类药过敏者禁用。严重的精神病（过去或现在）和癫痫，活动性消化道溃疡病，新近胃肠吻合手术，骨折，创伤修复期，角膜溃疡，肾上腺皮质功能亢进，高血压，糖尿病，孕妇，抗感染药物不能控制的感染如水痘、麻疹、真菌感染，较重的骨质疏松症等一般不宜使用，特殊情况下应权衡利弊使用，注意病情恶化的可能。

[其他] 长期应用糖皮质激素者，应定期检查血糖、尿糖或糖耐量试验，尤其是糖尿病或糖尿病倾向者。眼科检查，注意白内障、青光眼或眼部感染的发生。血清电解质和大便隐血检查。高血压和骨质疏松的检查，尤其是老年人。

结合雌激素、甲羟孕酮、枸橼酸氯米芬、尿促性素、绒促性素参见"功能失调性子宫出血"用药部分。

（四）用药监护或用药宣教

1. 治疗前监护　用药前应详细询问病史，并进行全面检查，特别是乳腺与盆腔检查，以及宫颈细胞学检查。

2. 治疗过程中的监护　①疗效监护：应用溴隐亭治疗闭经时，应定期进行妊娠试验，尤其是月经恢复后又停经的妇女，更应注意是否妊娠。绒促性素和尿促性素合用于闭经治疗时，应做盆腔检查及B超检查评估卵巢大小及卵泡发育情况。尤其是从雌激素浓度开始上升后，应每日进行盆腔检查，直到停药后2周。治疗过程应每日测量基础体温，有助于了解卵巢排卵。通过宫腔黏液、阴道脱落细胞检查,可了解体内雌激素水平;用药1周后,应测尿或血中雌激素水平。测定孕酮和宫颈黏液有助于了解卵泡成熟程度或是否有排卵。应用枸橼酸氯米芬时应监测尿内孕二醇含量,必要时测雌激素及血清孕酮水平,进行黄体期子宫内膜组织学检查,判断有无排卵。②不良反应监护:使用本类药物时应定期检查肝功能,乳房以及子宫内膜厚度等。常见的不良反应如恶心、头晕、呕吐、胃部不适等,停药后症状逐渐消失。需注意绒促性素和尿促性素合用时应防止出现OHSS,OHSS是由于血管通透性显著增高,使体液在胸腹腔和心包腔内迅速大量聚集,从而引起多种并发症(如血容量降低、电解质紊乱、血液浓缩、腹腔出血、血栓形成等)所致,临床表现为腹部或下腹剧烈疼痛、消化不良、恶心、呕吐、腹泻、气促、尿量减少、下肢水肿等。用药后如有OHSS表现,应立即做盆腔、腹腔、卵巢和雌激素检查。如发现卵巢明显胀大或血清雌激素显著升高,应停止治疗。③药物相互作用监护:应避免与发生反应的药物同时使用。如需同用时,应根据效应增加或减弱原则,适当调整给药剂量。

3. 用药宣教 治疗前向患者阐明闭经药物治疗的获益与风险,解释药物的性质、作用和可能发生的不良反应及对策,争取他们的主动配合,能遵医嘱按时按量服药,以提高对治疗方案的依从性。嘱患者定期进行腹腔、盆腔、卵巢以及雌激素检查。鼓励健康的生活方式,包括消除或减少药物滥用和吸烟,限制酒类的饮用和严禁过量饮酒,适量运动。青春期女性应保持规律的作息时间,不要经常熬夜以及过度节食减肥。此外,应向护理人员讲解常见不良反应的症状观察及处理方案。

案例分析

患者,女性,36岁,G3P1,于2012年3月早产自然分娩,2013年10月因双侧卵巢畸胎瘤行腹腔镜手术,2014年6月人工流产后闭经。反复人工周期调经(戊酸雌二醇和黄体酮胶囊)均无月经来潮。于2015年3月14号检查性激素如下:FSH 4.72U/L,LH 5.37U/L,PRL 24.3ng/ml(参考值4.79~23.3),E_2 67pg/ml,P 1.3ng/ml,T 3.1nmol/L(参考值0.22~2.9)。2015年5月行宫腔镜检查,无宫腔粘连,内膜很薄,术后加大戊酸雌二醇剂量每天3mg连续21天,最后10天加服黄体酮胶囊每天200mg,行人工周期半年。停药1个月后及2016年1月8号性激素检查如下:FSH 4.58U/L,LH 3.64U/L,PRL 23ng/ml,E_2 180pg/ml,P 15ng/ml,T 0.87nmol/L。诊断:子宫性闭经。

治疗过程:患者有生育要求,结合雌激素0.625mg/d,连用21天,直到子宫内膜达到9~10mm,最后10天同时给予醋酸甲羟孕酮6~10mg/d撤血。

分析:患者有盆腔和宫腔手术史,人工流产后闭经。闭经后给肌注黄体酮试验为阴性,继续行雌、孕激素周期序贯治疗多次人工周期仍然没有来血。行宫腔镜检查病检也排除了宫腔粘连,排除了子宫内膜结核,给予每天戊酸雌二醇3mg和最后10日同时补充黄体酮应用,依然没有来血,说明是子宫内膜受损后导致的子宫性闭经。两次性激素检测可以看出患者有排卵。从第一次化验结果(LH 5.37U/L,E₂ 67pg/ml,P 1.3ng/ml,PRL 24.3ng/ml、T 3.1nmol/L)可以发现,这是一个基础的性激素水平,有排卵障碍,T略高于上限,虽然PRL高于上限,但是属于应激激素,如果小于其上限的3倍可以复查,大于其上限的3倍建议做头颅核磁排除垂体催乳素腺瘤。第二次检测报告,可以看出是有排卵的黄体期,但是却没有预期的撤血。充分说明患者是子宫内膜受损,对性激素无反应。宫腔镜检查子宫内膜薄,没有粘连。排除子宫内膜结核。故诊断为子宫性闭经。经询问患者有生育要求,因此给予大剂量雌激素长内膜,直到子宫内膜达到9~10mm,然后加孕激素撤血。同时必须要和患者充分说明大剂量雌激素应用的血栓风险。

三、绝经综合征用药

绝经综合征(menopause syndrome)指妇女绝经前后出现性激素波动或减少所致的一系列躯体及精神心理症状。绝经分为自然绝经和人工绝经。自然绝经是指卵巢内卵泡生理性衰竭所致的绝经;人工绝经是指两侧卵巢经手术切除或放射性照射等所致的绝经。人工绝经更易发生绝经综合征。绝经综合征的近期表现为月经紊乱、血管舒缩功能不稳定及神经精神症状,远期可表现为泌尿生殖功能异常、骨质疏松及心血管系统疾病等。

(一)用药原则

绝经综合征的治疗目标为:缓解近期症状,并能早期发现、有效预防骨质疏松症、动脉硬化等老年性疾病。主要采用性激素补充治疗,有烦躁、失眠、焦虑或抑郁等明显精神、情绪症状者可选用谷维素及其他镇静药和抗抑郁药对症治疗。

(二)用药策略

1. 补充性激素 有适应证且无禁忌证时选用。主要药物为雌激素,可辅助孕激素。用药剂量与时间为:选择最小剂量和治疗目的相一致的最短时间时期,在卵巢功能开始衰退并出现相关症状时即可应用。需定期评估,明确受益大于风险方可继续应用。停止雌激素治疗时,一般主张应缓慢减量或间歇用药,逐步停药,防止症状复发。

(1)雌激素:原则上选用天然药物。常用雌激素有:戊酸雌二醇,每日口服0.5~2mg;结合雌激素,每日口服0.3~0.625mg;17β-雌二醇经皮贴膜,每周或两周更换一次;尼尔雌醇,属于合成长效雌三醇衍生物,每两周服1~2mg。

(2)组织选择性雌激素活性调节剂:替勃龙,根据靶组织不同,其在体内的

3种代谢物分别为雌激素、孕激素以及弱雄激素活性。每日口服1.25~2.5mg。

（3）孕激素：常用醋酸甲羟孕酮,每日口服2~6mg。近年来更倾向于选用天然孕激素制剂,如微粒化孕酮,每日口服100~300mg。

2. 神经精神类药物　有烦躁、失眠、焦虑或抑郁等明显精神、情绪症状者可对症应用神经类药物治疗。如抗抑郁药盐酸帕罗西汀,每日早晨口服20mg,每日1次,可有效改善血管舒缩症状及精神神经症状;镇静催眠类如艾司唑仑2~5mg,睡前口服。或服用有助于调节自主神经功能的谷维素,口服20mg,每日3次。此外,给予维生素D和钙剂,预防骨质疏松。可每日口服1粒氨基酸螯合钙胶囊,减缓骨质流失。维生素D适用于围绝经期缺少户外活动者,每日口服400~500U,与钙剂合用有利于钙的完全吸收。

（三）药物特点

1. 尼尔雌醇（nilestriol）

[药理作用] 尼尔雌醇可用于绝经后补充雌激素,调整自主神经系统,对绝经期症状有效。对心血管系统,它参与颈动脉、主动脉、心肌冠状动脉等重要部位的代谢,可使高密度脂蛋白胆固醇（HDL-C）明确上升,LDL-C降低。HDL-C能将动脉壁中已沉淀的胆固醇运载至肝脏进行代谢、排泄,从而改善粥样硬化。此外,尼尔雌醇还可以抑制骨吸收,从而防止骨质的丢失,预防骨质疏松的发生。

[不良反应] 可出现乳房胀痛、白带增多、突破出血、恶心、腹胀、肝功能损害、头晕、头痛及高血压。除突破出血量过多时需要停药外,一般不需要停药。长期摄入,有增加子宫内膜癌的风险。

[药物相互作用] 尼尔雌醇可增加钙剂的吸收;大量的雌激素可增强三环类抗抑郁药的不良反应,同时降低其药效。卡马西平、苯巴比妥、苯妥英钠、扑米酮、利福平等可降低雌激素的药效;本品可降低抗凝药、抗高血压药以及他莫昔芬的药效。

[禁用或慎用] 雌激素依赖性肿瘤（如乳腺癌、子宫内膜癌、宫颈癌、子宫肌瘤）史者;血栓栓塞疾病患者、高血压患者、子宫内膜异位症患者、肝肾功能不全者以及原因不明的阴道出血禁用。

2. 替勃龙（tibolone）

[药理作用] 替勃龙为7-甲基异炔诺酮,化学结构与雌二醇、孕酮、睾酮等性激素近似,兼有雌激素、孕激素和弱雄激素活性,能稳定更年期妇女卵巢功能衰退后的下丘脑-垂体系统,适用于自然或手术绝经后雌激素降低所致的各种症状。本品口服后迅速代谢成3种化合物,导致其药理作用的发生。3α-OH及3β-OH代谢物主要具有雌激素活性,△4-异构体和母体化合物主要具有孕激素和雄激素活性。本品具有明显的组织特异性作用,在骨、大脑的体温中枢和阴道

表现为雌激素作用；在乳房组织表现为明显的孕激素和抗雌激素作用；在子宫内膜表现为微弱的雄激素和孕激素作用。

[不良反应] 替勃龙具有良好的耐受性。治疗过程中不良反应发生率极低。曾偶然发生过下述一些不良反应：体重变化、眩晕、皮脂分泌过多、皮肤病、阴道出血、头痛、肠胃不适、肝功能指标变化、面部毛须生长增加、胫前水肿。

[药物相互作用] 与抗凝药合用，可增强抗凝效果，其作用机制为替勃龙能增强纤溶活性；与胰岛素或其他降糖药合用，需增加降糖药的用量，其作用机制为替勃龙可降低糖耐量。与酶诱导化合物（如巴比妥类药物、卡马西平、利福平等）合用，可加速本品的代谢而降低活性。

[禁用或慎用] 确诊或怀疑有激素依赖性肿瘤的患者、血栓性静脉炎、血栓栓塞等心血管疾病或脑血管疾病患者、原因不明的阴道出血者、严重肝病患者、孕妇、哺乳期妇女禁用；糖代谢异常者、高血脂、肾病、癫痫、偏头痛及三叉神经痛患者慎用。

[其他] 替勃龙有抑制排卵的作用，妇女绝经前并有正常周期者用药后，其正常周期可能被干扰，因此宜用于绝经1年以上的妇女；若用量超过推荐的起始剂量，可引起阴道出血，因此超过推荐的起始剂量用药时应定期增服孕激素，如不规则阴道出血发生在用药1个月后或用药期间，应检查出血原因；若出现静脉栓塞症状，肝功能试验结果异常、胆道阻塞性黄疸则应立即停药。

3. 盐酸帕罗西汀（paroxetine hydrochloride）

[药理作用] 本品属抗抑郁药，为强效、高选择性5-羟色胺再摄取抑制剂，可使突触间隙中5-羟色胺浓度升高，增强中枢5-羟色胺神经功能。仅微弱抑制去甲肾上腺素和多巴胺的再摄取，与毒蕈碱1、2受体或肾上腺素受体，多巴胺2受体，5-羟色胺1、2受体和组胺H_1受体几乎没有亲和力。对单胺氧化酶也没有抑制作用。

[不良反应] 主要不良反应为中枢神经系统：嗜睡、失眠、激动、震颤、焦虑、头晕；胃肠道系统包括便秘、恶心、腹泻、口干、呕吐和胃肠胀气；其他还有乏力、性功能障碍。多数不良反应的强度和频率随用药的时间而降低，通常不影响治疗。

[药物相互作用] 与色氨酸合用，可造成高血清素综合征，表现为躁动、不安及胃肠道症状，也可出现肌张力增高、高热或意识障碍，故本品不宜与色氨酸合用。肝药酶诱导剂或抑制剂可影响本品的代谢和药动学性质，当本品与已知的药物代谢抑制剂合用时，应使用剂量范围的低限，而与已知的酶诱导剂合用时，无需考虑调整初始剂量。服用本品前后2周内不能使用单胺氧化酶抑制剂，在停用单胺氧化酶抑制剂2周后，开始服用本品应慎重，剂量应逐渐增加。本品和锂

盐合用时应慎重,注意监测血锂浓度。与苯妥英钠及其他抗惊厥药合用时,会降低本品的血药浓度,并可增加不良反应的发生。与华法林合用,可导致出血增加。与三环类抗抑郁药阿米替林、丙米嗪合用,可使后者的血药浓度增高。本品可明显增加丙环定的血浆水平,若出现抗胆碱作用时应减少丙环定的剂量。

[禁用或慎用] 对本品过敏者禁用。

[其他] 闭角型青光眼、癫痫症、肝肾功能不全等患者慎用或减少用量。出现转向躁狂发作倾向时应立即停药。用药期间不宜驾驶车辆、操作机械或高空作业。服用本品的患者应避免饮酒。

4. 艾司唑仑(estazolam)

[药理作用] 艾司唑仑是苯二氮䓬类衍生药物,具有较强的镇静、催眠、抗惊厥、抗焦虑和较弱的中枢性骨骼肌松弛作用。镇静催眠作用比硝西泮强2.5~4倍,其抗焦虑作用具有广谱性,可帮助消除紧张、烦躁性症状。主要用于失眠、焦虑、紧张、恐惧、术前镇静、癫痫小发作等。

[不良反应] 常见的不良反应:口干、嗜睡、头晕、乏力等,大剂量可有共济失调、震颤。

[药物相互作用] 与中枢抑制药合用可增加呼吸抑制作用;与易成瘾和其他可能成瘾药合用时,成瘾的危险性增加。与全麻药、可乐定、镇痛药、吩噻嗪类、单胺氧化酶A型抑制药和三环类抗抑郁药合用时,可彼此增效,应调整用量;与抗高血压药和利尿降压药合用,可使降压作用增强;与西咪替丁、普萘洛尔合用时本品清除减慢,血浆半衰期延长;与扑米酮合用由于减慢后者代谢,需调整扑米酮的用量;与左旋多巴合用时,可降低后者的疗效;与利福平合用,增加本品的消除,血药浓度降低;异烟肼抑制本品的消除,致血药浓度增高;与地高辛合用,可增加地高辛血药浓度而致中毒。

[禁用或慎用] 中枢神经系统处于抑制状态的急性酒精中毒、肝肾功能损害、重症肌无力、急性或易于发生的闭角型青光眼发作、严重慢性阻塞性肺部病变者慎用。

5. 谷维素(oryzanol)

[药理作用] 谷维素系阿魏酸与植物甾醇的结合脂,它可从米糠油、胚芽油等谷物油脂中提取。本品能调节自主神经系统,减少分泌平衡障碍,改善精神心理失调症状,稳定情绪,减轻焦虑及紧张状态,并能改善睡眠。谷维素还能调整间脑功能,激活与自主神经有关的下丘脑及大脑边缘系统。

[不良反应] 用药后偶可引起胃部不适、恶心、呕吐、口干、鼻塞、多汗、皮疹、瘙痒、乳房肿胀、油脂分泌过多、脱发、体重迅速增加等反应,停药后可消失。

[禁用或慎用] 对本品过敏者禁用,胃、十二指肠溃疡患者慎用。

戊酸雌二醇、结合雌激素、醋酸甲羟孕酮等药物特点见AUB相关章节介绍。

（四）用药监护或用药宣教

1. 用药监护　使用性激素类药物前应进行必要的全身体检。长期用药时，应定期进行妇科及全身检查。如应用替勃龙时需检查乳房和可能出现的男性化特征。替勃龙虽然对子宫内膜刺激作用微弱，但也仍需要定期检查子宫内膜厚度，如超过5mm或有异常出血时，需取内膜活检。高脂血症患者，应严密观察血脂。肿瘤或代谢性骨病患者，应定期检查血电解质。使用抗抑郁药或镇静催眠药时，应检查或监测肝肾功能、血压、脉搏、血常规、心电图等，对可能出现的不良反应应有预防策略。此外，在使用这些药物时，应避免药物间的相互作用。

2. 用药宣教　向患者提供宣传资料，讲解有关知识，使其了解绝经期是由于雌激素水平降低引起的自主神经系统功能紊乱及代谢紊乱，是一种正常生理现象。绝经期过后，体内会逐渐建立新的平衡，恢复正常的生理状态。患者应以科学的态度来对待这种生理变化，应在医生或药师指导下用药，且不可以随意用药，尤其是抗抑郁药和镇静催眠类药物；患者更不要轻信广告或他人推荐购买的中成药和保健品。此外，在用药宣教的同时，应对患者的焦虑因素进行心理疏导，减轻思想负担，排除不良情绪，保持精神愉悦。

案例分析

患者，女，52岁。主诉：潮热、盗汗、心烦、失眠1年余。患者于2年前绝经，绝经后即出现潮热、多汗、心烦、易激怒、乏力、睡眠障碍，逐渐出现阴道黏膜皲裂，并伴有心慌、气短等不适症状，曾在工作期间突发眩晕不能站立、呼吸困难，给予吸氧后缓解，患者自以为是心血管疾病，曾到心脏内科就医，行动态心电图监测和彩超检查，未发现患有心血管疾病。经建议到妇科检查，详细问询患者体征及病史，否认药物过敏史、传染病及家族遗传病史，无手术及外伤史。妇科检查：外阴，经产型，阴道通畅，未见黏膜充血；宫颈，光滑，子宫前位，略小；双附件区未触及包块，无压痛。诊断为"绝经期综合征"。

治疗经过：先行口服替勃龙2.5mg/d，阴道局部使用雌三醇软膏每周2次，1个月后上述症状并无明显改善，患者在咨询妇科专业医师后，开始口服雌二醇屈螺酮片，每日1片，1周后所有症状明显缓解，但入眠困难改善不明显，给予阿普唑仑一日1片，尚可入眠，3个月后各项不适症状明显改善。持续服用雌二醇屈螺酮片1年余，患者各项不适症状基本消失，能够有序生活和工作。

分析：首先经心脏内科心电图和心脏彩超检查，排除了心血管疾病。根据患者年龄、闭经时间以及主诉症状，经妇科详细检查确诊为绝经期综合征，属于绝经后低雌激素引起的不适。患者未有雌激素相关肿瘤，因此可以在监护下使用雌激素治疗。患者服用替勃龙效果不佳而改用雌二醇屈螺酮片后效果明显的原因,可能与个体化差异有关。绝经期综合征应个体化治疗,并不是每位患者服用每种药都是同样的效果。雌二醇屈螺酮具有抗盐皮质激素活性和弱抗雄激素活性,能与醛固酮受体竞争结合,可拮抗醛固酮活性,促进水钠排泄,因此对绝经后患者应选择最优的个体化用药方案。患者使用口服药的同时,加用阴道局部使用雌三醇软膏,目的是快速缓解阴道黏膜和泌尿道萎缩症状。当泌尿道萎缩症状缓解后,仅口服雌激素即可。患者有入眠困难、失眠等症状,因此可服用镇静安神药如艾司唑仑、阿普唑仑以及谷维素等。

四、盆腔炎性疾病用药

盆腔炎性疾病(pelvic inflammatory disease, PID)指女性上生殖道的一组感染性疾病,主要包括子宫内膜炎、输卵管炎、输卵管卵巢脓肿、盆腔腹膜炎。炎症可局限于一个部位,也可同时累及几个部位,以输卵管炎、输卵管卵巢炎最常见。

病原体有外源性及内源性两种,外源性主要为性传播疾病的病原体,常见的有淋病奈瑟菌、沙眼衣原体。其他有支原体,包括人型支原体、生殖支原体以及解脲支原体;内源性病原体来自原寄居于阴道内的微生物群,包括需氧菌及厌氧菌,临床以混合感染多见。主要的需氧菌及兼性厌氧菌有金黄色葡萄球菌、溶血性链球菌、大肠埃希氏菌;厌氧菌有脆弱拟杆菌、消化球菌、消化链球菌。

(一)用药原则

以抗生素药物治疗为主,必要时行手术治疗。抗生素治疗原则:经验性、广谱、及时及个体化。根据药敏试验选用抗生素较为合理,但通常需要在获得实验室检查结果前即给予抗生素治疗。根据经验选择广谱抗菌药物覆盖可能的病原体,包括淋病奈瑟菌、沙眼衣原体、支原体、厌氧菌和需氧菌等。①所有的治疗方案都必须对淋病奈瑟菌和沙眼衣原体有效,子宫内膜和子宫颈的微生物检查无阳性发现并不能除外淋病奈瑟菌和沙眼衣原体所致的上生殖道感染。②推荐的治疗方案抗菌谱应覆盖厌氧菌。③诊断后应立即开始治疗,及时、合理地应用抗菌药物与远期预后直接相关。④选择治疗方案时,应综合考虑安全性、有效性、经济性以及患者依从性等因素。⑤给药方法:根据疾病的严重程度决定静脉给药或非静脉给药以及是否需要住院治疗。

(二)用药策略

1. 静脉药物治疗 应在临床症状改善后继续静脉治疗至少24小时,然后改为口服药物治疗,共持续14日。

(1)推荐方案:头孢替坦2g,静脉滴注,每12小时1次+多西环素100mg,口服或静脉滴注,每12小时1次;或头孢西丁2g,静脉滴注,每6小时1次+多西环素100mg,

口服或静脉滴注,每12小时1次;或克林霉素900mg,静脉滴注,每8小时1次+庆大霉素负荷剂量静脉滴注或肌内注射(2mg/kg),随之维持剂量(1.5mg/kg),每8小时1次。庆大霉素也可采用每日1次给药(3~5mg/kg)。

因静脉滴注多西环素易出现疼痛的不良反应,并且口服和静脉应用生物利用度相似,所以建议尽量口服治疗。临床症状改善至少24~48小时后口服药物治疗,多西环素100mg,每12小时1次,连用14日。对输卵管卵巢脓肿者,通常在多西环素的基础上加用克林霉素(450mg,口服,4次/d)或甲硝唑(500mg,2次/d),从而更有效地对抗厌氧菌。

少量研究资料支持其他第二代或三代头孢菌素(如头孢唑肟、头孢噻肟和头孢曲松)也可能对PID有效并可能代替头孢替坦和头孢西丁,而后两者的抗厌氧菌效果更强。

(2)替代方案:氨苄西林-舒巴坦3g,静脉滴注,每6小时1次;加用多西环素100mg,口服或静脉滴注,每12小时1次。目前至少有一项临床试验进行了研究,此治疗方案有广谱抗菌活性。氨苄西林-舒巴坦加用多西环素对治疗输卵管卵巢脓肿的沙眼衣原体、淋病奈瑟球菌及厌氧菌感染有效。一项临床试验证实,与阿奇霉素单药1周疗法(500mg,静脉滴注1~2次,随后250mg口服,持续5~6日)或联合甲硝唑12日的治疗方案相比,其有较高的短期临床治愈率。

2. 肌内注射/口服药物治疗　轻至中度急性PID患者可肌内注射或口服给药。给药治疗72小时,如患者症状无改善,应对患者进行重新评估和诊断,改为静脉用药。

(1)推荐方案:头孢曲松250mg,肌内注射,单次给药;或头孢西丁2g,肌内注射,加丙磺舒1g,口服,均单次给药;或其他非口服的第三代头孢菌素类药物(如头孢唑肟或头孢噻肟等)。加用多西环素100mg,口服,2次/d,共14日。可加或不加甲硝唑500mg,口服,2次/d,共14日。

第三代头孢菌素并不能覆盖厌氧菌,治疗方案中需要加用甲硝唑。

以上治疗方案能覆盖PID常见病原体,但头孢菌素的最佳治疗方案仍不明确。头孢曲松、头孢西丁抗厌氧菌活性强,联合丙磺舒和多西环素治疗PID短期临床疗效好,而头孢曲松对淋病奈瑟球菌抗菌活性强。因BV常和PID合并存在,加用甲硝唑也可有效治疗BV。

(2)替代方案:目前一项随机临床试验证实,单一使用阿奇霉素(500mg,静脉滴注,1次/d或2次/d,随后250mg口服,1次/d,连续12~14日)或与甲硝唑联合治疗PID,有一定的短期临床疗效。另一项研究也证实,阿奇霉素每周口服1次,连用2周,联合头孢曲松250mg肌内注射,单次给药治疗PID亦有效。但在应用以上方案时,应加用甲硝唑。目前尚无已发表的研究数据支持口服头孢菌素治疗PID。因耐喹诺酮类药物淋病奈瑟球菌株的出现,包括喹诺酮类药物的治疗方案不再被常规推荐用于治疗PID。如果头孢菌素过敏,对淋病奈瑟球菌的地区流行和个人危险因素低,随访方便,可考虑应用喹诺酮类药物(左氧氟沙星500mg,口服,1次/d,或氧氟沙星400mg,口服,2次/d),加用甲硝唑(500mg,口服,2次/d,共14日)。加用莫西沙星400mg,口服,1次/d,共14日。在应用喹诺酮类药物治疗PID前,必须进行淋病奈瑟球菌检测。如果淋病奈瑟球菌培养阳性,应根据药敏结果选用抗生素。如果分离菌株对喹诺酮类药物耐药,或没有进行药敏试验[如仅能进行核酸扩增试验(nucleic acid amplification testing, NATT)],则建议咨询感染病学专家。

(三)药物特点

1. 头孢西丁(cefoxitin)

[抗菌作用] 对革兰氏阴性杆菌产生的β-酰胺酶稳定,对大多数革兰氏阳性球菌和革兰氏阴性杆菌具有抗菌活性,对耐甲氧西林葡萄球菌、肠球菌属、铜绿假单胞菌及多数肠杆菌属无抗菌活性。

[药动学] 健康成年人肌内注射1g,30分钟后达血药峰浓度,约为24μg/ml。静脉注射1g,5分钟后血药浓度约110μg/ml,4小时后血药浓度降至1μg/ml。V_d为0.13L/kg。血清蛋白结合率约为70%。肌内注射,半衰期为41~59分钟;静脉注射,半衰期约为64.8分钟。给药24小时后,80%~90%药物以原型随尿液排泄,血液透析可清除85%的给药量。

[用法用量] 见本章节"用药策略"。

[不良反应] 过敏反应:可见皮疹、瘙痒、红斑、药物热等过敏反应症状,罕见过敏性休克;肝:少数患者用药后可出现肝功能异常;神经系统:偶有致头晕、眩晕的报道;胃肠道:可见恶心、呕吐、食欲减退、腹痛、腹泻、便秘等胃肠道症状;血液:少数患者用药后可出现血红蛋白计数降低,血小板、白细胞及中性粒细胞减少,嗜酸性粒细胞增多等;泌尿生殖系统:少数患者用药后可出现尿素氮、肌酐一过性升高;其他:长期大剂量使用本品可发生二重感染。还可能引起维生素K、维生素B族缺乏。

[注意事项] 本品或其他头孢菌素类药物过敏者,有青霉素过敏性休克史者禁用;对青霉素过敏者,过敏体质者,肝、肾功能不全者,有胃肠道疾病史者,尤其是有结肠炎病史者慎用;过敏监护:注意交叉过敏,对一种头孢菌素类药过敏者对其他头孢菌素类药也可能过敏,对青霉素类、青霉素衍生物或青霉胺过敏者也可能对头孢菌素类药过敏;特殊人群用药的监护①老年人:不能排除老年个体具有较高的敏感性;②孕妇:孕妇慎用;③FDA安全性分级为B级;④哺乳期妇女:应权衡利弊后用药;⑤肾功能不全时剂量:首剂量为1~2g,此后按其肌酐清除率制订给药方案。

[药物相互作用] 与丙磺舒合用可升高本品的血药浓度及延长半衰期；与氨基糖苷类药、强效利尿药、抗肿瘤药合用，可增加肾毒性；与多数头孢菌素合用，可致抗菌疗效减弱；与阿米卡星、氨曲南、红霉素、非格司亭、庆大霉素、氢化可的松、卡那霉素、甲硝唑、新霉素、奈替米星、去甲肾上腺素等药物呈配伍禁忌。

2. 头孢替坦(cefotetan)

[抗菌作用] 为广谱杀菌性头霉素，可抑制增殖期细菌细胞壁的合成而产生杀菌作用。对革兰氏阳性菌和阴性菌均有抗菌活性，对阴性细菌的活性强于第一代和第二代头孢菌素，对大肠埃希氏菌、流感嗜血杆菌、肺炎克雷伯菌、变形杆菌、沙雷菌属、肠杆菌属、枸橼杆菌等有强大的活性，作用比头孢美唑、头孢西丁强。对质粒或染色体介导的β-内酰胺酶高度稳定。对各种拟杆菌、梭状芽孢杆菌的活性比其他头孢菌素强大，对产气荚膜杆菌、内毒杆菌有良好的活性，对革兰氏阳性菌如金黄色葡萄球菌、表皮葡萄球菌、溶血性链球菌、肺炎球菌、草绿色葡萄球菌的抗菌性活性较强，但比其他头孢菌素稍弱。粪肠球菌、肠球菌属、耐甲氧西西林金黄色葡萄球菌对头孢替坦耐药。对铜绿假单胞菌、假单胞菌和不动杆菌的活性较小。

[药动学] 注射后迅速达最高血药浓度，并以高浓度向痰液、胆汁、脊髓中渗透。在体内几乎不被代谢，而以高浓度由尿中排出。正常人静脉注射500mg或1g，5分钟后其血药浓度分别为58.9μg/ml和114.8μg/ml，6小时后分别为1.0μg/ml和2.1μg/ml。半衰期为1.21小时(0.5g静脉注射)及1.29小时(1g静脉注射)。若分别以1g或2g静脉滴注，滴注时间为1小时或2小时，滴注完毕后立刻测定血清药物浓度，其峰值分别为57.9μg/ml(1g，1小时)、34.6μg/ml(1g，2小时)、123.7μg/ml(2g，1小时)和79.3μg/ml(2g，2小时)。

[用法用量] 见本章节 "用药策略"。

[不良反应] 个别有皮疹、瘙痒、药物热等皮肤过敏反应；偶有血常规改变、肝肾功能异常、腹泻等不良反应；罕见恶心、呕吐、休克等不良反应。

[注意事项] 交叉过敏反应，对一种头孢菌素或头霉素过敏者对其他头孢菌素或头霉素也可能过敏，对青霉素类、青霉素衍生物或青霉胺过敏者也可能对头孢菌素或头霉素过敏，对青霉素过敏患者应用头孢菌素时发生过敏反应者达5%~10%，如做免疫反应测定时，则对青霉素过敏患者对头孢菌素过敏者20%；对青霉素过敏患者应用本品时，应根据患者情况充分权衡利弊后决定；有青霉素过敏性休克或即刻反应者，不宜再选用头孢菌素类；有胃肠道疾病史者，特别是溃疡性结肠炎、局限性肠炎或抗生素相关性结肠炎(头孢菌素类很少产生假膜性结肠炎)者应慎用；肾功能减退患者应减少剂量，并需注意出血并发症的发生。若应用大剂量，偶可发生低凝血酶原血症，有时可伴出血，因此在治疗前和治疗过程中应测定出血时间；应用本品期间饮酒可出现双硫仑样反应，故在应

用本品期间和以后数天内应避免饮酒和含酒精饮料;应用本品时可出现直接抗球蛋白(Coombs)试验阳性;以硫酸铜法测定尿糖时发生假阳性反应,采用葡萄糖醇法测定尿糖,其结果不受影响;以磺基水杨酸检测尿蛋白时可出现假阳性反应;应用本品期间现暂时性碱性磷酸酶、血清丙氨酸转氨酶、血清天冬氨酸转氨酶、血清肌酐和血尿素氮升高。

[药物相互作用] 头孢替坦与其他头孢菌素、庆大霉素、卡那霉素、呋塞米(速尿)等强效利尿药合用可增加肾毒性,应避免同时应用;用药后72小时内摄入酒精可引起双硫仑样反应。

3. 头孢唑肟(ceftizoxime)

[抗菌作用] 本品为半合成的第三代头孢菌素,抗菌谱较广,与头孢噻肟相似。对一些革兰氏阳性菌有中度的抗菌作用,对革兰氏阴性菌的作用强,抗菌谱包括:金黄色葡萄球菌、链球菌属、肺炎球菌、流感嗜血杆菌、肺炎链球菌、大肠埃希氏菌、克雷伯菌、变形杆菌及肠细菌属等。耐第一代头孢菌素和庆大霉素的一些革兰氏阴性菌可对本品敏感。但粪链球菌和耐甲氧西林的葡萄球菌对本品不敏感。

[药动学] 肌内注射头孢唑肟1g,血药峰浓度于1小时到达,为38.87mg/L。静脉推注(5分钟)1g的即刻血药浓度为159.32mg/L,静脉滴注本品1g(30分钟)即刻血药浓度为84mg/L,3种给药途径的血清半衰期相仿,为1.7~1.9小时。头孢唑肟组织分布良好,静脉推注1g后,胆囊、胆汁、眼房水、痰液、胸腔积液、羊水、脐带血、乳汁和骨组织中均可达较高药物浓度,静注2g后前列腺组织浓度为16mg/kg。本品有一定量进入脑脊液中。给药量的70%~80%于24小时内以原型自尿中排出,血清蛋白结合率为31%。

[用法用量] 见本章节"用药策略"。

[不良反应] 偶有休克、过敏症、血液损害、肝功能损害、急性肾功能不全、假膜性肠炎,间质性肺炎、嗜酸性粒细胞肺浸润综合征、皮肤损害、菌群失调、维生素缺乏症等。

[注意事项] 对本品有休克既往史者禁用;对青霉素或头孢菌素有过敏史者,本人或父母、兄弟姐妹中易发生支气管哮喘、皮疹、荨麻疹等体质者,孕妇或妊娠期妇女,有严重肾损害的患者,不能很好进食或非经口摄取营养者,高龄者,恶病质者慎用。

[药物相互作用] 与华法林或利尿药合用,可发生相互作用。

4. 头孢曲松(ceftriaxone)

参见第三章第三节。用法用量见本章节"用药策略"。

5. 头孢噻肟(cefotaxime)

参见第三章第三节。用法用量见本章节"用药策略"。

6. 多西环素(doxycycline)

[抗菌作用] 多西环素对金黄色葡萄球菌、肺炎链球菌、化脓性链球菌、淋球菌、脑膜炎球菌、大肠埃希氏菌、产气杆菌、志贺菌属、耶尔森菌、单核细胞李斯特菌等有较强抗菌活性,对立克次体、支原体、衣原体、放线菌等也有一定作用。抗菌谱与四环素、土霉素基本相同。体内、外抗菌力均较四环素强。

[药动学] 口服吸收良好,药物吸收后广泛分布于各组织。蛋白结合率80%~95%,主要在肝内代谢灭活,肾小球排泄,消除半衰期为16~18小时,不能经透析消除。

[用法用量] 见本章节"用药策略"。

[不良反应] 可沉积在牙齿和骨骼中,致牙齿产生不同程度的变色黄染,牙釉质发育不良及龋齿,并可致骨发育不良;口服可引起恶心、呕吐、上腹不适、腹胀、腹泻等胃肠道症状;长期使用可使人体内正常菌群减少,导致维生素缺乏、真菌繁殖,出现口干、咽痛、口角炎、舌炎、舌苔色暗或变色等症状;长期应用可引起二重感染;长期口服后可引起肝损害;过敏反应有药物热或皮疹。

[注意事项] 对四环素类药物过敏者、孕妇、哺乳期妇女禁用;肝、肾功能障碍患者慎用;可出现恶心、呕吐、上腹不适、腹胀、腹泻等;偶可引起溶血性贫血、血小板减少、中性粒细胞减少和嗜酸性粒细胞减少。

[药物相互作用] 与全麻药甲氧氟烷、强效利尿药如呋塞米同用时可增强其肾毒性;与其他肝毒性药物(如抗肿瘤化疗药物)同用时可增强其肝毒性;与制酸药如碳酸氢钠等同用时,可使本品的吸收减少、活性降低;与葡萄糖酸钙、乳酸钙及含镁的缓泻药等各种含钙、镁、铁离子的药物同用时,使本品吸收减少。

7. 克林霉素(clindamycin)

[抗菌作用] 对大多数革兰氏阳性菌和各种厌氧菌有强大抗菌活性。

[药动学] 口服吸收快而完全,生物利用度约为90%。吸收后在体内分布广泛,可透过胎盘屏障,也可分泌入乳汁中。成年人消除半衰期为2.4~3小时,儿童为2.5~3.4小时。肾衰竭及严重肝损害者半衰期延长至3~5小时。血液透析和腹膜透析不能有效清除本品。

[用法用量] 见本章节"用药策略"。

[不良反应] 常见有恶心、严重胀气、腹痛、腹泻;长期用药时偶可致假膜性肠炎;少数患者用药后可出现中性粒细胞增多、血小板减少症和粒细胞缺乏;有报道少数患者用药后可出现肝毒性;可出现剥脱性皮炎、瘙痒性皮疹、痤疮、药物热、面部水肿等。

[注意事项] 对本品及其他林可霉素类药物过敏者禁用;孕妇及哺乳期妇女,胃肠疾病者,特别是有溃疡性结肠炎、局限性肠炎或抗生素相关性结肠炎

者,严重肝、肾功能障碍者慎用;老年人易发生假膜性肠炎和艰难梭状芽孢杆菌引起的腹泻,用药时需密切观察;无尿及重度肾功能损害者的剂量应减至正常剂量的1/2;中度以上肝功能损害者,应避免使用本品,如确有指征使用时应减量。

[药物相互作用] 与庆大霉素合用,对链球菌有协同抗菌作用;与神经肌肉阻滞药合用,可增强神经肌肉阻滞作用;与阿片类镇痛药同用时,可导致呼吸抑制延长或引起呼吸肌麻痹(呼吸暂停)的可能;与氯霉素、红霉素等同用时,有相互拮抗作用;与氨苄西林、新生霉素、卡那霉素、苯妥英钠、巴比妥盐酸盐、氨茶碱、葡萄糖酸钙、硫酸镁等药物有配伍禁忌。

8. 庆大霉素(gentamicin)

[抗菌作用] 对多数革兰氏阴性菌及阳性菌均有抑菌或杀菌作用。用于大肠埃希氏菌、痢疾杆菌、肺炎克雷伯菌、变形杆菌、铜绿假单胞菌等革兰氏阴性菌引起的系统或局部感染(对中枢感染无效)。

[药动学] 肌内注射后吸收迅速而完全。局部冲洗或局部应用后亦可经身体表面吸收一定量。吸收后主要分布于细胞外液,其中5%~15%再分布到组织中,在肾皮质细胞中积蓄,本品可穿过胎盘。分布容积为0.2~0.25L/kg(0.06~0.63L/kg)。尿液中药物浓度高。支气管分泌物、脑脊液、蛛网膜下腔、眼组织以及房水中含药量少。蛋白结合率低或很低。肌内注射或静脉滴注后30~60分钟血药浓度达峰值,成人肌内注射后的血药峰浓度(μg/ml)一般为按体重肌内注射剂量(mg/kg)的4倍,静脉滴注完毕后可达4~6μg/ml,婴儿单次给药2.5mg/kg后可达3~6μg/ml;发热或大面积烧伤患者,血药浓度可能有所降低。$t_{1/2}$成人为2~3小时,肾功能衰退者40~50小时。发热、贫血、严重烧伤患者或合用羧苄西林的患者$t_{1/2}$可能缩短;但在妇科、外科及烧伤的不同患者间有很大差异。

[用法用量] 见本章节"用药策略"。

[不良反应] 用药过程中可能引起听力减退、耳鸣或耳部饱满感等耳毒性反应;影响前庭功能时可发生步履不稳、眩晕。也可能发生血尿、排尿次数显著减少或尿量减少、食欲缺乏、极度口渴等肾毒性反应;发生率较低者有因神经肌肉阻滞或肾毒性引起的呼吸困难、嗜睡、软弱无力等。偶有皮疹、恶心、呕吐、肝功能减退、白细胞减少、粒细胞减少、贫血,低血压等;全身给药合并鞘内注射可能引起腿部抽搐、皮疹、发热和全身痉挛等;少数患者停药后可发生听力减退、耳鸣或耳部饱满感等耳毒性症状,应引起注意。

[注意事项] 对本品或其他氨基糖苷类过敏者禁用;对孕妇及哺乳期妇女、脱水、第8对脑神经损害、重症肌无力或帕金森病及肾功能损害患者慎用;老年患者的肾功能有一定程度的生理性减退,即使肾功能测定值在正常范围内,仍应

采用较小治疗量,老年患者应用本品后较易产生各种毒性反应,应尽可能在疗程中监测血药浓度;有呼吸抑制,不可静注;应给予患者足够的水分,以减少肾小管的损害。

[药物相互作用] 与其他氨基糖苷类合用或先后连续局部或全身应用,可能增加其产生耳毒性、肾毒性及神经肌肉阻滞作用的可能性;与神经肌肉阻滞药合用,可加重神经肌肉阻滞作用,导致肌肉软弱、呼吸抑制等症状;与卷曲霉素、顺铂、依他尼酸、呋塞米或万古霉素(或去甲万古霉素)等合用,或先后连续局部或全身应用,可能增加耳毒性与肾毒性;与头孢噻吩、头孢唑林局部或全身合用可能增加肾毒性;与多黏菌素类注射剂合用或先后连续局部或全身应用,可增加肾毒性和神经肌肉阻滞作用;其他肾毒性及耳毒性药物均不宜与本品合用或先后连续应用,以免加重肾毒性或耳毒性;氨基糖苷类与β-内酰胺类(头孢菌素类与青霉素类)混合时可导致相互失活。本品与上述抗生素联合应用时必须分瓶滴注。本品亦不宜与其他药物同瓶滴注。

9. 甲硝唑(metronidazole)

参见第三章第三节。用法用量见“用药策略”。

10. 氨苄西林-舒巴坦(ampicillin and sulbactam)

[抗菌作用] 对包括产酶菌株在内的葡萄球菌、链球菌属、肺炎球菌、肠球菌属、流感嗜血杆菌、卡他莫拉菌、大肠埃希氏菌、克雷伯菌属、奇异变形杆菌、普通变形杆菌、淋球菌、梭杆菌属、消化球菌属、消化链球菌属及包括脆弱拟杆菌在内的拟杆菌属均具抗菌活性。对铜绿假单胞菌、枸橼酸杆菌、普罗威登菌、肠杆菌属、莫根菌属和沙雷菌属无作用。

[药动学] 可迅速在人体大多数组织和体液中扩散。除脑膜炎时,本品穿透进入脑脊液的药量很少。静脉或肌内注射后,舒巴坦和氨苄西林在血中可达到高浓度,且两者的半衰期约为1小时,大多数以原型随尿液排出。

[用法用量] 一次1.5~3g(包括氨苄西林和舒巴坦),每6小时1次。肌内注射一日剂量不超过6g,静脉用药一日剂量不超过12g(舒巴坦一日剂量最高不超过4g)。

[不良反应] 据美国和欧洲11 764例资料,发生不良反应者约占10%,其中仅0.7%因严重不良反应而停止治疗;注射部位疼痛约占36%,腹泻、恶心等反应偶有发生,皮疹发生率为1%~6%,偶见血清氨基转移酶一过性增高;极个别病例发生剥脱性皮炎、过敏性休克。

[注意事项] 对青霉素类抗生素过敏者禁用;哺乳期妇女应用本品虽尚无发生严重问题的报道,但孕妇及哺乳期妇女应用仍需权衡利弊,因其应用后可使婴儿致敏和引起腹泻、皮疹、念珠菌属感染等;老年患者肾功能减退,需调整剂量;肾功能不全时,可根据血浆肌酐清除率调节给药间隔。见表3-3-30。

表3-3-30 肾功能不全患者的剂量调整

血浆肌酐清除率/（ml/min）	半衰期/h	给药时间/h
>30	1	6~8
15~29	5	12
3~14	9	24

[药物相互作用] 与氯霉素合用时,在体外对流感嗜血杆菌的抗菌作用影响不一,氯霉素在高浓度(5~10mg/L)时对本品无拮抗作用,在低浓度(1~2mg/L)时可使氨苄西林的杀菌作用减弱;氨苄西林在体外对金黄色葡萄球菌的抗菌作用可为林可霉素所抑制;对大肠埃希氏菌、变形杆菌和肠杆菌属的体外抗菌作用可为卡那霉素所加强;庆大霉素可加速氨苄西林对B组链球菌的体外杀菌作用。本品与下列药品有配伍禁忌:硫酸阿米卡星、硫酸卡那霉素、硫酸庆大霉素、链霉素、克林霉素磷酸酯、盐酸林可霉素、黏菌素甲磺酸钠、多黏菌素B、琥珀氯霉素、琥乙红霉素和乳糖酸红霉素盐、四环素类注射剂、新生霉素、肾上腺素、间羟胺、多巴胺、阿托品、盐酸肼屈嗪、水解蛋白、氯化钙、葡萄糖酸钙、B族维生素、维生素C、含有氨基酸的营养注射剂、多糖(如右旋糖酐-40)和氢化可的松琥珀酸钠,这些药物可使氨苄西林的活性降低;本品与重金属,特别是铜、锌和汞呈配伍禁忌,因后者可破坏其氧化噻唑环,由锌化合物制造的橡皮管或瓶塞也可影响其活力,也可为氧化剂、还原剂或羟基化合物灭活;本品在弱酸性葡萄糖注射液中分解较快,宜用中性液体作溶剂;本品可加强华法林的作用;别嘌醇与本品合用时,皮疹发生率显著增高,尤其多见于高尿酸血症,故应避免与别嘌醇合用;丙磺舒、阿司匹林、吲哚美辛、保泰松、磺胺药可减少本品自肾脏排泄,因此与本品合用时可使其血药浓度增高,排泄时间延长,毒性也可能增加;本品与双硫仑(乙醛脱氢酶抑制药)不宜合用;本品能刺激雌激素代谢或减少其肝肠循环,因而可降低口服避孕药的效果。

11. 阿奇霉素(azithromycin)

参见第三章第三节。用法用量见本章节"用药策略"

12. 左氧氟沙星(levofloxacin)

参见第三章第三节。用法用量见本章节"用药策略"

13. 莫西沙星(moxifloxacin)

参见第三章第三节。用法用量见本章节"用药策略"

14. 丙磺舒(probenecid)

[药动学] 口服后吸收迅速、完全。蛋白结合率为65%~90%,主要与白蛋白

结合。成人一次口服1g,2~4小时血药浓度达峰值,血药峰值为30μg/ml以上;一次口服2g时4小时达峰值,血药峰值为150~200μg/ml,小儿一次口服25mg/kg,3~9小时血药浓度达峰值。半衰期随用药量而改变,口服0.5g为3~8小时,2g为6~12小时。排尿酸有效血药浓度需100~200μg/ml,最高疗效时间为30分钟。抑制青霉素排泄的有效血药浓度40~60μg/ml,最高疗效时间为2小时。本品在肝内代谢成羧化代谢物及羟基化合物,这些代谢物均具有促尿酸排泄的活性。代谢物主要经肾排出,在24~48小时中有5%~10%的给药量以原型排出。

[用法用量] 见本章节"用药策略"。

[不良反应] 胃肠道症状如恶心或呕吐等,见于约5%的服用者,偶可引起消化性溃疡;能促进肾结石形成,应保证尿pH≥6.5;大量饮水并同服碱化尿液的药物,以防肾结石;本品与磺胺类药物出现交叉过敏反应,包括皮疹、皮肤瘙痒及发热等,但少见;偶引起白细胞减少、骨髓抑制及肝坏死等少见不良反应。

[注意事项] 下述人员不宜服用本品:老年人、肝肾功能不全、活动性消化性溃疡或病史及肾结石等;痛风性关节炎急性发作、症状尚未控制时不用本品;如在本品治疗期间有急性发作,可继续应用原来的用量,同时给予秋水仙碱或其他非甾体抗炎药治疗;服用本品时应保持摄入足量水分(约2 500ml/d),防止形成肾结石,必要时同时服用碱化尿液的药物;治疗痛风性关节炎,如患者有轻度肾功能不全,而24小时尿酸排泄量又未超过700mg,一般每日剂量不超过2g;用本品期间不宜服水杨酸类制剂;定期检测血和尿pH、肝肾功能及血尿酸和尿尿酸等;根据临床表现及血和尿尿酸水平调整药物用量,原则上以最小有效量维持较长时间。

[药物相互作用] 饮酒,氯噻酮、依他尼酸、呋塞米、吡嗪酰胺以及噻嗪类等利尿药可增加血清尿酸浓度,本品与这些药同用时需注意调整用量,以控制高尿酸血症;与阿司匹林或其他水杨酸盐同用时,可抑制本品的排尿酸作用;与吲哚美辛、氨苯砜、萘普生等同用时,后者的血药浓度增高,毒性因而加大;与各类青霉素、头孢菌素同用时,后者的血药浓度增高,并维持较长时间,毒性因而加大,尤其是对肾脏的毒性;与口服降糖药同用时,后者的效应增强;与MTX同用时,后者的血药浓度可能增高,毒性加大;与呋喃妥因同用时,由于肾小管分泌作用受到抑制,使呋喃妥因在尿中抗感染的疗效减低;与利福平同用时,因两药被肝脏摄取有竞争,故利福平的血药浓度可增高并且时间延长、毒性加大,临床上一般不主张为了提高利福平的血药浓度而两药合用;与磺胺类药同用时,因后者由肾排泄减慢,血药浓度升高,长期合用时应定期检测磺胺类药的血药浓度。

(四)用药宣教

杜绝各种感染途径,保持会阴部清洁、干燥,每晚用清水清洗外阴,做到专人专盆,切不可用手掏洗阴道内,也不可用热水、肥皂等洗外阴。一定要遵医嘱积极配合治疗,盆腔治疗务必彻底,以免病情加重。患者要卧床休息或取半卧位,以利炎症局限化和分泌物的排出。患者也不要过度劳累,做到劳逸结合,以避免症状加重。发热患者在退热时一般汗出较多,要注意保暖,保持身体的干燥,出汗后给予更换衣裤,避免吹空调或直吹对流风。要注意观察白带,白带量多、色黄质稠、有臭秽味者说明病情较重,如白带由黄转白(或浅黄),量由多变少,味趋于正常(微酸味)说明病情有所好转。患者要保持大便通畅。若见便带脓或有里急后重感,要立即对症治疗,以防盆腔脓肿溃破,造成急性腹膜炎。

进食应以清淡饮食为主,避免食用生冷、辛辣刺激等食品,多饮水,适当运动。

案例分析

患者,女,29岁,因"下腹胀痛13小时"入院。13小时前无明显诱因出现下腹胀痛,呈持续性,无加重,无腰骶部酸痛,无放射性疼痛。呕吐1次,无腹泻,无停经史。查体:T 38.3℃,P 90次/min,R 18次/min,BP 110/70mmHg,下腹压痛,反跳痛阳性。专科检查:外阴:已婚已产式;阴道通畅,分泌物不多;宫颈光滑,举痛阳性;子宫大小正常,质中,活动、无压痛阳性;右侧附件可触及一7cm×4cm×4cm大小囊性包块、压痛,左附件未触及异常。B超示:子宫左附件区未见异常,右附件区所见混合性包块,宫后少量积液。血HCG值<0.1mU/ml。诊断:PID。

治疗方案:给予抗炎、支持治疗,具体方案如下:头孢西丁钠2g/6h和甲硝唑0.5g/12h静脉滴注,注射用多西环素0.1g/12h,静脉滴注;3g维生素C注射液和200mg维生素B_6,复方氨基酸注射液、转化糖电解质注射液。

分析:该患者诊断为盆腔炎性疾病、右输卵管积脓,予以抗炎、补液等对症支持治疗。《美国疾病控制和预防中心关于盆腔炎性疾病的诊治规范(2015年版)》对盆腔炎性疾病的治疗,推荐方案其中之一为头孢西丁联合多西环素。此外,治疗方案联用甲硝唑,从而更有效地对抗厌氧菌。

除了抗炎治疗外,复方氨基酸注射液、转化糖电解质注射液、维生素C注射液和维生素B_6注射液可补充液体及纠正电解质紊乱及酸碱失衡。

思考题

1. AUB-O治疗常见药物的不良反应有哪些?出现不良反应时如何处理?

2. 针对不同的闭经类型,常用药物有哪些?如何应用?

3. 绝经综合征的临床表现有哪些?如何个体化用药?

4. 简述盆腔PID的用药原则。

5. 简述盆腔炎性疾病的用药策略。

推荐参阅指南/书籍

[1] 中华医学会妇产科学分会妇科内分泌学组. 异常子宫出血诊断与治疗指南. 中华妇产科杂志,2014,49(11): 74-79

[2] 王淑梅. 妇产科疾病用药手册. 北京: 人民军医出版社,2011

[3] 和培红,高志英. 妇产科疾病用药备忘录. 北京: 人民军医出版社,2008

[4] 中华医学会妇产科学分会感染性疾病协作组. 盆腔炎症性疾病诊治规范(修订版). 中华妇产科杂志,2014,49(6): 42-43

[5] 谢幸,苟文丽. 妇产科学. 8版. 北京: 人民卫生出版社,2014

[6] SOBOTKA L. 临床营养基础. 蔡威,译. 4版. 上海: 交通大学出版社,2013

[7] 中华医学会糖尿病学分会. 中国2型糖尿病防治指南(2013年版). 中国糖尿病杂志,2014,30(8): 893-942

参 考 文 献

[1] 杨金乾. 功能性子宫出血治疗新进展. 中国医学创新,2013,10(3): 152-153

[2] 刘晓娟,范爱萍,薛凤霞.《2015年美国疾病控制和预防中心关于盆腔炎性疾病的诊治规范》解读. 国际妇产科学杂志,2015,42(6): 674-675

[3] 陈伟. 糖尿病医学营养治疗. 中国实用内科杂志,2011,31(3): 181-183

[4] KANDIEL A,LASHNER B. Cytomegalovims colitis complicating inflammatory bowel disease. Am J Gastroenterol,2006,101(12): 2857-2865

第五节　辅助生殖用药

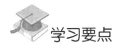

学习要点

1. 掌握控制性超促排卵、诱导排卵以及黄体支持的用药原则及用药策略。

2. 掌握控制性超促排卵、诱导排卵以及黄体支持用药的疗效和不良反应监测及评价办法。

3. 熟悉控制性超促排卵、诱导排卵以及黄体支持的一线用药及各药物特点。

4. 了解控制性超促排卵、诱导排卵以及黄体支持过程中针对患者及其家属或针对护士的宣教策略。

一、控制性超促排卵用药

自1978年世界首例试管婴儿在英国出生以来,以体外受精与胚胎移植技术(IVF-ET)为核心的现代辅助生殖技术有了突飞猛进的发展。控制性超促排卵

（COH）是IVF-ET技术中的最重要环节之一，包括垂体降调节和促进排卵两大关键步骤。垂体降调节即给予大剂量GnRH类似物，包括GnRH激动剂（GnRH-a）和GnRH拮抗剂（GnRH-anti），以耗竭或阻断垂体细胞GnRH受体，使其对内源性GnRH去敏感，从而使垂体促性腺激素（Gn）分泌处于低水平。其目的在于取消过早出现的内生LH峰，阻止卵泡过早黄素化，从而改善卵子质量；同时改善卵泡发育同步性，提高时间上的可控性，以减少周期取消率，进而增加获卵数和优质胚胎数。促进排卵即通过Gn以及HCG等刺激卵巢，改变正常排卵周期单个优势卵泡生长的生理机制，促进多个优势卵泡同时发育，进而得到多个成熟卵母细胞的过程。经过临床人员的不断探索，针对不同年龄、不同病因、不同身体素质的不孕症患者的个体化COH用药方案得以在临床应用，显著提高了IVF-ET妊娠率。

（一）用药原则

1. 综合考虑患者的疾病特点，年龄、躯体状况、有无合并症，重点关注患者卵巢功能储备及反应性，制订个体化给药方案。

2. 在实施COH的过程中可以根据患者卵巢对药物的反应，患者体内激素水平的监测结果以及卵泡的生长结果，及时进行给药方案的调整。

3. 尽可能降低患者治疗的时间和经济成本。

（二）用药策略

总的策略是根据患者的年龄、卵巢储备及反应性、基础激素水平等，选择合理降调节方案以及Gn启动剂量，并通过监测患者的卵泡发育情况适时启动Gn治疗或给予HCG诱发排卵。

1. 卵巢储备及反应正常患者主要采用GnRH-a长方案。一般在前一个月经周期的黄体中期开始给予GnRH-a，长效制剂或短效制剂均可，用药14天左右，即达到下个月经周期的第3~5天，垂体达到降调节标准时，开始给予外源性的Gn进行卵巢刺激，直到注射HCG时停用GnRH-a。应用的方法分为单次大剂量法（长效制剂）和连续小剂量法（短效制剂）两种。

2. 卵巢低反应或储备差的患者常采用GnRH-a短方案。一般在治疗周期的第2天开始给予短效GnRH-a，第3天开始给予外源性Gn，两者一起用至注射HCG日。短效GnRH-a给药采取连续小剂量给药法。

3. 卵巢反应过高以及GnRH-a降调节效果差的患者常采用拮抗剂方案。一般选择高效、低不良反应的GnRH-anti。常在月经周期的第2天或第3天开始给予Gn，在治疗周期的第6~8天或者符合主导卵泡直径达到14mm，LH≥10U/L的条件后开始给予GnRH-anti。给药方式一般分为2种，即单次大剂量法和连续小剂量法。前者在使用HCG触发排卵前每72小时注射给药一次；后者每天给药一次，直至诱发排卵。

4. 个体化给药 上述方案在临床应用成熟,具有稳定效果和良好的安全性。但患者的疾病因素、卵巢功能、对激素的反应性、药物耐受性千差万别,将固定的降调节方案应用于不同的患者可能无法获得满意的临床效果,对于年龄大或卵巢储备差的患者甚至引起严重的不良反应。为了在获得满意降调节效果和临床妊娠率的同时避免出现垂体过度抑制引发卵巢反应不良和黄体功能不全,并且为了减少患者在治疗时间和经济上的花费,越来越多的临床医师开始对降调节方案进行优化和改良,并根据患者的具体情况制订出个体化的促排卵方案。多是在经典的降调节方案(表3-3-31)基础上进行适当的调整。主要包括以下几种方式:①调整剂量,如将长方案中标准剂量改为半量或1/3剂量,1/5剂量乃至1/10剂量;②改变应用时间,现在已有超常方案和超短方案在临床应用;③添加辅助药物,以激素替代或口服避孕药为主,可以灵活控制治疗周期,也可以反馈性降低内源性Gn的分泌,在上述经典方案中均适用;④多种方案联合应用,一般是应用低剂量长效GnRH-a后加用短效GnRH-a。

表3-3-31 三种经典COH方案比较

方案类型	GnRH类似物给药	Gn给药	适用人群
长方案	应用GnRH-a。从治疗周期前的黄体中期到注射HCG日,分单次大剂量法(长效制剂)或连续小剂量法(短效制剂)	GnRH-a给药后约14日开始至注射HCG日	卵巢储备及反应正常患者
短方案	应用短效GnRH-a。从周期第2日至注射HCG日,采用连续小剂量法	GnRH-a给药后第2日开始至注射HCG日	卵巢储备功能差和卵巢反应低的患者
拮抗剂方案	应用GnRH-anti。在治疗周期的第6~8日或者主导卵泡达到14mm直径后至注射HCG日	月经周期的第2日或第3日开始至注射HCG日	卵巢反应过高以及GnRH-a降调效果差的患者

(三)药物特点

如上所述,COH用药主要包括降调节用药和卵巢刺激药物。降调节用药主要分为GnRH-a和GnRH-anti两类。GnRH-a应用最多的是曲普瑞林和亮丙瑞林,GnRH-anti有西曲瑞克和加尼瑞克。此外,尚有口服避孕药作为降调节的辅助用药,一般用作GnRH类似物给药前的预处理。卵巢刺激药物包括天然Gn和基因重组Gn,常用的有尿源性人卵泡刺激素(uFSH)和重组人卵泡刺激素(rFSH),尿源性人绝经促性腺激素(uHMG)和高纯度人绝经促性腺激素(HP-HMG)以及尿源性人绒毛膜促性腺激素（uHCG）和重组人绒毛膜促性腺激素（rHCG）。上述几类药物在COH中有各自的临床特点。

1. GnRH-a　正常情况下，下丘脑GnRH的脉冲式释放可使垂体产生适量的FSH和LH，GnRH-a制剂是将天然GnRH上十肽的第6位甘氨酸以D型氨基酸替代，第10位甘酰胺以乙基胺替代，生物活性比内源性的GnRH增加100倍以上，与GnRH受体的亲和力极强，能够大量占据垂体表面GnRH受体，在用药初期使FSH和LH一过性升高，随后，在GnRH-a的持续作用下，垂体表面GnRH受体大量耗竭，对内源性、外源性GnRH失去反应，即脱敏状态。一般用药5~7天后垂体产生的FSH和LH减少，14天时降低到基础值以下，卵巢的内分泌活动趋于停滞。因此，GnRH-a对垂体既有短暂的升调节效应（"flare-up"效应）也有降调节效应，既能短时提高血清FSH水平，增加卵泡募集数目，也能有效抑制早发LH峰出现，促进卵泡发育同步化。

GnRH-a对垂体-卵巢轴的抑制作用呈时间和剂量依赖性。在使用过程中因剂量或使用时间不当，可能不能抑制早发的LH峰而导致卵子质量下降，或是因过度抑制，引发卵巢反应不良和黄体功能不全，从而影响妊娠结局。因此，应用GnRH-a特别强调剂量、时间、剂型选择的个体化。此外，对于卵巢储备好、卵巢反应过高，如多囊卵巢综合征（PCOS）患者，在应用GnRH-a时易发生卵巢过度刺激征（OHSS），因此，对于该类人群垂体降调节可能不宜选用GnRH-a。

女性在应用GnRH-a过程中可能引发多系统的不良反应。内分泌系统易发潮热，性欲减退，OHSS以及更年期综合征样的精神抑郁状态等，并可能引发或加重糖尿病症状；消化系统常见恶心、呕吐，食欲缺乏等；肌肉骨骼系统可见骨质流失，骨疼痛，肩腰四肢疼痛；心血管系统可见心悸，血压升高，心电图异常，心胸比例增大等；血液系统可见贫血，血小板减少，凝血功能异常等；其他尚有过敏样症状，酶水平升高，肝功能障碍或黄疸等。

目前，临床应用最多的GnRH-a为曲普瑞林注射剂，分为长效制剂和短效制剂2种。长效制剂是肌内注射缓释剂，经肌注后首先经过一个初始的释放阶段，随后开始持续均匀释放达28天，血药浓度平稳，LH水平控制程度好，且只单次给药，患者易接受，是长方案降调节最常用的药物。短效曲普瑞林为非控释剂型，主要通过皮下注射方式给药，给药后生物有效性可持续24小时，对垂体的抑制程度较浅，不会造成促排卵过程中LH水平过低，且仍能发挥短暂的"flare-up"效应，使内源性Gn短暂性升高，这种短暂性的Gn升高低于启动卵泡生长的阈值，但可以促进小卵泡的发育，从而改善卵泡的同步性。短效曲普瑞林在降调节的长方案和短方案均有应用。临床常用经典GnRH-a制剂用法见表3-3-32。

表3-3-32 临床常用经典GnRH-a制剂用法

制剂名称	时效	规格	标准剂量	给药方式
注射用醋酸曲普瑞林	长效	3.75mg/支	3.75mg(单次)	肌内注射
注射用曲普瑞林	短效	3.75mg/支	0.5mg,每天1次,7~10天后改为0.1mg,每天1次维持	皮下或肌内注射
醋酸曲普瑞林注射液	短效	0.1mg/支	0.1mg,每天1次	皮下或肌内注射
注射用醋酸亮丙瑞林微球	长效	3.75mg/支	3.75mg(单次)	皮下注射

2. GnRH-anti 降调节GnRH-anti是通过用D型氨基酸天然GnRH1、GnRH2、GnRH3、GnRH6、GnRH8、GnRH10位点上的氨基酸进行替代所得,该类结构增加了新陈代谢的稳定性,并显著降低组胺样不良反应的发生率。与GnRH-a作用机制不同,GnRH-anti通过竞争性阻断腺垂体GnRH受体,可迅速、可逆地抑制内源性GnRH所诱导的FSH和LH分泌(LH下降更明显),抑制效果亦呈剂量依赖性。没有类GnRH作用,不产生垂体脱敏效应。应用GnRH-anti降调节能在有效抑制早发内源性LH峰的同时减少GnRH-a带来的患者垂体过度抑制和卵巢反应不良,因而在卵巢低反应性患者中更加适用。而在PCOS等高反应性患者中使用GnRH-anti降调节,也可以避免在卵泡募集期募集过多的卵泡,从而降低OHSS的发生率,常作为首选药。不过在应用GnRH-anti时,其周期相对固定,常联合口服避孕药,以调整周期。

在不良反应方面,与GnRH-a相比,GnRH-anti具有较多优势。首先,GnRH-anti没有GnRH-a引起的"flare-up"效应,使用后并不引起Gn的大量释放,降低了患者卵巢囊肿的发生风险。其次,如前所述,GnRH-anti对垂体没有脱敏效应,垂体过度抑制以及由此而引发的卵巢反应不良,黄体功能不全的发生概率低。此外,与应用GnRH-a相比,GnRH-anti降调节,Gn的启动剂量量更少,使用时间更短,减少了患者OHSS的发生。应用GnRH-anti时也可见GnRH-a的非垂体抑制相关的不良反应,如过敏反应,胃肠道系统反应,神经精神症状等。需要特别强调的是,GnRH-anti具有一定的组胺样作用,增加了其发生变态反应的概率。

目前,被批准用于垂体降调节的GnRH-anti仅有西曲瑞克和加尼瑞克2种,两者均为皮下给药注射剂。西曲瑞克经腹壁皮下给药,吸收良好,生物利用度约85%;主要经肾脏清除,半衰期范围较大,为5~60小时,单次大剂量给药(3mg),可维持4天药效,连续小剂量(0.25mg,每天1次)给药则可使抑制作用持续。加尼瑞克一般经腿部皮下注射,生物利用度较西曲瑞克稍高,达91%左右;经肠道和肾脏清除,单次给药与多次给药后药动学参数相似,半衰期约为13小时,仅用于连续小剂量给药法(0.25mg,每天1次)。鉴于其维持有效浓度时间有限,在应用时应注意两次注射的时间间隔以及最后一次注射和HCG注射的时间间隔不应过长。两种GnRH-anti制剂用法见表3-3-33。

表3-3-33 临床常用GnRH-anti制剂用法

制剂名称	时效	规格	标准剂量	给药方式
注射用醋酸西曲瑞克	短效	3mg/支或0.25mg/支	3mg(单次)或0.25mg,每天1次	皮下(腹壁)注射
醋酸加尼瑞克注射液	短效	0.25mg/支	0.25mg,每天1次	皮下(大腿部)注射

3. 口服避孕药 用于辅助降调节的口服避孕药是由不同剂量的雌激素和不同类型孕激素组成的短效复方制剂,其作用于下丘脑-垂体-性腺轴,对GnRH和Gn的分泌起负反馈调节作用。目前,应用最广泛的口服避孕药由炔雌醇和去氧孕烯组成,去氧孕烯的活性代谢物与PR有很强的亲和力,属强效排卵抑制剂,可以有效抑制内源性LH峰出现,从而抑制卵子成熟和排卵,炔雌醇则可以负反馈抑制FSH的分泌,进而抑制卵泡发育和成熟,两者共同作用以达到避孕的目的。

口服避孕药预处理在各种经典降调节方案中均有应用。在长方案中,应用口服避孕药可以控制患者的排卵周期,合理安排GnRH-a给药;也可抑制应用GnRH-a早期产生的"flare-up"效应,预防其所导致的卵巢囊肿;并通过抑制早期内源性FSH上升引起的卵泡FSH受体数目下降,改善卵巢对外源性Gn的反应性;通过双重抑制效应,还可以更有效地抑制激素水平,适度降低卵巢反应性,减少卵泡发育数,降低卵巢高反应患者OHSS的发生率。而对于短方案和拮抗剂方案,前一周期的口服避孕药治疗同样可以灵活控制治疗周期的时间,也可以反馈性降低内源性Gn的分泌,使得卵泡发育具有较好的同步性,增加主导卵泡数、获卵数以及改善妊娠结局。因此,应用口服避孕药辅助降调节的意义在于调节月经周期,控制Gn治疗的启动时间以及改善临床结果并减少垂体抑制和卵巢刺激方面的不良反应。

4. 卵巢刺激药物 不同卵巢刺激药物在COH周期中的卵泡发育、募集、选择、成熟、排卵过程中具有各自的作用特点。FSH可刺激卵泡发育、增加未成熟卵泡募集数量,并促使其同步发育,增加优势卵泡数量,是最常用的卵巢刺激药物,尤其适合于体内较高LH水平的患者。HMG是从绝经期妇女尿中提取的物质,含有FSH和LH,除具有FSH样作用外,还能补充降调节后机体LH的不足,进一步促进优势卵泡的发育、选择,同时还有诱发排卵和黄体支持的作用,较适用于高龄、卵巢反应过低的患者。在降调节后初期对FSH反应低下的患者可以加用

HMG来补救。HCG结构与LH极相似,作用于相同的受体,但因其对受体的亲和力强、半衰期长,因此效果更为持久,常在促排卵周期卵泡成熟后模拟内源性LH峰值作用,诱导卵母细胞成熟分裂和排卵发生。

HMG/FSH/HCG的不良反应较普遍且类似,常见的有卵巢囊肿、OHSS、注射部位反应、胃肠道症状、头痛等,其中OHSS是最严重的不良反应。与HMG/FSH刺激卵巢相比,HCG注射引发OHSS的风险更大,而在实际COH治疗周期中,HMG/FSH又与HCG联合使用,因而必须特别注意卵泡发育情况和体内激素水平的监测,以防发生严重的OHSS。

COH治疗常用Gn的用法及临床特征见表3-3-34。

表3-3-34　COH治疗常用Gn的用法及临床特征

Gn种类	给药方式	剂量及用法	不良反应	禁忌证
FSH	皮下注射	75~300U/d,根据卵泡发育情况调整剂量	卵巢囊肿,注射部位反应,头痛,腹痛和胃肠道症状,OHSS	禁用:过敏,下丘脑和垂体肿瘤,非多囊卵巢疾病所引起的卵巢增大或囊肿,不明原因的妇科出血,卵巢、子宫或乳腺癌,原发性卵巢功能衰竭,性器官畸形不可妊娠
HMG	肌内注射	75~300U/d,根据卵泡发育情况调整剂量	同上。多胎妊娠、早产	禁用:过敏,阴道异常出血及子宫肌瘤,卵巢增大或卵巢囊肿,肾上腺功能不全,甲状腺功能不全者。慎用:哮喘,癫痫,心脏病,偏头痛,肾功能损害
HCG	肌内注射	5 000~10 000U（单次）	同上。精神抑郁,易疲劳,乳房肿大	禁用:过敏,垂体增生或肿瘤,诊断未明的阴道流血,子宫肌瘤,卵巢囊肿或卵巢肿大,血栓性静脉炎。慎用:同上

(四)监护要点

1. 治疗前监护

（1）严格掌握适应证,排除禁忌证。适应证:具备实施IVF-ET及其衍生技术指征的患者,包括输卵管性不孕症、原因不明的不孕症、子宫内膜异位症、男性因素不孕症、宫颈因素等通过其他常规治疗无法妊娠的患者。以下情况慎用:①各种原因导致的卵巢功能低下;②患有性激素相关恶性肿瘤（如乳腺癌、子宫内膜癌、卵巢癌)治疗前后。禁忌证包括：①对COS药物及其辅料过敏或不耐受患者；②子宫不具备妊娠功能或严重躯体疾病不能承受妊娠；③泌尿生殖系统急性感染期；④患有严重精神疾病。

（2）准确掌握患者的自然月经周期和排卵周期。行必要的实验室检查，评估患者的基础激素水平、垂体和卵巢功能、卵巢反应性。详细了解患者的疾病史、用药史、过敏史，并对患者的个体化情况，如体重、腰围、血压、血糖、激素水平等进行基线测定。

（3）结合引起患者不孕的因素、伴发疾病，患者的年龄、卵巢储备，激素水平，家庭收入水平等，对所拟订给药方案的合理性及其风险性进行评估。

2. 治疗过程中监护

（1）疗效的监护

1）卵巢刺激一定时间后，定期进行阴道B超检查，监测卵泡发育情况，并进行常规激素水平测定，准确把控COH周期中重要的给药时间点。①降调节达标标准是，Gn启动日卵巢达到静息状态：血清雌二醇<50ng/L，LH<5U/L，子宫内膜厚度<5mm，双侧卵巢窦卵泡平均直径<5mm，无卵巢功能性囊肿。②停用Gn，注射HCG的标准是，2个卵泡直径达到18mm或3个达到17mm。

2）首次治疗失败后，需要寻找原因，并采取相应措施。首先，考虑方案的适宜性。如果药物选择不当，剂量不足，疗程不够等，应重新调整方案。若由于个体差异，部分患者不能达到满意的治疗效果，也应酌情调整药物种类或剂量，或考虑联合用药。其次，注意自我注射给药患者的依从性。如果患者依从性不佳，未能按时用药或未能及时说明影响降调药物效果的合并用药事项，如治疗期间同时服用广谱抗生素、肝药酶诱导剂等，应及时纠正，必要时住院治疗。如果患者因用药不良反应或是长期治疗造成的经济和精神负担中止用药，应及时排除患者的心理负担，重新获得患者配合，并加强后续治疗过程监测。

3）在治疗期间，若发现患者自然妊娠，应立即停止周期。

（2）不良反应的监护

1）OHSS：OHSS是指诱导排卵药物刺激卵巢后，多个卵泡同时发育、雌激素水平过度升高及颗粒细胞黄素化，引起全身血流动力学改变的病理情况，是促排卵过程中最严重、最常见的潜在并发症。临床分级包括轻、中、重三级。其中重度患者表现为严重的腹腔及胸腔积液，低血容量性休克，血液浓缩及重要脏器血栓形成，电解质紊乱等严重并发症，严重者可引起死亡。由于OHSS为医源性疾病，预防是关键。在开始COH治疗前，要对患者发生OHSS的风险进行评估、预测。年龄<35岁，低体重指数，PCOS患者，血清雌二醇水平>15 000pmol/L，优势卵泡数>15个都为发生OHSS的高危因素。对于危险性高的患者，采用卵巢温和刺激、拮抗剂降调节、Gn减量、GnRH-a替代HCG诱发排卵、全胚冷冻等方案可以有效预防。此外,诱导排卵应在严格、定期的生物检测和临床检查下进行,当发现卵巢反应过度时,立即终止刺激周期。一旦发生OHSS,应根据其临床分级的严重程度采取相应治疗措施。治疗原则是以增加胶体渗透压扩容为主,防止血栓形成,改善症状为辅。

2）卵巢囊肿:据文献报道,应用GnRH-a过程中卵巢囊肿的发生率为5.5%~53%,其发生有三方面的原因:①GnRH-a的"flare up"效应诱发了卵泡族中优势卵泡的提前发育,但Gn水平仅短暂升高,时间不足以维持卵泡成熟,导致囊肿形成。②GnRH-a的垂体降调节作用不够充分。③GnRH-a直接作用于卵巢类固醇激素的形成过程,促进囊肿形成。卵巢囊肿会妨碍药物治疗的顺利进行,增加达到垂体脱敏的时间及周期取消率,且功能性的卵巢囊肿具有内分泌功能,可提高体内孕酮水平,使卵泡提早黄素化,影响早期卵泡发育。卵巢囊肿形成还会减小卵泡发育空间,损害卵母细胞质量,影响妊娠结局。因此,在GnRH-a降调节后要及时复诊,行阴道超声检查并血清雌二醇水平测定。一旦确诊,及时行阴道超声引导下囊肿穿刺术。此外,在应用GnRH-a之前,使用OCP预处理可以显著降低囊肿的发生率。

3）垂体-卵巢轴过度抑制:GnRH-a长方案降调节过程中易发生垂体-卵巢轴过度抑制。其发生有两方面原因:①GnRH-a剂量过大,或者降调节时间过长;②患者自身因素或医源性因素导致患者卵巢反应不良或卵巢储备低下。研究表明,垂体-卵巢轴过度抑制易导致卵巢对Gn的敏感性下降,卵泡发育不良,子宫内膜发育与同步性不佳,并且Gn的使用量明显增加、用药时间延长,早期流产率增高,使患者的经济压力和精神负担加重。在制订给药方案之前,要对患者的垂体功能、卵巢储备及反应性进行早期监测及评估。目前公认的能够指导临床工作的评价垂体-卵巢轴抑制程度的指标包括:①Gn启动前血清LH,雌激素水平;②使用Gn的用量和时间;③获卵数,成熟度和质量等。在卵巢储备正常的患者中可通过降低GnRH-a剂量或增加Gn启动剂量逆转与GnRH-a剂量相关的卵巢反应不良现象,获得满意的卵子数目和类固醇激素水平。对于患者本身卵巢储备、反应低下的患者,可采用短方案或拮抗剂方案重新降调节。

4）黄体功能不全:胚胎成功着床并维持妊娠需要黄体期黄体分泌适量的雌、孕激素,而LH在排卵后黄体生成过程中有着重要的作用,黄体寿命和甾体激素合成能力依赖于持续性和张力性LH分泌。垂体抑制过度后,其分泌Gn的能力短时间内不能恢复,LH水平低下,黄体功能不足,影响妊娠结局。因此,需要及时进行有效的黄体支持。

5）多胎妊娠:COH治疗可显著增加卵泡同期发育数目,在人工授精或体外受精后多胚胎移植的情况下易发生多胎妊娠,从而增加母婴并发症、流产和早产的发生率、围生儿患病率和死亡率风险。医源性多胎妊娠重在预防,严格掌握排卵诱导药物应用指征,控制移植胚胎数目是减少多胎妊娠的有效措施。多胎妊娠减胎术是多胎妊娠的有效补救措施。

6)非HPO抑制相关不良反应

A. 变态反应:外源性Gn、GnRH类似物的多肽样结构、制剂所含甘露醇、右旋糖酐等辅料及包装材料中的天然乳胶均为易致敏成分,容易导致患者发生如荨麻疹、皮疹、瘙痒、水肿、血压下降、呼吸困难,甚至过敏性休克等过敏症状。尤其GnRH-anti具有一定的组胺样反应,更加大了患者发生过敏性休克的风险。因此,对于过敏史中包括Gn、GnRH,GnRH类似物或其制剂中任何一种成分的患者以及注射前过敏试验呈阳性的患者,禁用此类药物。其他患者给药后也需严密观察,一旦患者发生过敏症状或体征应及时停药,给予抗过敏治疗。

B. 骨质疏松:雌激素及其受体是青春期后骨量维持的必要因素。应用GnRH类似物降调节后,患者体内雌激素分泌被抑制,其受体数量也相应减少,患者骨形成减少,骨吸收增加,引起其骨质损失,进而导致骨质疏松和骨折的发生。故在患者降调节治疗期间应尽可能检查骨密度,监测骨转化及骨量变化,并采取有效的方法阻止其骨量丢失,如服用二膦酸盐类。

C. 凝血功能异常:多卵泡发育引起的OHSS易引发血液浓缩和凝血机制异常,GnRH类似物也有促使血栓形成的作用。因此,COH治疗过程中容易发生重要脏器血栓形成和功能损害;而且口服避孕药可以降低双香豆素的抗凝作用,影响抗血栓治疗效果。应注意预防和治疗药物的选择。

D. 高血糖和心血管病风险:研究表明,应用GnRH-a后,患者糖尿病和部分心血管疾病(心脏病发作、心脏性猝死、卒中)的发生风险升高,对于存在上述风险的人群用药时,应定期监测血糖和/或糖化血红蛋白及提示出现心血管疾病的症状和体征。

(3)药物相互作用监护

1)GnRH-a:GnRH-a与Gn合用或不同Gn合用均可增加OHSS的发生风险,应加强治疗监测。利血平、氯丙嗪、吗啡等药物可通过改变多巴胺的产生、吸收和代谢来抑制催乳素抑制因子的释放,以致催乳素分泌过多,进而降低垂体中的GnRH受体水平,以致影响GnRH-a的效果。

2)GnRH-anti:GnRH-anti与几种常用的注射用溶液不能配伍使用,只能以注射用水溶解。GnRH-anti与组胺释放药物合用可能增加患者过敏反应的发生概率。

3)口服避孕药:口服避孕药的组成成分属甾体类化合物,具有肝药酶诱导作用的药物可加速其代谢,口服广谱抗生素也可因抑制肠道菌群生长而妨碍口服避孕药中雌激素在肠道的吸收过程,使其血药浓度下降,影响其作用效果。此外,口服避孕药可使凝血因子合成增加,减低香豆素类的抗凝作用,同时增加维生素K附属因子浓度,因而需提高华法林的给药剂量。

(五)用药宣教

1. 针对患者及其家属

(1)COH是一个医患双方密切配合的过程,医师需要在准确诊断、全面检查的基础上为患者制订合理、个体化的给药方案,患者则需要严格按照既定治疗方案按时按量用药,并定期门诊复查。因此,COH过程特别强调患者的依从性,需要患者及其配偶的密切配合。

(2)COH治疗一般周期较长,费用较高,检查烦琐,各种不良反应发生率高,患者容易因经济负担过重,难以耐受药物不良反应或首次治疗效果不理想而放弃治疗。在开始治疗前,要详细告知患者及其家属治疗的成本、风险,要求患方仔细权衡利弊。治疗过程中,嘱咐患者家属加强与患者的沟通交流以及对其进行精神抚慰,帮助患者建立治疗的信心。

(3)告知患者及其家属COH治疗过程中常见不良反应的主要表现,发生不良反应时及时记录并咨询医生,不能耐受时应及时就诊。

(4)嘱咐患者保持健康的生活方式,体重超重者减轻体重,体质瘦弱者改善营养;戒烟、戒酒,起息规律。

2. 针对护理人员

(1)正确给药:熟练掌握不同药物、同一药物不同剂型注射方式和注射部位的选择;记录并报告任何误操作导致损失的药液量。

(2)不良反应:掌握降调节药物和外源性Gn常见不良反应的症状及处理措施。

(3)心理疏导:充分发挥良好的沟通作用,语言规范、礼貌,多用鼓励性语言,检查、治疗、交谈过程中注意保护患者的隐私。

案例分析

女性,32岁,患类风湿病7年,曾长期服用非甾体抗炎药、泼尼松、甲氨蝶呤片等抗风湿药物,自述用药期间多次出现月经不规则情况。2006年自然妊娠后行人工流产术;后避孕2年。自2008年起未避孕情况下一直未孕。2012年6月行输卵管造影,提示左、右两侧输卵管均通畅;B超显示左、右两侧窦卵泡计数均为3个,月经第3天血清FSH12.5U/L;监测排卵:无排卵。于2014年来西京医院生殖中心就诊,连续3个周期来曲唑片诱导排卵后行宫腔内人工授精,均未孕;男方精液检查正常。诊断为:类风湿关节炎;继发性不孕;人工授精史3次;卵巢储备功能低下。

治疗经过:

第1次IVF:采用长方案,于前一周期月经第21天皮下注射长效GnRH-a(达菲林)1.25mg,14天后(月经周期第3天)血清激素水平测定和阴道超声结果显示降调节达到标准;给予rFSH(200U/d,普利康)4天,其中前2天合用高纯度HMG(Hp-HMG,150U/d,贺美奇);第7天B超监测见左侧卵巢有直径14.0mm的卵泡1个,雌二醇3021.23pmol/L;第7~11天继续按100U/d给予rFSH,第12天B超监测:子宫内膜厚度8.3mm、左侧卵巢3个卵泡(均≥18.0mm)、右侧卵巢1个卵泡(20.0mm),雌二醇6235.14pmol/L。当晚皮下注射rHCG10 000U,36小时后经阴道B超引导下取卵,获成熟卵子2枚,2枚行IVF,获得胚胎1枚,移植后未孕。

第2次IVF:考虑患者卵巢储备功能低,将方案改为微刺激+拮抗剂方案,给予OCP(妈富隆)预处理2个月后,月经周期第2天开始按5mg/d给予口服来曲唑片,连续5天;第7~8天给予Hp-HMG75U/d,第9天B超监测见左侧卵巢1个卵泡(16.0mm),右侧卵巢2个卵泡(14.5mm),第9~10天按0.25mg/d皮下注射醋酸加尼瑞克,并于第9天当晚皮下注射HCG10 000U,36小时后经阴道B超引导下取卵,获卵3枚,2枚进行常规IVF,获得胚胎2枚,移植这两枚胚胎,患者成功妊娠,已顺利分娩诞下两名健康男婴。

分析:免疫抑制剂会影响卵泡的生长发育,表现为各级卵泡数量减少,雌激素水平降低、FSH分泌增强,使用时间过长或者累积剂量过多可导致月经紊乱,卵巢功能损害。本例患者长期服用甲氨蝶呤片,基础FSH升高、窦卵泡计数下降,可诊断为卵巢储备功能低下,其原因不排除免疫抑制剂长期应用对卵巢功能造成的损伤所致。

大量研究表明,对于卵巢功能储备低或反应差的患者拮抗剂方案相对于长方案和短方案而言,可明显缩短Gn刺激天数,降低Gn用量,提高HCG日子宫内膜厚度,改善临床妊娠率。微刺激方案因Gn用量相对较少,对卵巢刺激作用较温和而常用于卵巢储备功能低患者,两方案结合使用,还能抑制LH峰,预防提前排卵。本例患者共接受2次IVF治疗,第1次GnRH-a长方案治疗失败后,将方案调整为微刺激加拮抗剂方案,促排卵初期应用来曲唑片,目的是为了提高卵巢颗粒细胞对Gn的敏感性,减少Gn用量,以提高卵母细胞质量。结果显示,调整方案后的周期里,Gn用药天数、用量均少于前次的GnRH-a长方案,获卵数无明显差异,但获得胚胎数高于长方案周期,最终成功妊娠并分娩健康婴儿。分析其原因,可能是与传统GnRH-a长方案相比,GnRH-anti应用时间较晚,对垂体或卵巢的抑制较少,且其无"flare up"效应,Gn释放更接近生理状况。卵巢反应性更佳,用药时间短,也减少了GnRH-a长方案对子宫内膜发育的抑制,提高了卵泡发育与子宫内膜发育的同步性,最终提高妊娠率。

二、诱导排卵

诱导排卵是指对无排卵妇女进行卵巢刺激,恢复一个优势卵泡的选择和排卵的生理功能,形成正常排卵周期的过程,是不孕症最常用的治疗方法之一。

(一)用药原则

1. 诱导排卵应与病因治疗相结合,针对引起排卵障碍的不同原因,加用相应治疗药物。

2. 根据导致患者不孕的疾病类型选择诱导排卵药物,首选抗雌激素药物、芳香化酶抑制剂或Gn中的一种,必要时联合用药。

3. 制订个体化给药方案,用药过程中根据患者卵泡发育情况以及体内激素水平的监测结果,及时进行方案的调整。

(二)用药策略

总的策略是根据不同患者HPO功能的完整程度以及体内的基础激素水平,选择合理的药物,根据治疗结果调整剂量或联合用药。

1. 下丘脑-垂体中枢排卵障碍患者　采用Gn治疗,首选HMG。建议在诱导排卵前给予雌、孕激素序贯治疗预处理后,根据患者的不孕因素、年龄、抗苗勒管激素水平、基础窦卵泡数选择适宜的启动剂量(75~150U/d),隔日或每日肌内注射,根据卵巢的反应性逐渐调整剂量。

2. PCOS患者　采用氯米芬或来曲唑治疗。

(1)氯米芬方案:自月经周期第2~6日开始,推荐初始剂量为50mg/d,连用5日;如卵巢无反应,第2周期逐渐增加剂量(递增剂量50mg/d),最大剂量为150mg/d。单用氯米芬无效时,可视情况合并外源性Gn或二甲双胍。氯米芬诱导排卵的时机应选择在PCOS治疗的最初3~6个月,治疗超过6个月不建议使用,成功诱导排卵3~4个周期仍未妊娠,建议进一步检查或治疗。

(2)来曲唑方案:自月经周期第2~6日开始,推荐起始剂量为2.5mg/d,连用5日;如卵巢反应不佳,第2周期逐渐增加剂量(递增剂量2.5mg/d),最大不超过7.5mg/d;仍无效果,则可合并Gn。

3. 黄体功能不足、不明原因不孕症、轻型子宫内膜异位症患者　采用Gn或氯米芬治疗,具体方案同上。

4. 排卵障碍　在纠正引起排卵障碍相关内分泌及代谢因素后,采用氯米芬或来曲唑治疗。Gn也有较好作用,但要注意剂量的选择。

(三)药物特点

诱导排卵药物分为抗雌激素药物、芳香化酶抑制剂和Gn三种,相应的代表性药物分别是氯米芬、来曲唑和HMG。另外,二甲双胍、阿司匹林常作为氯米芬诱导排卵的重要辅助治疗药物,用于改善氯米芬的疗效或降低其对子宫内膜的不良影响。

1. 氯米芬　枸橼酸氯米芬(克罗米芬)属选择性ER调节剂,通过竞争性占据下丘脑ER,干扰雌激素负反馈,促使FSH和LH分泌增加,继之刺激卵泡生长。卵泡成熟后,雌激素的释放量增加,通过正反馈作用促进Gn高峰形成,导致卵泡破裂排卵。氯米芬诱发排卵的效果取决于体内内源性雌激素的水平以及HPO功能的完整程度,即对于性腺轴功能轻度减退、功能不协调导致的卵泡发育障碍,而体内有一定雌激素水平者,促排卵效果较好。因其较高的排卵成功率及价格的优势,氯米芬是目前诱导排卵治疗的首选药物,尤其适合于PCOS合并无排卵性不孕症的治疗。但由于它具抗雌激素作用,可发生子宫颈黏液质量差、子宫内膜变薄等现象,而导致高排卵率、低妊娠率,为改善妊娠结局,常需联合用药。此外,有部分患者对氯米芬不敏感,易发生氯米芬抵抗,使治疗效果下降。

2. 来曲唑　来曲唑是第三代芳香化酶抑制剂,主要抑制雄激素向雌激素转化,进而导致机体雌激素不足和卵泡雄激素过度积累。雌激素不足因影响雌激素对下丘脑-垂体的负反馈作用,导致Gn的分泌增加而促进卵泡发育,而雄激素累积可通过增加卵泡FSH受体表达以及胰岛素样生长因子-1(insulin like growth factor-1, IGF-1)的分泌,提高卵巢对激素的反应性。来曲唑诱导排卵有3方面的优势:①来曲唑保持了雌激素负反馈作用的完整性,当优势卵泡发育,雌激素上升,负反馈抑制Gn,使小卵泡闭锁,提高单卵排卵率,减少卵巢过度刺激的发生。②来曲唑不占据子宫和子宫颈的ER,对子宫颈黏液无不利影响,使子宫内膜增厚,间质血流增多,为精子的穿行、受精卵的着床提供了较为合适的内环境。③来曲唑半衰期(40小时)较氯米芬(5日)短,在排卵或受精卵着床前已几乎完全从体内代谢清除。因此,来曲唑诱导排卵所致的暂时低雌激素状态不会影响卵泡的生长、受精,受精卵着床及妊娠的发生,其促排卵周期中子宫内膜与自然排卵周期相似。所以来曲唑是氯米芬疗效不佳或不耐受氯米芬患者的优良替代药物。但是来曲唑卵巢内的雄激素堆积作用,加重了部分PCOS患者高雄激素状态,影响了卵泡的募集与选择。

3. HMG　如前所述,HMG含有FSH和LH,对卵泡的发育、募集、选择、成熟、排卵都有作用,也是诱导排卵的主要药物之一。与氯米芬或来曲唑相比,HMG诱导排卵时,患者卵巢反应性更好,优势卵泡形成数目更多;但同时也增加了卵巢过度刺激的发生风险。目前,临床上HMG常与氯米芬或来曲唑联合用药,既改善了促排卵效果和临床妊娠结局,也降低了各自的给药剂量及各自最为突出的不良反应。HMG用量减少,降低了过多卵泡发育及多胎妊娠的发生风险,也避免了过多HMG所致的卵泡期LH水平过高和过早出现的内源性LH峰。

4. 二甲双胍　二甲双胍是胰岛素增敏剂,增加胰岛素与其受体的结合,在受体后水平提高胰岛素的敏感性,改善糖代谢,从而减轻胰岛素抵抗,降低胰岛素水平。而胰岛素水平的降低一方面抑制雄激素的合成,并促进性激素结合蛋白的合成,使游离雄激素水平降低;另一方面减轻了胰岛素对LH的刺激作用,使LH/FSH的比值降低,改善机体的激素紊乱,达到促进卵泡发育和排卵的治疗目的。因此,二甲双胍可以明显改善PCOS患者的高雄激素、胰岛素抵抗和持续性无排卵症状。此外,二甲双胍可显著提高PCOS患者对氯米芬的敏感性,提高氯米芬治疗后的排卵率和妊娠率;加之其价格低廉,服用方便,不良反应少,对于不孕的PCOS患者,是安全、有效的辅助治疗药物。

5. 阿司匹林　阿司匹林为乙酰水杨酸类药物,通过乙酰化作用使环氧合酶(COX)不可逆地失活,从而抑制前列环素I_2(prostaglandin I_2, PGI_2)和TXA_2的合成。由于血小板COX对阿司匹林的敏感性明显高于血管内皮细胞COX,小剂量(50~150mg/d)阿司匹林能有效抑制血小板TXA_2的合成,而不影响血管壁PGI_2的合成,从而使TXA_2/PGI_2比例下降,血小板活性降低,抑制了血栓形成,改善局部血液循环。此外,COX是炎性介质花生四烯酸代谢为TXA_2所需的催化酶,阿司匹林通过这种抗炎作用抑制炎性介质介导的子宫、卵巢血管收缩和血小板聚集,也使子宫血液供应得到改善。因此,给予小剂量阿司匹林可以改善氯米芬所致的子宫血供减少和子宫内膜发育不良,改善子宫内膜的容受状态,提高妊娠率,是诱导排卵的重要辅助治疗药物。

诱导排卵常用药物的用法及临床特征见表3-3-35。

表3-3-35　诱导排卵常用药物的用法及临床特征

Gn种类	给药方式	剂量及用法	不良反应	禁忌证
氯米芬	口服	50~150mg/d,根据卵巢反应调整	卵巢肿大或囊肿,视觉损害,更年期综合征样症状,月经不规则,胃肠道反应,过敏反应	原因不明的阴道出血,卵巢囊肿及妇科肿瘤,肝、肾功能损害,精神抑郁,血栓性静脉炎,过敏,视觉异常
来曲唑	口服	2.5~7.5mg/d,根据卵巢反应调整	头痛,潮热,恶心,骨痛、关节痛,胸痛,卵巢肿大或囊肿,高血压,心律不齐,血栓形成	过敏,严重肝、肾功能损害

Gn种类	给药方式	剂量及用法	不良反应	禁忌证
HMG	肌内注射	75~150U/d，根据卵泡发育情况调整剂量	卵巢囊肿，注射部位反应，头痛，腹痛和胃肠道症状，OHSS，多胎妊娠、早产	禁用：过敏，阴道异常出血及子宫肌瘤，卵巢增大或卵巢囊肿，肾上腺功能不全，甲状腺功能不全 慎用：哮喘，癫痫，心脏病，偏头痛，肾功能损害
二甲双胍	口服	1.5g/d	恶心、呕吐等胃肠道症状，头痛、头晕，味觉异常	乳酸中毒史，过敏，糖尿病酮症酸中毒，肝及肾功能不全
阿司匹林	口服	50~150mg/d	恶心、呕吐等胃肠道反应，胃黏膜出血，过敏反应	活动性出血，胃溃疡，葡萄糖-6-磷酸脱氢酶缺陷，痛风，哮喘，过敏

（四）监护要点

1. 治疗前监护

（1）严格掌握适应证，排除禁忌证。适应证：PCOS、下丘脑-垂体功能异常及其他原因导致的排卵障碍，黄体功能不足，原因不明的不孕症、轻子宫内膜异位症。以下情况慎用：①各种原因导致的卵巢功能低下；②患有性激素相关恶性肿瘤（如乳腺癌、子宫内膜癌、卵巢癌）治疗前后；③血栓栓塞家族史或血栓形成倾向。禁忌证包括：①高Gn性无排卵（性腺损伤、切除、发育障碍，卵巢早衰，卵巢Gn抵抗综合征）；②先天性生殖道畸形或发育异常（先天性无阴道、无子宫）；③双侧输卵管阻塞/缺失；④严重全身性疾病而不适合妊娠者；⑤药物过敏且不能耐受；⑥男性同时患有无精子症。

（2）监测患者的月经周期和排卵周期。行必要的实验室检查，评估患者的基础激素水平，垂体和卵巢功能，卵巢反应性。详细了解患者的疾病史、用药史、过敏史，并对患者的个体化情况，如体重、腰围、血压、血糖、激素水平等进行基线测定。注意患者是否存在肝、肾功能不全。

（3）如果患者因雌激素不足而月经周期延长，应先给予雌激素补充治疗，使子宫内膜发育良好，但开始治疗前应停用雌激素；若患者存在闭经，先用黄体酮行撤退性出血，方可开始诱导排卵。

2. 治疗过程监护

（1）疗效监护

1）诱导排卵的目标是获得一枚成熟卵泡，配合性生活或人工授精而得以妊娠。用药期间,每日测量基础体温,必要时测定雌激素及血清孕酮水平,判断有无排卵。若患者在治疗后有排卵但未受孕可重复原治疗的疗程,直到受孕。若患者在治疗后无排卵,则根据不同情况处理:若卵泡发育良好但不能自发排卵者,可在卵泡成熟时,单次肌内注射HCG诱发排卵;若促排卵效果不理想,则在下一治疗周期中增加剂量或合并用药,直至排卵。

2)治疗过程中要严密监护患者卵泡发育情况,通过对卵泡成熟度的判断,初步预测排卵时间,指导患者把握最佳受孕期;排卵一般出现在用药一疗程后的6~10日内,若用药后基础体温呈双相,并且体温升高后15~16日月经不来潮,第二个疗程应推迟,以了解是否妊娠。一旦受孕应立即停药,确定患者未妊娠后方可开始下一疗程。如发现多卵泡发育的情况(3枚以上直径>14mm的优势卵泡形成),应及时取消周期并在下个周期中减少给药剂量,或改行体外受精。

3)根据导致排卵障碍的具体病因联合用药,以改善妊娠结局。若患者存在内源性雌激素水平偏低,先用3个周期的雌、孕激素治疗;若存在高雄激素血症,加用皮质激素类药物;黄体功能不足者,补充HCG或黄体酮。

(2)不良反应监护

1)雌激素缺乏症状:氯米芬的抗雌激素作用以及来曲唑的雌激素合成抑制作用,会使机体雌激素水平绝对或相对不足,长期应用可引起一系列雌激素缺乏症状,包括潮热、月经不规则、抑郁、精神紧张、失眠等围绝经期综合征样症状,骨质流失所致的骨质疏松,子宫内膜发育不良等。为预防严重雌激素缺乏症的发生,需要采取多种措施。①开始治疗前,测定患者机体激素水平,对于本身雌激素缺乏的患者,不宜选用氯米芬或来曲唑治疗,可选择HMG;②治疗方案中添加小剂量雌激素;③尽可能避免多周期连续诱导排卵;④对于患有骨质疏松症或具有骨质疏松风险的妇女加强监护;⑤出现患者不能耐受的症状时,及时停药。

2)卵巢囊肿:诱导排卵的治疗对象常为PCOS患者,该类患者卵巢中有多个发育停滞的小卵泡,使用氯米芬、来曲唑或HMG后,出现多卵泡发育但不同步,当出现LH峰或注射HCG时,成熟卵泡排卵而未成熟卵泡闭锁导致残留卵泡,引起卵巢囊肿。其他原因所致的不孕症患者,也会因剂量不当而发生卵巢囊肿。对于卵巢囊肿要做到预防为主,防治结合。给药采用从小剂量逐渐递增法,并严密监测卵泡发育情况。出现卵巢囊肿应即刻停止用药,若囊肿不能在1~2个周期内自然消退,可服用OCP,加速其消失,必要时行阴道超声引导下囊肿穿刺术。

3)OHHS:氯米芬半衰期长(5日),其与中枢性ER结合后被清除所需的时间较长,诱导排卵后产生的雌激素不能负反馈抑制HPO,造成持续性高水平的FSH,超过多个卵泡生长所需的阈值,阻止了优势卵泡的选择,导致多卵泡发育;而HMG也因对卵巢的刺激作用强,促发多卵泡发育。因此,氯米芬或HMG大剂量给药或长时间用药,或者用于PCOS患者等高风险人群都有引发OHHS的风险。对于诱导排卵前,预测发生卵巢过度刺激风险较大的患者,应降低氯米芬或HMG的给药剂量或应用来曲唑治疗。诱导排卵过程中,也要加强卵泡发育情况和机体激素水平的监测,若发生卵巢过度刺激,立即终止治疗周期,同时采取针对性的治疗措施。

4)多胎妊娠:诱导排卵可因剂量过大,患者对药物的敏感性过强,发生多卵泡发育及多个成熟卵母细胞排卵,在随后进行人工授精或医师指导下性生活时,容易形成多个受精卵,着床以后发生多胎妊娠。预防多胎妊娠,监测是关键。在诱导排卵后,如发现多卵泡发育以及多个成熟卵子排卵的情况,应及时取消周期。发生多胎妊娠,及时行多胎妊娠减胎术。

5)子宫内膜发育不良:氯米芬可与雌激素竞争结合子宫内膜受体,使子宫ER失活。受体失活一方面使子宫腺上皮细胞DNA合成和细胞增殖受阻,在组织学上表现为腺体发育不良,在临床上表现为子宫内膜变薄;另一方面抑制子宫血管生成,降低子宫内膜的血液灌注,最终导致子宫内膜发育不良。子宫内膜发育不良使子宫内膜的发育与孕卵发育非同步化,降低了子宫内膜容受性,从而降低了临床妊娠率。用药过程中必须监测子宫内膜的发育以及内膜下血流情况。阴道超声测定子宫内膜厚度以及血浆TXA_2/PGI_2的比值测定是判定子宫发育情况简单、快捷的方法。在应用氯米芬后加服小剂量雌激素或预先服用阿司匹林,可以有效预防氯米芬引起的子宫发育不良。

6)宫颈黏液质量下降:氯米芬可封闭宫颈内膜腺体细胞中的ER,抑制了雌激素刺激黏液分泌的作用,使宫颈黏液分泌量显著降低,从而导致黏液稠度增加及拉丝度下降,不利于精子的穿透。宫颈黏液穿透试验评分是评价宫颈黏液质量的重要指标。在应用氯米芬后加服小剂量雌激素可以改善宫颈黏液质量。

7)视觉损害:氯米芬可引起视觉损害,表现为视物模糊、复视、眼前感到闪光、眼对光敏感、视力减退。因此,视觉异常应作为使用本品的禁忌证。长期用药者须进行眼底及裂隙灯显微镜检查;用药中若出现视力障碍应立即停药并进行相应检查。

(3)药物相互作用监护

1)氯米芬:雌激素会与氯米芬竞争受体位点,因而应避免与含雌激素的药物联用。

2)来曲唑:与他莫昔芬或其他芳香化酶抑制剂联合用药,疗效并无提高。

3)二甲双胍:维拉帕米能够竞争性地抑制介导二甲双胍转运的有机阳离子转运蛋白,拮抗二甲双胍的降糖作用;经肾小管分泌的阳离子药物可能与二甲双胍竞争肾小管转运系统,使二甲双胍排泄减慢,应用时应作相应剂量调整。二甲双胍能加速苯丙双香豆素在肝脏的转化和清除,从而降低苯丙双香豆素的抗凝作用。

4)阿司匹林:双嘧达莫和阿司匹林都能抑制血栓形成,双嘧达莫还能增加阿司匹林的生物利用度而使其增效,两药合用需要调整剂量;甾体类避孕药可阻碍肝脏葡萄糖醛酸与阿司匹林的结合,抑制其代谢,而使其增效。抗酸药和尿碱化药可抑制阿司匹林的胃内吸收和肾小管重新收过程,使其疗效下降;苯巴比妥等肝药酶诱导剂可加速阿司匹林的代谢而使其疗效降低。

(五)用药宣教

1. 向患者及其配偶强调治疗依从性,要求按时按量用药,并与医生密切配合,在最佳受孕期,进行性生活或接受人工授精。

2. 告知患者诱导排卵药物及其辅助治疗药物常见不良反应的主要症状及处理措施。

3. 嘱咐患者保持健康的生活方式。

案例分析

患者,女,31岁,不能自然行经,于17岁起间断人工周期行经至今。23岁结婚,婚后性生活正常,未避孕,未孕。2008年7月因"低促性腺激素性闭经,原发性不孕"就诊。来院后仔细询问病史,患者否认颅脑、盆腔外伤、内科疾病及手术史,工作及生活环境无特殊。身高165cm,体重60kg,妇科检查:乳房Ⅴ级扁平,大小阴唇发育幼稚,阴道黏膜无皱襞,菲薄,宫颈小,子宫后位,偏小,双附件正常。性激素检查:FSH 1.23U/L,LH 0.78U/L,雌二醇<76.8pmol/L,催乳素107.1mU/L,睾酮0.89nmol/L。垂体兴奋试验提示垂体有反应。染色体核型:46XX。阴道B超示:子宫后位,大小约30mm×25mm×29mm,内膜线状,右卵巢大小为17mm×15mm,左卵巢大小19mm×11mm,无明显卵泡。垂体MRI检查未见明显异常。根据促性腺激素水平分类,诊断为下丘脑性闭经。

治疗经过:患者生育愿望强烈,但考虑其为下丘脑性闭经,无自然排卵且幼稚子宫,即便促排卵也难以妊娠或妊娠至足月,故与患者沟通后予规律人工周期治疗促进子宫再次发育。用药方案:戊酸雌二醇片每次3片,每天2次,21天为一周期,周期后10天加服黄体酮胶囊(100mg, bid),共计6个人工周期。期间定期监测性激素水平及子宫大小,结果各行经周期第3天血清雌激素均>100pmol/L,子宫各条径线均逐步增大。末次周期月经干净后第3天,阴道B超检查,显示子宫大小约43mm×35mm×34mm,宫腔镜检查示子宫深7cm,宫腔形态正常,容积正常,无明显狭窄,考虑可满足妊娠。

2009年01月开始3个周期的诱导排卵。用药方案是:给予HMG,起始剂量150U/d,定期监测激素水平及卵泡发育情况,以调整HMG给药剂量。3个周期

HMG的使用天数分别是16天,18天和20天,总剂量是33支,48支,65支(75U/支),均无优势卵泡形成,用黄体酮通经。

2009年5月开始第4周期的诱导排卵。预先给予人工周期治疗4个月。增加HMG起始剂量至225U/d,连续17天(共70支),监测有2个优势卵泡,给予HCG后监测排卵1个。排卵后,口服黄体酮胶囊(300mg/d),指导同房妊娠,孕9周超声提示胚胎停育,行人工流产。

2010年01月第5次诱导排卵。预先给予人工周期治疗2个月。225U/d,共16天,监测有3个优势卵泡,给予HCG后监测排卵2个。排卵后给予HCG和黄体酮注射剂进行黄体支持,指导同房妊娠。孕8周超声提示宫内孕双孕囊双胎,均可见胎心。孕后根据血孕酮水平调整黄体酮用量,持续应用至孕14周停用。孕28周给予地塞米松促胎肺成熟,孕36周后早产2个男婴,母子健康。

分析:下丘脑性闭经临床表现为原发性闭经,性器官幼稚型,第二性征不发育,血中性激素水平低,垂体兴奋试验有反应。本例患者的检查结果符合上述表现,故诊断之。对下丘脑性闭经导致不孕的患者,可给予外源性Gn诱导排卵使之妊娠,多数IHH患者对HMG反应良好。HMG的治疗特点是起始用药量少、总用药量多、用药时间长、易出现多个卵泡发育。本例患者共进行5个诱导排卵周期,Gn的使用情况基本符合上述特点。

在前3个周期中最终都未形成优势卵泡,而第4和第5个周期增加HMG的给药剂量后,都能形成不同数目的优势卵泡,且诱导排卵成功并获得临床妊娠,说明前3个周期HMG剂量不足,卵巢反应不良,而增加HMG的起始剂量至合适水平,则能促进卵泡的发育和优势卵泡的形成。此外,后2个周期中都采用了人工周期预处理,因为人工周期治疗可使体内有一定的雌激素水平,可改善随后的诱导排卵效果。不过增加HMG用量后,要加强超声对卵泡发育的监测,以避免多卵泡发育。

因为缺乏内源性的LH,下丘脑性闭经患者易发黄体功能不足,进而导致胚胎发育不良。本例患者第4次诱导排卵为单胎妊娠,孕期虽口服黄体酮保胎,但还是在孕9周发生胚胎停育。第5次诱导排卵为双胎妊娠,根据血清孕酮水平,采用注射用黄体酮加小剂量HCG加强黄体支持,虽发生早产,但患者成功分娩出2个健康男婴。所以,对诱导排卵获得妊娠的下丘脑性闭经患者,可适当加强黄体支持时间。

三、黄体支持用药

黄体是排卵后残余卵泡形成的富有血管的暂时性内分泌腺体,主要功能是合成甾体激素,包括孕激素、雌激素及雄激素。其中孕激素是妊娠建立和维持必不可少的甾体激素,在受精卵着床及发育、稳定胚胎等方面都发挥着关键作用。黄体功能不全,即排卵后黄体发育不良,分泌孕酮不足或黄体过早退化,会导致子宫内膜的分泌性变化不充分,内膜发育与胚胎发育不同步,不利于受精卵的着床,往往导致不孕或习惯性流产。

一般垂体Gn及雌激素分泌不足,则卵泡发育成熟将不会完善,卵巢虽能排卵,但黄体发育常受影响而出现黄体功能不足的现象。在自然月经周期,育龄期女性黄体功能不全发病率为3%~10%,但促排卵周期由于多个黄体同时发育,分泌远超过生理剂量的雌、孕激素,通过负反馈抑制LH分泌,从而导致黄体功能不全,其发生率几乎达100%。因此,加强黄体支持对改善辅助生殖治疗结局至关重要。

(一)用药原则

1. 促排卵周期后常规使用黄体支持药物,先兆流产或复发性流产患者应首先排除遗传因素并确定患者存在黄体功能不全以后给予黄体支持,对有早产史或早产倾向的患者,可根据宫颈缩短程度判断是否给予黄体支持。黄体支持首选黄体酮类药物。

2. 根据适应证、患者黄体功能不全程度,肝、肾功能,伴发疾病等,制订合理的黄体支持方案,根据疗效调节治疗剂量和周期。

3. 应用黄体酮药物作黄体支持,应根据患者的肝、肾功能选择给药方式,肝功能不全患者建议阴道给药。

(二)用药策略

1. IVF-ET过程中黄体酮类、HCG以及GnRH-a均可应用

(1)黄体酮类:分为肌内注射、阴道给药和口服剂型。黄体酮注射液按20~100mg/d剂量给药;阴道给药剂型中黄体酮胶囊每日需给药3次以上,日剂量300~800mg,黄体酮缓释凝胶按每天1次,每次90mg的剂量给药,口服黄体酮单用黄体支持作用不佳。推荐在取卵后即开始黄体支持,最晚不超过胚胎移植日开始给药。建议移植后12~14天进行HCG化验,如显示妊娠,继续应用黄体支持至移植后4~6周行早孕期超声检查,确定宫内妊娠后可考虑逐步减量,10~12周停药。

(2)HCG:一般在诱发排卵后第3日、第6日和第9日用HCG1 500U或2 500U,或1 500U隔日应用。

(3)GnRH-a:一般为单剂量应用,即在常规应用黄体酮的基础上,在取卵后第6日加用GnRH-a0.1mg。

2. 先兆流产和复发性流产以应用黄体酮类药物为主

(1)先兆流产:确认存在黄体功能不足者可给予黄体酮10~20mg/d或隔日肌

内注射一次,经治疗2周,若阴道流血停止,B超检查显示胚胎存活可继续妊娠;若临床症状加重,B超提示胚胎发育不良,HCG持续不升或者下降,应考虑终止妊娠。

(2)复发性流产:补充黄体酮对减少流产的效果目前仍存在争议。经验给药方法是在排卵后3天开始至孕10周。可选择阴道用黄体酮凝胶每天1次,每次90mg或口服微粒化黄体酮每次100mg,每天2~3次。

3. 早产选择特定的黄体酮类药物

(1)无早产史者:孕24周前阴道超声显示宫颈缩短(<20mm)者,推荐微粒化黄体酮胶囊200mg/d或黄体酮凝胶90mg/d阴道给药,至妊娠34~36周。

(2)有自发早产史者:此次孕24周前宫颈缩短(<25mm),推荐微粒化黄体酮胶囊200mg/d或黄体酮凝胶90mg/d阴道给药,至妊娠34周。

(3)有自发早产史无早产症状者:推荐自孕16~20周起每周肌内注射17α-己酸羟孕酮250mg至妊娠36周。

4. 冻融胚胎移植选择黄体酮药物

(1)自然周期冻融胚胎移植:黄体酮类药物的各型制剂均有应用。现有研究表明,口服地屈孕酮片与肌内注射黄体酮两种黄体支持方案的妊娠结局无显著性差异,但考虑肌内注射导致的注射部位局部疼痛、红肿、过敏等不良反应,在自然周期冻融胚胎移植周期推荐口服地屈孕酮片进行黄体支持,自移植日开始,用药时长同IVF-ET过程。

(2)激素替代周期冷冻胚胎移植:黄体酮类药物的各型制剂均有应用,肌内注射制剂和阴道给药剂型较常用。一般在完成内膜准备,血清雌激素水平及子宫内膜厚度满意时予黄体酮进行内膜转化,移植后黄体酮的给药过程同IVF-ET过程。

(三)药物特点

目前临床常用的黄体支持药物包括:黄体酮类、HCG、雌激素及GnRH-a。

1. 黄体酮类 黄体酮是由卵巢黄体和胎盘分泌的一种天然孕激素,体内对雌激素激发过的子宫内膜有显著形态学影响,为维持妊娠所必需。其黄体支持作用主要体现在:①促使子宫内膜由增生期向分泌期转化,为受精卵植入做好准备;②降低子宫平滑肌的兴奋性和对缩宫素的敏感性,抑制宫缩,使胎儿安全生长;③使子宫颈口闭合,黏液减少变稠,使精子不易穿透;④大剂量时通过对下丘脑的负反馈作用,抑制垂体促性腺激素的分泌,产生抑制排卵作用;⑤介导母-胎界面免疫耐受,防止胚胎排斥。

黄体酮是黄体支持最重要的激素类药物,可用于先兆流产、习惯性流产、超促排卵等多种黄体支持适应证。目前黄体酮常用的给药途径有肌内注射、经阴道及口服,不同给药途径制剂在体内吸收和代谢过程有所不同。

(1)肌内注射黄体酮:本类药物包括天然孕激素(黄体酮)和合成孕激素(己酸羟孕酮),都为灭菌油溶液。黄体酮注射液给药后迅速吸收,无肝脏首关效应,生物利用度高,血中孕酮水平明显增高,血药浓度6~8小时达峰,以后逐渐下降,可持续48小时。其治疗特点是:疗效确切,价格低廉,属黄体酮类药物的传统剂型,但不良反应发生率高,易出现过敏反应,注射部位疼痛及刺激。己酸羟孕酮注射液肌内注射后在局部沉积储存,缓慢释放,发挥长效作用,能维持1~2周或以上。该药的治疗特点是明显减少单胎妊娠早产风险,但对多胎妊娠或其他早产高危风险孕妇不能减少早产风险。

(2)阴道用黄体酮:本类药物包括黄体酮缓释凝胶和微粒化黄体酮胶囊,是黄体酮注射液的替代制剂,主要在子宫局部发挥作用。给药后,阴道上皮细胞迅速吸收并扩散至宫颈、宫体,完成从子宫内膜向肌层的扩散,一般给药后1小时子宫内膜和肌层出现黄体酮,2~6小时血药浓度达到峰值,4~5小时子宫内膜和肌层达到稳定浓度。其治疗特点是:血中孕酮浓度低,全身不良反应少,疗效好、使用方便,是肌内注射黄体酮的唯一替代制剂,但较肌内注射黄体酮黄体期阴道出血发生率高,同时补充雌激素可减少阴道出血发生率。

(3)口服黄体酮:本类药物包括微粒化黄体酮胶囊和地屈孕酮片,两者给药后均存在首关效应。微粒化黄体酮胶囊口服后有效成分大部分经肝脏代谢分解,生物利用度低,仅约10%;一般经1~3小时血药浓度达峰值,半衰期16~18小时,约72小时完全消失。微粒化黄体酮胶囊的临床特点是有效性较肌内注射和阴道给药低,且不良反应增加,不作为黄体支持的常规用药。地屈孕酮片口服易吸收,0.5~2.5小时达血药浓度峰值,半衰期5~7小时,服药3天后血药浓度达到稳态,平均生物利用度28%。其治疗特点是,对PR具有高度选择性,不改变原血清孕激素水平,不良反应小,患者耐受性更好。

黄体酮类常见制剂的规格、用法用量、代谢特点、临床特征见表3-3-36。

表3-3-36　黄体酮类常见制剂的规格、用法用量、代谢特点、临床特征

剂型	规格	用法用量	代谢特点	临床特征
黄体酮注射液	20mg/支	肌内注射,每次20~100mg	迅速吸收,无肝脏首关效应,生物利用度高,6~8小时血药浓度达峰值,可持续48小时,72小时消失	用途广,不良反应发生率高
己酸羟孕酮注射液	250mg/支	肌内注射,每周1次,每次250~500mg	肌内注射后在局部沉积贮存,缓慢释放,维持时间1~2周或以上	发挥长效作用

剂型	规格	用法用量	代谢特点	临床特征
黄体酮缓释凝胶	90mg/支	阴道给药，90mg/d	1小时子宫内膜和肌层出现黄体酮，2~6小时血药浓度达到峰值，4~5小时子宫内膜和肌层达到稳定浓度	血中孕酮浓度低，全身不良反应少
微粒化黄体酮胶囊	100mg/粒	阴道给药：300~800mg/d，分3~4次给予；口服：200~300mg/d，分1~2次服用，单次不超过200mg	阴道给药：同黄体酮缓释凝胶。口服：生物利用度低，仅约10%；一般经1~3小时血药浓度达峰值，半衰期16~18小时，约72小时完全消失	口服或阴道给药血中孕酮水平均低于肌内注射给药，但口服不良反应多
地屈孕酮片	10mg/片	10~20mg/d	0.5~2.5小时达血药浓度峰值，半衰期5~7小时，服药3天后血药浓度达到稳态，平均生物利用度28%	对孕激素受体具有高度选择性，不改变原血清孕激素水平，不良反应少

2. HCG　HCG是由胎盘滋养层细胞分泌的一种糖蛋白类激素。HCG与LH分子结构高度同源，通过作用于LH受体代替LH作用，因此具有诱发卵子成熟、引起黄素化和黄体支持的功能。HCG的黄体支持效应是间接发挥作用的，即通过刺激黄体分泌雌二醇和孕酮，因此卵巢黄体的存在是HCG可用于黄体支持的先决条件。HCG的推荐剂量是1 000~5 000U，皮下或肌内注射后，约12小时血药浓度达到峰值，120小时后降至稳定的低浓度。HCG的黄体支持作用与天然孕酮具有同等的效果，且更加符合生理，但较天然孕酮增加了OHSS的发生风险，并有可能使雌二醇浓度过度升高，颠倒雌二醇/孕酮比例，影响胚胎植入。因此，当取卵前患者血清雌二醇浓度过高时，应尽量避免HCG黄体支持治疗。

3. 雌激素　雌激素主要分为雌二醇、雌三醇及少量雌酮，其中雌二醇最为重要，活性最强。雌激素的黄体作用包括：①促进胆固醇向孕烯酮的转化以及孕酮的合成并上调PR；②排卵后，与孕激素共同作用，使增生期子宫内膜向分泌期转变，有利于胚胎的着床与植入。③增加子宫基层的血液供应，促进子宫平滑肌细胞增生，使子宫基层增厚，有利于胚胎的发育。除明显的雌激素缺乏外，雌激素的黄体支持作用至今仍存在争议，故在此不作详述。

4. GnRH-a　GnRH-a的黄体支持作用机制尚不完全清楚，主要认为是通过其短暂"flare up"效应促进下丘脑垂体分泌LH作用于黄体,促进雌、孕激素的分泌,进而促进胚胎的种植与发育。此外,GnRH-a可直接作用于子宫内膜、卵巢和胚胎表面特殊的GnRH受体发挥作用。GnRH-a用于黄体支持的优点是不增加OHSS发生风险,作用机制更接近自然周期,但采用长效长方案降调节等垂体功能受抑制的患者不适用。

（四）监护要点

1. 治疗前监测

（1）掌握黄体支持的适应证和禁忌证。适应证包括：①接受促排卵治疗的患者,包括COH和诱导排卵；②自然周期或雌、孕激素替代周期后的冻融胚胎移植；③习惯性流产；④先兆流产或先兆早产。禁忌证包括：①疑似或存在动、静脉血栓的患者；②乳腺恶性肿瘤或生殖系统激素依赖性肿瘤；③黄体酮等药物过敏者。

（2）流产及早产史患者给予黄体支持前排除染色体或胚胎异常。

（3）诊断患者有无黄体功能不全。评价黄体功能的方法主要有两种①血浆孕酮水平测定法：一般正常黄体中期血浆孕酮浓度≥15（6~30）μg/L,<10μg/L提示黄体功能不全,≤5μg/L提示无排卵。②子宫内膜活检：子宫内膜分泌期时相相差2天以上,提示黄体功能不全。

（4）详细了解患者的疾病史、用药史、过敏史、流产史、早产史等,并对患者肝肾功能、凝血功能、血压水平、血糖水平、激素水平进行全面检查,当患者存在严重肝肾功能不全、高血压、糖尿病、癫痫、偏头痛时也应禁用相关药物。

2. 治疗过程监测

（1）疗效监测

1）人工辅助生殖过程的黄体支持效果监测：在取卵日或移植日开始进行黄体支持。判断临床妊娠成功的标准是：胚胎移植后第14天检查血β-HCG,显示阳性且移植后4周超声检查孕囊有胎心搏动；随后继续监测血清HCG水平以助判断妊娠绒毛活性,并行超声监测胚胎发育情况,以此进行黄体支持药物剂量调整,用至10~12周停药。如有腹痛、阴道出血的症状出现,警惕异位妊娠的可能性。

2）自然妊娠的黄体支持效果监测：对于存在先兆流产症状或有早产史、流产史且确实存在黄体功能不足的患者,给予黄体支持药物后要监测患者血清孕酮、雌激素、HCG的变化,并以超声监测胚胎发育情况,以评价妊娠状态和药物疗效。

（2）不良反应监测

1）注射部位硬结：黄体酮肌内注射剂均为油剂,半衰期长且较难吸收,在每天注射的情况下,易形成注射部位硬结,导致红肿热痛,甚至无菌脓肿形成。一般可通过变换注射部位、物理热敷的方法加以预防。用药期间若出现相应症状,建议皮肤科就诊。

2)过敏反应:黄体支持药物均属激素类药物,给药后易引发皮疹、荨麻疹、血液病样反应等过敏反应,严重者甚至导致过敏性休克。因此,在应用本品前须仔细询问患者的过敏史,对相关制剂任何成分过敏者禁用。用药过程中发生过敏反应,立即停药并给予抗过敏治疗。

3)肝损害:文献报道应用黄体酮制剂可导致肝损害,因此在用药前必须检查患者肝功能,轻度肝功能不全的在制剂选择上,避免选择肌内注射制剂和口服制剂,以阴道给药方式为主;严重肝功能不全者则禁用此类药物。发生肝损害,给予保肝对症治疗。

4)乳腺肿大:孕激素在雌激素的共同作用下可使乳房发育,黄体酮类药物黄体支持后机体孕激素水平显著升高,易致乳腺过度发育,形成肿块。因此,有乳腺肿瘤发病史或乳房现存不明肿物的患者一般不宜使用此类药物。使用过程中如乳房有肿块出现,应立即停药。

5)OHSS:文献报道应用低剂量HCG虽可挽救卵巢高反应患者的黄体功能,但有诱发OHSS的风险。所以,应慎用HCG作黄体支持药物,尤其是发生OHSS的高危患者中,对此类患者视情况延迟给予HCG或单用黄体酮支持黄体。

(3)药物相互作用监护

1)黄体酮:苯巴比妥、卡马西平等肝药酶诱导剂加速黄体酮的代谢,降低其疗效,而红霉素、克拉霉素、酮康唑等肝药酶抑制剂则能减慢该药的体内代谢,提高其生物利用度。

2)雌激素:苯巴比妥、卡马西平等肝药酶诱导剂加速雌激素的代谢,降低其作用效果,而雌激素可降低抗凝药、降糖药、抗高血压药物的疗效,合用时应注意剂量调整。

(五)用药宣教

1.针对患者

(1)告知患者遵医嘱用药,不得自行停药或改变药物剂量,若遗漏服用药物,勿为补偿忘记服用药物的剂量而加倍服用该药物。

(2)告知患者黄体酮阴道给药的方法及注意事项。

(3)告知患者用药过程中常见不良反应及注意事项。

(4)嘱咐患者用药期间不宜驾驶车辆、操作机械或高空作业。

(5)嘱咐患者保持健康的生活方式,避免紧张、焦虑情绪。

2.针对护士

(1)告知黄体酮针剂注射的注意事项及注射引起的疼痛、脓肿、感染、过敏等不良反应的处理方法。

（2）告知黄体支持药物其他常见不良反应及处理措施。

 思考题

1．简述控制性超促排卵、诱导排卵以及黄体支持的用药原则及用药策略。

2．简述控制性超促排卵、诱导排卵以及黄体支持治疗前及疗效监护内容。

3．简述控制性超促排卵、诱导排卵以及黄体支持用药的常见不良反应及其处理措施。

4．举例说明控制性超促排卵、诱导排卵以及黄体支持用药的重要药物相互作用。

5．比较GnRH-a和GnRH-anti的药理学及临床应用特点。

6．比较氯米芬与来曲唑的药理学及临床应用特点。

7．简述黄体酮类药物不同剂型的药动学及临床应用特点。

推荐参阅指南/书籍

谢幸,苟文丽.妇产科学.8版.北京:人民卫生出版社,2014

参 考 文 献

[1] 周灿权,黄孙兴.经典降调节方案.生殖医学杂志,2009,18(s1): 3-7

[2] 朱洁茹,欧建平.垂体降调节方案的不足及适用性探讨.生殖医学杂志,2016,25(10): 893-896

[3] 胡琳莉,黄国宁,孙海翔,等.促排卵药物使用规范(2016).生殖医学杂志,2017,26(4): 302-307

[4] 乔杰,马彩虹,刘嘉茵,等.辅助生殖促排卵药物治疗专家共识.中华生殖与避孕,2015, 35(4): 211-223

[5] 孙赟,刘平,叶虹,等.黄体支持与孕激素补充共识.生殖与避孕,2015,35(1): 1-8

[6] 王琼,周灿权.黄体缺陷与黄体支持.中国实用妇科与产科杂志,2013(9): 713-715

[7] ABOULGHAR M. Luteal support in reproduction: when, what and how? Curr Opin Obstet Gynecol,2009,21(3): 279-284

第六节 避孕及终止妊娠用药

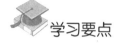学习要点

1. 掌握避孕及终止妊娠用药的用药原则及用药策略。
2. 掌握避孕及终止妊娠用药的药物特点。
3. 熟悉避孕及终止妊娠用药的用药宣教。
4. 了解避孕及终止妊娠用药的用药监护。

一、避孕用药

避孕药(contraceptive)是指阻碍受孕或防止妊娠的一类药物。避孕是采用科学的方法使妇女避免怀孕以达到控制生育的目的,是计划生育的重要组成部分。理想的避孕方法应符合安全、高效、简便、实用、经济的原则,对男女双方均能接受及乐意持久使用,且对性生活和性生理无不良影响。如何选择避孕方式,要根据个人的具体情况,也可以征求医生的意见。

生殖是一个复杂的生理过程,避孕主要控制生殖过程中的3个关键环节:抑制精子与卵子的产生;阻止精子与卵子的结合;影响受精卵的着床和胚胎发育。目前常用的女性避孕方法有宫内节育器、药物避孕、外用避孕等;目前我国男性避孕主要是阴茎套及输精管结扎术。避孕药一般指口服避孕药,现有的避孕药绝大多数为女用避孕药,男用药较少。大多数女用避孕药的主要成分为雌激素和孕激素,因此又称甾体类避孕药。

女用避孕药的避孕机制主要有以下几方面①抑制排卵:通过给予外源性雌激素和孕激素,反馈性抑制下丘脑分泌促性腺激素释放激素(GnRH),减少垂体前叶促卵泡素(follicle stimulating hormone, FSH)的分泌,FSH的缺失可使卵巢中卵泡的发育和成熟过程受到抑制,并抑制排卵过程。一些雌激素加孕激素的复方制剂主要靠此机制发挥避孕作用,此类制剂避孕效果可达99%以上。②改变宫颈黏液稠度:单孕激素制剂主要通过改变宫颈黏液,使之分泌显著减少、黏稠度增加,不利于精子进入宫腔而发挥作用。③抗着床作用:甾体类避孕药可改变子宫内膜形态与功能,抑制子宫内膜正常增殖,使子宫内膜变薄、萎缩退化,与胚胎发育不同步,不利于受精卵着床而发挥作用。④改变输卵管功能:雌激素有增强输卵管节律性收缩的作用,孕激

素则相反,在避孕药的作用下,正常月经周期内的雌激素和孕激素水平被改变,从而使输卵管上皮纤毛功能、肌肉节段运动和输卵管液体分泌均受到影响,改变受精卵在输卵管内正常运动,受精卵不能按时到达子宫而难以植入受孕。

(一)用药原则

药物避孕方法的选择要遵循有效性、可获得性、可接受性、可负担得起和安全性5项原则:

1. 有效性　在一定程度上依赖于避孕药物自身的效果和缺点,服务对象只有正确地使用,才有可能达到该药应有的避孕有效性。国际上通常使用Pearl指数来衡量各种避孕方法的有效性,Pearl指数是指100位女性在1年内固定使用某种避孕方式但仍意外怀孕的次数,复方口服避孕药(combined oral contraceptives,COC)的Pearl指数平均为0.1~1,无疑是目前最有效的避孕方法之一。

2. 可获得性　选择避孕药时要考虑男性及女性的权利,即有知情和享受的权利,选择最适宜的避孕药物。保证避孕咨询提供的服务是循证的和标准的,经常性的管理和评估计划生育报告,确保服务是可及的。

3. 可接受性　指男女双方对药物避孕方法一致认可并愿意使用。服务对象在选择方法时,经常会受到直接或间接的社会、经济、文化等因素的强制或限制,可能是在特定的时间、社会及文化氛围中做出决定。因此,选择在一定经济条件下是可变的,服务提供者对此应充分理解和支持。

4. 可负担得起　服务机构提供避孕药时一定要考虑对象的经济承受能力,指导服务对象权衡不同避孕药的优缺点,针对个人的实际情况、双方的接受程度、各自持有的观念看法,从而做出决定。在经济条件允许的情况下,尽量选择现代新型的COC。

5. 安全性　使用避孕药的妇女,应在临床药师的指导下,充分考虑自身状况、家族病史以及其他合并症情况,综合评价药物的效益与风险,从而最大限度地降低药物对身体不必要的伤害,更加科学、合理地应用避孕药。

(二)用药策略

避孕药按避孕效果的长短及剂型可分为:复方短效口服避孕药、紧急避孕药、探亲避孕药、复方长效口服避孕药、长效注射避孕药、皮下埋植剂(缓释避孕药)、阴道避孕环以及外用避孕药等。针对不同的避孕需求,可有针对性地服用。目前常用的女性避孕药种类见表3-3-37和表3-3-38。

表3-3-37 常用的女性甾体激素口服避孕药

类别	药品名称（或商品名）	组成成分	
		雌激素含量	孕激素含量
复方短效口服避孕药	复方避孕片（0号）	炔雌醇35μg	炔诺酮300μg 甲地孕酮500μg
	复方炔诺酮（避孕片1号）	炔雌醇35μg	炔诺酮600μg
	复方左炔诺孕酮片	炔雌醇30μg	左炔诺孕酮150μg
	复方醋酸甲地孕酮片（避孕片2号）	炔雌醇35μg	醋酸甲地孕酮1mg
	复方醋酸环丙孕酮片	炔雌醇35μg	醋酸环丙孕酮2mg
	复方去氧孕烯片（妈富隆）	炔雌醇30μg	去氧孕烯150μg
	复方孕二烯酮片（敏定偶）	炔雌醇30μg	孕二烯酮75μg
	去氧孕烯炔雌醇片（美欣乐）	炔雌醇20μg	去氧孕烯150μg
	屈螺酮炔雌醇片（优思明）	炔雌醇30μg	屈螺酮3mg
	炔雌醇环丙孕酮片（达英）	炔雌醇35μg	醋酸环丙孕酮2mg
	左炔诺孕酮/炔雌醇三相片 第一相（1~6片） 第二相（7~11片） 第三相（12~21片）	炔雌醇30μg 炔雌醇40μg 炔雌醇30μg	左炔诺孕酮50μg 左炔诺孕酮75μg 左炔诺孕酮12.5μg
紧急避孕药	左炔诺孕酮片（毓婷）		左炔诺孕酮0.75mg
	米非司酮片		米非司酮25mg
探亲避孕药	炔诺酮探亲片		炔诺酮5mg
	炔诺孕酮探亲避孕片		炔诺孕酮3mg
	甲地孕酮探亲避孕片1号		甲地孕酮2mg
	复方双炔失碳酯肠溶片		双炔失碳酯7.5mg
复方长效口服避孕药	左炔诺孕酮炔雌醚片（悦可婷）	炔雌醚3mg	左炔诺孕酮6mg
	复方左炔诺孕酮	炔雌醚3mg	左炔诺孕酮6mg
	复方炔诺孕酮二号片	炔雌醚2mg	炔诺孕酮10mg
	复方炔雌醚片	炔雌醚3mg	氯地孕酮12mg
	三合一炔雌醚片	炔雌醚2mg	氯地孕酮6mg，甲炔诺酮6mg

表3-3-38　其他常用的女性避孕药

类别	药品名称	孕激素含量	给药途径
长效避孕针	醋酸甲羟孕酮避孕针	醋酸甲羟孕酮150mg	肌内注射
	庚酸炔诺酮注射液	庚酸炔诺酮200mg	
皮下埋植剂	左炔诺孕酮硅胶棒Ⅰ型	左炔诺孕酮36mg/根×6	皮下埋植
	左炔诺孕酮硅胶棒Ⅱ型	左炔诺孕酮75mg/根×2	
	依托孕烯植入剂	依托孕烯68mg/根	
阴道避孕环	甲地孕酮硅胶环	甲地孕酮200mg或250mg	阴道放置
	左炔诺孕酮阴道避孕环	左炔诺孕酮5mg	
外用避孕药	壬苯醇醚栓	壬苯醇醚100mg	阴道给药

1. 复方短效口服避孕药　主要成分是孕激素和雌激素。雌激素为炔雌醇,孕激素成分各不相同,两者构成不同配方和制剂。使用方法:复方避孕片、复方炔诺酮片、复方醋酸甲地孕酮片,从月经第5日开始服用,每日1片,连服22日,不能间断,停药7日后服第2周期。复方左炔诺孕酮片、复方醋酸环丙孕酮片、复方去氧孕烯片、复方孕二烯酮片、去氧孕烯炔雌醇片、屈螺酮炔雌醇片,从月经第5日开始服用,每日1片,连服21日,停药7日后服第2周期。若停药7日仍不来月经则应立即开始服下一个周期的药。若偶然漏服应于24小时内补服1片,且警惕有妊娠可能。若漏服2片,补服后要同时加用其他避孕措施。漏服3片应停药,待出血后开始服用下一周期药物。单相片在整个周期中雌、孕激素含量是固定的。三相片是根据妇女生理周期而制定的,更符合人体内源性激素变化规律,服用方法也是每日1片,连服21日。正确使用复方短效口服避孕药的避孕成功率接近100%,是目前世界上应用最广的一类甾体避孕药。

2. 紧急避孕药　紧急避孕药适用于同房时没有采取避孕措施或避孕套破损、滑脱以及体外排精失败、妇女受到意外伤害等情形。在同房后72小时之内服用紧急避孕药,能有效地阻止意外妊娠,使妇女免受流产之苦。注意服用紧急避孕药仅仅是一种补救措施,只对一次无保护性生活有效,避孕有效率显著低于复方短效口服避孕药,且激素剂量大,不良反应亦大,不宜替代常规的避孕方法,只能偶尔使用。

3. 探亲避孕药　探亲避孕药适用于短期探亲夫妇,一般于同居当晚或事后服用1片,以后每晚1片,连服14日。同居超过半个月,宜改服复方短效口服避孕药。但是由于目前激素避孕种类不断增加,探亲避孕药的剂量又比较大,现已经很少使用。

4. 复方长效口服避孕药 其作用机制是抑制排卵和改变孕卵运行速度,每个月服1片可避孕1个月,适于长期同居的夫妇。一般在月经来潮后,第5日服1片,20日以后再服1片,以后每个月按第2次服药的同一日服一片。含人工合成的孕激素和长效雌激素。药物进入人体后会储存在脂肪组织内,以后缓慢地释放出来,抑制排卵,起长效避孕作用。但复方长效口服避孕药激素含量大,不良反应较多,如类早孕反应、月经失调等,市场上已经很少见。

5. 长效避孕针 长效避孕针适用于对口服避孕药有明显胃肠道反应者。醋酸甲羟孕酮避孕针每隔3个月肌内注射1针;庚酸炔诺酮注射液每隔2个月肌内注射1针。长效避孕针有月经紊乱、点滴出血或闭经等不良反应,但由于单孕激素制剂对乳汁的质和量影响较小,较适用于哺乳期妇女,有效率达98%以上。

6. 皮下埋植剂 皮下埋植避孕方法是将一定剂量的孕激素放在硅胶囊管中,然后将此管埋藏于皮下,使其缓慢地释放少量孕激素,从而发挥避孕作用,有效率达99%以上。皮下埋植避孕手术一般在月经来潮的7日以内或在人工流产手术同时进行。手术操作简单,在避孕者上臂内侧作一小切口,用一种特殊的套管针将6枚硅胶囊管从切口内推入皮下(呈扇形排列),手术就此结束,切口无须缝合,整个手术操作可在几分钟内完成。目前最新的埋植剂依托孕烯植入剂只需单根埋植。

7. 阴道避孕环 阴道避孕环是以硅胶为载体、含孕激素的阴道环,初次使用者于月经来潮第5日,由医务人员将其放置在阴道最深处(阴道后穹隆)即可。甲地孕酮硅胶环一次放置,每日释放100μg甲地孕酮,可避孕1年,经期不需取出,避孕效果好,妊娠率0.6/100。不良反应与其他单孕激素基本相同。

8. 外用避孕药 外用避孕药又叫杀精剂,主要放置在女方阴道深处,子宫颈口附近的位置,离阴道口10~12cm。如使用膏剂,要按说明书上的剂量先注入唧筒,然后用唧筒把药膏经阴道注入近子宫颈口的位置,则可进行房事。唧筒用后要用肥皂和清水洗净抹干,留待下次使用。如使用栓、片、膜剂,要用手把药物送入阴道深处10~12cm,10~15分钟后待药物溶解后才可进行房事。药膏不宜单独作为避孕使用。

(三)药物特点

1. 复方短效口服避孕药 复方短效口服避孕药都是以28日为一个完整周期进行服用,成分多由合成的雌激素、孕激素组成,其中的雌激素成分均为炔雌醇,孕激素则各有不同,如炔诺酮、甲地孕酮、左炔诺孕酮、去氧孕烯、孕二烯酮、屈螺酮、环丙孕酮等。具有抑制排卵,阻碍子宫内膜正常生长,改变子宫颈黏液性质及改变输卵管正常蠕动等作用。

禁忌证:①严重心血管疾病、血栓性疾病者不宜应用,如高血压、冠心病、静脉栓塞等;雌激素有促凝功能,增加心肌梗死及静脉栓塞发生率;②急慢性肝炎或肾炎;③恶性肿瘤、癌前病变;④内分泌疾病如糖尿病、甲状腺功能亢进症;⑤哺乳期不宜使用COC,因雌激素可抑制乳汁分泌;⑥年龄≥35岁的吸烟妇女服用避孕药,增加心血管疾病发病率,不宜长期服用;⑦精神病患者;⑧有严重偏头痛,反复发作者。

药物相互作用:肝药酶诱导剂如苯巴比妥、苯妥英钠、扑米酮、利福平等可加速甾体避孕药的代谢,降低避孕效果;长期口服广谱抗生素如青霉素、氨苄西林、四环素等可因肠道菌丛减少而抑制肠道中雌激素结合物水解,妨碍雌激素在肠道重吸收和肝肠循环,使其血药浓度下降;可降低双香豆素类抗凝药的抗凝作用;可使三环类抗抑郁药代谢减慢;可减弱抗高血压药及降血糖药的疗效。

不良反应:①类早孕反应表现为恶心、呕吐、困倦、头晕、食欲减退。②突破性出血(多发生在漏服药时,必要时可每晚加服炔雌醇0.01mg),闭经。③精神压抑、头痛、疲乏、体重增加,面部色素沉着。④肝功能损害,或使肝良性腺瘤相对危险性增高。⑤35岁以上的吸烟妇女,服用本品患缺血性心脏病危险性增加。⑥可能引起高血压。

复方去氧孕烯片

[药理作用] 本品为含有合成激素(炔雌醇)与合成孕激素(去氧孕烯)的复方制剂。与其他COC相同,雌激素、孕激素联合的口服避孕药主要通过对HPO的抑制而抑制卵巢排卵。本复方制剂中的去氧孕烯为强效孕激素,其特点是无雄激素作用,也无雌激素活性。具有显著的抑制排卵作用,还能改变宫颈黏液稠度、抑制子宫内膜发育等。

[禁忌证] 对本品任一成分过敏者;有血栓栓塞病史者(心肌梗死、卒中等);黄疸或严重肝病、肝脏肿瘤者;已知或怀疑乳腺癌、生殖道肿瘤患者;原因不明的阴道出血者;妊娠或怀疑妊娠者;有偏头痛先兆者。

[药动学] 去氧孕烯口服吸收完全,单次服用后1.5小时血药浓度达峰值(2ng/ml)。口服相对生物利用度约84%。在体内迅速经肝脏代谢转变为具有活性的3-酮去氧孕烯,3-酮去氧孕烯的药动学呈非线性。口服本品后第3个周期,3-酮去氧孕烯血药浓度值达(2805±1203)pg/ml[达峰时间为(1.4±0.8)小时]。去氧孕烯清除半衰期为(38±20)小时。经代谢与硫酸盐及葡萄糖醛酸盐结合后随尿液排出。炔雌醇吸收迅速、完全,服药后1~2小时达血药浓度峰值(80pg/ml)。相对生物利用度为83%。本品口服后第3个周期,炔雌醇血药浓度峰值达(95±34)pg/ml[达峰时间为(1.5±0.8)小时]。经代谢以硫酸盐及葡萄糖醛酸盐形式随尿液排出,部分从胆汁排出,可经肝肠循环再吸收。

[药物相互作用] 与肝药酶诱导剂合用,可使去氧孕烯和炔雌醇的活性降

低。此类药物包括：巴比妥类、苯妥英钠、抗生素（如苄星青霉素、四环素）、利福平、扑米酮、卡马西平、奥卡西平、托吡酯及灰黄霉素等。对于使用上述药物作短期治疗或临时使用个别药物的妇女，应在服用本品的同时采用屏障法避孕，尤其是在联合用药期间和终止治疗的7天后（如为利福平，则应一直持续到停用利福平28天之后）。吸烟可加重本品的不良反应，明显增加发生心血管疾病的危险性。尤其是年龄大于35岁，且有高血压、高血脂、肥胖等情况的吸烟妇女，不宜使用本品。

[不良反应] 开始服用本品时可有恶心、呕吐、头晕等类早孕反应；部分妇女可出现乳胀、乳痛，随服药周期延长而逐渐减轻。少数妇女服药期间可发生阴道分泌物改变，阴道点滴出血。开始发生率较高，半年后减少。尚可见闭经、乏力、抑郁、不能耐受角膜接触镜等。偶见面部黄褐斑，尤其是曾有妊娠黄褐斑病史者。罕见血压升高。高甘油三酯血症或有家族病史者服用本品后，出现胰腺炎的危险性可能增加。

[特殊说明] ①如服用本品的前1个月未使用激素类避孕药，则在月经周期的第1天开始服用本品。也可以在月经周期的第2~5天开始服用，但这种情况下，在第一个周期服药的最初7天，必须同时采用屏障避孕法。②从其他复方口服避孕药改用本品时，最好在服用原复方口服避孕药最后1片的次日开始服用本品，最晚不应超过原复方口服避孕药停药期。③从单一孕激素避孕药改换本品时，可在任何一天停用小剂量避孕药并开始服用本品。但所有情况均必须在服药的前7天另外采用屏障避孕法。④首次流产后可立即服用本品，而不必采取其他避孕措施。对于分娩或第二次流产后妇女，建议在分娩或第二次流产后21~28天开始服用本品。如在更晚些时候服用，则应在前7天采取屏障避孕法；如果已经发生性行为，在开始本品治疗前需排除妊娠，否则必须等到首次月经恢复。⑤如忘记服药，但在常规服药后的12小时内补服，避孕效果不会降低；如在常规服药后的12小时以上才补服，可能影响避孕效果。如果服药3~4小时内呕吐，药物的活性成分可能还未被完全吸收，处理同前。⑥所有的COC服用时（尤其是前几个月），都可能发生不规则阴道出血（点滴性出血或突破性出血），因此，对任何不规则出血的评估在约3个月的适应期后才是有意义的。如果不规则出血持续或在原来的规则周期后发生，则可能是非激素原因导致的，应进行充分的诊断措施以排除恶性肿瘤或妊娠的可能。某些妇女在停药期可能无撤退性出血，如果是严格按照常规服药，则可能并非怀孕。但月经逾期仍应注意妊娠可能。⑦易患黄褐斑的妇女在服用本品时，应避免在紫外光或阳光下暴露过多。⑧对于长期使用肝酶降解药物的妇女，建议增加避孕激素的用量。如果高剂量的避孕药不理想或不可靠（如出现不规则出血），建议采用其他避孕方式。⑨如血压持续升高

或应用抗高血压药无效,应停用本品。⑩如在首次妊娠或使用性激素期间,胆汁淤积性黄疸和/或瘙痒复发,应停用本品。

屈螺酮炔雌醇片

[药理作用] 屈螺酮主要通过抑制排卵和改变宫颈分泌物发挥避孕作用。另外除避孕外,还具有其他有利特性。屈螺酮具有抗盐皮质激素活性,能防止由于液体潴留而引起的体重增加和其他症状。对抗与雌激素相关的钠潴留,提供良好的耐受性,并对经前期综合征有积极作用。与炔雌醇组成复方,屈螺酮增高了高密度脂蛋白(HDL)水平,显示良好的脂质谱。屈螺酮的抗雄激素活性对皮肤有良好的作用,减少痤疮损伤及皮脂的产生。此外,屈螺酮并不对抗与炔雌醇相关的性激素结合球蛋白(sex hormone binding globulin,SHBG)增高,后者有利于与内源性雄激素的结合并使其失活。屈螺酮没有任何雄激素、雌激素、糖皮质激素与抗糖皮质激素的活性。这一特性结合其抗盐皮质激素和抗雄激素特性,使屈螺酮的生化和药理性能与天然孕激素十分相似。

[禁忌证] 使用期间首次出现下列任何一种情况,必须立即停药。出现静脉或动脉血栓形成/血栓栓塞(如深静脉血栓形成,肺栓塞,心肌梗死)或脑血管意外,或有上述病史;存在血栓形成的前驱症状或有相关病史(如短暂性脑缺血发作,心绞痛);存在静脉或动脉血栓形成的重度或多重危险因素;偏头痛病史伴有局灶性神经症状;累及血管的糖尿病;与重度高甘油三酯血症相关的胰腺炎或其病史;严重的肝脏疾病,只要肝功能指标没有恢复正常;重度肾功能不全或急性肾衰竭;肾上腺功能不全;存在或曾有肝脏肿瘤(良性或恶性)史;已知或怀疑存在受性甾体激素影响的恶性肿瘤(如生殖器官或乳腺);原因不明的阴道出血;已知或怀疑妊娠;对本品活性成分或其任何赋形剂过敏。

[药动学] 口服屈螺酮吸收迅速而且几乎完全。在单次服药后1~2小时可以达到最高血药浓度,约为37ng/ml。生物利用度为76%~85%。同时进食对其生物利用度没有影响。屈螺酮与血清白蛋白结合,不与SHBG或皮质激素结合球蛋白(cortical hormone binding globulin,CBG)结合。血清总药量中仅有3%~5%以游离的形式存在,95%~97%非特异性地与白蛋白相结合。炔雌醇诱导的SHBG浓度的升高不影响屈螺酮与血清蛋白的结合。屈螺酮的V_d为3.7~4.2L/kg。屈螺酮代谢完全。血浆中的主要代谢产物是通过打开内酯环而产生的屈螺酮的酸形式和4,5-二氢-屈螺酮-3-硫酸,这两种代谢产物的形成均没有P450系统的参与。体外研究显示,很小部分的屈螺酮由细胞色素P450(CYP3A4)代谢。当屈螺酮与炔雌醇同时服用时,未发现直接相互作用。屈螺酮血清水平呈双相下降。终末半衰期约为31小时。屈螺酮不以原型排出。由胆汁和尿液排出的屈螺酮的代谢产物比例约为1.2~1.4。粪便和尿液排出代谢产物的半衰期约为1.7天。屈螺酮

的药动学不受SHBG水平影响。每天服药后血药浓度升高2~3倍,在一个治疗周期的后半周期达到稳态。

口服炔雌醇后的吸收迅速而且完全。1~2小时内达到血清峰浓度,为54~100pg/ml。经过吸收和首关代谢,炔雌醇被广泛代谢,造成其平均口服生物利用度约为45%,且存在很大的个体间差异,为20%~65%。与食物同时服用后,在25%的研究对象中观察到生物利用度下降,在其他研究对象中未观察到该变化。炔雌醇与血清白蛋白的结合能力很强(约98%),但不是特异性的结合。炔雌醇可以诱导血清SHBG升高。测定的V_d为2.8~8.6L/kg。炔雌醇在入血前会在小肠黏膜和肝脏发生结合。炔雌醇主要通过芳香羟化作用被代谢,但是会产生多种羟化和甲基化代谢物,这些代谢产物或者以游离形式存在,或者与葡萄糖醛酸及硫酸酯结合。所报告的清除率为2.3~7ml/(kg·min)。血清炔雌醇水平呈双相下降,其半衰期分别约为1小时和10~20小时。炔雌醇不以原型排出,其代谢产物经过尿液和胆汁排泄,比例为4:6。代谢物排泄的半衰期约为1天。在一个治疗周期的后半周期可以达到稳态水平。此时与单次给药相比,血药浓度升高40%~110%。

[药物相互作用] 酶诱导剂(如苯妥英、巴比妥类、扑米酮、卡马西平、利福平等)能导致性激素清除率的增加;某些抗生素(如青霉素、四环素等)影响肠肝循环,使血清炔雌醇浓度下降。这些药物与口服避孕药的相互作用可能导致突破性出血和/或避孕失败。使用这些药物的妇女除服用口服避孕药外,应临时加用屏障避孕法或选择其他避孕措施。在合并使用酶诱导剂期间及停药后的28天内,应加用屏障避孕方法。

[不良反应] 最常报道的不良反应是恶心和乳房疼痛。另外还包括情绪不稳定(沮丧或抑郁)、性欲减退或丧失、偏头痛、不规律子宫出血、不确定的生殖道出血。严重不良反应有动脉和静脉血栓栓塞。

2. 紧急避孕药 紧急避孕药是指在无防护性生活或避孕失败后的一段时间内,为了防止妊娠而采用的避孕方法。即在无防护措施或其他避孕方法偶然失误时使用,如口服避孕药忘记服用;避孕套破裂;宫内节育环脱落;妇女遭到性暴力等情况可以服用紧急避孕药物。育龄期健康妇女排除妊娠后,应在性生活后72小时内应用,越早服用效果越好,超过72小时往往失败率较高。紧急避孕药主要分为单孕激素和抗孕激素两类。

单孕激素类紧急避孕药,成分多为左炔诺孕酮,均为非处方药。主要有两种规格:一种是0.75mg,单次口服2片,或首次服1片,间隔12小时服第2片;另外一种是1.5mg,单次口服1片。单孕激素类紧急避孕药在卵子尚未排出之前,起到抑制或延迟排卵的作用,而在排卵后使用,能使子宫内膜的形态发生改变,从而发挥避孕效果。

抗孕激素类紧急避孕药的有效成分为米非司酮，均为处方药。用于紧急避孕时，在无防护性性生活或避孕失败72小时以内，空腹或进食2小时以后口服25mg，服用后禁食1~2小时。抗孕激素类紧急避孕药具有终止早孕、抗着床、诱导月经及促进宫颈成熟等作用，与孕酮竞争受体而达到拮抗孕酮的作用。服用不同剂量的米非司酮会达到不同的效果：通常情况下，每次服用米非司酮10~25mg可用于紧急避孕；服用150mg可终止49天内的妊娠。使用本品终止早孕失败者，必须进行人工流产终止妊娠。

左炔诺孕酮片

[药理作用]　本品为速效、短效避孕药，避孕机制是显著抑制排卵和阻止孕卵着床，并使宫颈黏液稠度增加，精子穿透阻力增大，从而发挥速效避孕作用。

[禁忌证]　心血管疾病（如高血压、高脂血症、脑血管意外、血管栓塞性疾病、严重静脉曲张等）患者禁用；糖尿病及其他内分泌疾病患者禁用；乳腺、生殖器或其他器官恶性肿瘤（某些晚期癌症作姑息治疗时除外）患者禁用；近期患有肝、肾疾病或肝、肾功能不全者禁用；精神抑郁者禁用；疑似妊娠者或妊娠妇女禁用；过期流产者禁用；诊断不明的阴道不规则出血者禁用；胆囊疾病患者禁用；有妊娠期黄疸、瘙痒史者禁用；镰状细胞贫血患者禁用；对本品过敏者禁用。哮喘患者慎用；心肌收缩乏力或心功能不全者慎用；癫痫患者慎用；偏头痛者慎用；子宫肌瘤患者慎用；有精神抑郁病史者慎用；有糖尿病高危因素者慎用；甲状腺功能亢进者慎用；乳腺或生殖器良性肿瘤患者慎用。

[药动学]　本品口服吸收迅速而完全，1小时后血药浓度达峰值，生物利用度为100%，几乎无首关效应。口服1mg，2小时、8小时及24小时的血药浓度分别为8.1ng/ml、3.8ng/ml及1.3ng/ml。血药浓度下降呈双指数曲线形式。药物吸收后主要分布于肝、肾、卵巢及子宫，哺乳期妇女服药后，血浆与乳汁中药物浓度比为100：（15~25）。哺乳期妇女每日口服150μg，未见药物在婴儿体内蓄积。本品分布半衰期为50~60分钟，血浆蛋白结合率为93%~95%，且与血浆性激素蛋白有高度专一结合。本品在肝内代谢，消除半衰期为5.5~10.4小时，血浆清除率每日为152~176L。代谢物大多以葡萄糖醛酸或硫酸结合物形式从尿液和粪便中排出。

[药物相互作用]　①维生素C可增加本品的避孕效果。②本品可减少茶碱、环孢素、皮质激素的代谢。③本品与巴比妥类、抗惊厥药、灰黄霉素和利福平同时用，可发生突破性出血。④氨苄西林、四环素可降低本品避孕效果。⑤本品可加快对乙酰氨基酚的清除。⑥本品可减弱香豆素类抗凝药的抗凝作用。

[不良反应]　①常见月经不规则、点滴出血或子宫内膜突破出血、闭经等。②少见头痛、胸痛、四肢无力、麻木或疼痛（特别是腓肠肌附近）、突发原因不明的

呼吸短促、突发性言语或发音不清、突发性复视和不同程度的视力改变、精神抑郁、胃痛、眼结膜或皮肤黄染、胆管阻塞或肝肿瘤、过敏性皮炎及溢乳等。③偶见轻度恶心、呕吐，一般不需处理，可自行消失。也可引起血清碱性磷酸酶、尿素氮、低密度脂蛋白等升高；高密度脂蛋白降低。④用药后如持续存在胃纳改变、踝与足水肿、异常疲倦与虚弱、乳房疼痛等，应谨慎。

[注意事项] ①服药时间越早，效果越好。72小时内服用1片，隔12小时再服1片，总量为2片。服药后2小时内发生呕吐者必须立刻补服1片。②口服紧急避孕药后，在本次月经周期内不得再发生不避孕房事。若再有房事，应采用常规方法避孕。如出现月经过期，应到医院就诊并做妊娠试验，以确定是否紧急避孕失败。③紧急避孕药只是一种非常时期的应急手段，它不能代替正常的定期的避孕方法，并且其失败率远高于常规避孕方法，不建议临床大量推广使用。

3. 探亲避孕药　探亲避孕药是一种速效避孕药，不受月经周期的限制，在探亲前一天或当天开始服用，即可起到速效的避孕效果，适合新婚后在一起同居时间不长或短期回家探亲的夫妇使用。探亲避孕药多用孕激素制成，避孕原理主要是抗孕卵着床作用，又称为抗孕卵种植避孕药。服用时间不受经期限制。此药在排卵前服，通过对下丘脑的负反馈作用可抑制排卵，并可使宫颈黏液变得黏稠而厚，不利于精子穿透。在排卵后用药，可使子宫内膜发生一种非特异性分泌变化，与正常周期子宫内膜的变化不相符合，因而不利于受精卵的着床，而达到避孕效果。一般来讲，探亲避孕药常见的不良反应有以下4方面：类早孕反应、突破性出血、使月经周期延长或闭经、哺乳期妇女服药后可使乳汁分泌有所减少。

炔诺酮探亲片

[药理作用] 单独应用较大剂量本品时，可使宫颈黏液黏稠度增加，阻碍精子穿透；同时抑制子宫内膜腺体发育，影响孕卵着床，因此可用作速效探亲避孕药。

[禁忌证] 对本品过敏者禁用；心血管疾病（尤其是高血压）患者禁用；血栓性疾病或有血栓病史（晚期癌瘤治疗除外）者禁用；胆囊疾病者禁用；肝、肾功能不全者禁用；糖尿病、哮喘、癫痫及偏头痛患者禁用；原因不明的阴道出血者禁用；乳房肿块，或已知或怀疑有乳房及生殖系统恶性肿瘤（晚期癌瘤治疗除外）者禁用；妊娠期及哺乳期妇女禁用。精神抑郁者慎用；子宫肌瘤者慎用；有肝、肾病史（作为避孕药使用时）者慎用。

[药动学] 口服易吸收，生物利用度平均为64%。口服后0.5~4小时血药浓度达峰值，作用持续至少24小时。药物血浆蛋白结合率约80%，经肝代谢，半衰期为5~14小时，大部分药物与葡萄糖醛酸结合，随尿排出。

[药物相互作用]①利福平、氯霉素、氨苄西林、苯巴比妥、苯妥英钠、扑米酮、甲苯氨酯、氯氮䓬、对乙酰氨基酚及吡唑酮类镇痛药等与本品同服,可激活肝微粒体酶,加速本品和炔雌醇在体内的代谢,导致避孕失败、子宫内膜突破性出血发生率增高。②维生素C能增强口服避孕药的作用。

[不良反应]少见恶心、呕吐、头晕、乏力、嗜睡等类早孕反应及不规则出血、闭经、乳房胀感、皮疹等,停药后一般可自行消失。偶见过敏反应。可见血糖升高。

4. 复方长效口服避孕药　复方长效口服避孕药由人工合成的雌、孕激素配伍制成,主要通过缓慢释放出储存于脂肪组织内的炔雌醇,抑制促性腺激素分泌,从而抑制排卵,发挥长效避孕作用。所含的孕激素使子宫内膜呈分泌现象后剥脱,引起撤退性出血,类似人工周期。服药一次避孕1个月,有效率＞98%。不良反应主要包括:

（1）类早孕反应:大多数妇女的类早孕反应比口服短效避孕药为重。少数人伴有呕吐、腹泻等较重的反应,多发生在第1~3次服药后。若能坚持服药,随着服药时间延长,反应会逐渐减少或消失。类早孕反应一般发生在服药后8~12小时,因此,午饭后与副反应抑制片同时服用,能减少不良反应。

（2）白带增多:较常见。多发生在服药2~3周期后,并且不随服药次数的增多而增加或减少。月经来潮后更明显,这是服用雌激素为主的长效避孕药的特点。可于月经后加服低剂量孕激素如炔诺孕酮0.1mg或甲睾酮片5mg,每日1次,连续服7天。

（3）月经变化:大多数妇女在服药后6~14天发生撤退性出血。由于第1次服药是在月经周期第5天,所以服第1片后妇女会感到月经周期缩短。但只要按规定服药,一般周期规律与服药前相似。经期持续天数与服药前相比,也无明显变化。大多数妇女月经量无明显变化,部分妇女经量减少,一般不需处理。短期停经仍可按期服药,但如连续停经2个周期,则需进行妇科检查,以排除服药失败而妊娠。如能排除妊娠,可在再次服药的同时加用孕激素类药物。连续停经3个周期以上则应停药,等待月经自然来潮。停药期间应采用其他避孕措施。

（4）其他:少数人有胃痛、头痛、水肿、乳胀、皮疹、面部色素沉着或脱发等。可对症处理,重者应停药。

长效口服避孕药因所含雌激素量较大,现应用较少。主要适用于不能放置宫内节育器,又不愿采用其他避孕方法的妇女。另外,长效避孕药不可突然停药,必须改服短效避孕药3个月后再停药,使体内激素水平缓慢下降,避免大出血。

5. 长效避孕针　一般我国采用的避孕针叫做"单孕激素避孕针",是以孕激素为主,配以少量雌激素的长效避孕针剂。它可制成脂溶性或水混悬液,肌内注射后药物贮存于局部,然后缓慢释放,以发挥长效避孕的作用。其避孕原理为抑制排卵或改变子宫内膜及宫颈黏液,使其不利于受精卵着床而达到避孕的目的。避孕针的不良反应主要有改变月经周期、不规则阴道出血、头晕、乏力、嗜睡、恶心、乳房胀痛、皮疹等。因此长期注射避孕针对身体影响较大,最好定期(半年或一年)到医院做B超和血脂、肝功能(激素要在肝脏降解)、乳腺等项目检查。此外,现在并不推荐育龄妇女注射避孕针,最好选择其他方式避孕。

醋酸甲羟孕酮避孕针

[药理作用] 本品为作用较强的孕激素。能增加宫颈黏液黏稠度,也可通过对下丘脑的负反馈,抑制腺垂体促黄体生成激素的释放,使卵泡不能发育成熟,抑制卵巢排卵,固有避孕作用。

[禁忌证] 对本品过敏者禁用;血栓栓塞性疾病(如血栓性静脉炎、肺栓塞、脑梗死等)及有血栓栓塞性病史者禁用;骨转移产生的高钙血症患者禁用;肝、肾功能不全者禁用;已知或怀疑乳腺或生殖器恶性肿瘤患者禁用;未明确诊断的性器官或尿道出血患者禁用;过期流产者禁用;月经过多者禁用;妊娠期妇女禁用;月经初潮前的患儿禁用;不建议产后6周内的哺乳期妇女使用本品。心脏病患者、哮喘患者、糖尿病患者、癫痫患者、精神抑郁患者及偏头痛患者慎用。

[药动学] 肌内注射本品,肌注后4~20日血药浓度达峰值,并局部储存在组织中缓慢释放,产生长效作用,可维持2~4周或以上,剂量较大时可长达3个月,肌注后7~9个月仍可从血液中检测到本品。蛋白结合率为90%~95%,分布容积为(20±3)L,可通过血脑屏障,也可经乳汁分泌。约44%的原型药物随尿液排出,肌注后的消除半衰期为6周。

[药物相互作用] ①本品与氨鲁米特合用,可显著降低生物利用度;②本品可降低ACTH和氢化可的松的血药浓度。

[不良反应] ①可能出现乳房胀痛、溢乳、闭经、子宫颈糜烂或子宫颈分泌改变。②精神方面可见神经质、失眠、嗜睡、疲累、头晕。③皮肤与黏膜可见过敏反应,包括瘙痒、麻疹、血管神经性水肿至全身性皮疹及无防御性反应等,少数病例有痤疮,秃头或多毛之报道。④胃肠道可见恶心及消化不良,尤其会发生在较大剂量时,有时可致腹胀。⑤亦可能产生类似肾上腺皮质醇反应及高钙血症反应,偶有阻塞性黄疸的报道。

[注意事项] ①用于避孕时一次150mg,每3个月1次,深部肌内注射。育龄期妇女推荐于正常月经周期的前5日注射;未进行母乳喂养的产妇于产后5日内注射;母乳喂养的产妇于产后6周注射。②本品注射剂用前应摇匀,并不得与其他药物混合使用。

6. 皮下埋植剂 皮下埋植剂是一种缓释系统的避孕剂。左炔诺孕酮硅胶棒Ⅰ型含6根以硅胶为载体的棒,使用年限5~7年;左炔诺孕酮硅胶棒Ⅱ型由2根硅胶棒组成,使用年限3~5年。单根埋植剂依托孕烯植入剂放置简单,不良反应更小,有效率达99%以上,使用年限为3年。皮下埋植避孕剂是通过改变子宫颈黏液的黏稠度,阻止精子进入子宫腔;抑制子宫内膜生长,不利于受精卵着床;抑制卵巢排卵等多方面作用来达到避孕目的。

皮下埋植避孕术后数天内局部可能有青紫、肿胀,遇到这种情况无须处理,数天后会自行消失。如伤口有出血、感染或硅胶囊管脱出,应立即就诊。手术后24小时方可进行性生活。如准备生育者,在计划妊娠前半年将硅胶囊管取出,在此期间可采用避孕套、外用避孕药避孕。

40岁以下需要长期避孕的妇女,只要身体健康,均可采用此种方法避孕,尤其适合于使用节育环容易失败、不能按时服用避孕药以及对做绝育手术有顾虑的妇女。在皮下埋植剂避孕期间,如发生闭经,出现阴道不规则流血及下腹痛等情况,应立即就诊检查有无妊娠。

患有严重贫血、高血压、频发性头痛、甲状腺功能亢进症、乳腺癌、糖尿病、子宫肌瘤、卵巢肿瘤、严重皮肤病、肝炎、肾炎等疾病,以及有异位妊娠病史者、哺乳期妇女、体重＞70kg或正在服用抗癫痫药、抗结核病药物的妇女均不适合采用这种避孕方法。不良反应主要包括:①月经不规律,经期延长,但出血量不多不会导致贫血,随放置时间延长可有好转。②可能发生头痛、情绪变化、痤疮等,但发生率不高,症状不严重。

依托孕烯植入剂

[药理作用] 本品是孕激素类药,系去氧孕烯的活性代谢物。其产生避孕作用的主要机制是抑制排卵,其他机制包括增加子宫颈黏液黏度、改变子宫内膜。本品植入剂是预防妇女妊娠的一种可逆、长效(3年)避孕方法。

[禁忌证] 对本品过敏者禁用;已知或怀疑乳腺癌,或有乳腺癌史者禁用;未确诊的生殖道异常出血者禁用;良性或恶性肝肿瘤患者禁用;活动性肝疾病患者禁用;已知或怀疑妊娠者禁用;血栓症或血栓栓塞性疾病患者或有此病史者禁用。使用角膜接触镜者慎用;有抑郁史者慎用;糖尿病或葡萄糖耐受性降低者慎用;肝功能不全者慎用;活动性肾病患者慎用;高脂血症者慎用;未治疗的高血压患者慎用;有高血压相关疾病或疾病史者慎用;因手术或疾病而制动者慎用;生殖道不规则出血者慎用;异位妊娠者慎用。

[药动学] 本品皮下植入的生物利用度95%~100%。单剂(68mg)皮下植入给药和单剂(150μg)静脉弹丸式给药,血药峰浓度分别为781~894pg/ml和8 122~11 035pg/ml。分别给予健康妇女、本品皮下植入剂植入1年后的健康妇女、本品皮下植入2年并取出植入剂的健康妇女单剂(150μg)静脉弹丸式给药,药-时曲线下面积分别为22 502(pg·h)/ml、19 098(pg·h)/ml、22 760(pg·h)/ml。药

物吸收后,约32%与SHBG结合,66%与白蛋白结合,分布容积为201~245L,半衰期为0.63~0.8小时。本品在肝脏经CYP3A4同工酶广泛代谢,大部分药物及代谢物经肾排泄,少数随粪便排出。总清除率为6.9~8.5L/h,母体化合物的消除半衰期为23.5~28.4小时。

[药物相互作用] ①据报道,孕酮可减少环孢素代谢,升高环孢素的浓度和中毒风险。②与华法林联用,可增强抗凝作用,通常避免联用,如联用应密切监测PT或国际标准化比值。③与波生坦、利福平、圣约翰草、莫达非尼等联用,可使避孕效果减弱。其机制可能为上述药物可诱导CYP3A4介导的激素类避孕药的代谢,降低其血药浓度。联用时建议采用非激素类避孕方法,并密切监测突破出血和/或妊娠的征象。④与司可巴比妥、苯巴比妥、苯妥英、磷苯妥英、奥卡西平、卡马西平、保泰松、扑米酮、灰黄霉素等联用,可使避孕效果减弱。其可能机制为上述药物增加类固醇类避孕药的代谢所致。联用时建议增加其他避孕措施。⑤阿维A(或异维A酸)可干扰含微量孕酮制剂的避孕效果,使避孕效应丧失。⑥非尔氨酯可增加孕酮的代谢,减弱避孕效果。⑦奈韦拉平可改变激素类避孕药的代谢,使避孕效应丧失。⑧红三叶草提取物可能有雌激素激动药或拮抗药的作用,可能具有抗孕激素作用。

[不良反应] 使用本品期间,妇女的月经出血情况很可能有所改变。包括出血情况不规律(无月经、月经稀发、更频繁或持续),出血量(减少或增多)或出血时间延长,约有1/5的妇女出现闭经;另1/5妇女出血较为频繁和/或延长。偶尔报道严重出血。在临床试验中,出血情况的改变是停止使用本品最常见的原因(约11%)。另外还可能出现咽炎、鼻炎、尿道感染、阴道感染、白带异常、头痛眩晕、情绪抑郁、神经质、性欲减退、痤疮、乳房痛、体重增加、腹痛、恶心、植入部位局部刺激症状、流感样症状等。

[注意事项] ①本品植入前必须排除妊娠。②植入剂植入时间不超过3年,如需继续避孕,可用新的植入剂代替。③对体重过量或同服诱导肝酶药物的患者,植入剂的功效可能稍差。④植入剂植入正确并按建议的植入时间植入,不需备用避孕措施,但如与建议的植入时间有偏差,应排除妊娠,并于植入后7日内采用非激素类避孕措施支持。⑤植入剂必须在无菌条件下皮下植入非优势臂上臂内侧,二头肌和三头肌之间槽沟肘皱痕上6~8cm处,植入时触摸植入剂保证置入正确。

7. 阴道避孕环　是由医用硅橡胶管制成的圆形环,环内放入甲地孕酮、炔诺酮或18-甲基炔诺酮等孕激素,也有少数环内加入雌激素。阴道避孕环按含药种类、释放量及环在阴道内的留置时间,可将其分为3类:①释放大量孕激素、间断使用的阴道避孕环;②释放大量雌激素、孕激素,间断使用的阴道避孕环;

③释放小量孕激素,连续使用的阴道避孕环。

前两种在每个月经周期中放入阴道内的时间为21~28天,后一种可连续放置3~12个月,月经期不需取出。阴道避孕药环置入阴道后,不断缓慢地释放环中的避孕药,然后由阴道黏膜吸收后而发挥避孕作用。它的主要作用是通过改变宫颈黏液性质、使排卵期的宫颈黏液拉丝度下降,黏液变得稠厚,不利于精子通过,因而能产生避孕作用。

甲地孕酮硅胶环

本品为药芯型硅橡胶圆环,环外径40mm,环截面直径4mm。每环内含甲地孕酮200mg或250mg,每日释放150μg,每个环可持续使用1年。于月经周期的第5日放置于阴道穹隆处或套在宫颈上。首次放置应在医务人员指导下,放入阴道后不要随便取出,月经期亦不必取出。如环脱出阴道口,可用手指推入阴道深部。如环自行脱落出阴道,可用酒精棉球消毒后,放入阴道深部。

[药理作用] 本品能使宫颈黏液变黏稠,不利于精子通过;并抑制子宫内膜腺体的正常发育,阻止受精卵着床。

[禁忌证] ①对本品过敏者禁用。对伴有严重血栓性静脉炎、血栓栓塞性疾病、严重肝肾功能损害、因骨转移产生的高钙血症患者或确诊为生殖器肿瘤者禁用。②子宫脱垂;阴道前后壁膨出者;子宫脱垂者;患慢性咳嗽疾病患者;经常便秘,有腹内压增高者禁用。③有滴虫性阴道炎、真菌性阴道炎及重度宫颈慢性炎症者,待治愈后再使用。

[药动学] 本品在在肝内代谢,85%以上与血浆蛋白结合。大部分药物以葡萄糖醛酸结合物形式经肾脏排泄。

[药物相互作用] 与利福平、苯巴比妥、氨苄西林及吡唑酮类镇痛药(如保泰松)等合用,可产生肝微粒体酶效应,加速本品的体内代谢,导致子宫内膜突破性出血。

[不良反应] 随着放置时间的延长,不良反应会自然好转或消失。①突破性出血为主要不良反应,约占7%。如月经周期前半期出血,可服炔雌醇0.005~0.01mg,每晚1次,连服5~6天;如月经周期后半期出血,可加服短效口服避孕片,每晚1片,连服至下次月经前停止。②药环脱落,脱落率约为2%。③少见白带增多。

[注意事项] ①注意在上环3天内应全休,最好卧床休息。上环1周内严禁参加重体力劳动;3周内禁性交;5周内禁水下作业和跳跃运动,如田径运动、水中运动、跳节奏快的舞。②4周内忌盆浴,以免阴道引起感染,但可淋浴和擦浴。注意外阴的清洁卫生,以防感染。③半年内应密切注意月经期或排便时环是否脱落,最好每年到医院进行X线观察环一次。④注意月经规律,必要时请妇科医生

治疗。⑤注意营养,多食用含铁食物,以防因经血量过多而引起贫血。⑥上环3~6个月内有下腹不适,属正常现象。⑦上环7个月仍有下腹坠感、腰酸腹痛、阴道出血、经血量超过平常1倍,应请医生诊治,如再不见好转应取环,改用其他避孕方法。

8. 外用避孕药　外用避孕药物是一种化学制剂,是放在阴道内进行避孕的药物,目前常用的杀精子剂有壬苯醇醚和苯扎氯铵等。这些药物在阴道内能很快溶解,散布在宫颈的周围,形成不易穿透油层或泡沫层,药物可直接杀死精子或使精子失去活力,还可改变宫颈管分泌物的黏稠性,阻止精子进入管腔从而达到避孕目的。与其他避孕方法相比,使用外用避孕药物有较高的妊娠危险,如使用时女方月经过期,或出现问题时必须考虑到怀孕的可能。禁忌证包括:①对杀精剂过敏者;②会阴重度撕裂,阴道壁过度松弛,子宫Ⅱ度以上脱垂者;③不规则阴道出血者或可疑生殖道恶性肿瘤者。

壬苯醇醚

[药理作用] 本品为非离子型表面活性剂,是一种普遍使用的外用杀精子药。主要通过破坏精子细胞膜、降低精子脂膜表面张力、改变精子渗透压,使精子内细胞器暴露或外溢,从而杀死精子或使精子失去活力,达到避孕的目的。本品对人体无害,不影响或杀灭正常的阴道杆菌,也不干扰妇女的内分泌。

[临床应用] 女性阴道用短效避孕。

[禁忌证] 对本品过敏者禁用;妊娠期妇女禁用;可疑生殖道恶性肿瘤者禁用;有不规则阴道出血者禁用;阴道有炎症、子宫脱垂或阴道壁松弛及怀疑妊娠者均不宜使用。

[药动学] 本品薄膜放入阴道深处后溶解成凝胶体(约5分钟),作用可保持2小时。栓剂用药后10分钟生效,作用维持2~10小时。含药海绵使用方便,放置后即可生效,作用维持至少24小时。局部应用后,绝大部分随阴道分泌物和精液流出体外,极微量经局部阴道壁吸收后分布到各脏器,随尿液和粪便排出体外,2天内基本排尽。

[药物相互作用] 尚不明确

[不良反应] ①偶见过敏反应,以及女性外阴、阴道及男性阴茎瘙痒、疼痛、充血、水肿。②少数使用者局部有轻度刺激症状,出现阴道分泌物增多及烧灼感。

[注意事项] ①使用时应将药物放置在阴道深部,覆盖在宫颈口或附近。②每次必须放置足够剂量的药物。药膜放置时,手指抽出动作要快,不要使薄膜遇到阴道黏液后粘在手指上,这样会使剂量不足。药物送入阴道后不要起床,以免药物溢出。③各种制剂有不同的溶解时间,必须在药物溶解后才能开始性交。④用药后如30分钟内未行房事,应再用药1次,以保证避孕效果。⑤房事后6~8小

时内不要冲洗阴道。⑥本品为阴道用品,不得口服。拆开包装后剩余药物应密闭保存,防止吸湿和污染变质,发现药物受潮、变质或过期都不能使用。

(四)用药监护

甾体激素避孕药的不良反应监护如下:

1. 类早孕反应　服药初期少数人出现轻度类早孕反应,如恶心、头晕、无力、食欲缺乏、疲倦、呕吐等。常在服药第1~2周发生,一般不需特殊处理。原因与雌激素水平暂时过量,引起体内水钠潴留,胃肠功能紊乱有关,一般坚持服药2~3个月后反应可自然消失或减轻,将服药时间安排在晚间临睡前,可使日间反应较轻。反应较重者,可服维生素B$_6$,每次20mg,每日3次。仍无缓解者可考虑更换避孕药,选择雌激素含量较少的药物。

2. 月经失调　包括:①经量减少或闭经:服用短效避孕药后常出现此情况,是由于药物抑制排卵,卵巢分泌雌激素量少,药物内含雌激素量也较少,子宫内膜不能正常生长,内膜薄,故经量减少,甚至停经。经量减少对身体健康无影响。若服药过程中连续停经2个月应予以停药,改用其他措施避孕,多数可自行恢复正常。服用长效避孕药后常出现服药期停经,此时可用孕激素类药物如甲孕酮或炔诺酮,或注射黄体酮,也可用短效避孕药,连服5~6日。一般在停药后1周内月经来潮。②不规则阴道流血:服药期间阴道流血又称突破性出血,多发生在漏服药之后。少数人虽未漏服药也能发生。若发生在月经周期前半期,可能是雌激素不足所致,可加服炔雌醇0.005~0.015mg,每日1次,直至服完22片为止。若发生在月经周期后半期,可能是孕激素不足所致,可加服短效避孕片1号或2号1片,直至服完22片为止。若出血量大如月经来潮,则即刻停药,可按一次月经来潮处理,在出血的第5天再开始服下一周期的药,或更换避孕药。③经量增多,经期延长:常发生于服长效口服避孕药者,出血较多时可用止血药,必要时注射丙酸睾酮。若月经量继续增多,连续出血3个月以上,则应停服长效口服避孕药,改服短效药。应用长效注射避孕药时常可出现月经不规则,如经期延长、经量多、周期缩短、不规则出血或闭经,多见于用药前3个月者。若能坚持使用,以后会逐渐恢复正常。若发生出血可加服炔雌醇,连服3日。

3. 体重增加　可能是雌激素引起水钠潴留,孕激素影响合成代谢(孕激素增高会促进蛋白质同化作用),故使部分妇女体重增加。一般不需处理,可口服利尿药或予以低盐饮食,必要时停药。新一代口服避孕药屈螺酮炔雌醇片有抗盐皮质激素的作用,可减少水钠潴留。

4. 色素沉着　少数人服药后前额及面部皮肤出现褐色色素沉着,为雌、孕激素作用的结果,一般停药后多可自然恢复。

5. 凝血功能异常　国外有报道甾体避孕药可引发血栓性静脉炎和血管栓

塞。吸烟者可增加其发生率,应予注意。

6. 其他 极个别人会出现头痛、复视、乳房胀痛、白带增多、过敏反应等,可对症处理,必要时停药作进一步检查。

(五)用药宣教

1. 服用各种避孕药必须养成准确、按时、按量服用的良好习惯,不可随意改变或延长服药时间。不要漏服、迟服,发现漏服应于次日补服,否则易造成不规则出血或避孕失败。各种避孕药的剂量、用法不同,使用前要看清说明书,切勿将长效药物当短效而连续服用,以免肝功能受到损害。

2. 避孕药应妥善保存,避免小儿误服。有些避孕药物主要成分在糖衣,药片如果受潮、溶化或糖衣层磨损、压碎时都不要服用,以免影响避孕效果或造成阴道出血。

3. 长期避孕者应在医生指导下服用。服药期限通常短效药6~7年,长效药3~4年为宜。探亲避孕药每年不超过2次。可与其他避孕措施交替使用。如需长期服用,应定期检查身体。

4. 患有急慢性肝炎、肾炎、心脏病、高血压、恶性肿瘤、良性乳房肿块、子宫肌瘤;乳腺癌、生殖器癌及其他任何癌症或癌前病变;舒张压≥12kPa,严重偏头痛,反复发作者;糖尿病、甲状腺功能亢进、癫痫、精神病及血栓栓塞性疾病(如脑血栓、心肌梗死、脉管炎者),禁忌服用避孕药;哺乳期、有糖尿病家族史,大手术前后、腿和肺部有血管阻塞,怀疑已经妊娠或者以前妊娠时患过黄疸病者,不宜服用避孕药;40岁以上的妇女,有吸烟、饮酒嗜好的妇女,应慎重服用女性口服避孕药。

5. 服药期间受孕应中止妊娠。建议生育时应停药6个月后再孕,以防生育畸形胎。

案例分析

王某,女,25岁,与李某新婚不久,由于工作繁忙,暂时不计划要孩子。向药师咨询婚后合适的避孕方法。

药师建议:新婚期夫妇年轻,尚未生育,应选择使用方便、不影响生育的避孕方法。复方短效口服避孕药使用方便,避孕效果好,不影响性生活,列为首选。另外避孕套也是较理想的避孕方法,还可选择外用避孕栓、薄膜等。由于尚未生育,一般不选用宫内节育器。也不适宜用安全期、体外排精及长效避孕药。需注意紧急避孕药避孕效率低,剂量大,不良反应多,不能作为常规的避孕方法。

夫妻若生育后,哺乳期以避孕套为最佳避孕方式,也可选用单孕激素制剂长效避孕针或皮下埋植剂,使用方便,不影响乳汁质量及婴儿健康。哺乳期不宜使用雌、孕激素复合避孕药。生育后期各种避孕方法(COC、避孕套、避孕针、皮下埋植剂、宫内节育器等)均适用,可根据个人身体状况选择长效、安全、可靠的避孕方法,减少非意愿妊娠进行手术带来的痛苦。

另外,妇女在绝经过渡期仍有排卵可能,应坚持避孕,选择以外用避孕药为主的避孕方式,可采用避孕套。原先使用宫内节育器如无不良反应可继续使用,至绝经后半年取出。绝经过渡期阴道分泌物较少,不宜选择避孕药膜避孕,可选用避孕栓、凝胶剂。不宜选用复方避孕药及安全期避孕。

二、终止妊娠用药

终止妊娠(terminal pregnancy)是指母体承受胎儿在其体内发育成长过程的终止,胎儿及其附属物即胎盘、胎膜自母体内排出时是妊娠的终止。一般避孕失败,胎儿有严重生理缺陷,妊娠期妇女患有妊娠期疾病或因各种原因引起的发育异常可采用手术方法终止妊娠,如负压吸引术、钳刮术等,亦可用流产药物终止妊娠。药物流产(drug abortion)又称药流,是指用打针或服药方法终止早期妊娠的方式。目前临床终止妊娠用药主要是米非司酮和米索前列醇联合应用,米非司酮是一种类固醇类的抗孕激素制剂,可使子宫蜕膜变性坏死、宫颈软化;米索前列醇是PG类似物,可使子宫兴奋、收缩,促使胚胎排出。两者配伍序贯给药终止早孕的完全流产率达95%以上,是目前终止早孕妊娠的有效方案。

(一)用药原则

1. 本人自愿,妊娠少于49日,年龄40岁以下的健康妇女。
2. 血或尿妊娠试验为阳性,B型超声确诊为宫内妊娠。
3. 人工流产术高危因素者(瘢痕子宫、哺乳期、宫颈发育不良、严重骨盆畸形等)。
4. 多次人工流产手术史,对手术流产有恐惧和顾虑心理者。

(二)用药策略

米非司酮分顿服和分服法。顿服于用药第一日顿服200mg。分服法为150mg米非司酮分次口服,服药第1日晨服50mg,8~12小时再服25mg;用药第二日早晚各服米非司酮25mg;第三日上午7时再服25mg。每次服药前后至少空腹1小时。顿服法于服药的第三日早上口服米索前列醇0.6mg,前后空腹1小时;分服法于第三日服用米非司酮1小时后服米索前列醇0.6mg。

服药后严密观察,除了服药过程中可出现恶心、呕吐、腹痛、腹泻等胃肠道症状外,出血时间长、出血多是药物流产的主要不良反应,用药物治疗效果较差。极少数人可大量出血而需急诊刮宫终止妊娠,药物流产必须在有正规抢救条件的医疗机构进行。

(三)药物特点

1. 米非司酮

[药理作用] 本品是炔诺酮的衍生物,是一种孕酮受体水平强抗孕激素,具

有终止早孕、抗着床、诱导月经及促进宫颈成熟等作用,可与孕酮受体竞争性结合,且对子宫内膜孕酮受体的亲和力比黄体酮强5倍,从而抑制子宫内膜着床前的正常生理变化或使孕酮维持蜕膜发育的作用受到抑制,导致蜕膜细胞变性、坏死、出血,胚囊从蜕膜剥离,达到抗着床或终止早孕的作用。由于子宫的自发活动通过孕酮和PG之间的平衡来调节,本品使孕酮失活的同时,内源性PG水平和子宫肌层对PG的敏感性提高,导致子宫收缩。子宫收缩又进一步刺激内源性PG的合成,加强子宫收缩。又由于该药不能引发足够的子宫活性,单用于抗早孕时不完全流产率较高,但其能增加妊娠子宫对PG的敏感性,故加用小剂量PG类药物后既可减少米非司酮的不良反应,又可使完全流产率显著提高(达95%以上)。此外,早孕时宫颈中胶原组织丰富,孕酮能抑制胶原分解,使宫颈处于紧闭状态。本品抑制孕酮活性和对PG的作用,使胶原合成减弱,分解增强,从而促进宫颈软化和扩张,有利于胎囊排出。

[适应证] 与PG类药物序贯使用,用于终止停经49日内的妊娠;用于无防护性(未采用任何避孕措施)性生活或避孕失败后(如避孕套破裂或滑脱、体外排精失败或安全期计算失误等)72小时以内预防意外妊娠的临床补救措施;还用于妇科手术操作,如宫内节育器的放置和取出、取内膜标本、宫颈管发育异常的激光分离以及宫颈扩张和刮宫术。

[禁忌证] 对本品过敏者,有心、肝、肾疾病患者,肾上腺皮质功能不全或慢性肾上腺衰竭者,凝血功能障碍或进行抗凝治疗者,遗传性卟啉病患者,确诊或怀疑异位妊娠者、带宫内节育器妊娠者、异位妊娠者、未确诊的附件包块患者、哺乳期妇女、妊娠期妇女或可能妊娠的妇女(用于终止妊娠或预防意外妊娠除外)等均禁用。早孕反应严重(如恶心、呕吐频繁)者不宜使用。严重贫血者,1型糖尿病患者,大量吸烟或每日吸烟超过10支的35岁以上妇女慎用。

[药动学] 本品口服吸收迅速,半合成和全合成本品血药浓度的达峰时间分别为1.5小时和50分钟。血药峰值分别为0.8μg/ml和2.34μg/ml,但有明显个体差异。口服生物利用度70%,血浆蛋白结合率为98%,分布容积1.5L/kg。非妊娠妇女服药后,其体内血药浓度较高,达峰时间较短,消除半衰期较长。本品首关效应明显,口服1~2小时后血中代谢产物水平可超过母体化合物,其中90%由肝脏代谢,其主要代谢产物为单去甲米非司酮、双去甲米非司酮及丙炔醇米非司酮,单去甲米非司酮在米非司酮抗孕酮作用中起重要作用。然后主要经胆汁进入消化道排出,其余经肾排泄。本品在体内消除缓慢,$t_{1/2}$为20~34小时。

[药物相互作用] 本品在体内主要由肝CYP3A4酶代谢。酮康唑、伊曲康唑、红霉素等药物可减弱肝药酶活性,从而升高本品的血药水平;而利福平、肾上腺皮质激素和某些抗惊厥药(如苯妥英钠、苯巴比妥、卡马西平)可诱导肝药酶活

性,从而降低本品血药浓度。故本品不宜与上述药物同用。此外,本品亦不能与灰黄霉素、非甾体抗炎药合用。另外,葡萄柚汁可抑制本品的代谢。

[不良反应] 终止早孕治疗过程的设计是诱导蜕膜坏死,必要的阴道出血和子宫收缩痉挛致使流产。几乎所有接受米非司酮与米索前列醇治疗的妇女均有不良反应,发生率约为90%。①子宫出血和下腹痛(包括子宫痉挛)是用本品治疗可预见的结果,部分妇女出血量超过最大月经量。②部分早孕妇女服药后,有轻度恶心、呕吐、头晕、头痛、疲劳、腹泻,肛门坠胀感。③个别妇女可出现皮疹和一过性肝功能异常。④使用PG后可有腹痛,部分对象可发生呕吐、腹泻。少数有潮红、手足心痒和发麻现象。⑤其他不良反应有:背痛、发热、阴道炎、寒战、消化不良、失眠、腿痛、焦虑、白带和盆骨痛。⑥实验室检查可有血红蛋白,血细胞比容和血红细胞计数下降,极少数可有血清ALT、AST、ALP及γ-GT增高。⑦有导致严重细菌感染(如严重脓毒血症、败血症)、出血、异位妊娠破裂及死亡的报道。

2. 米索前列醇

[药理作用] 米索前列醇为PGE$_1$衍生物,具有较强的抑制胃酸分泌作用,同时对妊娠子宫有收缩作用。此外,米索前列醇具有E类PG的药理活性,可软化宫颈、增强子宫张力和宫内压。与米非司酮序贯应用,可显著增高和诱发早孕子宫自发收缩的频率和幅度,用于中止早孕。

[适应证] 与抗孕激素药物米非司酮序贯应用,用于终止停药49天以内的早期妊娠。

[禁忌证] 对PG类过敏者禁用;有使用PG类药物禁忌者,如青光眼、哮喘、过敏性结肠炎及过敏体质等应禁用;有心、肝、肾或肾上腺皮质功能不全者禁用;有脑血管或冠状动脉疾病患者禁用;带宫内节育器妊娠和怀疑异位妊娠者禁用;孕妇禁用。低血压者及癫痫患者(只能在癫痫得以控制或用药利大于弊时采用)慎用。

[药动学] 米索前列醇口服吸收迅速,1.5小时后即可完全吸收。口服15分钟后,血浆活性代谢物米索前列酸水平可达峰值。单次口服200μg,平均血药峰值浓度为0.309μg/L。米索前列醇血浆蛋白结合率为80%~90%。药物在肝、肾、肠、胃等组织中的浓度高于血药浓度。米索前列醇消除半衰期为20~40分钟,每12小时口服400μg米索前列醇体内不产生蓄积。口服后约75%经肾随尿排出,约15%自粪便排出;8小时内尿中排出量为56%。

[药物相互作用] 抗酸药(尤其是含镁抗酸药)与本品合用时会加重米索前列醇所致的腹泻、腹痛等不良反应;有联合使用保泰松和米索前列醇后发生神经系统不良反应的报道,症状包括头痛、眩晕、潮热、兴奋、一过性复视和共济失

调;与环孢素及泼尼松联用可降低肾移植排斥反应;进食同时服用米索前列醇可使后者吸收延迟,表现为达峰时间延长,血药峰浓度降低,从而使其不良反应的发生率亦降低。

[不良反应] 米索前列醇的不良反应以胃肠道反应最为常见,并与剂量有关。主要为稀便或腹泻,大多数不影响治疗,偶有较严重且持续时间长的情况,需停药。其他可有轻度恶心、呕吐、腹部不适、腹痛、消化不良、头痛、眩晕、乏力等。极个别妇女可出现皮疹、面部潮红、手掌瘙痒、寒战、一过性发热甚至过敏性休克。

(四)用药监护

1. 米非司酮

(1)本品必须在有经验临床医生的监控下使用。

(2)确认为早孕者,停经天数不应超过49天。

(3)米非司酮胶囊必须在具有急诊、刮宫手术和输液、输血条件下使用。本品不得在药房自行出售。

(4)服药前必须向服药者详细告知治疗效果,及可能出现的不良反应。治疗或随诊过程中如出现大量出血或其他异常情况,应及时就医。

(5)服药后一般会较早出现少量阴道出血,平均9~16天,部分妇女流产后出血时间较长,8%可达30天或更长,曾有出血达69天的报道。在某些患者中,过多的出血可能需要血管收缩剂治疗、刮宫、输注生理盐水或输血。

(6)少数早孕妇女服用米非司酮胶囊后,即可自然流产。约80%的孕妇在使用PG类药物后6小时内排出绒毛胎囊,约10%孕妇在服药后1周内排出妊娠物。

(7)服药后8~15天应去治疗单位复诊,以确定流产效果。必要时作B型超声检查或血HCG测定,如确诊为流产不全或继续妊娠,应及时处理。

(8)使用本品终止早孕失败者,必须进行人工流产终止妊娠。

(9)对超过35岁和每天吸烟10支或以上的妇女应慎用。

(10)使用本品期间,如出现任何不良事件和/或不良反应,应咨询医生。

2. 米索前列醇

(1)本品用于终止早孕时,必须与米非司酮配伍,严禁单独使用。

(2)本品配伍米非司酮终止早孕时,必须由医生处方,并在医生监管下的有急诊刮宫手术和输液、输血条件的单位使用。本品不得在药房自行出售。

(3)服药前必须向服药者详细告知治疗效果,及可能出现的不良反应。服用本品时必须在医院观察4~6小时,治疗或随诊过程中如出现大量出血或其他异常情况应及时就医。

(4)服药后一般会较早出现少量阴道出血,部分妇女流产后出血时间较长。

少数早孕妇女服用米非司酮后即可自然流产,但仍然必须按常规服完本品。约80%的孕妇在使用本品后6小时内排出绒毛胎囊;约10%孕妇在服药后1周内排出妊娠物。

(5)服药后8~15天应到原治疗单位复诊,以确定流产效果。必要时作B超检查或血HCG测定,如确认为流产不全或继续妊娠,应及时处理。

(6)使用本品终止早孕失败者,必须进行人工流产终止妊娠。

(五)用药宣教

1. 药物流产前

(1)药流前做B超检查,排除异位妊娠,了解胚囊大小、位置,以帮助确定是否适合做药流。

(2)药流必须是停经49天之内的受孕者,年龄在35岁以下。

(3)身体状况良好,无禁忌证。

(4)要到有急诊处理、刮宫条件和输血输液条件的医院进行药流,多加观察,以防不测。

(5)药流严格按医嘱按时复诊。

2. 药物流产中

(1)住院观察期间除注意血压、脉搏、药物不良反应外,所排出的大小便均需保留在干净便盆内,由专人检查并记录有无胎囊及其排出时间,胎囊大小和出血量。如排出胎囊前后有活动性出血,可给予宫缩剂或立即刮宫止血。

(2)观察6小时后如胎囊仍未排出,出血不多,可回家并按医生规定日期随诊。如在家中排出组织,需带给医生察看。

3. 药物流产后

(1)药物流产后的卫生与避孕,要更加精心。

(2)药物流产后,由于子宫有新的创伤及阴道流血易发生逆行感染,因此要注意局部卫生,洗澡应以淋浴为宜,不要洗盆浴,以免污水进入阴道,引起感染。1个月内禁止性生活。

(3)药物流产后要休息1~2周:逐渐增加活动量。在人工流产后1个月内不要从事重体力劳动和下冷水劳动,以免抵抗力降低诱发其他疾病。

(4)观察出血情况,人工流产后阴道流血超过1周以上,甚至伴有下腹痛、发热、白带混浊有臭味等异常表现,应及时到医院诊治。

另外,许多妇女尤其是未婚妇女错误地认为,药物流产不是手术,不会伤身体。实际上,药物流产与负压吸宫流产一样,都是人为干预妊娠的生理过程,在一定程度上会损害妇女的健康。因此,药物流产虽然相对安全有效,但是仍有少数情况出现不良反应及严重并发症。而且国家卫生健康委员会对药物流产的部门有资格限定,药房不得私自出售药物流产药物,否则以违法论处。因此建议意外妊娠妇女不要自行药物流产,一定要到正规医院就诊,爱惜自己的健康及生命。

案例分析

张某,女,22岁,未婚,与男友避孕失败后停经43天,就诊时自愿要求使用药物终止妊娠。来院后仔细询问病史,患者无流产史,无妊娠剧吐、发热,无贫血及严重心肺和肝肾疾病,无青光眼、高血压、糖尿病、哮喘病史,无阴道炎,无烟酒嗜好。服药前常规行妇科检查,尿HCG检查为阳性,B超确诊为正常宫内妊娠,停经43天。宫颈无异常情况,无瘢痕旧伤,无生殖道畸形等,未见子宫异常回声。常规验血常规、尿常规、阴道分泌物、肝功能、肾功能、凝血象及心电图、胸片正常,无急慢性器质性病变,无米非司酮或PG用药禁忌证。

治疗经过:患者清晨空腹温开水口服米非司酮片50mg,12小时后再服25mg,用药第二日早晚各服米非司酮25mg,第三日上午7时再服25mg,并口服米索前列醇600μg。每次服药后禁食2小时,卧床休息1~2小时,门诊观察6小时。严密观察注意用药后出血情况,有无妊娠产物排出和不良反应。患者用药后6小时内自行排出孕囊,并且组织完整,超声检查显示子宫内无残留物,子宫恢复正常大小,阴道出血量逐渐减少至自行消失。

分析:米非司酮和米索前列醇两者配伍序贯给药是目前终止早孕妊娠的有效方案,方法简便,无创伤,痛苦小且不良反应少,已被临床广泛应用。药物流产只适宜停经49天之内的早期宫内妊娠者,年龄在35岁以下。用药前严格筛选,包括询问病史,进行全身体检和妇科检查,作实验室检查,如尿妊娠试验、阴道清洁度、滴虫和真菌、血常规和血型。做B超检查,确认是宫内孕。孕妇没有心肝、肾、生殖、内分泌系统疾病,无烟酒嗜好。凡孕期长、胎囊大、年龄大、孕次多、半年内有过人工流产史或剖宫产史、处于产后哺乳期、子宫畸形或合并子宫肌瘤的妊娠期妇女,均不适宜药物流产。此外,有青光眼、高血压、哮喘、血栓栓塞病史及过敏体质者均不宜进行药物流产,因为所使用的药物可诱发或加重疾病。带环妊娠者亦不宜进行药物流产,应在人工流产术的同时做取环手术。医生需详细交代服药方法、药物疗效及可能出现的不良反应,征得同意后方可用药。目前米非司酮用量为150~200mg,可以顿服或分次于3天内服完。于第3天到医院加用PG制剂:米索前列醇600μg口服或置于阴道后穹隆内,在医院中观察6小时。住院观察期间除注意血压、脉搏、药物不良反应外,所排出的大小便均需保留在干净便盆内,由专人检查并记录有无胎囊及其排出时间,胎囊大小和出血量。如排出胎囊前后有活动性出血,可给予宫缩剂或立即刮宫止血。观察6小时后如胎囊仍未排出,出血不多者可回家,按医生规定日期随诊。如在家中排出组织,须带给医生察看。出血过多是药物流产的主要不良反应,极少数人可能因大量出血而需急诊刮宫术终止妊娠,故药物流产必须在有正规抢救条件的医疗机构进行。

 思考题

1. 简述常见避孕药的分类及代表性药物。
2. 简述复方短效口服避孕药的禁忌证、药物相互作用及不良反应。
3. 分析甾体激素避孕药的不良反应监护。
4. 简述药物流产的适应证、禁忌证及不良反应。
5. 分析药物流产的用药监护。

推荐参阅指南/书籍

[1] 谢幸,苟文丽. 妇产科学. 8版. 北京:人民卫生出版社,2014
[2] 朱依谆,殷明. 药理学. 7版. 北京:人民卫生出版社,2011

参 考 文 献

[1] 李瑛. 复方口服避孕药安全性研究进展. 实用妇产科杂志,2014,30(7):481-483
[2] 范光升. 现代口服避孕药的应用原则. 实用妇产科杂志,2009,25(2):69-71
[3] 黄燕萍. 现代口服避孕药的应用. 右江民族医学院学报,2011,33(3):333-334
[4] 余小平. 口服避孕药失效的药理分析与合理使用. 中国优生与遗传杂志,2012,20(5):139-140
[5] KILEY J, HAMMOND C. Combined oral contraceptives: a comprehensive review. Clin Obstet Gyneco,2007,50(4):868-877
[6] 朱云芬. 女性口服避孕药作用机制分析. 中国实用医药,2011,6(21):161-162
[7] 侯宁,陈子江. 口服避孕药的药物相互作用及注意事项. 实用妇产科杂志,2009,25(2):74-76
[8] 程利南. 紧急避孕药的安全性. 实用妇产科杂志,2014,30(7):488-490
[9] 刘晓燕. 如何正确使用紧急避孕药及滥用紧急避孕药的危害. 中国医药指南,2012,10(9):288-289
[10] 朱克修,刘景瑜,安瑞芳. 米非司酮终止妊娠的研究进展及临床应用. 中国计划生育学杂志,2004,12(1):58-61

第四部分 考核与评价体系

一、考核目的

考核分为平时考核与结业考核。本考核主要用于评价学员平时培训学习效果,考核结果将作为学员培训结业通过与否的重要参考依据。结业考核内容与形式由全国临床药师规范化培训指导委员会制定,参考综合技能教材。

二、考核办法

(一)组织形式

平时考核由各培训中心根据各专科教材培训内容,在平时培训过程中组织考核。

(二)考核成绩标准

平时考核内容包括理论考核、作业审核、学习记录三部分。理论考核与作业审核分值各为100分,要求每项考核结果≥60分且学习记录完整可申请结业考核。

三、考核内容

(一)平时理论考核

培训中心组织妇产科专业相关理论考核至少2次,每次理论成绩满分100分,≥60分合格。

(二)平时作业审核

1. 审核标准　每1项作业满分100分,≥60分合格(作业评分表见综合技能)。
2. 作业内容　患者用药教育、文献阅读报告、病例讨论、药历书写、病例分析、会诊、用药咨询、不良反应上报(具体要求和分值分配见表4-1)。

表4-1　作业审核评分表

作业内容	作业数量	评分标准	分数
患者用药教育	5份,电子版	缺少1份扣3分,1份内容不完整扣3分	15
文献阅读报告	5份,幻灯	缺少1份扣3分,1份不合格扣3分 （文献阅读报告评价表得分≤60分为不合格）	15
病例讨论	5次,幻灯	缺少1次扣2分；1次内容不完整扣2分	10
药历书写	10份,电子版	缺少1份扣1.5分；1份不合格扣1.5分 （药历评价表得分≤60分为不合格）	15
病例分析	5份,电子版	缺少1份扣3分,1份不合格扣3分 （病例分析评价表得分≤60分为不合格）	15
会诊 （跟随老师）	5次,会诊记录	缺少1次扣2分	10
用药咨询	10份,电子版	缺少1份扣1分,1份内容不完整扣1分	10
不良反应 （上报记录与处置记录）	各15份,电子版	缺少1份扣1分,1份内容不完整扣1分	10

注: 作业数量为每位学员半年需完成的数量,1年学制的作业数量乘以2(相关作业评价表见综合技能)。

（三）平时学习记录

平时学习记录包括理论学习笔记记录、专题讲座及其他学术会议记录、临床实践培训相关登记表记录（相关表格见附录1）。

附 录

附录1 培训与考核相关表格（1年计划）

附表1 理论学习内容及记录表

序号	课程名称	学时	主讲人	备注
1				
2				
3				
4				
5				
6				
7				
8				
9				
10				
11				
12				
13				
14				
15				
16				
17				
18				
19				
20				
21				
22				

附表 2　专业理论学习记录表

记录人：＿＿＿＿＿＿

日期：＿＿＿＿年＿＿月＿＿日	上课(自学)时间：＿＿时＿＿分~＿＿时＿＿分
题目	
主讲人	
学习内容与体会	
指导老师签名	

附表 3　专题讲座、其他学术会议记录表

序号	日期	题目	课时	授课老师
1				
2				
3				
4				
5				
6				
7				
8				
9				
10				
11				
12				
13				
14				
15				
16				
17				
18				
19				
20				

附表4　专题讲座（学术会议）学习内容记录表

记录人：＿＿＿＿＿＿

日期：＿＿＿＿年＿＿月＿＿日	上课(自学)时间：＿＿时＿＿分~＿＿时＿＿分
题目	
主讲人	
学习内容与体会	
指导老师签名	

附表 5　教学药历模板

建立日期:_____年___月___日　　　　　　　建立人:_____

姓名		性别		出生日期		住院号	
住院时间:	年　　月　　日			出院时间:	年　　月　　日		
身高/cm		体重/kg		体重指数/(kg/m²)			

过敏史:
含药物、食物及其他物品过敏史。

药物不良反应及处置史:
系指本次入院治疗中发生的药物不良反应与处置手段、结果。

入院诊断:

出院诊断:

初始治疗方案分析:

1. 系指根据本次入院诊断所设计的初始治疗药物与治疗方案分析;

2. 包括对于诊断进行的现阶段治疗方案分析,现有的可行的指南用药或经验用药;

3. 治疗过程中新出现的临床诊断及治疗方案分析,在"药物治疗日志"中记录。

初始药物治疗监护计划:

1. 系指根据初始治疗方案所制订的药物治疗监护计划;

2. 应包含对患者服药依从性的评估与建议;

3. 治疗过程中根据新出现的临床诊断、治疗方案所制订的药物治疗监护计划,在"药物治疗日志"中记录。

其他主要治疗药物:
系指初始治疗方案外的主要治疗药物,随时填写。

药物治疗日志

1. 药物治疗日志记录内容应包括:

(1)患者住院期间病情变化与用药变更的情况记录(含治疗过程中出现的新的疾病诊断、治疗方案、会诊情况);

(2)对变更后的药物治疗方案的评价分析意见与药物治疗监护计划;

(3)用药监护计划的执行情况与结果(包括药师参与情况与结果);

(4)出院带药情况。

2. 每次记录注明记录时间(年、月、日),危重患者要记录时刻;

3. 药学带教老师每周不少于两次对药物治疗日志进行点评,并用红色笔填写点评意见;

4. 临床带教老师每周不少于一次对药物治疗日志进行点评,并用红色笔填写点评意见;

5. 一般每3天书写记录1次,危重患者随时书写记录。

药物治疗总结
药物治疗总结应包括: 1. 出院时对完整用药方案的总结性分析意见; 2. 药师在本次治疗中参与药物治疗工作的总结; 3. 患者出院后继续治疗方案和用药指导; 4. 治疗需要的随访计划和应自行检测的指标。
临床带教老师评语
药学带教老师评语

附表 6　参与会诊记录登记表

序号	科室	病历号	患者姓名	内容	参与人员	带教药师
1						
2						
3						
4						
5						
6						
7						
8						
9						
10						
11						
12						
13						
14						
15						

注: 每位学员参与会诊记录应≥10例。

附表 7　患者用药教育

| 姓名： | 性别： | 年龄： | 病案号： |

诊断：

您出院所带的治疗药物：

药名	规格	服用方法			备注
		早	中	晚	

用药指导：

附表 8　药品不良反应 / 事件分析与评价登记表

序号	病历号	分析与评价要点	带教老师
1			
2			
3			
4			
5			

药品不良反应/事件报告表

编码：

首次报告□　　　跟踪报告□

报告类型：新的□　严重□　一般□　　报告单位类别：医疗机构□　经营企业□　生产企业□　个人□　其他□

患者姓名：	性别：男□女□	出生日期：　年　月　日 或年龄：	民族：	体重/kg：	联系方式：
原患疾病：		医院名称： 病历号/门诊号：		既往药品不良反应/事件：有□　无□　不详□ 家族药品不良反应/事件：有□　无□　不详□	

相关重要信息：吸烟史□　饮酒史□　妊娠期□　肝病史□　肾病史□　过敏史□　其他□

	商品名称	通用名称 （含剂型）	生产厂家	生产批号	用法用量 （次剂量、途径、日次数）	用药起止时间	用药原因
	批准文号						
怀疑药品							
并用药品							

不良反应/事件名称：　　　　　　　　　　不良反应/事件发生时间：　　年　　月　　日

不良反应/事件过程描述（包括症状、体征、临床检验等）及处理情况（可附页）：

339

续表

不良反应/事件的结果：痊愈□ 好转□ 未好转□ 不详□ 有后遗症□ 表现：_____ 死亡□ 直接死因： 死亡时间： 年 月 日	
停药或减量后，反应/事件是否消失或减轻？ 是□ 否□ 不明□ 未停药或未减量□ 再次使用可疑药品后是否再次出现同样反应/事件？ 是□ 否□ 不明□ 未再使用□	
对原患疾病的影响：不明显□ 病情加重□ 导致后遗症□ 导致死亡□	
关联性评价	报告人评价： 肯定□ 很可能□ 可能□ 可能无关□ 待评价□ 无法评价□ 签名： 报告单位评价： 肯定□ 很可能□ 可能□ 可能无关□ 待评价□ 无法评价□ 签名：
报告人信息	联系电话： 职业：医生□ 药师□ 护士□ 其他□ 电子邮箱： 签名：
报告单位信息	单位名称： 联系人： 电话： 报告日期： 年 月 日
生产企业请 填写信息来源	医疗机构□ 经营企业□ 个人□ 文献报道□ 上市后研究□ 其他□
备注	

附表 9　药物信息与咨询记录表

一、咨询者信息				
姓名		性别		
年龄		联系电话		
住址				
记录人				

二、咨询问题摘要:

三、答复问题摘要:

四、附注:

查询分类	□ 药品信息; □ 用药信息; □ 用药剂量调整; □ 用药时辰; □ 用药不良反应; □ 药物相互作用; □ 治疗进展; □ 其他
答复方式	□ 当面答复; □ 电话答复; □ 书面答复; □ 电子邮件答复
咨询者分类	□ 医师; □ 药师; □ 患者; □ 护士; □ 其他_____

附表 10　临床实践培训相关登记表

1. 妇产专业病种及例数要求(至少选择其中5种,病例总数不少于50例)

病种	要求完成例数	实际完成例数	带教药师/带教医师签名
异常子宫出血	≥5		
闭经	≥5		
绝经综合征	≥5		
盆腔炎性疾病	≥5		
妊娠期高血压	≥5		
妊娠合并心脏病	≥5		
妊娠合并糖尿病	≥5		

(1)异常子宫出血(≥5例)

序号	患者姓名	病历号	主要诊断	带教药师/带教医师
1				
2				
3				
4				
5				
6				
7				
8				
9				
10				

（2）闭经(≥5例)

序号	患者姓名	病历号	主要诊断	带教药师/带教医师
1				
2				
3				
4				
5				

（3）绝经综合征(≥5例)

序号	患者姓名	病历号	主要诊断	带教药师/带教医师
1				
2				
3				
4				
5				

（4）盆腔炎性疾病（≥5例）

序号	患者姓名	病历号	主要诊断	带教药师/带教医师
1				
2				
3				
4				
5				

（5）妊娠期高血压（≥5例）

序号	患者姓名	病历号	主要诊断	带教药师/带教医师
1				
2				
3				
4				
5				

（6）妊娠合并心脏病（≥5例）

序号	患者姓名	病历号	主要诊断	带教药师/带教医师
1				
2				
3				
4				
5				

2. 培训细则中要求外的病种学习记录

序号	患者姓名	病历号	主要诊断	带教药师/带教医师
1				
2				
3				
4				
5				
6				
7				
8				
9				
10				

注: 上表仅为受培训者在培训期间,遇到培训细则之外的病种时填写。

附录2 缩 略 词 表

英文缩写	英文全称	中文名称
AA	aplastic anemia	再生障碍性贫血
ACEI	angiotensin converting enzyme inhibitors	血管紧张素转换酶抑制剂
ACOG	American College of Obstetricians and Gynecologists	美国妇产科协会
ACTH	adrendcorticotrophic hormone	促肾上腺皮质激素
ADV	adefovir dipivoxil	阿德福韦酯
AEA	ambulatory or working epidural analgesia	可行走硬膜外镇痛
AF	atrial fibrillation	心房颤动
AFP	fetal protein A	甲胎蛋白
APS	antiphospholipid syndrome	抗磷脂抗体综合征
APTT	activated partial thromboplastin time	活化部分凝血活酶时间
ARB	angiotensin Ⅱ receptor blocker	血管紧张素Ⅱ受体拮抗剂
ASA	American Society of Anesthesiologists	美国麻醉医师学会
AUB	abnormal uterine bleeding	异常子宫出血
BMI	body mass index	体重指数
BV	bacterial vaginitis	细菌性阴道炎
c-AMP	adenosine cyclophosphate	环磷酸腺苷
CBG	cortical hormone binding globulin	皮质激素结合球蛋白
CEA	carcinoembryonic antigen	癌胚抗原
CF	calcium folinate	亚叶酸钙
CI	cornification index	角化指数
CIEA	continuous infusion epidural analgesia	连续硬膜外输注镇痛
CIN	cervical intraepithelial neoplasia	子宫颈上皮内瘤变
COC	combined oral contraceptives	复方口服避孕药
CPR	cardio-pulmonary resuscitation	心肺复苏
CSEA	combined spinal-epidural analgesia	腰麻–硬膜外联合分娩镇痛
CSII	continuous subcutaneous insulin infusion	胰岛素泵持续皮下胰岛素输注

英文缩写	英文全称	中文名称
DIC	disseminated intravascular coagulation	弥散性血管内凝血
EI	eosinophilic index	嗜伊红细胞指数
ELISA	enzyme-linked immunosorbent assay	酶联免疫吸收分析
ER	estrogen receptor	雌激素受体
ETV	entecavir	恩替卡韦
FBG	fasting blood glucose	空腹血糖
FDP	fibrin degradation products	纤维蛋白降解产物
fFN	fetal fibronectin	胎儿纤连蛋白
FIB	fibrinogen	纤维蛋白原
FIGO	International Federation of Gynecology and Obstetrics	国际妇产科联盟
FSH	follicle stimulating hormone	促卵泡素
FT_3	free triiodothyronine	游离三碘甲状腺原氨酸
FT_4	free thyroxine	游离甲状腺素
GBS	group B streptococcus	B族溶血性链球菌
GDM	gestational diabetes mellitus	妊娠期糖尿病
GFR	glomerular filtration rate	肾小球滤过率
GH	growth hormone	生长激素
GHb	glycosylated hemoglobin	糖化血红蛋白
GHbA1c	glycosylated hemoglobin	糖化血红蛋白A1
GnRH	gonadotropin-releasing hormone	促性腺激素释放激素
GnRH-a	gonadotropin-releasing hormone agonist	促性腺激素释放激素激动剂
GnRH-anti	gonadotropin-releasing hormone antagonist	促性腺激素释放激素拮抗剂
Hb	hemoglobin	血红蛋白
HBIG	hepatitis immunoglobulin	乙型肝炎免疫球蛋白
HCG	human chorionic gonadotropin	人绒毛膜促性腺激素
HCT	hematocrit	血细胞比容
HCV	hepatitis C virus	丙型肝炎病毒

英文缩写	英文全称	中文名称
HDL-C	high density lipoprotein cholesterol	高密度脂蛋白胆固醇
HDV	hepatitis D virus	丁型肝炎病毒
HEV	hepatitis E virus	戊型肝炎病毒
HIV	human immunodeficiency virus	人类免疫缺陷病毒
HPL	human placental lactogen	人胎盘催乳素
HPO	hypothalamic-pituitary-ovarian axis	下丘脑-垂体-卵巢轴
ID	iron deficiency	贮存铁缺乏
IDA	iron deficiency anemia	缺铁性贫血
IDE	iron deficiency erythropoiesis	缺铁性红细胞生成
IFN	interferon	干扰素
IGF-1	insulin like growth factor-1	胰岛素样生长因子-1
ISSHP	International Society for the Study of Hypertension in Pregnancy	国际妊娠期高血压研究学会
IVIG	intravenous immunoglobulin	静脉注射用人免疫球蛋白
KI	karyopyknotic index	致密核细胞指数
LAM	lamivudine	拉米夫定
LDH	lactic dehydrogenase	血乳酸脱氢酶
LDL-C	low density lipoprotein cholesterol	低密度脂蛋白胆固醇
LdT	telbivudine	替比夫定
LH	luteinising hormone	黄体生成素
MA	megaloblastic anemia	巨幼细胞贫血
MCV	mean corpuscular volume	红细胞平均体积
MDI	multiple daily injections	多次皮下胰岛素注射
MI	mature index	成熟指数
MTX	methotrexate	甲氨蝶呤
N_2O	nitrous oxide	氧化亚氮
NATT	nucleic acid amplification testing	核酸扩增试验
NIH	National Institutes of Health	美国国立卫生组织
NPH	neutral protamine hagedorn	鱼精蛋白锌胰岛素

英文缩写	英文全称	中文名称
NYHA	New York Heart Association	纽约心脏病协会
OGTT	oral glucose tolerance test	口服葡萄糖耐量试验
OHSS	ovarian hyperstimulation syndrome	卵巢过度刺激综合征
PAPP-A	pregnancy-associated plasma protein A	妊娠相关血浆蛋白A
PBL	problem-base learning	基于问题学习
PCEA	patient controlled epidural analgesia	自控硬膜外分娩镇痛
PCIA	patient controlled intravenous analgesia	静脉自控镇痛
PCOS	polycystic ovary syndrome	多囊卵巢综合征
PCR	polymerase chain reaction	聚合酶链反应
PG	prostaglandins	前列腺素
PGE_1	prostaglandin E_1	前列腺素E_1
PGE_2	prostaglandin E_2	前列腺素E_2
PGI_2	prostaglandin I_2	前列环素I_2
PID	pelvic inflammatory disease	盆腔炎性疾病
PSVT	paroxysmal supraventricular tachycardia	阵发性室上性心动过速
PR	progesterone receptor	孕激素受体
PT	prothrombin time	凝血酶原时间
RIA	radio immunoassay	放射免疫测定方法
RPF	renal plasma flow	肾血浆流量
SCCA	squamous cell carcinoma antigen	鳞状细胞癌抗原
SHBG	sex hormone binding globulin	性激素结合球蛋白
SI	shock index	休克指数法
SOGC	Society of Obstetricians and Gynae	加拿大妇产科协会
PSVT	paroxysmal supraventricular tachycardia	阵发性室上性心动过速
TDF	tenofovir disoproxil fumarate	替诺福韦酯
TRH	thyrotropin-releasing hormone	促甲状腺激素释放激素
TSH	thyroid stimulating hormone	促甲状腺激素
TT	thrombin time	凝血酶时间
TT_3	total triiodothyronine	总三碘甲状腺原氨酸

英文缩写	英文全称	中文名称
TT_4	total thyroxine	总甲状腺素
TXA_2	thromboxane A_2	血栓素A_2
uE_3	ultra estriol	游离雌三醇
WHO	World Health Organization	世界卫生组织

附录3　原妊娠期用药分级及新分级说明

药品通用名	用药方式	妊娠期分级
一、抗生素		
阿莫西林	口服	B
氨苄西林	口服	B
美洛西林	肠道外	B
哌拉西林	肠道外	B
克拉维酸	任何途径	B
氨曲南	肠道外	B
头孢氨苄	口服	B
头孢羟氨苄	口服	B
头孢唑林	肠道外	B
头孢呋辛	口服、肠道外	B
头孢孟多	肠道外	B
头孢克洛	口服	B
头孢他啶	肠道外	B
头孢哌酮	肠道外	B
头孢噻肟	肠道外	B
头孢曲松	肠道外	B
头孢克肟	口服	B
头孢唑肟	肠道外	B
头孢美唑	任何途径	B
头孢吡肟	肠道外	B
美罗培南	肠道外	B
亚胺培南	肠道外	C
西司他丁	肠道外	C
万古霉素	口服	B
	肠道外	C
诺氟沙星	眼部、口服	C（妊娠妇女慎用，尤其是早期）
左氧氟沙星	眼部	C（仅用于妊娠早期）

药品通用名	用药方式	妊娠期分级
	口服、肠道外	C(仅用于妊娠早期)
依诺沙星	任何途径	C
洛美沙星	眼部	C
	口服	C(禁用于妊娠早期)
阿奇霉素	口服、肠道外	B(可透过胎盘)
克拉霉素	口服、肠道外	C
克林霉素	任何途径	B(4岁以上)
林可霉素	口服、肠道外	B
红霉素	任何途径	B(可少量过胎盘,能透过乳汁,不建议)
氯霉素	任何途径	C
庆大霉素	任何途径	C
阿米卡星	肠道外	D
土霉素	任何途径	D
四环素	眼部、口服	D
	局部/皮肤	B
复方磺胺甲噁唑	口服、肠道外	C; D(如在分娩前用药)
磺胺嘧啶	口服	C; D(如在临分娩时用药)
多黏菌素B	任何途径	B
呋喃妥因	口服	B
柳氮磺吡啶	口服、直肠	B; D(如在临分娩时用药)
甲硝唑	任何途径	B(说明书孕妇禁用)
两性霉素B	肠道外	B(有指征可慎用)
	局部/皮肤	B
制霉素	阴道	A
氟康唑	口服、肠道外	C(胎儿可出现异常)
酮康唑	口服、局部/皮肤	C
伊曲康唑	口服、肠道外	C
益康唑	局部/皮肤	C(不宜使用,尤其是妊娠早期)
	阴道	C(不宜使用,尤其是妊娠早期)

药品通用名	用药方式	妊娠期分级
咪康唑	局部/皮肤	C
	阴道	C
异烟肼	口服、肠道外	C
利福平	口服、肠道外	C
链霉素	肠道外	D
乙胺丁醇	口服	B
阿昔洛韦	任何途径	B(可通过胎盘,需权衡利弊)
更昔洛韦	口服、肠道外	C
泛昔洛韦	口服	B
奥利司他	口服	B(目前数据不多,除非利大于弊)
阿糖胞苷	肠道外	D
利巴韦林	任何途径	X
拉米夫定	口服	C
羟氯喹	口服	C
青霉胺	口服	D
沙利度胺(反应停)	口服	X

二、麻醉、自主神经药

药品通用名	用药方式	妊娠期分级
丙泊酚	肠道外	B
布比卡因	肠道外	C
丁卡因	任何途径	C
恩氟烷	吸入	B
利多卡因	肠道外	B(作局麻药和抗心律失常药使用)
	局部/皮肤	B
氯胺酮	肠道外	B
纳洛酮	肠道外	B
新斯的明	口服、肠道外	C
氯化琥珀胆碱	肠道外	C
维库溴铵	肠道外	C
氯唑沙宗	口服	C

药品通用名	用药方式	妊娠期分级
三、中枢神经系统用药		
丁丙诺啡	肠道外	C
吗啡	口服、肠道外	C; D(如在临分娩时长期、大量使用)
哌替啶	口服	B; D(如在临分娩时长期、大量使用)
芬太尼	肠道外、经皮	C; D(如在临分娩时长期大量使用)
曲马多	口服、肠道外	C
麦角胺	任何途径	X
洛哌丁胺	口服	B
地芬诺酯	任何途径	C
苯妥英	口服、肠道外	D
丙戊酸	口服、肠道外	D
氯丙嗪	口服、肠道外	C
阿米替林	口服	C
水合氯醛	口服、直肠	C
氟哌啶醇	口服、肠道外	C
氟哌利多	肠道外	C
阿普唑仑	口服	D
艾司唑仑	口服	X
咪达唑仑	口服、肠道外	D
三唑仑	口服	X
地西泮	口服、肠道外	D
苯巴比妥	肠道外	D
多塞平	任何途径	C
苯海索	口服	C
左旋多巴	口服	C
多奈哌齐	口服	C
加兰他敏	口服	B

药品通用名	用药方式	妊娠期分级
四、解热、镇痛、抗风湿药		
布洛芬	口服	B; D(如在妊娠晚期或临分娩时用药)
酮洛芬	口服	B; D(如用于妊娠晚期或临分娩时用药)
对乙酰氨基酚	口服	B
塞来昔布	口服	C; D(如用于妊娠晚期或临分娩时用药)
双氯芬酸	眼、口服、肠道外	B; D(如用于妊娠晚期或临分娩时用药)
	局部/皮肤	B
吲哚美辛	口服、肠道外	B; D(如持续使用超过48小时,或在妊娠34周以后用药)
	眼部、直肠	B; D(如持续使用超过48小时,或在妊娠34周以后用药)
萘丁美酮	口服	C; D(如用于妊娠晚期或临分娩时用药)
丙磺舒	口服	C
别嘌醇	口服、肠道外	C
来氟米特	口服	X
五、循环系统用药		
阿司匹林	口服	C; D(如在妊娠晚期大量使用)
双嘧达莫	口服	B
地高辛	口服	C
毛花苷丙	任何途径	C
去乙酰毛花苷	任何途径	C
单硝酸异山梨酯	口服	C
硝酸异山梨酯	口服、肠道外	C
	口含、经皮	C
硝酸甘油	经舌、皮	C
硝普钠	肠道外	C

药品通用名	用药方式	妊娠期分级
索他洛尔	口服、肠道外	B; D（如在妊娠中、晚期用药）
非洛地平	口服	C
氨氯地平	口服	C
尼莫地平	口服、肠道外	C
硝苯地平	口服	C
地尔硫䓬	口服、肠道外	C
贝那普利	口服	C; D（如在妊娠中、晚期用药）
福辛普利	口服	C; D（如在妊娠中、晚期用药）
雷米普利	口服	C; D（如在妊娠中、晚期用药）
依那普利	口服	C; D（如在妊娠中、晚期用药）
替米沙坦	口服	C; D（如在妊娠中、晚期用药）
氯沙坦	口服	C; D（如在妊娠中、晚期用药）
缬沙坦	口服	C; D（如在妊娠中、晚期用药）
比索洛尔	口服	C; D（如在妊娠中、晚期用药）
阿替洛尔	口服	D
拉贝洛尔	口服	C; D（如在妊娠中、晚期用药）
美托洛尔	口服、肠道外	C; D（如在妊娠中、晚期用药）
普萘洛尔	口服、肠道外	C; D（如在妊娠中、晚期用药）
多沙唑嗪	口服	C
哌唑嗪	口服	C
利血平	口服、肠道外	C
吲达帕胺	口服	B; D（如用于妊娠高血压患者）
胍乙啶	口服	C
辛伐他汀	口服	X
阿托伐他汀	口服	X
氟伐他汀	口服	X
胺碘酮	口服、肠道外	D
氨力农	肠道外	C
米力农	肠道外	C
肾上腺素	鼻、眼、肠道外	C

药品通用名	用药方式	妊娠期分级
异丙肾上腺素	肠道外	C
去甲肾上腺素	任何途径	C
间羟胺	任何途径	C
多巴胺	肠道外	C
多巴酚丁胺	肠道外	B
麻黄碱	任何途径	C
伪麻黄碱	任何途径	C
苯丙醇胺	口服	C
酚苄明	口服	C
酚妥拉明	任何途径	C
盐酸罂粟碱	任何途径	C
美西律	口服	C
普罗帕酮	口服	C
维拉帕米	口服、肠道外	C
六、呼吸系统用药		
氨茶碱	任何途径	C
倍氯米松	口鼻吸入	C
倍他米松	任何途径	C; D(如在妊娠早期用药)
布地奈德	吸入	B
	口服、直肠	C
氟替卡松	吸入	C
沙丁胺醇	吸入、口服、肠道外	C
沙美特罗	吸入	C
福莫特罗	吸入	C
特布他林	吸入、口服、肠道外	B
异丙托溴铵	吸入、鼻腔	B
溴丙胺太林	口服	C
右美沙芬	口服	C
愈创木酚甘油醚	口服	C
二羟丙茶碱	任何途径	C

药品通用名	用药方式	妊娠期分级
七、消化系统用药		
奥美拉唑	口服、肠道外	C
泮托拉唑	口服、肠道外	B
兰索拉唑	口服	B
西咪替丁	口服、肠道外	B
法莫替丁	口服	B
雷尼替丁	口服、肠道外	B
西沙必利	口服	C
盐酸甲氧氯普胺	口服、肠道外	B
莨菪碱	任何途径	C
东莨菪碱	任何途径	C
阿托品	任何途径	C
格拉司琼	口服、肠道外	B
鹅去氧胆酸	口服	X
酚酞	任何途径	C
乳果糖	口服	B
甘露醇	肠道外	C
生长抑素	肠道外	B
奥曲肽	肠道外	B
抑肽酶	肠道外	B
硫普罗宁	口服	C
八、泌尿系统用药		
呋塞米	口服、肠道外	C；D（如用于妊娠高血压患者）
布美他尼	口服、肠道外	C
氢氯噻嗪	任何途径	B；D（如用于妊娠高血压患者）
托拉塞米	口服、肠道外	B
螺内酯	口服	C；D（如用于妊娠高血压患者）
非那雄胺	口服	X
特拉唑嗪	口服	C
西地那非	口服	B

药品通用名	用药方式	妊娠期分级
坦索罗辛	口服	B
去氨加压素	任何途径	B
美司钠	肠道外	B
九、内分泌用药		
胰岛素	肠道外	B
门冬胰岛素	肠道外	C
甘精胰岛素	肠道外	C
吡格列酮	口服	C
罗格列酮	口服	C
瑞格列奈	口服	C
二甲双胍	口服	B
格列本脲	口服	C
格列吡嗪	口服	C
格列美脲	口服	C
丙硫氧嘧啶	口服	D
甲巯咪唑	口服	D
甲状腺素	任何途径	A
左甲状腺素钠	口服	A
十、激素相关药		
地塞米松	眼部	C
可的松	口服、肠道外	C；D（如在妊娠早期用药）
氟轻松	局部/皮肤	C
甲泼尼龙	口服、肠道外	C
泼尼松	口服	C；D（如在妊娠早期用药）
泼尼松龙	眼部	C
	口服、肠道外	C；D（如在妊娠早期用药）
氢化可的松	任何途径	C；D（如在妊娠早期用药）
雌二醇	任何途径	X
去氧孕烯	任何途径	X
炔诺酮	任何途径	X

药品通用名	用药方式	妊娠期分级
达那唑	口服	X
己烯雌酚	任何途径	X
黄体酮	任何途径	D
孕二烯酮	任何途径	X
绒促性素	肠道外	X
尿促性素	肠道外	X
缩宫素	肠道外	X
氯米芬	口服	X
托瑞米芬	口服	D
他莫昔芬	口服	D
来曲唑	口服	D
阿那曲唑	口服	C
溴隐亭	口服	B
氟他胺	口服	D
甲睾酮	任何途径	X
睾酮	任何途径	X
司坦唑醇	口服	X
甲羟孕酮	肠道外	X
米非司酮	口服	X
米索前列醇	口服	X
骨化三醇	任何途径	C；D（如剂量超过每日推荐剂量）
维生素D$_3$	任何途径	C；D（如剂量超过每日推荐剂量）
降钙素	鼻腔、肠道外	C
帕米膦酸	肠道外	D
十一、血液系统用药		
氨基己酸	口服、肠道外	C
氨甲环酸	口服、肠道外	B
肝素	肠道外	C
尿激酶	肠道外	B
华法林	口服	X

药品通用名	用药方式	妊娠期分级
硫酸鱼精蛋白	肠道外	C
氯吡格雷	口服	B
噻氯匹定	口服	B
重组人红细胞生成素	肠道外	C
红细胞生成素	肠道外	C
重组人粒细胞集落刺激因子	肠道外	C
十二、营养、维生素、电解质药		
白蛋白	肠道外	C
右旋糖酐	肠道外	C
右旋糖酐铁	肠道外	C
维生素D	任何途径	A；D（如剂量超过每日推荐剂量）
维生素E	任何途径	A；D（如剂量超过每日推荐剂量）
维生素B_2	任何途径	A；C（如剂量超过每日推荐剂量）
硫酸镁	任何途径	B
碳酸镁	任何途径	B
氯化钾	任何途径	A
铁	任何途径	C
葡萄糖酸钙	肠道外	C
钙	任何途径	B
碳酸钙	任何途径	C
碳酸氢钠	任何途径	C
十三、免疫调节药		
免疫球蛋白	肠道外	C
人免疫球蛋白	肠道外	C
胸腺肽	肠道外	C
IFN	肠道外	C
左旋咪唑	口服	C
环孢素	肠道外	C
他克莫司	口服、肠道外	C

药品通用名	用药方式		妊娠期分级

十四、抗变态反应药

苯海拉明	口服、肠道外	B	
氯雷他定	口服	B	
西替利嗪	口服	B	
氯马斯汀	口服	B	
氯苯那敏	口服	B	
异丙嗪	口服、肠道外	C	
赛庚啶	口服	B	
酮替芬	眼部	C	
色甘酸	任何途径	B	

十五、抗肿瘤药

顺铂	肠道外	D	
奥沙利铂	肠道外	D	
氨磷汀	肠道外	C	
紫杉醇	肠道外	D	
多柔比星	肠道外	D	
表柔比星	肠道外	D	
博来霉素	肠道外	D	
鬼臼毒素	局部/皮肤	C	
长春瑞滨	肠道外	D	
长春新碱	肠道外	D	
伊立替康	肠道外	D	
柔红霉素	肠道外	D	
	局部/皮肤	X	
放线菌素D	肠道外	C	
氟尿嘧啶	肠道外	X	
异环磷酰胺	肠道外	D	
环磷酰胺	口服、肠道外	D	
替莫唑胺	口服	D	
甲氨蝶呤	口服、肠道外	X	

药品通用名	用药方式		妊娠期分级
苯丁酸氮芥	口服	D	
达卡巴嗪	肠道外	C	
吉西他滨	肠道外	D	
多西他赛	肠道外	D	
磷酸氟达拉滨	肠道外	D	
米托蒽醌	肠道外	D	
替尼泊苷	肠道外	D	
依托泊苷	肠道外	D	
亚叶酸钙	口服、肠道外	C	
门冬酰胺酶	肠道外	C	
维A酸	口服	D	
	局部/皮肤	C	

十六、其他

碘	任何途径	D	
钆喷酸葡胺	任何途径	C	
荧光素	眼部	C	
	肠道外	X	
噻吗洛尔	眼部	C	
托吡卡胺	眼部	C	
乙酰唑胺	口服、肠道外	C	
氯己定	口腔咽喉	B	
	牙周植入	C	
尿素	任何途径	C	
樟脑	任何途径	C	

注: 一、妊娠期用药可参考表中分类,以及用药后患者的受益程度及可能的风险,充分权衡后决定。

A类: 妊娠期患者可安全使用。在设对照组的药物研究中,在妊娠前3个月的妇女未见到药物对胎儿产生危害的迹象(并且也没有在其后的6个月具有危害性的证据),该类药物对胎儿的影响甚微。

B类: 有明确指征时慎用。在动物繁殖研究中(未进行妊娠期妇女的对照研究),未见到药物对胎儿的不良影响。或在动物繁殖性研究中发现药物有不良反应,但这些不良反应并未在设对照组的、妊娠前3个月的妇女中得到证实(也没有在其后的6个月具有危害性的证据)。

C类: 在确有应用指征时,充分权衡利弊决定是否选用。动物研究证明药物对胎儿有危害性(致畸或胎儿死亡等),或尚无设对照的妊娠期妇女研究,或尚无对妊娠期妇女及动物进行研究。只有在权衡对妊娠期妇女的益处大于对胎儿的危害之后,方可使用。

D类: 避免应用,但在确有应用指征、且患者受益大于可能的风险时严密观察下慎用。已有明确证据显示,药物对人类胎儿有危害性,但尽管如此,妊娠期妇女用药后绝对有益(如该类药物用于挽救妊娠期妇女的生命,或治疗用其他较安全的药物无效的严重疾病)。

X类: 禁用。对动物和人类的药物研究或人类的用药经验表明,药物对胎儿有危害,而且妊娠期妇女应用这类药物无益,因此禁用于妊娠和可能妊娠的患者。

二、由于FDA妊娠用药分级系统过于简化,对药物的风险评定过于简单,无法有效且完整涵括妊娠、生产、授乳各时期的药物风险变化,于2015年6月30日妊娠期与哺乳期标示规则(Pregnancy and Lactation Labeling Rule, PLLR)系统正式生效,自2001年6月30日后上市的药物,将逐步更改为此标示方法,但非处方药不在此规范内。请参考妊娠分级、PLLR选择更加安全的药物。

附录4　妇产科国家基本用药目录

一、化学药品

序号	品种名称	剂型、规格	备注
（一）子宫收缩药			
1	缩宫素	注射液：1ml：5U、1ml：10U	
2	麦角新碱	注射液：1ml：0.2mg、1ml：0.5mg	
3	垂体后叶注射液	注射液：0.5ml：3U、1ml：6U	
4	米非司酮	片剂：10mg、25mg、200mg	
5	米索前列醇	片剂：200μg	
6	依沙吖啶	注射液：2ml：50mg	
（二）其他			
7	咪康唑	栓剂：0.2g、0.4g 阴道软胶囊：0.4g	
8	甲硝唑	栓剂：0.5g 阴道泡腾片：0.2g	
9	克霉唑	栓剂：0.15g 阴道片：0.5g	

二、中成药

序号	功能	药品名称	剂型、规格	备注
（一）理血剂				
1	活血化瘀	益母草膏（颗粒、胶囊、片）	煎膏剂：每瓶装125g、250g 颗粒剂：每袋装15g 胶囊：每粒装0.36g（每粒相当于原药材2.5g） 片剂：每片含盐酸水苏碱15mg	
2	活血化瘀	少腹逐瘀丸（颗粒、胶囊）	丸剂：每丸重9g 颗粒剂：每袋装1.6g、5g 胶囊：每粒装0.45g	
3	化瘀止血	茜芷胶囊	胶囊：每粒装0.4g	
4	收敛止血	葆宫止血颗粒	颗粒剂：每袋装15g	

序号	功能	药品名称	剂型、规格	备注
5	养血疏肝	妇科十味片	片剂：每片重0.3g	

（二）清热剂

序号	功能	药品名称	剂型、规格	备注
6	清热除湿	妇科千金片（胶囊）	胶囊：每粒装0.4g	
7	清热除湿	花红片（颗粒、胶囊）	片剂：薄膜衣片每片重0.29g，糖衣片片芯重0.28g 颗粒剂：每袋装2.5g、10g 胶囊：每粒装0.25g	
8	清热除湿	宫炎平片（胶囊）	片剂：薄膜衣片每片重0.26g，糖衣片片芯重0.25g 胶囊：每粒装0.2g、0.25g、0.35g	
9	清热解毒	妇炎消胶囊	胶囊：每粒装0.45g	
10	清热解毒	金刚藤糖浆	糖浆剂：每瓶装150ml	
11	行气破瘀	保妇康栓	栓剂：每粒重1.74g	

（三）扶正剂

序号	功能	药品名称	剂型、规格	备注
12	养血理气	艾附暖宫丸	丸剂：每丸重9g，每袋装9g，每瓶装45g、72g，每45粒重9g，每100丸重4g、10g	
13	益气养血	乌鸡白凤丸（胶囊、片）	丸剂：每丸重9g，每袋装6g、9g，每10丸重1g 胶囊：每粒装0.3g 片剂：每片重0.5g	
14	益气养血	八珍益母丸（胶囊）	丸剂：每丸重9g，每袋装6g、9g，每瓶装60g、120g 胶囊：每粒装0.28g	
15	滋阴安神	更年安片（胶囊）	片剂：薄膜衣片每片重0.31g，糖衣片片芯重0.3g 胶囊：每粒装0.3g	
16	滋阴安神	坤泰胶囊	胶囊：每粒装0.5g	

（四）散结剂

序号	功能	药品名称	剂型、规格	备注
17	消肿散结	乳癖消颗粒（胶囊、片）	颗粒剂：每袋装8g（相当于原药材6g） 胶囊：每粒装0.32g 片剂：薄膜衣片每片重0.34g、0.67g，糖衣片片芯重0.32g	

序号	功能	药品名称	剂型、规格	备注
18	活血化瘀	桂枝茯苓丸(胶囊)	丸剂: 每丸重6g, 每100丸重10g, 素丸每10丸重1.5g、2.2g 胶囊: 每粒装0.31g	
19	活血化瘀	乳块消颗粒(胶囊、片)	颗粒剂: 每袋装5g、10g 胶囊: 每粒装0.3g 片剂: 薄膜衣片每片重0.36g	
20	活血化瘀	宫瘤清胶囊(颗粒)	胶囊: 每粒装0.37g 颗粒剂: 每袋装4g	

附录5　经乳汁代谢药物

一、药物的乳汁分泌

药物经乳汁排泄是哺乳期所特有的药物排泄途径,几乎药物都能通过被动扩散进入乳汁,只是浓度可有不同,这就导致了某些药物血药浓度水平下降,而乳汁中的药物可对乳儿产生不良影响。乳汁中药物的浓度取决于药物的理化性质、蛋白结合程度及其在母体中的药物浓度。

1. 脂溶性高的药物易分布到乳汁中,但母乳中分布的药量不会超过母体摄取量的1%~2%。如地西泮脂溶性较强,可分布到乳汁中,哺乳期妇女应避免使用。

2. 由于乳汁的pH比母体血浆pH低,碱性药物如红霉素易于分布到乳汁中,而酸性药物如青霉素、磺胺类则不易进入到乳汁中。

3. 药物与血浆蛋白结合后分子变大,难以通过细胞膜,只有在血浆中处于游离状态的药物才能通过细胞膜进行转运和转化。因此蛋白结合率高的药物不易分布到乳汁中。如华法林具有较高的血浆蛋白结合率,因此较少进入乳汁。

二、哺乳期用药对策

(一)权衡利弊用药

大多数药物可从乳汁排泄,因此哺乳期用药应考虑对乳儿的影响,权衡利弊。如所用药物弊大于利,则应停药或选用其他药物和治疗措施。对可用可不用的药物尽量不用。

(二)选用适当药物

哺乳期必须用药时,应选择对母亲和婴儿危害与影响小的药物。由于药物哺乳期安全性研究的资料相对较少,应尽量选用比较成熟的药物,避免使用新药。在实际工作中,应尽量利用药物已知的理化性质、作用机制等进行分析研究,考虑可能对乳儿的影响,保证安全哺乳。如哺乳期妇女患泌尿道感染时,不宜选用磺胺药,而应用氨苄西林代替,这样既可有效地治疗哺乳期妇女泌尿道感染,又可减少对婴儿的危害。

(三)关注婴儿乳汁摄取的药量

虽然乳汁中的药量很少超过母体摄入量的1%~2%,但由于药物排泄量的差异及新生儿较弱的缓冲能力,故安全用药仍需重视。对较安全的药物,如希望尽可能减少乳儿吸收的药量,应在哺乳后用药,并尽可能推迟下次哺乳时间。

（四）加强用药指导

应对哺乳期妇女加强用药指导，如遵医嘱用药，不要任意缩短或延长疗程，不要自行更改用药剂量，停止用药后恢复哺乳的时间应在5~6个半衰期后，以及用药过程中应提醒患者注意观察自身及乳儿是否发生药品不良反应等。

三、常用药物对乳儿的影响

（一）抗菌药物

大多数抗菌药物都能进入乳汁，但进入乳儿体内的量很小，不会对乳儿产生严重危害。偶有过敏反应、腹泻等情况。青霉素类对乳儿安全。头孢菌素类在乳汁中含量甚微，但第四代头孢菌素类如头孢匹罗、头孢吡肟例外。碳青霉烯类如亚胺培南/西司他丁等未见对乳儿是否有毒性的报道。大环内酯类100%分泌至乳汁。氨基糖苷类不详，可能具有潜在危害，不宜应用。喹诺酮类对乳儿骨关节有潜在危害，不宜应用。磺胺类在乳汁中的浓度与血浆中一致，在体内与胆红素竞争血浆蛋白，可致游离胆红素增高，尤其在新生儿黄疸时，可促使发生黄疸。氯霉素在乳汁中的浓度为血清中的1/2，有明显骨髓抑制作用，可引起灰婴综合征，故哺乳期禁用。

（二）激素类药物

口服避孕药因含雌/孕激素，可分泌至乳汁中，降低乳汁中吡哆醇含量，使乳儿出现易激惹、尖叫、惊厥等神经系统症状，男婴则出现乳房增大。哺乳期妇女避孕应采用宫内安放节育器的方法。

（三）抗甲状腺药

哺乳期妇女禁用同位素^{131}I和^{125}I治疗，因放射性同位素在乳汁中仍具有放射活性，尤其在新生儿肝、肾功能尚不健全时更易受损。

（四）抗高血压药

血管紧张素转换酶抑制剂卡托普利可分泌至乳汁中，因含巯基，对乳儿骨髓有抑制作用，避免使用；依那普利对乳儿肾脏有影响，避免应用。

（五）降糖类药

格列喹酮等能分泌至乳汁中，引起新生儿黄疸，不宜应用。

（六）抗肿瘤药

因具有抗DNA活性，并可抑制新生儿的造血功能，在治疗中妇女禁止哺乳。

四、哺乳期妇女禁用的药物

序号	类别	药品名称	备注
1	抗感染药物	链霉素、氯霉素、林可霉素、米诺环素、多西环素、诺氟沙星、环丙沙星、氧氟沙星、左氧氟沙星、培氟沙星、依诺沙星、洛美沙星、氟罗沙星、磺胺嘧啶、柳氮磺吡啶、磺胺甲噁唑、磺胺异噁唑、特比萘芬、伊曲康唑、两性霉素B、利巴韦林、膦甲酸钠、阿苯达唑、替硝唑、乙胺嘧啶	
2	神经系统用药	左旋多巴、金刚烷胺、卡马西平、苯巴比妥、唑吡坦、甲喹酮、奥沙西泮、氟西泮、三唑仑、氟哌利多、氟哌啶醇、氯普噻吨、氟伏沙明、赖氨匹林、对乙酰氨基酚、可待因、尼美舒利、双氯芬酸钠/米索前列醇、萘普生、金诺芬、别嘌醇、麦角胺、羟考酮、丁丙诺啡、吗啡、戊四氮、贝美格、士的宁、吡拉西坦、他克林	
3	循环系统用药	地尔硫䓬、比索洛尔、丁咯地尔、氟桂利嗪、阿托伐他汀、洛伐他汀、普伐他汀、辛伐他汀、非诺贝特、阿昔莫司、培哚普利、福辛普利、西拉普利、卡维地洛、厄贝沙坦、特拉唑嗪、乌拉地尔	
4	呼吸系统用药	厄多司坦、喷托维林、氯哌斯汀、右美沙芬、倍氯米松	
5	消化系统用药	泮托拉唑、埃索美拉唑、雷贝拉唑、胶体酒石酸铋、米索前列醇、罗沙前列醇、恩前列素、甘珀酸钠、生长抑素、复方铝酸铋、匹维溴铵、托烷司琼、西沙必利、伊托必利、茶苯海明、酚酞、地芬诺酯、次水杨酸铋、复方樟脑酊、马洛替酯、硫普罗宁、非布丙醇、奥利司他、奥曲肽、乌司他丁、柳氮磺吡啶、醋酸兰瑞肽、甲磺酸萘莫司他、雷莫司琼、托烷司琼	
6	泌尿系统用药	环噻嗪、苄噻嗪、泊利噻嗪、贝美噻嗪、乙酰唑胺、醋甲唑胺、黄酮哌酯	
7	血液及造血系统用药	茴茚二酮、东菱精纯抗栓酶、去纤酶、非格司亭、西洛他唑、吲哚布芬、伊洛前列素、氯贝丁酯	
8	激素有关药物	曲安奈德、雌二醇、戊酸雌二醇、炔雌醇、雌三醇、尼尔雌醇、己烯雌酚、亮丙瑞林、炔诺酮、甲地孕酮、左炔诺孕酮、孕三烯酮、氯地孕酮、羟孕酮、米非司酮、卡前列素、卡前列甲酯、甲苯磺丁脲、格列本脲、苯乙双胍、二甲双胍、瑞格列奈、降钙素、卡比马唑、碘化钾	

序号	类别	药品名称	备注
9	抗变态反应药物及免疫调节药	苯海拉明、曲普利啶、青霉胺、环孢素、他克莫司、硫唑嘌呤、咪唑立宾、抗人淋巴细胞免疫球蛋白、来氟米特、雷公藤多苷、IFNα-2a、IFNβ-1a	
10	抗肿瘤药	美法仑、异环磷酰胺、雌莫司汀、卡莫司汀、洛莫司汀、尼莫司汀、福莫司汀、白消安、甲氨蝶呤、硫唑嘌呤、氟尿嘧啶、氟尿苷、卡莫氟、替加氟、阿糖胞苷、吉西他滨、丝裂霉素、平阳霉素、柔红霉素、多柔比星、阿柔比星、伊达比星、长春瑞滨、依托泊苷、替尼泊苷、羟喜树碱、拓扑替康、伊立替康、紫杉醇、他莫昔芬、托瑞米芬、福美坦、依西美坦、氨鲁米特、来曲唑、阿那曲唑、甲羟孕酮、甲地孕酮、亮丙瑞林、戈舍瑞林、曲普瑞林、丙卡巴肼、达卡巴嗪、顺铂、卡铂、奥沙利铂、羟基脲、利妥昔单抗、曲妥珠单抗、门冬酰胺酶、米托蒽醌	
11	生物制品	森林脑炎灭活疫苗、流行性出血热灭活疫苗、斑疹伤寒疫苗、霍乱疫苗、伤寒菌苗、伤寒副伤寒甲乙菌苗、伤寒Ⅵ多糖菌苗、钩端螺旋体菌苗、冻干鼠疫活菌苗、冻干人用布氏菌病活菌苗	
12	生化制品	降纤酶	
13	维生素、营养及调节水、电解质和酸碱平衡药	阿仑膦酸钠、伊班膦酸钠、葡萄糖酸锌	